U0105188

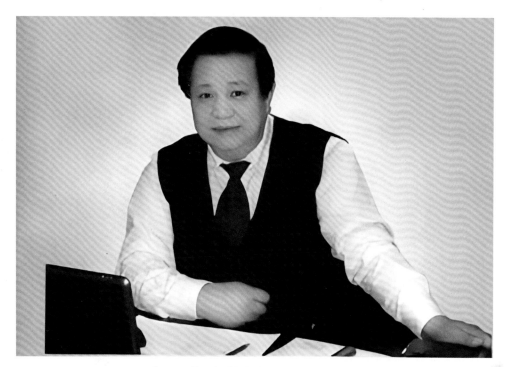

TTM 中西医学无辐射功能影像创始人刘忠齐教授

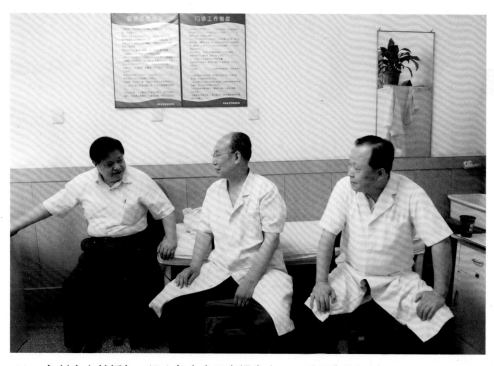

2009 年刘忠齐教授与五运六气大家田合禄先生、石岳明先生探讨 TTM 与五运六气

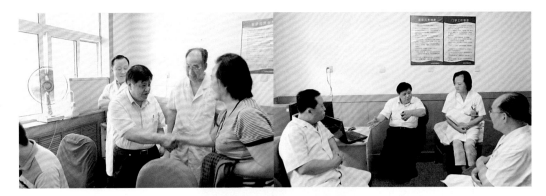

侯丽萍教授、石岳明先生、田合禄先生与刘忠齐教授探讨 TTM 影像与痹证的关系

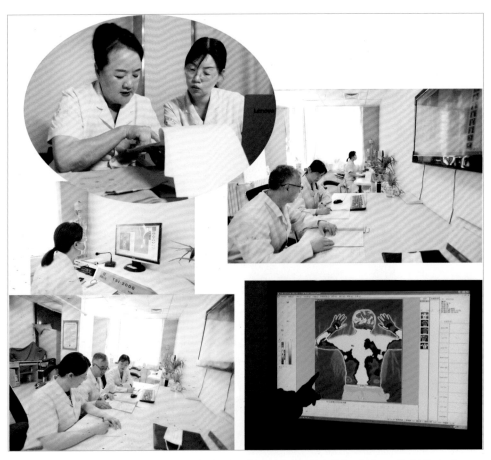

我院 TTM 科与痹证临床、治未病科坚持 15 年探索中医可视化、数据化研究

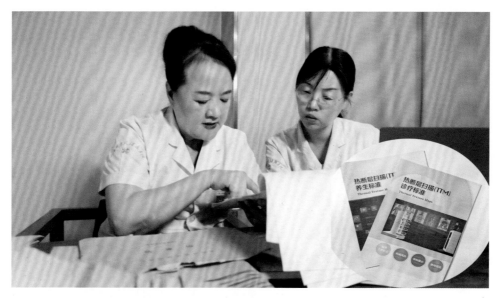

侯丽萍教授与刘丹冰主任研究风湿病 TTM 功能影像标准

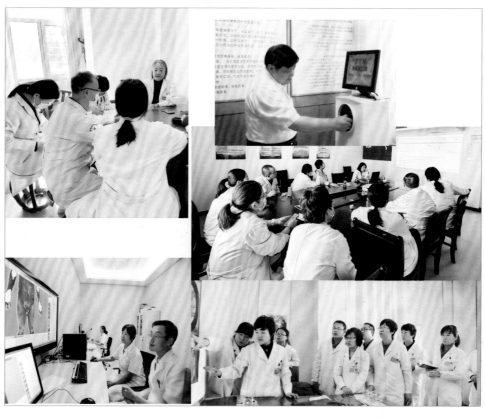

刘忠齐、侯丽萍、侯俊清、刘丹冰、李蓉芳及团队其他成员一起研讨

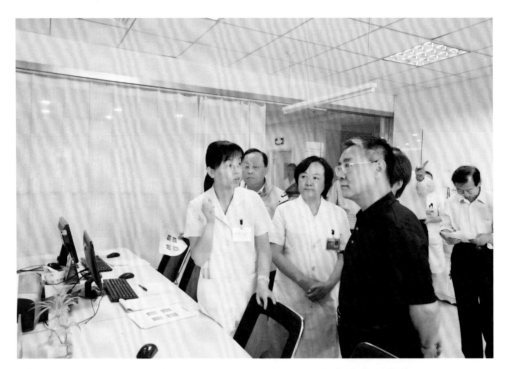

国家中医药管理局原副局长马建中一行来医院调研指导

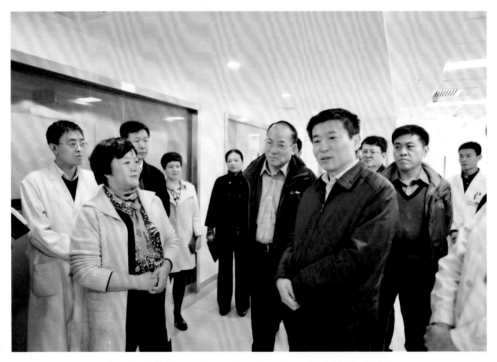

国家中医药管理局原副局长于文明一行来院调研指导

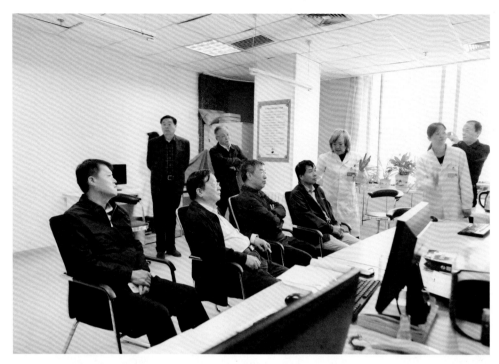

国家中医药管理局原副局长房书亭、山西省人大常委会原副主任周然一行来院调研指导

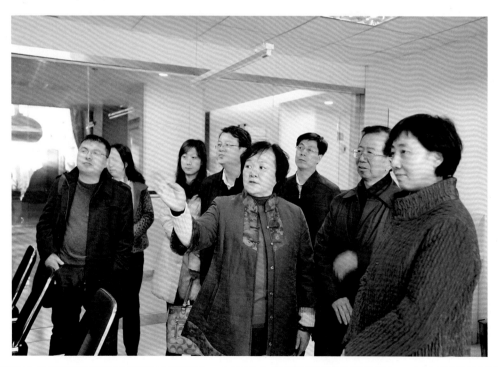

国家中医药管理局医政司原司长蒋健、山西省中医药管理局局长冀孝如一行来院调研指导

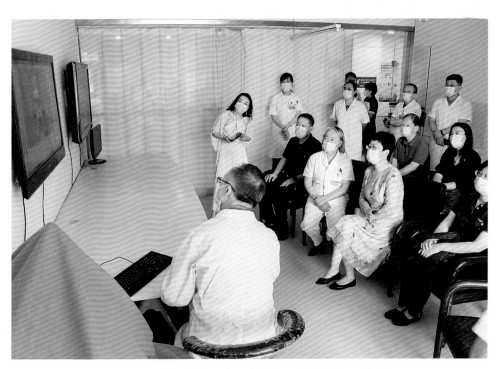

山西中医药大学党委书记郝慧琴一行来院调研指导

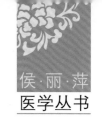

侯·丽·萍
医学丛书

热断层成像（TTM）技术
中医应用图解

侯丽萍 主编

全国百佳图书出版单位
中国中医药出版社
·北 京·

图书在版编目（CIP）数据

热断层成像（TTM）技术中医应用图解 / 侯丽萍主编 . --
北京：中国中医药出版社，2024.5
（侯丽萍医学丛书）
ISBN 978-7-5132-8730-2

Ⅰ.①热… Ⅱ.①侯… Ⅲ.①红外成像系统—应用—
中医临床 Ⅳ.① R24

中国国家版本馆 CIP 数据核字 (2024) 第 072003 号

中国中医药出版社出版

北京经济技术开发区科创十三街 31 号院二区 8 号楼
邮政编码　100176
传真　010-64405721
北京盛通印刷股份有限公司印刷
各地新华书店经销

开本 787 × 1092　1/16　印张 42　字数 808 千字
2024 年 5 月第 1 版　2024 年 5 月第 1 次印刷
书号　ISBN 978 - 7 - 5132 - 8730 - 2

定价　396.00 元
网址　www.cptcm.com

服 务 热 线　010-64405510
购 书 热 线　010-89535836
维 权 打 假　010-64405753

微信服务号　zgzyycbs
微商城网址　https://kdt.im/LIdUGr
官 方 微 博　http://e.weibo.com/cptcm
天猫旗舰店网址　https://zgzyycbs.tmall.com

如有印装质量问题请与本社出版部联系（010-64405510）

热断层成像（TTM）技术中医应用图解

编委会

主　编　侯丽萍

副主编　侯俊清　刘丹冰

编　委（按姓氏笔画排序）

　　　　刘丹冰　李玥天　李蓉芳　侯玉敏

　　　　侯丽萍　侯俊清

作者简介

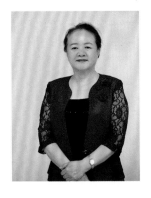

侯丽萍，女，主任中医师，中医学博士，第六批全国老中医药专家学术经验继承工作指导老师。山西省名中医，太原市名中医。"山西石氏风湿三焦气化流派"第三代传承人，北京中医药大学原博士生导师，太原侯丽萍风湿骨病中医医院院长。兼任中华中医药学会风湿病分会委员，山西省中医药学会内科专业委员会副主任委员，太原市中西医结合学会风湿病专业委员会主任委员等职。从事风湿病临床40余年，擅长治疗风湿性疾病。曾主持国家及省部、市级科研项目15项，获科技进步奖3项，发表论文165篇，出版专著7部，先后研发40余种药物获批上市。

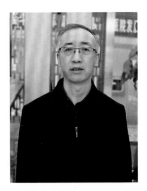

侯俊清，男，太原市民间优秀中医。山西省中医药学会内科专业委员会委员，太原市中西医结合学会风湿病专业委员会常务委员，首批山西省老中医药专家（侯丽萍）学术经验继承工作继承人，"山西石氏风湿三焦气化流派"第四代传承人，热断层成像扫描技术首席评估师。运用热断层成像扫描技术对类风湿关节炎、强直性脊柱炎、骨性关节炎疾病制定了太原侯丽萍风湿骨病中医医院院内临床诊断标准。从医20余年，擅长"风湿骨病、代谢性疾病、妇科疾病及内科疑难杂症"的中医治疗。

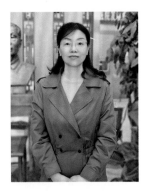

刘丹冰，女，副主任医师，硕士研究生，山西省医师协会风湿病学医师分会委员，太原市中西医结合学会风湿病专业委员会常务委员，太原侯丽萍风湿骨病中医医院热断层成像扫描室主任，从事风湿病临床、教学工作20余年，运用热断层成像扫描技术对类风湿关节炎、强直性脊柱炎、骨性关节炎疾病制定了院内临床诊疗标准。同时参与国家支撑计划课题1项，参与申报及研究山西省科技项目2项及太原市科技项目1项。

序言

　　中医文化是中国文化的写实。太极、两仪、四象、八卦，河洛文化，是中华民族独特文化体系的重要组成部分。它的语言里有文字、数字、象数，是世界各国文化中最独特的。

　　中医包含象——五行（金水木火土），数——河洛理论（一六、二七、三八、四九、五十），理——肝属木，心属火，脾属土，肺属金，肾属水（如心火要下降、肾水要上升为水火既济），等等，五千年来秉承着自身独有的文化体系，发展衍生至今，为中华民族的繁衍昌盛做出了巨大的贡献。

　　随着西方文明的传入，中医的象数理文化体系与现代科学形成了两种不同的科学体系，中医象数理文化由于看不见摸不着，被称为"黑箱理论"，也由此带来了很多"中医不科学"的非议。

　　我在20世纪70年代末开始关注研究中医的方法学。1983年我与山西大学管理学院梁嘉骅教授团队、山西省计委计算机研究所牛卫平研究员、山西卫生健康学院药学系谢爱国教授一起承担了山西省科技厅"中医秘方治疗类风湿关节炎电脑软件研究"的课题，获山西省科技进步三等奖。之后我陆续承担国家、省市级课题多项，获得了一些成就。在20世纪80年代初，率先运用中医、数、理、计算机研发制定了尪痹的诊断及分型标准。

　　2009年我在北京昌平参加中华中医药学会五运六气学术会议，会上中国科学院刘忠齐教授做了"热断层扫描与中西医学"的功能影像讲座，美籍华人毛小妹老师做了运用热断层扫描技术进行中医诊断，用经方、针灸治疗了美国儿童严重自闭症的讲座。这次会议让我很是震撼，中医可视化、数据化、客观化，不就是我多年追求的目标吗！为了证实热断层扫描的真实性，我与刘教授达成协议，先测试数据再购买设备。同年6月，刘教授团队来到我院，随机采集了131例样本（有正常人，有患者），评估后的数据与临床高度相关，与我之前的数理医药研究结果高度匹配。这是"石氏风湿三焦气化流派"在中医临床基础研究中的重大发现，是传承中医的里程碑。它不仅证实了我们之前26年的临床数理实验研究的正确性，还提示了很多没有预料到的发现。之后医院组织了最强的中西医团队，历经15年研究热断层成像技术的中医应用，其间困惑、徘徊、惊喜……各种心情起伏跌宕，难以言表。

　　本书即将出版，我诚惶诚恐，这是第一本创新应用功能影像探讨中医临床基础理论的书，书中存在的问题也一定不少，诚望同道们共同探讨研究！

侯丽萍

2024年4月

前言

　　编者从事中医临床工作 25 年，至少有 10 年是在热断层成像（TTM）科室兼任工作。回想当初我的老师侯丽萍教授同我们一起进修学习 TTM 的情景，至今历历在目，感慨万分……

　　侯丽萍教授在 20 世纪 70 年代就开始从事中医风湿病的诊疗与研究，是全国著名的中医风湿病学者，山西省"侯氏命门系、君相火、三焦气化"中医风湿痹证（病）学术流派主要传承人。老师熟读经典、勤思笃学，有着敏锐的洞察力、传承创新的思维及包容的精神。她经常语重心长地说，中医学在我国有着数千年的历史，是人民长期和疾病做斗争的极为丰富的经验总结，是中国传统文化中的一个重要组成部分。随着历史的变迁，中医学也逐渐演变成了一门具有独特理论体系、丰富诊疗手段的传统医学。在中医学诊断方法中，主要是医者依靠患者对症状的客观描述来进行主观判断，通过四诊对所患病证做出概括性判断，而对病证的判断受主、客观因素的影响较大，且症证模糊，可重复性差。随着科学技术的发展、时代的要求，中医学的传承与创新刻不容缓，必须要有一套自己的客观、可视、数据化的诊断、疗效评估的影像学工具，中医学现代化、客观化的研究已成必然。TTM 技术从"气血气化"代谢热角度出发，具有与中医学高度一致的整体观，可从这个角度反映我们中医学的辨证，从而利用 TTM 实现中医学的客观、可视、数据化，为中医学传承与创新开辟一条蹊径。

　　编者至今还记得老师在一次院内研讨会上说，中医学发展的瓶颈之一是缺乏客观化诊断工具。西医之所以在近两百年能突飞猛进地发展，不得不提及先进的诊疗工具，小到听诊器，大到 B 超、X 线、CT、MRI 等都可以提供客观、可视、数据化的信息，这些信息对疾病的诊断起到了十分重要的作用。中医学在这些方面则相差甚远，没有先进的中医诊断设备，就无法确立统一的中医证候诊断标准，这也是中医学传承与创新大踏步向前发展的阻力之一。

近几年来，虽然有不少学者引进了一些先进设备进行中医诊断的研究，以求成为中医学诊断工具，并获得了累累硕果，如舌诊仪、脉诊仪、经络诊仪、面部诊断仪等，但这些诊断工具都有各自的适用范围，不能从整体层面反映病证的发展规律，具有片面性，这些方法都不是精准反映中医诊疗的首选。而 TTM 从整体观出发，通过人体气血气化代谢热"寒热象"，应用多判据原理，从"热结构功能影像学"角度，实时、原位、动态地反映人体的生理、病理，从而展示给世人我们中医学的神奇，为中医学的理论传承与创新、临床疗效的评估及治疗方案优化提供了科学依据。

本书内容主要分为两部分。第一部分为基础篇，详细阐述 TTM 的中、西医学原理及在中医学领域的基础应用等。如从精气气血气化观、整体观、"思外揣内"的象数理观、八纲辨证观、治未病理论观来重点阐述 TTM 与中医学理论的结合；分析如何利用 TTM 技术解读《黄帝内经》与风湿痹证；介绍 TTM 在气机气化、脏腑辨证、危急重症、九种体质方面的应用；重点介绍了 TTM 对脏腑辨证及九种体质辨证的应用要点。第二部分为临床篇，包括 TTM 在侯丽萍风湿三焦气化理论的应用，中医学风湿痹证、肿瘤高风险病变及中医学其他疾病领域的诊断依据、图像特征、临床意义及疗效评估对比，重点阐述了"侯氏命门系、君相火、三焦"中医风湿痹证，客观揭示了侯丽萍教授中医学风湿"三焦气化"理论的科学性、实用性、确定性，从而推动了中医学风湿痹证诊疗体系的标准化、规范化、客观化、可视化、数据化进程，用数据和证据说话，为中医学风湿痹证诊治的传承与创新提供了科学依据，值得中医临床、科研、教学同仁借鉴。

中医学理论概念抽象，临床诊疗不易量化，这些概念很难与当今世界上通行的"本质主义科学"概念相沟通，这是中医学遭到非议的痛点。TTM 属于新型的、交叉的、综合的"非本质主义科学"，其从整体气血气化代谢热"寒热象"出发，通过对中医学理论概念抽象、模糊地描述及非精准的代谢热值、代谢热结构形态的观测，采用高度简约的中医经验分析方法来解读机体生理、病理状态。这很大程度上从整体出发，应用不打开机体"黑箱"的方法客观、可视、数据化地印证了中医学理论具有科学内涵。我们必须以开放的眼光，兼容并蓄的态度来认识中西医、认识 TTM，让中医学在 TTM 的推动下，在新的时代条件下实现走向世界的升华和飞越。

TTM 在中医学方面的研究应用方兴未艾。编者在本书中将临床实践中的体会总结毫无保留地公开，不当之处，企盼广大读者提出宝贵意见，以便再版时修订提高。

侯俊清

2024 年 4 月

目 录

基础篇

临床篇

基础篇

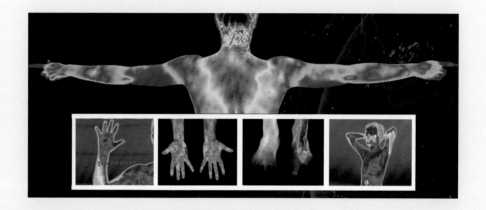

第一章 概　述

第一节　TTM 的西医学原理

热断层成像（Thermal Texture Maps，TTM）亦称热结构图，该技术是在远红外热成像理论基础上研制出的断层成像技术，它是锁定在人体细胞相对新陈代谢强度的功能影像技术。

一、TTM 的基本原理[1]

人体是个天然辐射体，主要以红外线辐射能量。在生命体内，人体内部的细胞不断进行新陈代谢，发生生化和物理反应，吸收营养，排除废物。为维持正常新陈代谢，产热和散热需要保持动态平衡状态。体内的热能量部分维持人体的正常生命活动，部分经由组织器官以传导、对流的方式传递至体表，形成人体体表热辐射分布。人体的热传递模型特点是能量的交换过程、热传导过程，是非常缓慢的动态平衡过程，其总规律为见缝就钻、非直线性传播或直线传播（乳房）、上浮性。人体的热辐射分布具有一定的特点和稳定性，当人体患有疾病时，细胞、组织、脏器、系统原有功能会发生变化，因此可导致热分布发生改变。不同疾病及疾病的不同阶段都会产生不同的特征，形成不同的热结构分布图像。在组织炎性反应、损伤修复再生过程及功能代偿期等时热辐射强度增高，而组织损伤失代偿期、脏器功能减低时热辐射强度减低。

热断层（扫描）成像（TTM）技术就是利用红外热辐射接收扫描器接收人体细胞新陈代谢过程中产生的红外线辐射信号，经计算机处理、分析，根据热 – 电模拟、高斯曲线等理论，重建出对应于人体所检查部位的细胞相对新陈代谢热强度分布图（热结构图），根据热辐射强度由高到低分别以"白红紫黄绿蓝黑"不同的色彩显示，并断层及测量出热辐射源的深度和数值，以异常组织区域与正常组织区域的热辐射差值来评估人体的健康状况，为疾病定性诊断提供定量依据的影像学技术。

---

[1] 热断层（TTM）技术医学评估参考标准. 全国 TTM 技术协作网专家委员会审定 .2011 年 12 月 .

二、TTM 西医评估基本原理[1]

人体组织器官的功能和解剖结构是互为一体的、相辅相成的、相互补充的。人体组织器官功能活动以其解剖结构为基础，解剖结构的存在又依赖其正常功能活动，即组织器官的正常新陈代谢。人体组织形态结构未达到一定程度改变，则一般无持定症状出现。机体功能变化随时都在进行，功能和形态结构反映疾病的两个不同方面。该技术锁定人体细胞相对新陈代谢热强度，从而反映机体功能强度。人体的热辐射以头顶中心轴为基本对称分布，以淋巴对称性为导向，人体热平衡是自然动态的平衡，不会瞬间改变，是相对的平衡，且时刻在进行着。该技术以机体正常部位为参考标准，异常部位与正常部位进行比较得出相对差值而非绝对差值，故减少了其他因素的影响，提高数据的有效性。人体是相互联系的有机统一体，中医从整体观角度研究人体，该技术与中医理论相符，把人体看成一个整体，信息高度密集化，由多个数据指标来支持一个结论，寻找病源，明确诊断方向，从而减少误诊。该技术为重大疾病良恶性鉴别诊断提供了重要数据；还可进行临床疗效评估，利于调整治疗方案，对药物进行筛选。

三、TTM 与其他医学影像学检查的区别

目前医学影像学中检查设备主要有超声、显微镜、内窥镜、X 线、电子计算机断层扫描（CT）、磁共振成像（MRI）、核医学、正电子发射型计算机断层显像（PET）、红外热像诊断仪、TTM 等。其中，超声、显微镜、内窥镜、X 线、CT、MRI 主要探查解剖结构的改变，即只有当病变部位的组织结构发生改变达到一定程度时，才能被检测到，而组织器官尚未出现结构损伤或仅有功能变化时，不易被检测出；且 X 线、CT 有放射性损伤，MRI 在体内有金属物时禁用。而核医学、PET、红外热像诊断仪、TTM 则主要以探查功能改变为主，即组织功能发生改变而结构损伤还未发生时，即可以被检测出；但是核医学、PET 有一定的放射性损伤。红外热像诊断仪接收人体表面不同部位、不同强度的红外线，通过红外摄像头的光电效应转化为电磁信号，经过计算机整理，回归为热结构图，显示在计算机屏幕上，用以测量人体不同部位的温度，根据温度变化情况、形态，用以辅助诊断疾病和了解人体功能状态。TTM 是锁定在细胞相对新陈代谢强度的功能影像技术，与红外热像诊断仪区别是经过热的断层可以测出热源的深度、形状，以及热辐射值，探测器灵敏度高，能测出人体内部由于功能异常而产生的 0.01 相对热辐射度的变化。

TTM 医学原理如图 1-1 所示：

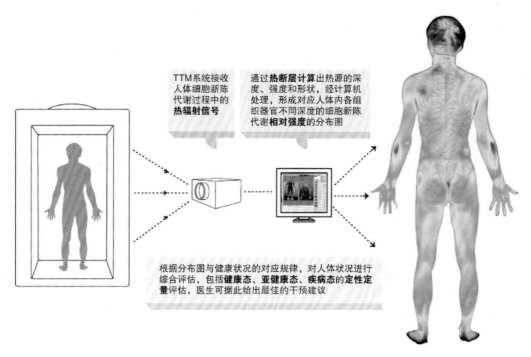

图 1-1　TTM 医学原理

四、TTM 的优势[1]

TTM 用定量手段来分析，以达到定性的目的，对人体的多种疾病——包括癌症等多种疑难病症做出定性的诊断，尤其是在疾病潜伏期，尚未发生组织形态结构改变时，就能够进行明确的疾病预测。

人体中组织形态的变化需要长时间的积累，而新陈代谢活动的变化随时都在进行。人在接受该系统检查时，是处于自然状态中的，没有任何外界物理能介入，细胞保持自然代谢运动状态，该系统的灵敏程度足以记录下实时、在线、原位的信息。

该系统扫描人体全身，可获得全面的信息，包括对人体全身各种疾病的诊断、疗效的观察和健康状况的评估。扫描过程中只接收人体细胞代谢中产生的热辐射，对人体无损伤，对环境无污染，且整套设备的能耗低。

第二节　TTM 的中医学原理

TTM 在中医学的应用是近年来中医现代化的发展趋势之一，该技术是基于医学图像分类的疾病辅助诊断系统，是一种能反映人体八纲、脏腑、经络、气血运行的功能

---

[1] 热断层（TTM）技术医学评估参考标准. 全国 TTM 技术协作网专家委员会审定 .2011 年 12 月 .

影像学检查技术。其通过红外热采集器获得人体"气血"运行中功能变化的红外热辐射强弱信号，经计算机处理，以不同的颜色表达成像（即人体热结构分布图）。

中医对正常人体的诊治以"八纲"辨证、"四诊"合参为主（即表里、寒热、虚实、阴阳；望、闻、问、切），人之一身不离阴阳，所谓阴阳，如果以"气血"二字予以概括，亦或不为过，故辨治当明"气血"。热断层成像技术从西医学角度讲，核心理论锁定在"细胞新陈代谢热"，从中医学角度讲，核心理论锁定在"气血运行中功能变化的气化"。正常人体气血运行之代谢热（热结构场）分布具有一定的稳定性和对称性，由于人体各脏腑、经络、三焦、气街、腠理之功能活动的状态不同（即西医解剖结构、组织代谢、血液循环及神经活动的功能状态不同），则气血运行状态亦不同，从而形成了不同的热结构场。同时由内而外反映到体表，形成人体生理状态下的不同的"热结构图"。

当人体脏腑、经络、三焦、气街、腠理出现功能或结构改变时，局部藏象、经络、三焦的气血运行代谢热发生改变，导致局部气血运行之热功能或结构场改变，表现为代谢热偏高或偏低。如果全身或局部热结构场分布偏离正常，则提示可能存在疾病或损伤。由气血运行的功能变化引发机体"气化"的异常，则会打破正常人体的热结构场分布，在病灶区域会发生寒热温差的异常改变，因此，"寒热象"是最常用的观测与衡量人体功能正常与否的客观指标之一，获取全身或局部"寒热象"分布变化作为一种诊断手段，是热断层成像技术的中医原理的关键所在。

热断层成像技术能显示出人体气血运行的气化状态，并以"寒热象"客观、准确、简单、方便地反映在图像上，对人体无损伤，可以重复操作。同时该技术符合中医学辨证施治的整体观思维，能全面、系统、动态地显示机体气血运行的气化状态。如果局部气血运行异常，在相应脏腑、三焦的部位及经络循行区域会出现瘀滞，呈现出高或低的异常"寒热象"的热结构分布图，这种"寒热象"异常变化的范围、形状及温差大小又能反映出疾病的性质和严重程度。同时还可以通过量化数据阐释中医学理论的气血（阴阳）平衡、寒热虚实等的概念，可以辅助中医进行理论深化、辨证辨病，指导临床治疗与疗效评估及中医体质评估。

中医学讲"气为血帅，血为气母"，气行则血行，气滞则血滞，无形的气是人们看不见、摸不着的，而有形的血是由气推动的。所以，热断层成像技术观察到的"寒热象"分布情况实际上是从血的分布运行情况来看气的多少、盛衰。即气血气化代谢热以"寒象"表现为主的区域代表着该处气血充满流行不足（畅），气血运行的气化状态差，气无以推动血的正常运行，血亦失却濡养之功，从而易致缺血性病变，如颈腰椎退行性改变、囊肿、脂肪瘤、脂肪肝、结石、脑梗死、脑室积水、心脑供血不足、结节、亚健康等；反之，气血气化代谢热以"热象"表现为主的区域代表着该处气机升降出入失常，气血壅滞结聚，不能正常运转而出现气化亢奋状态，可能发生的疾病有炎症、癌症（早期）、新近出血、内分泌免疫功能亢奋代偿状态等。

中医学认为，一切脏腑、经络、三焦及其气化活动一定有气血参与，体内之气"至精至微"，体积小到肉眼不能看到，因此谓之无形，而血是有形的、肉眼可见的。气血相依，人体内一切脏腑、经络、三焦中的气血是以阳气内动、充满流行的方式灌注于体内的，无处不在，且一切脏腑、经络、三焦的功能活动是通过"气化"才得以实现的。因此一定的脏腑、经络、三焦之气化表现为一定的脏腑、经络、三焦的功能活动，一定的脏腑、经络、三焦之气化活动一定有相应的气血热结构代谢，所以，一定的脏腑、经络、三焦的热结构图在本质上反映的是一定的脏腑、经络、三焦气血活动的客观表现，这种客观表现已经不是只表现为血的活动，而是通过气机升降出入的气化活动，把气的活动也包含在血的气化运行中，它是血与气共同气化运行的客观表现。

总之，热断层成像技术与中医学理论有诸多契合点，但始终以气血代谢热的"寒热象"为良好的客观指标来研究、探讨脏腑、经络、三焦气血运行的气化状态，把以前最难让人认识的脏腑组织之气血活动，以客观化、可视化的热结构图展现在人们眼前，为中医学现代化提供了可靠的科学依据。

第三节　TTM 对中医学的意义

一、"气化"观

中医学理论受古代哲学中"气一元论"思想影响，在认识自然和人体生命时，始终将气本源论作为其理论的核心，认为自然界万物均是"气化"的结果。自然之气在运动变化过程中施化成的纷纭万物就是"气化"的结果，故所谓"气化"，其含义应该是气的运动变化及化育万物的过程。可以说，"气化"为一切自然现象的根本特征，有了"气化"才有自然万物的产生，因此"气化"理论是中医学理论的核心。

自然界"气化"活动是自然现象、万物征象产生的基础，其活动会对人体产生影响，即《素问·至真要大论》"百病之生也，皆生于风寒暑湿燥火，以之化之变也"。"气化"现象在人体的表现繁杂多样，五脏六腑的功能活动、气血津液的化生过程、饮食糟粕的形成与代谢均是依赖于"气化"来完成的。可以说，人体的生命过程即是一系列"气化"活动的过程。

人体的五脏六腑均有"气化"活动，相对于五脏，六腑的"气化"作用尤为重要，是人体气化的主体。且机体气化活动是在气的升降出入运动中进行的，升降出入是气化产生的前提，气化活动正常与否亦依赖于气机升降出入的正常与否。

热断层成像技术是一种能够反映机体代谢的功能影像学技术，应用生物物理技术把组织代谢所产生的热的大小用不同颜色表示出来，这便是 TTM "热结构"图。从生物医学角度讲，有生命的组织一定有代谢，有代谢就一定产热，这种产热在生命体内不断播散并达到动态平衡，这种代谢称为"细胞新陈代谢热"。组织的这种代谢无处不在、无时不有，且以无形的方式客观存在于机体，但通过热断层成像技术就变成了有形的肉眼可见的"寒热象"图像。这种图像的本源是机体气血气化代谢热差值的变化，是五脏六腑气血运动变化及化育万物过程的"气化"表现，是中医气化运动时实、原位、动态的客观显现。这种气化运动在中医学理论指导下，通过热结构图之"寒热象"及气血气化代谢热值大小、形态、涉及的范围，从人体三焦气血气化代谢热值，躯干部位左右两侧气血气化代谢热差值、形态、范围，头面部变化，腠理与六腑的气血气化代谢热变化，四肢与五脏的气血气化代谢热变化以及左右劳宫穴区气血气化代谢热差值的变化，神阙穴区气血气化代谢热差值、形态的变化等不同侧面综合判断人体气机、气化的生理、病理变化，应用"司外揣内、以象测脏"的诊断思想洞测 TTM 之"寒热象"，并在升降出入运动图像中挖掘气血运动变化及化育万物的功能状态，以客观、可视、动态的图像揭示了中医学核心理论"气化"。

二、整体观

热断层成像技术与中医学"整体观"不谋而合，中医学的"整体观"有多层涵义。一是人体是一个由多层次、多角度、多方位结构构成的有机体。构成人体的各脏腑、经络、三焦、气街、腠理、命门系之间在结构上相互联系，功能上相互协调、相互为用，病理上"亢害承制"、相互影响。二是人体的局部与整体、全息与整体是辩证统一的，二者在生理上相互为用，病理上相互影响，因此，在诊治疾病时需把握整体、着眼局部，时刻不忘整体与局部的关联性。三是人与自然环境具有统一性，六气在正常情况下是生命之源，但异常气化时即为六淫，导致人体发病。四是人的形体与精神是相互依附、不可分割的（人的思想意识与机体具有密切的联系），即"形神合一"。因此，在诊查疾病时要以整体观念为思想，把握其生理功能、病理机转、六淫致病。

人体是一个天然的红外辐射源，人体任何部位的病变均会导致其红外辐射的改变，利用热断层成像技术可以获得人体连续的、动态的、整体的、局部的、受自然环境及思想意识影响的"气化"热结构图（即气血气化代谢热结构图）。这些热结构图反映了机体气血气化代谢热分布情况、性质及气机气化改变，以不同的气化分布状况图反映到人体表面，并根据中医藏象理论、经络理论、三焦理论、命门系理论，从不同的脏腑体表表里对应区、经络循行区、三焦所属区及特定穴位、节点的气化等热结构图综合判断中医病位。编者经过多年的临床实践，总结提炼发现受季节气候的影响，TTM三焦、脏腑区域会出现"相关性"的变化，但不同步、不特异，即冬至—春分仍以下焦热、上焦寒为主，春分—夏至则以上焦热、下焦寒为主，夏至—三伏以中焦热为主，立秋—冬至以下焦热为主，这与大自然春生、夏长、秋收、冬藏之节律相一致。当然，三焦气血气化代谢热结构图亦有与季节气候变化不相适应之处，原因是人的思想意识、社会环境等内因作用而致的病理性气血气化代谢热改变。

总之，热断层成像技术对人体的诊治过程是多层次、多判据、多因素来综合分析图像的，这与中医学"整体观"不谋而合。

三、辨证论治观

辨证论治，又称辨证施治，包括辨证型和论治病的过程，是中医认识疾病和治疗疾病的基本原则，是中医学对疾病的一种特殊的研究方法和处理方法。

辨证是认证、识证的过程。证是对机体在疾病发展过程中某一阶段病理反映的概括，包括病因、病位、病性及邪正盛衰关系，反映了这一阶段病理变化的本质。论治又称施治，是根据辨证的结果确定相应的治疗方法。辨证和施治是诊治疾病过程中相互联系、不可分离的部分，辨证是决定治疗的前提和依据，论治是治疗的手段和方法，通过论治的效果可以检验辨证的正确与否。辨证论治是认识疾病和解决疾病的过程，是理论和实践相结合的体现，是理法方药在临床上的具体应用，是指导中医学临床工作的基本原则。

人体一切脏腑、经络、三焦、气街、腠理、命门系的功能活动是通过气血的气化作用来体现的。辨证论治就是对人体一切脏腑组织气化活动的功能辨析与具体应用。人体在正常情况下有生理性的气化活动，就有生理性的"气血气化代谢热"，那么在疾病状态下有病理性的气化活动，就有病理性的"气血气化代谢热"。因此也就有相应的生理性的TTM"热结构图"和病理性的"热结构图"。一定病理性的TTM"热结构图"是由一定脏腑、经络、三焦等的异常"气血气化"功能来决定的，它反映的是机体一种活动着的病理气化状态。如果这种病理性的气化即气血气化代谢热的相对差值是加大的，那么TTM热结构图就是显示为"以高代谢为主的高温差热结构图"；如果这种病理性的气化即气血气化代谢热的相对差值以低代谢为主，且差值增大，那么TTM热结构图就是显示为"以低代谢为主的高温差热结构图"。

编者有着多年的临床诊疗经验，且从事热断层成像技术扫描评估已有 10 多年，经过对临床与 TTM 二者之间的实践探索总结提炼发现，当热断层成像显示"以高代谢为主的高温差热结构图"时，患者的临床辨证为"热证"；当热断层成像显示"以低代谢为主"时，患者的临床辨证为"寒证"；当热断层成像显示"高代谢伴低代谢或低代谢伴高代谢"时，患者的临床辨证为"寒热错杂证"。如：

在脏腑辨证时，临床四诊合参辨证为肾阴虚（或肾阳虚），在 TTM 上，肾阴虚相对表现为以高代谢为主的热结构图，辨证为"热证"；反之，当临床辨证为肾阳虚时，TTM 相对表现为以低代谢为主的寒象图，辨证为"寒证"。

在经络辨证时，如腰椎间盘突出症患者辨证为风寒湿滞型和肝肾亏虚型时，患者的患侧的经络气血气化代谢热差值降低，自觉发凉、发麻、发胀，TTM 成像显示出病理性的气血气化代谢热多为"寒象"；当患者辨证为气滞血瘀型和湿热瘀滞型时，患者的患侧的气血气化代谢热差值升高，自觉患侧发热，此时经络气血气化代谢热成像显示出病理性的成像，多为"热象"图。本病气血气化热结构图显示的代谢热的寒、热与患者肢体的自觉寒热感觉基本一致。临床辨证属于风寒证和湿热证、气滞血瘀证、肝肾亏虚证的患者的气血气化热结构图像"寒热象"与临床几乎完全一致[1]。

在三焦辨证时，临床辨证为上焦热（寒）时，气血气化热结构图也表现为以高代谢为主的热（寒）图；临床辨证为中焦寒热错杂时，TTM 图显示为寒热错杂的病理性气化热结构图（寒包热或热包寒），这种气化热结构图高度一致地体现中医学理论"中虚毒聚、肝胃（脾）不和"的病理机制；临床辨证为下焦阴虚内热或湿热证时，下焦气化热结构图以不同的气血气化代谢热结构图和不同的高代谢热值共同体现二者不同性质的高代谢热结构图；临床辨证为下焦阳虚或内寒或寒湿证时，其气化热结构图则以不同的气血气化代谢热结构图和不同的低代谢热值共同反映出与临床辨证相一致的气血气化代谢热结构图。

在应用九宫腹诊辨证时，由于九宫区是精气互化的场所、气血能量调节的地方，在致病因子的作用下，最易致气机、气化失常。当临床辨证为肝脾不调，九宫区经络不通、经气有余时，在气血气化代谢热结构图上则显示脐区气血气化代谢热以高代谢为主、最高代谢热与最低代谢热差值 $\Delta F > 2.2$，且代谢热的形态偏向右侧；临床触及心下坚硬竖性结节、压痛明显，左胸前区神封穴压痛明显，左胸前中府穴压痛明显，左侧极泉穴压痛明显，辨证为胸阳不振的真心痛，此时，腹部九宫区"9 宫"区气化热结构图为"寒热错杂、以寒为主"，"6 宫"区气化热结构图为"寒热错杂、以寒为主"，

---

[1] 胡思彦，黄铝. 红外热成像在腰椎间盘突出症中医辨证及疗效评价中的效果观察 [J]. 当代医学，2018，24（09）：125-126.

这与临床辨证为胸阳不振、痰瘀痹阻胸阳、日久化热的病理机转是完全一致的。

"同病异治、异病同治"是中医学的特色。中医学辨证地看待病和证的关系，既重视同一种病可以包括几种不同的证，又重视不同的病在其发展过程中可以出现同一种证，因此在临床治疗时，在辨证论治原则指导下，采用"同病异治、异病同治"方法来处理。如同为尪痹（类风湿关节炎）患者，急性期临床辨证为湿热阻络、君火亢盛，此时 TTM 表现为上、中焦以高代谢为主的高温差病理性气化热结构图；缓解期临床辨证为以中焦脾胃寒湿化热为主即中焦寒热错杂证，此时，TTM 显示以中、上焦热为主，且中焦寒热错杂的以高代谢为主的气血气化热结构图；慢性期临床辨证为肝肾阴虚兼湿热阻络，此时，TTM 显示为三焦代谢热倒置，且以下焦热为主，兼有上、中焦代谢热异常的寒热错杂的病理性气化热结构图。以上三种分型的 TTM 图像特征与临床辨证分型论治基本一致。

又如，类风湿关节炎患者与代谢综合征患者，临床辨证分型均为中焦湿热阻隔、气机不畅，此时，TTM 气血气化热结构图神奇般地均显示为中焦以高代谢热为主的高温差热结构图（只是类风湿关节炎患者的热结构图偏于右侧重，代谢综合征患者的热结构图偏于左侧重），这种客观、可视化的气化热结构图为中医临床辨证提供了可靠的依据。

辨证论治的前后对照分析是 TTM 特点之一，它可以实时、原位、动态地进行疗效、病理机转的观察。编者通过对辨证施治前后的热断层成像观察发现，疗效显著的，TTM 气化热结构图趋于正常；反之，疗效差的，TTM 气血气化热结构图无改变或较前气机、气化、形态范围、代谢热值更失调。究其原因，TTM 是一种功能影像学，中医对脏腑、经络、三焦、九宫的认识定位在本质上主要是对人体功能的分析归纳，中医辨证主要是辨识脏腑组织功能变化的异常，因此，借助于 TTM 以气血气化的功能改变为切入点，对比分析临床施治效果，为实施"精准"论治的必然途径。

总之，人体是一个复杂的生物体，寒证与热证是人体阴阳盛衰的反映。辨清寒证与热证是确定"寒者热之，热者寒之"治疗原则的依据，对于认识疾病的性质和指导治疗具有重要的意义。同时，在同一个患者身上，往往出现既有寒证又有热证的寒热错杂现象；或者出现疾病的本质为热证，却表现为"寒象"的真热假寒证；或者出现疾病本质为寒证，却表现为"热象"的真寒假热证。通过传统的中医八纲、四诊进行辨证论治很容易出现"扑朔迷离"之困惑，而热断层成像技术在辅助中医辨证论治方面着眼于"气血气化代谢热之寒热象"的客观分析辨证，可以一目了然地发现病证的寒热本质，为中医学辨证论治提供客观而准确的依据[1]。

四、对称、平衡、动态、稳态特点

正常人体的"气血气化代谢"热图像与中医学正常藏象、十二经络分布相同（即与正常解剖结构相同），具有一定的对称性。以人体后正中线、督脉和前正中线、任脉为中线，以脐部、腰骶部菱形窝为中心展开，上下及左右大致对称均匀分布[1]。只要打破这种对称的分布规律，TTM就提示机体"气血气化"功能可能出现异常，当人体患病或某些生理状况发生改变时，全身或局部气机、气化就受到破坏或影响，TTM气血气化代谢热结构图也随之发生改变，表现为代谢热升高或降低，或失去有序性，从而打破气血气化代谢热结构图的对称性。从中医学角度来说，人体健康的"阴平阳秘"状态使人体各个区域气血气化代谢热值对称均匀，脏腑、三焦产热、散热平衡。当脏腑、经络、三焦、腠理气血气化失衡，对应TTM图各区域气血气化代谢热对称性偏离，这种对称性的破坏即是人体非健康状态。TTM可以探囊取物地观察到人体对称性的状况，并可以定量测出不对称的程度，为医生提供人体对称状况的直观图像和数据，方便临床辨证施治。

正常人体包括五脏、六腑、经络、三焦等应处于血气（即阴阳）平衡状态，这种平衡包括了在整体观作用下的气血调和，无寒热虚实之异和局部上下、前后、左右、内外的平衡。热断层成像技术利用气血气化代谢热之象，通过对脏腑、经络、三焦气血气化代谢热值和对称性的多判据考察，来确定机体的阴阳平衡，以察生理、病理之变。正常五脏气血气化代谢热值 ΔF 为：肝区 $0.3 \leq \Delta F \leq 0.5$，心前区 $0.4 \leq \Delta F \leq 0.6$、两肩胛区内侧 MAX（最大值）、AV（平均值）、MIN（最小值）差值 $0 < \Delta F_{左侧-右侧} \leq 0.2$，脾（胃）区中脾区（解剖区）$0 \leq \Delta F \leq 0.2$、胃区 $-0.3 \leq \Delta F \leq 1$，肺区 $-0.5 \leq \Delta F \leq 0.5$，少数可达 $-0.8 \leq \Delta F \leq 1$（运动员或偏瘦者），肾区 $0.2 \leq \Delta F \leq 0.4$，如果各脏腑区气血气化代谢热值和周围正常组织之间相对差值 $\Delta F > 0.2$，则认为脏腑功能失衡。且代谢热值 ΔF 的大小与失衡程度呈正向相关。三焦生理气血气化代谢热差值：$\Delta F_{上焦-中焦}=0.5$，$\Delta F_{中焦-下焦}=0.5$，$\Delta F_{上焦-下焦}=1.0$。三焦气血气化代谢热差值超过 0.5，反映三焦气化失衡，且 ΔF 绝对值的大小与三焦气化失常的程度呈正向相关。

在正常情况下，经络系统通过自身的调节以相对平衡的状态存在于机体，经络一旦失去平衡，就会产生一系列相应的病理变化。《黄帝内经》中"上实下虚，上虚下

---

[1] 张冀东，何清湖，孙涛，等.红外热成像技术在中医学的研究现状及展望[J].中华中医药杂志，2015，30（09）：3202-3206.

实"左盛则右病，右盛则左病"即是此义。气血盛的一侧实而有余，气血弱的一侧虚而不足（半身不遂），身体前后经脉失衡往往使人脊强反折、俯仰不利、站立不稳。热断层成像技术通过分析气血气化之代谢热差值及范围的大小来确定经络、穴位血气的盛衰虚实。正常生理状态下，经络循行区不出现气血气化异常代谢热。如果经络循行区出现异常气血气化代谢热，或左右两侧同一经络分布区域气血气化代谢热存在病理性差值，即表明该经脉失去平衡，存在相应病理改变，且气血气化代谢热差值 ΔF 的大小与失衡程度呈正向相关。至于经络的虚实之性与气血气化代谢热之"寒热象"和气血气化代谢热差值大小之间的相关性还有待于同行学者进一步探索研究。

中医学理论中的动态思维方法是指在研究分析人体生命活动规律、疾病发生发展的机理及诊治等问题时，应当运用动态平衡的原理，在整体观、辨证论治观指导下来分析人体脏腑、经络、三焦、气机气化的功能变化过程。包括物理方法、化学方法、心理方法等，特别是药品及人为手段施术（如针灸、募疗调息、俞疗养脏、腧油推、灸神阙等）将出现功能不同的改变。TTM 将人体气血气化的热结构图通过"寒热象"实时、原位、动态、可视地显现出来。医者通过 TTM 可以直观并定量、定性地观察人体脏腑、经络、三焦、气机的变化，在动态平衡中实施精准辨证，从而摸索出对人体最佳的调治方案。值得说明的是，TTM 在 60 分钟左右的时间内，即可灵敏地观察到由于各种治疗手段的实施，机体气血气化代谢热发生的相应变化，也可以帮助医生高效、快速、客观地确定病因、病机、辨证，找出适合患者的个体化治疗方案。

同时，TTM 对中医药理、药效的观测研究有其独到之处。过去由于没有直观、快速、灵敏观测中药药理和疗效的手段，使得中药的临床应用基本停留在经验阶段。

TTM 技术的介入可在一定程度上改变这种现状，利用 TTM 技术锁定在"气血气化"代谢热的热结构图上的特点，将人体三焦气化作用在服用中药后 20、40、60 分钟及 120 分钟的气化功能改变检测出来，以动态平衡、整体辨证的观点找到相应的规律，在深层次上了解中药在人体内的原理或疗效，为提升药材的品质、规范化种植、保证道地药材的基本药效、生产无公害的中药材，提供科学、动态的检验手段。

在正常的生理情况下，人体内环境的三焦气化是相对稳定的，人体五脏六腑功能相互连接在一起，不会在短时间内发生大的变化，这种三焦内环境的稳态不是固定不变的静止状态，而是处于动静相结合的动态平衡。TTM 的数据也证实了这一点。如：扫描室内温度在 23～25℃时，人体气血气化代谢热（即细胞新陈代谢热）在 30～32（少数可达 33～34），三焦气血气化代谢热差值为 0.5，脐区气血气化代谢热值为 $1.8 \leqslant \Delta F \leqslant 2.2$，机体这种三焦气化内环境的稳态是维持正常生理活动的必要条件，通过 TTM 观察到人体这一相对稳定的现象为临床探索辨证施治提供了可视化的依据。

五、将"八纲、四诊"理论客观化、可视化、数据化

众所周知，传统中医学强调的是脏腑、经络、三焦及命门系所属脏腑的功能状态，是"精于气化、略于形质"的理论，其核心是"八纲辨证、四诊合参"，并在整体观、辨证论治观指导下结合"揣外测内、有其外必有其内"的诊断原理进行诊治疾病。而TTM正是以气血气化代谢热的热结构图通过"寒热象"及数值、热结构的范围来反映机体"气血气化代谢热"在体表的表现，并应用整体、多判据原理来分析人体病理状态及机转，这与中医学"思外揣内"的"八纲、四诊"诊断原理相吻合。

TTM与中医学"八纲辨证"理论能够很好地结合。八纲辨证是应用表里、寒热、虚实、阴阳八个纲领对四诊信息进行分析归纳，从而辨别疾病现阶段病变部位的深浅、疾病性质的寒热、邪正相争的虚实盛衰和病证阴阳类别的方法[1]。通过八纲辨证，可以找出疾病的关键所在，掌握其精髓、确定其类型、推断其趋势，为临床诊治指明方向。编者对八纲四诊的中医学理论与TTM之间的"寒热象"进行长期的实践探索、总结提炼，为其"验明正身"，屡试屡验，现归纳总结如下，与同道共勉。

（一）表里辨证的 TTM 阐释

TTM的基本热源形态可具体表现为表面热源、浅表热源、深部热源、非平面内部热源、管状热源、腔状热源、毛发热源及特殊热源（穴位热源）[2]。这些气血气化代谢热源的深度、形态走向各不相同。如，气血气化代谢热源的深度为 0～1cm 为表面热源，1～2cm 为浅表热源，大于 2cm 的为深部热源。这可能为中医学的表里关系带来新的认识途径，即热源深度小于 2cm 的（除外浅表、无半功率点的热源）均为表面热源，属于八纲辨证中的"表证"；热源深度在 2cm 以上的为深部热源，属于八纲辨证中的"里证"。这就提示我们TTM的气血气化代谢热源的"深度"与八纲辨证中的"表里"呈正向相关。当然，认识TTM的深浅热源是至关重要的，其导向上有三方面的涵义。首先，真正的身体内部的异常热源有时是非常典型的（我们所重点考察的是异常代谢热源），如类风湿关节炎患者膝关节腔热源（如图1-2）、女性乳腺异常热源（如图1-3），这些异常热源深度均大于 2cm，关节腔的热源属于腔状热源（两点一线）、乳腺的热源伴有半功率点；其次，非典型的体内热源则需要在灵活运用和深刻理解中医学理论的基础上，结合TTM气血气化热结构图进行进一步的推敲和探讨，用"慧眼"通

［1］张冀东，何清湖，孙涛，等．红外热成像技术在中医学的研究现状及展望［J］．中华中医药杂志，2015，30（09）：3202-3206.
［2］朱明，周铭心，林亭秀，等．红外成像技术在中医科研中导向性应用［J］．新疆医科大学学报，2007（09）：1025-1026.

过多方面的分析和筛查来识别"表里"异常热源的特点；最后，中医学理论中的表里关系可以说是一个复杂庞大的系统，其中涵盖了藏象学说中的脏腑表里络属和经络学说的许多内容。因此，分析人体 TTM 气血气化代谢热结构图异常代谢热源，往往能从其中找到依据。（详见第四章第一节及第二节。）

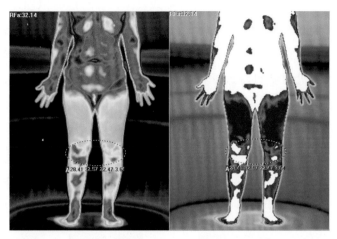

图 1-2　膝关节异常，热源深度大于 2cm

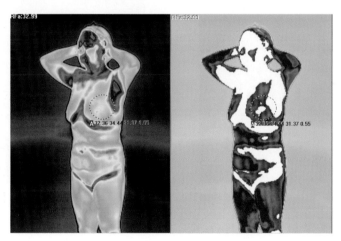

图 1-3　乳腺异常，热源深度大于 2cm

（二）寒热辨证的 TTM 阐释

寒热是辨别疾病性质的两个纲领。人体正气为生命之气，分为阳气和阴血（精），病邪有阴邪与阳邪之分。阳邪致病导致人体阳气偏盛而阴液受损之实证，或是阴液亏虚而阳气偏亢之虚证，均可以表现为热证；阴邪致病导致阴气偏盛，或阳气受损之实证，或阳气虚衰而阴寒内盛，均可表现为寒证[1]。正如《素问·阴阳应象大论》曰"阳

[1] 张冀东，何清湖，孙涛，等.红外热成像技术在中医学的研究现状及展望［J］.中华中医药杂志，2015，30（09）：3202-3206.

盛则热，阴盛则寒"，《素问·调经论》曰"阳虚则外寒，阴虚则内热"，即为此意，因此寒证与热证实际上是机体阴阳盛衰的具体表现。

TTM的本质就是"热"现象，即机体气血气化代谢热结构图的"寒热象"（西医称之为"细胞新陈代谢热"）。正常人体气血气化代谢热结构图具有一定的稳定性和对称性，在疾病状态下，人体某部位感觉过热或过凉，表示这部位分布病理变化或功能的改变，此时TTM在相应的区域热结构图会出现"高代谢热的热区域"或"低代谢热的寒凉区域"，印证了中医学三焦、气血、脏腑、经络的病理性功能改变的存在和人体TTM中气血气化代谢热的高低与八纲辨证中的"寒热"呈正向相关，即在TTM中病理性低代谢热结构图表示"寒证"（如图1-4），病理性高代谢或等代谢热结构图表示"热证"（如图1-5）。大量临床实践研究表明TTM对"寒热象"的客观分析可全面客观地观察、测量出各焦及所属脏腑、经络对应的体表气血气化代谢热值和结构特点，使得三焦气机气化的功能状态变得可视化、数据化，为八纲中寒热性的辨证提供了科学依据。

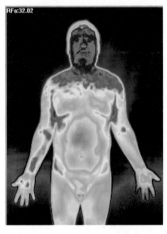
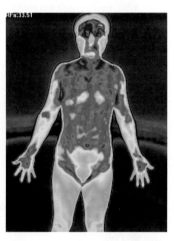

图1-4 病理性低气化热结构图　　　　图1-5 病理性高气化热结构图

（三）虚实辨证的 TTM 阐释

《黄帝内经》中对虚实病机的产生有两个方面的阐释。一方面从邪正盛衰论，即邪气盛则实，精气夺则虚；另一方面从气血逆乱、阴阳失调论（气血已并、阴阳相倾），即气并于血则血实气虚，血并于气则气实血虚，下并于上则上实下虚，上并于下则下实上虚……TTM始终以气血气化代谢热为切入点，通过"寒热象"来客观体现中医学的虚实辨证。因为TTM反映出的气血气化代谢热的改变，许多学者研究归结为代谢产热的不同，即对"寒热象"与温度关系的近似看法，故我们可以通过TTM测得气血气化代谢热分布和寒热温差的不同，加之方差及传递速度，而综合多判据分析辨证的虚实。从西医学讲，TTM所反映出新陈代谢热改变的一个重要原因就是血液流变学的改变和其所导致的一系列代谢改变[1]；从中医学讲是由于气机升降出入的改变而致气血气化的改变，从而使机体三焦及所属脏腑的功能产生"虚实"之变。所以，虚实证型的辨证诊断与 TTM 气血气化代谢热结构图"寒热象"（温度差）有相关性是有其科学依据的。

编者将大量的临床辨证与 TTM 相比较发现，以"寒热象"为主进行气血气化代谢热的分布情况（均匀、有异常热源）、断层时的传递速度及方差等多判据评估分析，可以客观判定八纲中的"虚实"。如虚证患者热结构图较虚实夹杂和实证患者的温差低；气虚和阳虚患者气血气化代谢热结构图较其他患者的温差低，且阳虚比气虚的温差更低；气虚患者往往表现为等温差热结构图，图中散在薄片状的热区；阴虚患者气血气化代谢热结构图温差偏高，且皮肤代谢热升高均匀，高代谢区与周边代谢热温差不大；气阴两虚的患者气血气化代谢热介于阴虚和气虚型患者之间；虚实夹杂和实证患者气血气化代谢热结构图中多存在一个或多个部位的片状高代谢热区；气血俱亏型患者的气血气化代谢热结构图的温差高于其他证型患者，尤以背部为多。总之，根据"寒热象"的代谢热差值大小及分布情况是可以辨证八纲之中的"虚实"之性的。如图 1-6、1-7、1-8、1-9、1-10、1-11、1-12 所示按虚实气血气化代谢热由高到低排序为：气血虚＞实证＞虚实夹杂＞阴虚＞气阴两虚＞气虚＞阳虚[1]。

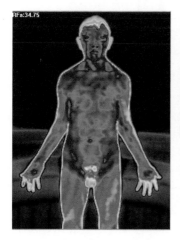 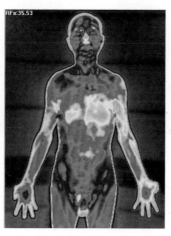 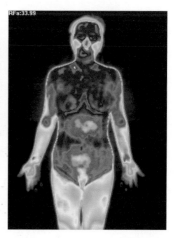

图 1-6　气血虚气化热结构图　　图 1-7　实证气化热结构图　　图 1-8　虚实夹杂气化热结构图

[1] 谷华，孙丽斌，于畅，等.红外热图温度与肿瘤中医证型的关系［J］.临床军医杂志，2009，37（03）：389-390.

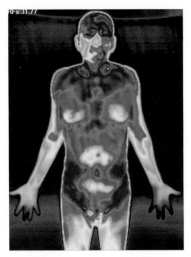

图 1-9　阴虚气化热结构图

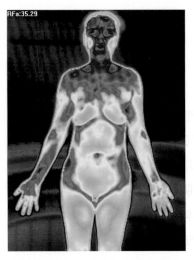

图 1-10　气阴两虚气化热结构图

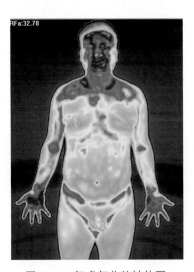

图 1-11　气虚气化热结构图

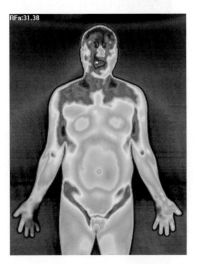

图 1-12　阳虚气化热结构图

（四）阴阳辨证的 TTM 阐释

阴阳辨证为八纲辨证的总纲。从函数认识八纲，那么阴阳为因变量，表里为空间自变量，寒热、虚实为状态自变量。即 y（阴阳）=k（空间自变量）·x（寒热、虚实自变量）体现了三者之间在生理上相互联系，病理上相互影响。一方面可通过 TTM 确定机体病理改变的表里、寒热、虚实而判断阴阳之性，即表、实、热为阳，里、虚、寒为阴；另一个方面我们可以在 TTM 通过对病变部位及气血气化代谢热值、代谢热出现的先后顺序三者的综合考察来确定机体的阴阳属性。如腹背阴阳气血气化代谢热，上背为阳、前腹为阴，背部气血气化代谢热大于腹部气血气化代谢热 0.5 以上则为阳气亢（盛）（如图 1-13）；反之则为阳气不升（如图 1-14）。胸部与腹部气血气化代谢热相比，上为阳、下为阴，且胸部气血气化代谢热大于腹部气血气化代谢热 0.5 ～ 0.8

时则为阳气亢（盛）或上热下寒（如图1-15）；反之则为阳气不足或上寒下热（如图1-16）。四肢与胸腹部气血气化代谢热相比较，四肢为阳、胸腹部为阴，当胸腹部气血气化代谢热为高代谢热结构图，四肢为低代谢热结构图时，称为阳气不伸（如图1-17）；反之，胸腹部气血气化代谢热为低代谢热结构图，四肢为高代谢热结构图时，称为阳气郁结（如图1-18）。头面部气血气化代谢热与胸腹部气血气化代谢热相比较，头面部气血气化代谢热为高代谢热结构图，胸腹部（特别是腹部）为低代谢热结构图时，称为阳浮（如图1-19）；反之，称为阳气不升（如图1-16）……为此可见，运用TTM辨阴阳，打破了传统中医学表、实、热为阳，里、虚、寒为阴之辨证，而是更全面、具体、客观、可视、数据化地从多角度阐释了阴阳属性，更能有效地反映内在阴阳属性的病理改变。

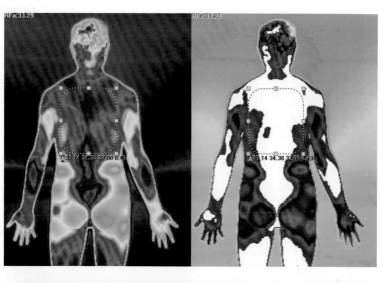

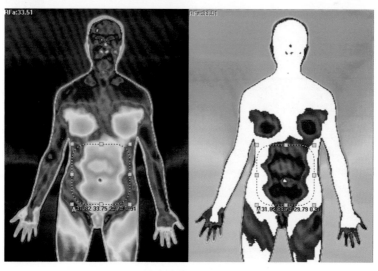

图1-13　阳气亢（盛）气化热结构图

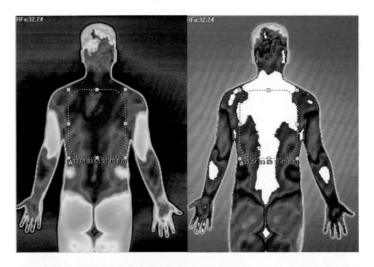

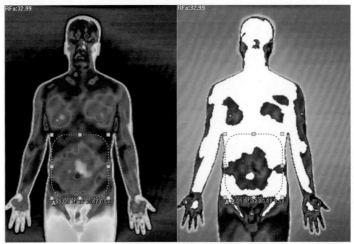

图 1-14 阳气不升气化热结构图

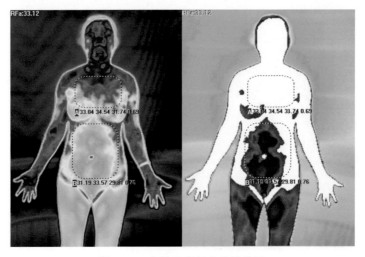

图 1-15 上热下寒气化热结构图

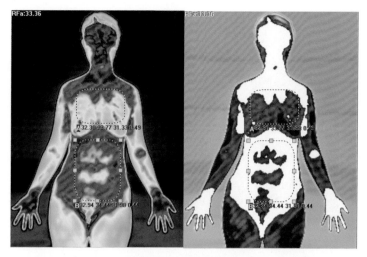

图 1-16 上寒下热（阳气不升）气化热结构图

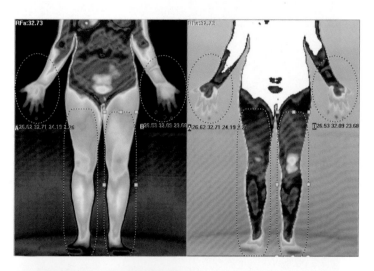

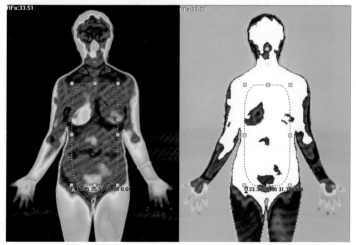

图 1-17 阳气不伸（达）气化热结构图

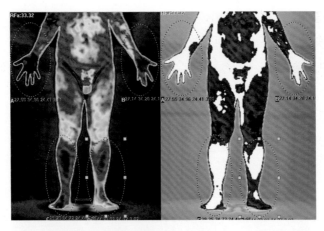

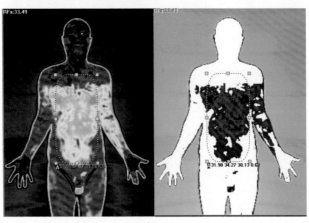

图 1-18　阳气郁结气化热结构图

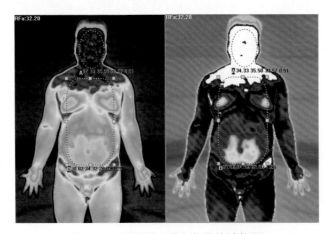

图 1-19　阳气浮（越）气化热结构图

（五）四诊的 TTM 阐释

中医四诊指的是望、闻、问、切，是中医诊察疾病的基本方法。传统中医四诊是在感官所至的范围直接有效的获取信息，以达到对疾病的初步诊断，有直观性和朴素性。这四种诊法至今依然普遍使用，是中医学辨证施治的重要依据。正所谓"望而知之谓之神，闻而知之谓之圣，问而知之谓之工，切脉而知之谓之巧"，一直被视为重中之重。TTM 使中医望、问、切诊，通过气血气化代谢热结构图的形态、走行、部位、数值、均匀度等方面客观、可视地体现出来，使限于可见光辨"五色"的范围借助 TTM 拓展到看不见的"红外光"范围，从而扩大了中医四诊的范围，深化了望、问、切诊的内容，提升了望、问、切诊的精准度。具体应用略举如下。

1. 望头面部（望诊）

望诊为四诊之首，头面部的望诊是中医诊断的重要部分，主要包括面色和光泽的诊断。传统面部光泽的判断主要依据临床医生主观评价，缺乏客观的数据支持，成为影响中医学面诊发展的重要原因之一。TTM 应用于头面诊断，能避开可见光检测技术的难点，通过分析面部皮肤表面的"寒热象"气血气化代谢热差值来测定对应脏腑的寒热属性及"诸阳之会"的气血气化代谢热的总体情况。正常人 TTM 头面部气血气化代谢热显示左右两侧基本对称、代谢热差值不超过 0.2（如图 1-20）。脑梗死患者头部左右两侧气血气化代谢热不对称、代谢热差值大于 0.2（如图 1-21）。面瘫患者左右两侧面颊部低温区不对称、代谢热差值大于 0.2，患侧低温区范围扩大（如图 1-22）。阳虚患者其面部气血气化代谢热以低代谢热结构图为优势，表现形式常为黑颊黑鼻、黑颊花鼻等（如图 1-23）。阳亢的患者常表现为头面部以高代谢热结构图为主，表现形式常为面颊部高代谢、额头部呈线性高代谢，气血气化代谢热差值为 $\Delta F_{额头 MAX- 胸 AV} >$ 2.5，且高温气血气化代谢热结构图先于全身任何部位出现（如图 1-24）。阳浮患者头面部以高代谢热结构图为主，但代谢热值较阳亢患者低，且全身（特别是中下焦气血气化代谢热）均为低代谢为主的热结构图（如图 1-25），临床上此类患者在 TTM 表现明显，诊断率可达 90% 以上。

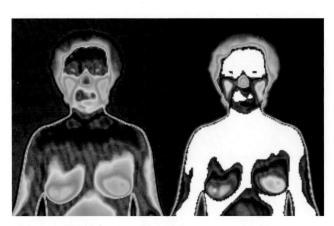

图 1-20　正常人头面部气化热结构图

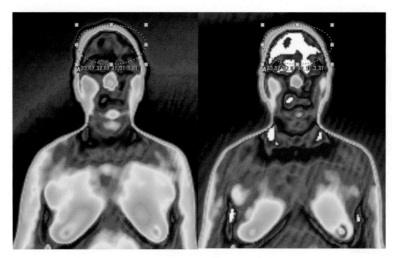

图 1-21 脑梗头面部气化热结构图

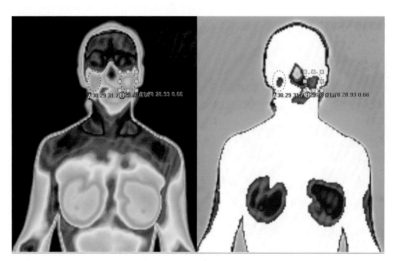

图 1-22 面瘫面颊部气化热结构图

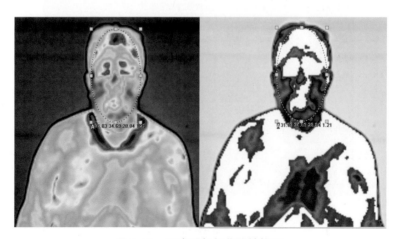

图 1-23 阳虚面部气化热结构图

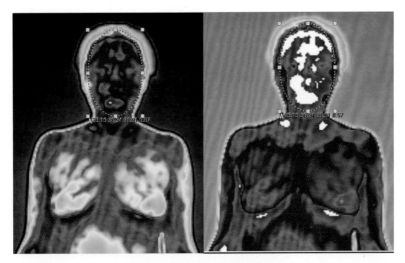

图 1-24　阳亢气化热结构图

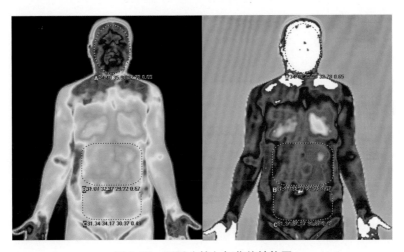

图 1-25　阳浮（越）气化热结构图

2. 望经络穴位气血气化代谢热

中医对于疾病的诊治有其独特的方法，经络、穴位便是其中之一，TTM 技术通过气血气化代谢热的数值、走行、变化来体现其生理、病理变化，这便使经络、穴位感应更为可视化。以郁证患者为例，该患者治疗前呈额头部"M 形"气血气化代谢热结构图（如图 1-26），两条"睡眠线"明显，胸胁部肝经循行区气血气化代谢热明显（如图 1-27），右侧劳宫穴区气血气化代谢热明显高于左侧劳宫穴区气血气化代谢热（如图 1-28），双上肢气血气化代谢热不对称（如图 1-29）并伴有手太阴肺经区（如图 1-30）、手少阴心经区阳性（如图 1-30）；行针治疗以后，TTM 图像显示虽额头部"M 形"气血气化代谢热结构图、两条"睡眠线"改善不明显（如图 1-31），但是胸胁部肝经循行区气血气化代谢热明显降低（如图 1-32），双侧劳宫穴区气血气化代谢热差值趋于正常（如图 1-33），双上肢气血气化代谢热不对称改善（如图 1-34），手太阴肺经、手少阴心经区阳性反应减弱（如图 1-35），提示机体脏腑气血气化代谢热与经络、穴位气血气化代谢热发生相应的代谢热联系。通过以上 TTM 热结构图分析发现，体表部分经络、穴位气血气化代谢热的改变与脏腑气血气化代谢热相联系，这些"阳性反应的经络、穴位"在临床上能体现机体病理性功能改变的部位和性质。由此可见，TTM 可以对中医学望诊提供很好的参考依据，特别是在经络、穴位的诊治中予以经络、穴位一个可见到的图像实体，证明了中医学的科学性。

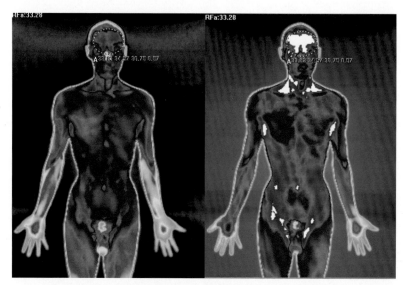

图 1-26 额头部"M 形"（两条睡眠线）气化热结构图

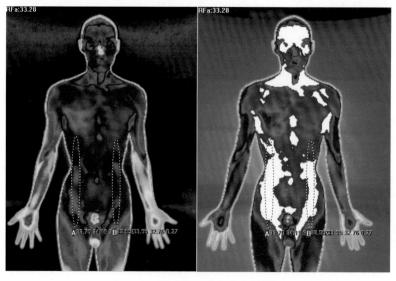

图 1-27 胸胁部异常气化热结构图

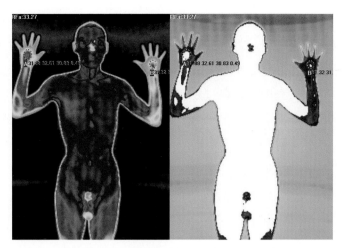

图 1-28 右（劳宫穴区）代谢热大于左（劳宫穴区）代谢热气化热结构图

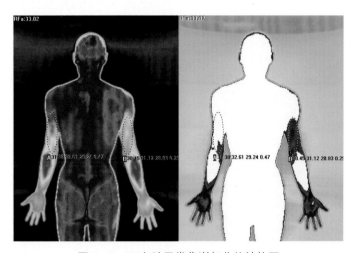

图 1-29 双上肢异常代谢气化热结构图

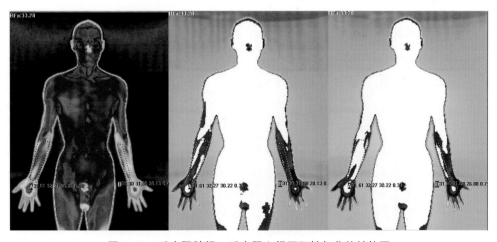

图 1-30 手太阴肺经、手少阴心经区阳性气化热结构图

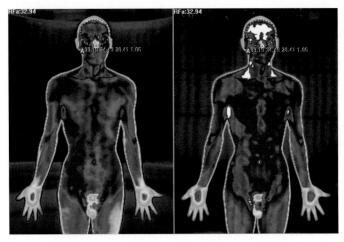

图 1-31　治疗后额头"M 形"气化热结构图

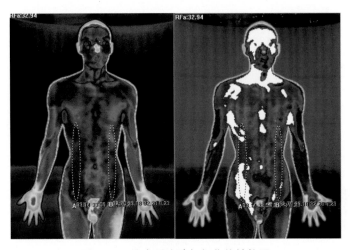

图 1-32　治疗后胸胁部气化热结构图

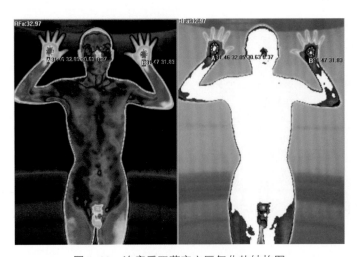

图 1-33　治疗后双劳宫穴区气化热结构图

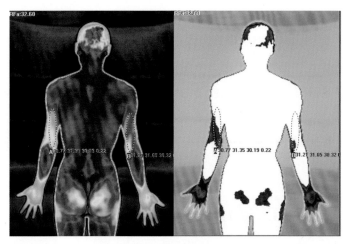

图 1-34 治疗后双上肢气化热结构图

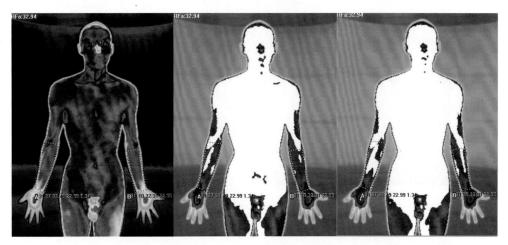

图 1-35 治疗后手太阴肺经、少阴心经区气化热结构图

3. 问诊代谢热结构图

在中医学，问诊包括十问内容，但首问为寒热。热断层成像技术锁定在"细胞新陈代谢热"（即气血气化代谢热）结构图上，以代谢热差值的大小来反映机体的生理、病理变化，因此，对问诊中的寒热之问，以实时、原位、动态、客观、可视、数据化的图像展示在医者的面前，使其更好地把握疾病总体的寒热属性（如图 1-4、1-5）。

4. 切诊代谢热结构图

切诊在中医学中包括触诊和切诊（即切脉、触胸腹）。切"寸口"脉诊是四诊中的重中之重，临床上可以帮助医者验证其他诊断的正确与否，但由于主观性很强，往往很难达成共识。TTM 通过观察"寸口"部位气血气化代谢热的性质、走行，用独特的诊病方式以客观、可视的形式来协助诊断。如心前区有一明显的低代谢热区（如图 1-36），左后背肩胛区有明显的异常代谢热点，且与右侧 MAX、MIN、AV 值之差均有明显的病理意义（如图 1-37）；可兼有左侧劳宫穴区气血气化代谢热大于或等于右侧（如图 1-38），单侧或双侧手少阴心经区阳性（单侧或双侧手厥阴心包经区阳性）（如图 1-39），舌尖高代谢或低代谢（如图 1-40），提示诊断心肌供血不足。同时 TTM 可见左侧手腕"寸口"部位寸部气血气化代谢热高于关尺部位气血气化代谢热（如图 1-41），这一现象与中医左脉寸部代表心（心包）的理论不谋而合。心经"寸口"部位代谢热值呈现异常代谢热区和敏感度的提高，提示了五脏之中心的功能状态与脉象的对应关系。

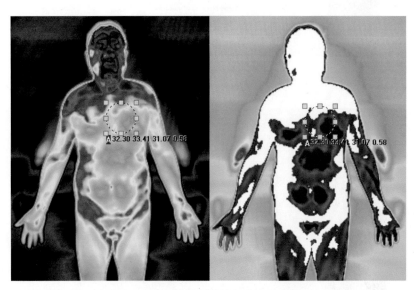

图 1-36　心前区低代谢气化热结构图

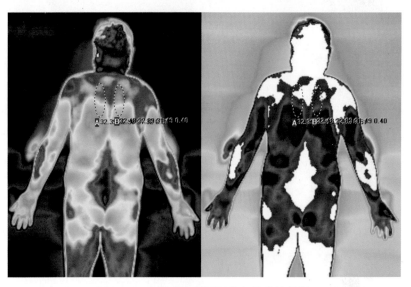

图 1-37　左后背肩胛区异常气化热结构图

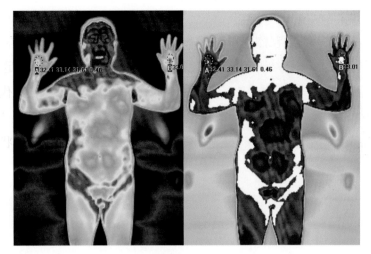

图 1-38　劳宫穴区左侧代谢热大于右侧气化热结构图

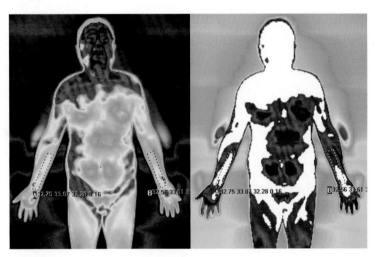

图 1-39　手少阴心经区阳性气化热结构图

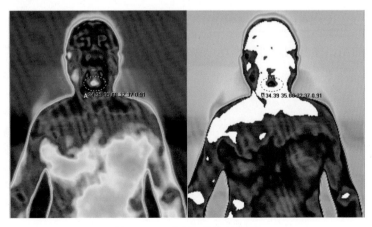

图 1-40　舌尖气化热结构图

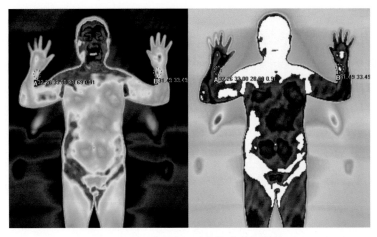

图 1-41 "寸口脉"寸部气化热结构图

切腹部是中医特色之一,五脏六腑与腹部均有直接和间接的联系。通过 TTM 气血气化代谢热结构图的数值、形态、走行可以协助判断腹部气血气化代谢热的功能状态。具体观察方法如下:正常腹部 TTM 气血气化代谢热结构图一般呈均匀、有序的低温区热结构图,且无异常热源出现,随着断层深度的由表及里,气血气化代谢热分布自上而下、自脐向脐周、自躯干向四肢、均匀对称地扩散且代谢热值以任脉为对称轴、左右对称,ΔF < 0.2;任意一点气血气化代谢热值大于或小于周围正常组织 0.2 以上,即示为异常。同时观察腹部气血气化代谢热结构图的性质(高代谢、低代谢热结构图),伴血管走行与否、对称性、深度、形态、走行,从而扩大了腹诊的内涵,对异常热源的切诊观测精准化,为切腹诊的诊断提供可靠依据。

总之,TTM 是近年来世界物理学领域的重要突破。作为一项实用技术已在医药等方面获得广泛的应用,特别是在中医八纲、四诊的应用与研究方面方兴未艾。

六、为中医脏与腑表里络属关系理论提供确凿、客观的可视化依据

中医学理论认为,人体以五脏为中心,与六腑相配合,以精气血为物质基础,通过经络的联络作用,使脏与腑之间密切联系,将人体构成一个有机整体[1]。脏与腑的关系是脏腑阴阳表里配合关系。脏属阴而腑属阳,脏为里而腑为表,一脏一腑,一阴一阳,一表一里,相互配合,组成心与小肠、肺与大肠、肝与胆、脾与胃、肾与膀胱、心包与三焦的表里关系,体现了阴阳、表里相辅相应的"脏腑相合"关系。

一脏一腑的表里络属关系,其理论依据主要有三方面:第一,经脉络属,即属脏的经脉络于所合之腑,属腑的经脉络于所合之脏;第二,生理配合,六腑传化水谷的功能,受五脏之气的支持和调节才能完成,五脏的功能也有赖于六腑的配合;第三,

[1] 孙广仁. 中医基础理论 [M]. 第 2 版. 北京: 中国中医药出版社,2007.

病理相关，如肺热壅盛、失于肃降，可致大肠传导失职而大便秘结，反之亦然，大肠传导失司而致湿热内蕴，可致肺的肃降失常。因此，在治疗上，相应地就有脏病治腑、腑病治脏、脏腑同治诸法。可见脏与腑相合理论对指导临床有重要意义。

人体五脏六腑的功能状态是通过"气血气化"来反映的（即从西医学角度讲，细胞新陈代谢热差值大小是衡量机体生物状态的一个重要指标）。正常人各脏腑气血气化代谢热相对平衡。TTM虽然捕捉的是人体各部位体表气血气化代谢热，但这个体表气血气化代谢热的高低却可以反映内部脏腑、经络、三焦的气血气化代谢热情况。因此，编者以在病理状态下的肺与大肠为考察对象，利用TTM从气血气化代谢热角度来探讨中医脏腑表里关系。

首先是不同肺病病种对大肠的TTM气血气化代谢热值分布的影响作用。如大偻（强直性脊柱炎）中、后期患者肺部气血气化代谢热值分布以低代谢为主，双肺呈"猫耳肺"表现（如图1-42），此时，我们可以同时观察到升、降结肠气血气化代谢热值分布有明显升高的趋势；当不同肺病的肺部气血气化代谢热以片状高代谢热值分布为主时，同样可以观察到升、降结肠部位代谢热值分布有明显升高趋势；有研究者认为支气管哮喘组和慢性支气管炎组患者肺脏、升结肠、降结肠的TTM代谢热值有明显升高的趋势，且较正常肺与大肠代谢热值比较有明显差异性[1]。这提示不同肺病患者可能会引起升、降结肠TTM气血气化代谢热值分布增高的现象。

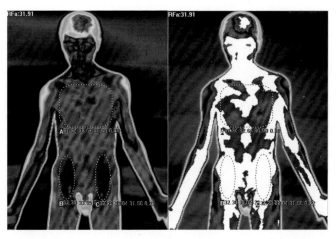

图1-42　双肺呈"猫耳肺"及升、降结肠区高代谢气化热结构图

其次是不同肺病证型对大肠TTM气血气化代谢热值分布的影响作用。有研究者将肺病患者受试者按照肺病证型进行分类，即痰热壅肺组、寒痰阻肺组以正常人群为对照组进行比较分析，得出结论：痰热壅肺组患者、痰湿阻肺组患者的肺脏、升结肠、

---

[1] 马师雷.基于三部《名医类案》和红外热像技术分析"肺与大肠相表里"理论的证治规律［D］.北京中医药大学.2013：116-118.

降结肠的 TTM 气血气化代谢热值均有明显升高趋势，二者之间升结肠、降结肠代谢热值有显著的差异性。这就提示肺病寒、热证型对于肺病患者的大肠腑 TTM 代谢热值分布有显著的影响作用[1]。

最后是部分大肠系疾病对人体肺部 TTM 气血气化代谢热值分布的影响作用。有研究者将大肠病患者按病种进行分类，即溃疡性结肠炎组、慢性便秘组以正常人为对照组进行分析比较，得出结论：溃疡性结肠炎和慢性便秘患者整体的 TTM 气血气化代谢热值较正常组数值较高，其中降结肠部位红外热值升高最为明显，习惯性便秘者的肺部代谢热值分布有明显的升高趋势[1]。由此提示，当大肠发生病理改变时，肺部气血气化代谢热值分布有显著的影响作用。

总之，通过探讨部分肺系疾病患者和大肠系疾病患者的 TTM 图像气血气化代谢热值分布发现，在肺发生病变时，肺部的气血气化代谢热值分布较正常明显升高，同时大肠（升、降结肠区）的气血气化代谢热值分布也随之明显增高；在大肠发生病变时，大肠（升、降结肠区）的气血气化代谢热值分布较正常明显升高，同时肺部区域的气血气化代谢热值分布也随之明显升高。TTM 所展现的肺、肠气血气化代谢热结构图的相关特异性联系，证明了肺病及肠病、肠病及肺病是普遍存在的病理现象，这种相表里脏腑之间的疾病相关性变化特点不仅为"肺与大肠相表里"理论提供了确凿、客观的可视化证据，也为研究藏象学说尤其是脏腑特异性的相关理论，提示了新的手段，使古老的中医学理论获得新的诠释。

七、发挥中医"治未病"的理论优势

"治未病"理论是中医学理论体系的重要组成部分，同时也是指导亚健康干预的主要理论之一。早在《黄帝内经》中就提出了"治未病"的预防思想。《素问·四气调神大论》指出："圣人不治已病治未病，不治已乱治未乱……夫病已成而后药之，乱已成而后治之，譬犹渴而穿井，斗而铸锥，不亦晚乎。"具体而言，主要有两方面的涵义：一是未病先防，此时"治未病"的目的是为了养生强体，做好预防工作，以防止疾病的发生；二是既病之治，此时"治未病"是指有病早治，阻止疾病的传变和进一步的发展加重。

历代医家在此基础上结合临床实践，不断丰富和发展"治未病"的理论，使之系统化与完整化。即现代对于"治未病"的思想有以下几层意思：①未病先防，养生以增强正气，即顺其自然、养性调神、护肾保精、体魄锻炼、调摄饮食，以及针灸、推拿、药物调养。②欲病救萌，把疾病处理在萌芽状态。③已病早治，防其传变，即阻截病传途径，先安未受邪之地。④瘥后调摄，防其复发。

---

[1] 马师雷.基于三部《名医类案》和红外热像技术分析"肺与大肠相表里"理论的证治规律［D］.北京中医药大学.2013：116-118.

机体病理改变包括功能性改变和器质性改变，疾病在发生器质性病变之前一般已经发生了气机、气化的改变，即气血气化代谢热的改变。TTM作为一种功能影像技术，通过对机体气血气化代谢热早期、灵敏、全面的捕捉，运用温变早于病变的预警特点，体现着其得天独厚的优势，是其他影像学无法比拟的。具体而言，在"未病先防"方面，TTM以"寒热象"之气化热结构图，客观、数据化、动态地体现了人体三焦气化热结构图随季节的更替而发生生理性的变化——春夏以上焦热为主（如图1-43），长夏以中焦热为主（如图1-44），冬秋以下焦热为主（如图1-45、1-46），表明春夏阳浮易散，长夏热中易伤及脾阳，冬秋阳伏易伤阴精，这与中医学"人与天地相应"的生理活动相适应，同时也揭示我们春夏阳气耗散多，秋冬阴精消耗大，在养生时宜遵循"春夏养阳，秋冬养阴，以从其本"的四时变化规律；同时通过观察脑部气血气化代谢热分布的范围、形态、差值大小，客观地分析人体的情志活动，养性调神以改善体质、优化性格、增强自身的心理调摄能力，起到预防疾病的功用。在欲病救萌，防微杜渐方面，TTM以预测早、信息全的优势，在失调早期脏腑、经络、三焦功能萌变区域就会发生气血气化代谢热的改变，通过"寒热象"体现三焦气机气化邪正盛衰的生理、病理状态，及时纠正亚健康气血气化代谢热结构图的不平衡，使其升降有序、出入自如。在既病防变方面，TTM通过捕捉机体三焦异常气血气化代谢热结构图的信息，对功能异常区定位，对其严重程度定性，对病理机转明机理、定趋势，从而阻截疾病传变途径，先安未受邪之地，并以三焦及所属脏腑、经络异常气血气化代谢热为切入点，根据病变的传变规律，实施预见性治疗，见肝之病，知肝传脾，当先实脾（如图1-47）。在瘥后调摄、防其复发方面，TTM首先可以判断正气（气血阴阳）的盛衰及程度，并以"气血气化云图"整体而恒动地表现出来，其次进一步深层次分析病瘥后三焦气血气化代谢热情况，以明脏腑、经络低温差（或等温差）代谢热的微变之本，从而有的放矢，防其复发。

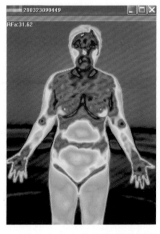 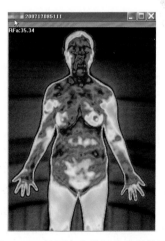

图1-43　春季上焦热气化热结构图　　图1-44　长夏中焦热气化热结构图

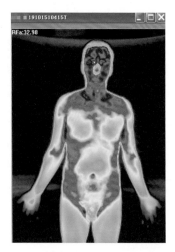 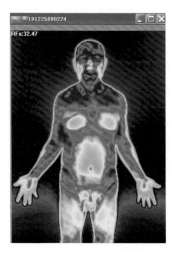

图 1-45　秋季下焦热气化热结构图　　　　图 1-46　冬季下焦热气化热结构图

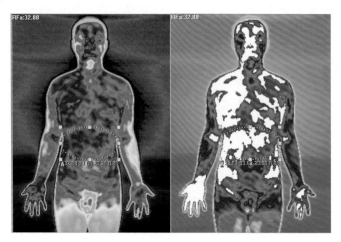

图 1-47　肝病及脾气化热结构图

　　总之，TTM 对中医学"治未病"理论阐释及疾病预警方面体现了匠心独运的优势，是其他影像学不可比拟的，这与中医学"治未病"的理论具有相同的意义。结合"治未病"理论，TTM 能够更好地发挥其优势，为步履荆棘的中医现代化开辟了新方法。

八、TTM 功能影像学与中医学"精于气化、略于形质"理论吻合

　　在自然界结构与功能一直以来是不可分割的两个方面。不管是生物还是非生物，其结构与功能都是息息相关的，要研究功能必然要分析结构，而剖析结构时必然会学习其相应的功能。一般认为，结构是为功能服务的，当功能发生变化到一定程度时会影响其结构的改变，而结构发生变化时又会进一步影响其功能。

　　传统中医学强调的是三焦及其所属的脏腑、经络的功能状态，这种功能状态是通过"气化"来反映的。气化活动是在气的升降出入运动中进行的，升降出入是气化活

动的前提，气化活动的正常与否亦依赖于气机升降出入的正常与否。

TTM 从中医学角度锁定在气血气化的代谢热结构图，从功能学角度把握生命规律，而把解剖形态放到第二位（即精于气化、略于形质），但并不除外对脏腑形态结构的分析，这与中医学理念相吻合，实为集结构与功能于一体的"中医学 CT"，是对结构成像技术（B 超、CT、MRI 等）一个很好的补充。许多以往结构成像技术不能表达或晚于功能表现的异常信息，可以通过 TTM 技术表达。文献报道在发现肿瘤方面，TTM 可比 CT、MRI 早 6 ～ 12 个月[1]。对此，编者有深刻的体会和认识。如对于肿瘤患者的评估，我们首先是评估机体的功能状态，即从气血气化代谢热的角度观测患者气血、三焦、脏腑、经络、神阙穴区、命门区等气机气血气化代谢热范围、代谢热值，以确定其现阶段体质状态是否为恶病质；其次观测原发部位"高温血管热结构图"与周围组织器官的气血气化代谢热结构与数值的关系，从而判断疾病是否有转移。同时，我们还要对肿瘤体气血气化代谢热进行进一步分析，辨明瘤体是以"高代谢为主的高温差血管热结构图"，还是以"低代谢为主的高温差血管热结构图"，或是"寒热错杂的高温差血管热结构图"，从而为脏腑结构是否有损伤做出提示诊断。又如对尪痹（类风湿关节炎）患者的评估，首先通过三焦气血气化代谢热的病理改变来确定急性期、缓解期、慢性期，其次通过气血气化代谢热之"寒热象"差值的大小辨证患者的体质、虚实（即气血两虚证＞实证＞虚实错杂证＞阴虚证＞气阴两虚证＞气虚证＞阳虚证），最后通过气血气化代谢热结构图的形态、数值、差值来辅助诊断脏腑、关节有无合并结构改变，从而为临床诊治疾病提供更准确的依据。

综上所述，TTM 气化热结构图首先反映的是三焦及其所属脏腑、经络、命门系的功能状态；其次通过气血气化代谢热异常的范围、形状和差值大小来反映疾病的性质和严重程度，最终我们推测出从功能到形态结构的认识。这恰恰体现了中医学基本理论不是从局部到全身、从形态到功能认识出来的，而是从自然到人体、从功能到形态认识出来的，与中医学"精于气化、略于形质"完全吻合。

九、从象—数—理证实中医学理论体系

中医学是发祥于中国古代的研究人体生命、健康、疾病的科学。它具有独特的理论体系、丰富的临床经验和科学的思维方法，是以自然科学知识为主体、与人文社会科学知识相交融的科学知识体系；中医学理论体系是包括理、法、方药在内的整体，是关于中医学的基本概念、基本原理和基本方法的科学知识体系。它是以整体观为主导思想，以精气、阴阳、五行学说为哲学基础思维方法，以脏腑、经络及精气血津液

---

[1] 周凤梅.红外热成像与中医［J］.中医学报，2014，29（09）：1301-1303.

为生理病理基础，以辨证论治为诊治特点的独特的医学理论体系[1]。

中医学理论体系的形成经历了一个漫长的历史时期。其形成有他的社会文化背景、医学知识的积累，尤为重要的是古人对人体生命现象和自然现象的观察，运用"取象比类"的方法来探索人体生命的奥秘及生命的活动与自然环境的关系。正如《黄帝内经》所云："天地阴阳者，不以数推，以象之谓也。"天、地、人同源而相通，源于精气、阴阳、五行，通于"象、数、理"。其基本方法是观象、演数、明理。象有大象、微象，自然界的物是象，显微镜下的物是象[2]。TTM 的"气血气化云图"也是象。用肉眼看得见的象可以用归纳法，用肉眼看不见的象可以用推演法。数即术数，讲的是人与自然界的规律，要从象中总结出来。理就是阐发象数中的道理。由此可知，观象—知规—明理—识证是中医学理论体系形成的重要方法。

TTM 以"寒热象"的气血气化云图展示了机体气血气化代谢热微象，且由可见光辨五色拓展到红外光范围，并客观、精确摄照，长期保存，使医者对机体气血气化代谢热微象的认识既可以用归纳法，又可以用推演法，同时，通过对 TTM 气血气化代谢热范围、形态、数值大小的观察，与"象"有机结合，得出三焦及其所属脏腑、经络的生理、病理、气化之理，为临床辨证施治提供真实可靠依据。编者配合临床诊疗从事 TTM 工作已有 15 年余，观象—测数—明理—识证是 TTM 工作的重中之重，也是验证中医学理论体系的科学有效途径之一。具体观察方法有两种，即直接观察法和整体观察法。

直接观察法：应用 TTM"寒热象"气血气化热结构图对机体五脏解剖部位体表投影代谢热区，TTM 节点代谢热区、唇、脐、中医脏腑、穴位、经络气血气化代谢热区之象进行直接观察，分析其气血气化代谢热性质、范围、形态、差值大小及布散方向，把握其生理病理规律，归纳推导出各自功能体系机理、病理机转。如对左侧胸部心脏体表投影及左侧背部心脏反射区气血气化代谢热的直接观察，首先观测心前区气血气化代谢热的寒热以确定疾病的性质，其次根据其范围、形态、差值大小判断疾病程度，加之与背部反应区合参，多判据确定心肌缺血的性质、程度、部位，再通过对左右手劳宫穴区气血气化代谢热差值大小观测比较，进一步判断确诊心肌供血不足的部位及程度，这为观测人体内部脏腑等功能与状态开辟了新方法。

整体观察法：应用 TTM 把三焦及其所属脏腑、经络之"寒热象"作为一个整体进行观察，通过分析人体生理、病理状态下不同的气血云图，从而认识人体生命活动规律。如尪痹（类风湿关节炎）患者三焦整体气血气化代谢热结构图以中上焦热、下焦寒为主，提示机体下焦元气不足、中焦脾阳不振致脾失健运、水湿内停、郁而化热，

---

[1]孙广仁.中医基础理论［M］.第 2 版.北京：中国中医药出版社，2007.
[2]田合禄.中医太极医学［M］.太原：山西科学技术出版社，2006.

进而致生化无权、心失所养、心火亢盛、心火下移小肠，从而形成了轻度红肿热痛的缓解期临床症状。

人体是一个内外统一的整体。体内三焦及其所属脏腑、经络的生理、病理变化可反映于外，即所谓《孟子·告子下》曰"有诸内，必形诸外"。TTM"气血气化代谢热结构图"观察人体三焦气化外在的病理征象，则可以推知体内三焦、脏腑气机气化的变化，即所谓《灵枢·本脏》曰"视其外应，以知其内脏"。通过TTM热象图把直接观测某一个部位气血气化代谢热与整体观察三焦气血气化代谢热改变相结合，从而使机体外部呈现的TTM病理征象与内部的三焦脏腑统一起来。由此通过TTM象—数—理的微观观测，使人们对中医学理论体系有了更多的认识。

十、多判据分析图像进行临床诊治

八纲辨证、四诊合参是中医学诊治疾病的核心内容。在中医学诊治疾病过程中，根据病因、病机、辨证、四诊合参，进而对患者的身体情况进行诊治。TTM通过三焦气血气化代谢热结构图，由专业人员进行多判据、系统的参数分析综合评估，从而给出临床诊断、提示诊断、符合诊断、未见明显异常的不同程度的评估结果。因此中医学诊疗规范与TTM系统的评估过程是相一致的。如在临床上提示诊断心肌供血不足时，是通过多判据、客观分析图像特征来综合评估，即从心前区气血气化代谢热值，背部左右肩胛区气血气化代谢热差值，左右手劳宫穴区气血气化代谢热差值，心经、舌（尖）、小肠气血气化代谢热这些方面多判据辨析心系的功能状态，从而反映出机体整体和局部（心系）气血气化代谢热的寒热、虚实、阴阳。其评估疾病的方法与中医学诊治过程如出一辙。

虽然中医学自身的"八纲辨证、四诊合参"可以系统地、理论地分析诊治各种疾病，但是由于医者各自主观因素影响致诊治结果"百家争鸣、各有说辞"，难以统一标准达成共识。TTM技术完全可以填补此类空缺，以客观、精确、可视的图像为中医学提供相应的辅助依据及资料，并便于长期保存和对比分析，以多判据为诊疗特色，为中医学提供客观依据，更加完善中医学诊疗活动。

第四节 关于TTM之"象"
与中医学"证"之间单一性、特异性、相关性的说明

TTM是一种能够反映机体气血气化代谢热的功能影像学，近年来其在中医学领域的应用越来越广泛，被人们誉为实现中医现代化的重要突破口之一。医者渴望借助TTM找到中医学临床辨证时"证"的单一性、特异性指标，为中医临床诊治标准及干

预效果的评估和干预方案的优化提供依据。但实现这一目标尚有很多难题正在困扰着广大研究工作者，这是因为：

1. 中医学每一脏腑的生理功能常常包含着现代解剖学中的许多脏器，每一个脏腑又包含着许多方面的功能，且中医学认为人体是一个有机整体，推动气血运行需三焦及其所属脏腑共同完成，并通过气机气化的功能状态来体现。

2. 中医学临床辨证不能一味追求单一的特异性指标，若"证"能找到单一的特异性的指标来体现，那说明已符合西医学疾病的诊断标准，进而到"病"的范畴。

3. "证"是一种综合的功能状态，它是动态的，可以发展，可以转化，有明显的阶段性，人体的生理有强大的自调节、自节律、自稳定能力，不断通过三焦气化机制使机体达到自恢复状态。

4. 从三焦脏腑辨证思路进行研究，虽然推论到病理发源地，但还不能找到具体的与"证"相应的实体，以及调控中心。中医传统一向着重于从"证效关系"来判别辨证的正确与否，张仲景的"有是证、用是药"显示证的存在可以由药物验证而确认。脏腑辨证必须从人体表现的证候外象入手，因此研究的对象是人。

5. TTM 是功能影像学，反映的是功能状态，能较好地显示三焦脏腑辨证的"内存"，不能准确显示三焦脏腑在一定功能状态下的外形热结构，形态与功能有相关性，但并无必然性。TTM 对脏腑组织的认识定位在本质上主要是对人体功能的分析归纳，辨证主要是辨识脏腑、三焦的功能变化的异常。三焦脏腑形态结构异常如果同时伴有相应的功能异常，TTM 则反映病理性气化热结构图；如果三焦脏腑形态结构异常是稳定的，并且不同时伴有因这种形态结构异常而导致的功能异常，TTM 一般就不会反映出异常的"气血气化云图"，就没有特殊的临床意义；如果三焦脏腑形态结构正常，而有气化功能异常超过了自身的调节能力，则 TTM 反映出异常气血气化代谢热结构云图，自然也就提示我们是临床必须解决的问题。

总之，TTM "寒热象"与中医学"证"之间不论是从中医学理论思考，还是从TTM 技术特点研究，均很难找到"象"与"证"相对应的"单一性、特异性"，绝大部分体现的是功能相关性，这就证实了中医学正确性、科学性的内涵。当然正确科学的东西也是要不断进行提高的，中医学在形成的时候，利用了当时最先进的知识和方法，那么今天我们再来重新审视中医学的时候，理所当然应当最大限度利用当代所有最先进的科学技术，绝不可以仅仅只依靠一种 TTM 技术观察就下结论。

第二章 TTM 在中医学领域的应用价值

第一节 揭开《黄帝内经》神秘的面纱

一、揭示人体的"气化内象"

中医学有其独特的理论体系框架，大都是以"经典"理论为依据，建立在经验学基础上，是古人智慧的结晶。但是除了用文字来阐释"气化、表里、寒热、虚实、阴阳"，我们还可以使用 TTM 技术将这些名词、理论以"直观化"的图像展示在医者面前。

从西医学角度讲，TTM 锁定在"细胞新陈代谢热"上，从中医学角度讲，TTM 锁定在"气血气化"上。因此从西医学认识中医学的"气化"，即细胞是人体结构和功能的基本单位。不同的系统由不同的细胞组成，但是所有的细胞都具有消化和吸收之新陈代谢功能，从而产生气血气化代谢热，通过消化、吸收，细胞内的物质运动以后向细胞外辐射精微物质代谢热能量，并转入周围的细胞，被周围的细胞所利用。当细胞内的物质与细胞外的能量代谢热交换更新以后，细胞才能获得活力，五脏六腑的气化功能才能正常运行。

从中医学认识机体气化，精气是构成人体和维持人体生命活动的基本物质，不同的脏腑、经络是由不同的精气组成，但所有的精气均具有气化功能，并通过气机的升降出入，精、气、神、血相互转化，周流于全身。只有通过气机的升降出入，精气神才能通过有效的气化而互化，脏腑、经络的功能才能正常。

例如，在 TTM 机体气血气化图中，阴盛者通常表现为腹背阴阳气血气化代谢热差值 $\Delta F < 0.5$，阳盛者则相反；寒证者一般表现为气血气化代谢热以低代谢为主，热证者则相反；瘀从理论上解释则是有瘀滞不通的表现，在 TTM 图像中则会呈现出明显的局部"热区""凉区"，或出现有一定深度、相对孤立的斑片状瘀点表现；阴虚者则头面部呈高代谢热，尤以面颊部对称性高代谢为特征性敏感指标表现；阳虚者则以腹部、

背部、四肢末梢低代谢为特征性敏感指标表现。

这种直观、形象的图像直接体现了人体气机、气化的功能状态，而且与"经典"中医理论紧密相连，二者可以互相解释、互相补充，不仅可以为中医学理论提供多角度的科学依据，也可以将中医学气机、气化内象理论以实时、原位、动态的图像深入浅出地展示在医者的眼前，从而提高临床诊疗水平，使人体"气化内象"更加有理、有据，更加充实。

二、证实了"天人相应"的整体观

"天人相应"的整体观思想属于中国传统哲学中一直备受重视的哲学思想和思维方法。人类生活在自然界当中，自然界存在着人类赖以生存的环境和条件；同时，自然界环境的变化又可以直接或间接地影响人体生命活动，可以说，人与自然息息相关。

《黄帝内经》在研究人体生命活动规律时，充分运用"天人相应"的整体观念来研究人与自然的密切联系，可以说"天人合一"的整体观贯穿于运气理论的始终。运气理论认为自然界有三阴三阳六气和五运之气的变化，人体也有三阴三阳六经之气和五脏之气的运动，而自然气候变化关系与三阴三阳六气和五行之气的运动相关，人体的生理活动和病理变化取决于三阴三阳六经之气和五脏之气是否协调。因此，认为人体生命活动与自然变化密切相关，自然界的阴阳五行之气的运动与人体五脏、六经之气的运动是相互通应的，正如《灵枢·岁露论》云："人与天地相参也，与日月相应也"[1]。

现代的医疗技术中，大部分技术是知其然不知其所以然的，缺乏对人与自然及人体自身各系统之间相互作用与联系的分析诊断。且许多诊断技术都是静止地观察分析人体的某一局部发生的变化。TTM 这一个功能影像学则不同，通过对人体自身气血气化产生的代谢热能量信息的采集，形成了大量的热断层图像，这种图像不仅反映病变组织部位气血气化代谢热的功能形态、深度的改变，更重要的是能体现整个机体在自然气象五运六气的影响下，人体的五脏六腑之气血气化代谢热的整体功能状况，并能分析出随着环境气候、用药等治疗的变化，病情发展变化的阶段。这些有别于现代医疗技术手段的特点，是因为 TTM 技术蕴含着"天人合一"这一深刻的哲学理念和方法论。其表现在：

其一，客观、可视、数据化地体现了人与天地相互收受通应的"天人合一"观。"天人相应"的整体运动观在 TTM 中得以表现，如随着一年四季"气交"的变化，人

---

[1] 苏颖. 中医运气学 [M]. 第 2 版. 北京：中国中医药出版社，2017.

体五脏之生理气血气化代谢热也随之发生改变，即春天在天为风，此时肝（胆）区气血气化代谢热相对较高；夏天在天为热，此时心前区气血气化代谢热相对较高；长夏在天为湿，此时脾（胃）区气血气化代谢热以高代谢为主；秋天在天为燥，此时肺区气血气化代谢热以高代谢为主；冬天在天为寒，此时肾区气血气化代谢热相对较低。又如六气异常变化时，人体 TTM 气血气化代谢热也随之发生变化。

其二，客观、可视、数据化地体现了人体是一个有机统一的整体。人体是一个复杂的整体，任何局部病变都和整体有着密切的关系。因此，TTM 在认识疾病时，始终从整体出发，多判据分析问题，不仅针对发病部位进行气血气化代谢热分析，同时通过对比各脏腑、经络的气血气化状态更能找到导致疾病的深层次病因、病机。人体的气血气化代谢热平衡是相对的动态平衡，平衡是相对的，不平衡是绝对的，如机体某一区域气血气化代谢热异常活跃或低下，则提示该区域脏腑、经络功能异常。

总之，TTM 技术把人与自然及人体五脏六腑视为一个有机联合的气血气化代谢热整体系统，通过 TTM 技术看到的是人体及人与自然是一个完整的体系，TTM 技术这一功能影像学在本质上实现了整体观测、系统观测和动态、实时、原位、数据观测的有机统一。

三、通过"寒热象"体现"阴阳学说"

阴阳是中国古代哲学中的重要概念，它是古代哲学家在生产、生活实践中，对万物运动变化规律长期观察研究的总结和概括，是古人认识宇宙自然总结出来的一种哲学观和方法论。阴阳理论引用到中医学，促进了中医学理论的形成，推动了中医学的发展[1]。阴阳是自然界事物变化的根本，是气候变化的总规律。

TTM 通过人体气血气化代谢热之"寒热象"客观、可视、数据化地反映"阴阳学说"的对立、互根、消长、转化规律，从而阐释了人体的生理、病理、疾病流行规律，指导临床诊断用药。TTM 通过胸背、左右、上下、躯干四肢及脏腑气血气化代谢热"寒热象"用直观化"图像"来体现"阴阳学说"的规律性，为"阴阳学说"理论在中医学得到充分应用提供了科学依据。

---

[1] 苏颖 . 中医运气学［M］. 第 2 版 . 北京：中国中医药出版社，2017.

第二节　揭示风湿痹证的本源

一、风湿痹证患者"命门相火不足"普遍存在

命门乃具有造化功能的精微物质，是三焦气化的动力，非水非火（水火合体），乃造化之枢纽、阴阳之根蒂，先天之太极，五行由此而生脏腑以继而成；命门既不是一个脏器，也不是一个穴位，命门是一个系统，与内分泌系统相吻合，与神经系统如太极两仪相吻合。脑命门是命门系统的总指挥，控制调节着整个命门系统。而三焦相火是命门的臣使之官，是气化的动力源泉，三焦分布命门元气（相火），命门不离三焦。

痹证患者通过TTM"微象"直观化揭示了风湿痹证的本源，即"命门系"气血气化代谢热失调，而致君、相火失调，三焦气化不利致病。在风湿痹证患者TTM图像上，均存在不同程度"命门系"气血气化代谢热的特征性病理改变，即"脑命门—包络命门—胃府命门—肾命门"单独或相兼出现代谢热值或功能、形态、深度的病理改变，从而导致三焦器官"三焦—气街—腠理"气化的病理改变，揭示了风湿痹证为"内伤火病"，同时伴有兼夹证。"命门相火"不足为其发病的根本原因且普遍存在。

二、君、相火失调为风湿痹证的总病机

风湿痹证患者在TTM图像上均呈现不同程度的关节区气血气化代谢热异常，同时可观察到心、脉、胆、胃、肠等三焦所属脏腑、经络气血气化代谢热异常，究其病机由于心（系）主神明、血脉，相火（系）主气化，关节区气血气化代谢热异常改变，乃由于三焦及其所属脏腑、经络气化失常而致，而三焦气血气化代谢热异常是由于君、相火之病理改变而引发，故君、相火失调是三焦气化异常之本，为风湿痹证的总病机。

三、中焦气血气化失常具有普遍性

侯丽萍教授认为，中焦从部位上讲是指中州（即指膈以下，脐以上），包括肝、胆、胃、脾四个脏腑；从功能上讲是指中枢，即人体气机升降之枢纽，造化之枢机。脾与胃同居中焦以膜相连，脾体阴而用阳，性湿而善升、喜燥恶湿；胃体阳而用阴，性燥而善降、喜润而恶燥，二者一阴一阳、一脏一腑、一表一里，润燥相济、升降相依、纳化相合、相反相成。在辨证论治风湿痹证时，侯丽萍教授在"杂病论治，重在中州""从脾论治，调肝为主"思想启悟下，提出了"调脾固肾通三焦"来调治，君相火三焦气化，为风湿痹证的诊治开辟了一条蹊径。

风湿痹证患者在 TTM 图像上普遍存在"中焦阻隔"或"中焦倒置"的气血气化代谢热异常病理改变，图像特征为中焦呈异常高代谢热结构图或异常低代谢热结构图，或寒热错杂热结构图，且该中焦异常代谢热结构图兼夹于疾病的始终。究其机理为中焦"胃府命门相火不足"，脏腑纳化失司、气机升降失调、斡旋失职，从而导致三焦气化不利，为风湿痹证形成、发病奠定了核心性病理基础。

四、三焦气机、气化失常合并存在居多

气化是一切自然现象的根本特征，气化活动是在气的升降出入运动中进行的。升降出入是气化的前提，气化活动的正常与否亦依赖于三焦气机升降出入的正常与否。气化现象在人体三焦表现繁杂多样，五脏六腑的功能活动、气血津液的化生过程、饮食糟粕的形成与代谢等均依赖于气化完成，并通过气机的升降出入、聚散表现出来，可以说人的生命活动过程即是一系列三焦气机、气化活动的过程。

中医风湿痹证历来被认为属于"疑难杂病"范畴，其病因来源多样化、多属性；病位多部位发病与多脏器受损，出现三焦气化功能异常；病性多样化，很少为单一的寒证、热证、虚证、实证，多为寒热虚实错杂相兼；病势多为急、重难治，变化难测，病机关系错综复杂，并呈多样化；且病情复杂、病程迁延、病情反复、棘手难治、致残率高，故机体"命门系—君相火—三焦气化"出现多靶点、多环节、多层次、多角度的病理改变。

TTM 从功能学角度客观、可视、数据化体现了三焦气化过程中气机升降出入、聚散的病理改变，从三焦气血气化代谢热值分析气机气化，即分析判断三焦气血气化代谢热差值减小、倒置、中焦阻隔或某一焦局部气血气化代谢热异常高代谢或低代谢，从而客观地判断其气机、气化，为中医临床辨证论治提供可靠的科学依据。

五、公转与自转失常是风湿痹证气化内向通道

任督二脉足太阳膀胱经区公转、五脏自转的输布回流失常是中医命门系君相火三焦风湿痹证气化内向通道。详见第七章第二节 TTM 与人体公转、自转。

第三章　TTM 研究中医学的方法及前景展望

第一节　如何应用 TTM 研究中医学

一、一个基本定位

基本定位即遵循中医学的规律和特点，以中医学的自身发展需求为核心。

（一）中医学"天人相应"的整体观

"天人相应"的整体思想属于中国传统哲学中一直备受重视的哲学思想和思维方法。《黄帝内经》在研究人体生命活动时，充分运用"天人相应"的整体观念来研究人与自然的密切联系，中医运气理论认为自然界有三阴三阳六经和五运之气的变化，人体也有三阴三阳六经之气和五脏之气的运动，而自然气候变化关系与三阴三阳六气和五运之气的运动相关，人体的生理活动和病理变化取决于三阴三阳六经之气和五脏之气是否协调。自然界的阴阳五行之气的运动与人体五脏、六经之气的运动是相互通应的，正如《灵枢·岁露论》云："人与天地相参也，与日月相应也"[1]。

"天人相应"的整体运动观集中地探讨了自然气象运动规律及其对人的影响。首先，它强调了人居天地之间、气交之中，与自然界是统一的整体。如《素问·六微旨大论》云："上下之位，气交之中，人之居也。故曰：天枢之上，天气主之，天枢之下，地气主之，气交之分，人气从之，万物由之，此之谓也。"天气在上而下降，地气在下而上升，人生活在天地之气交会之中，故必须顺应天地之气的变化而变化[1]。其次，"天人相应"的整体思想所突出的是气候变化对人体的影响；最后，"天人相应"的整体思想提出了运气异常年份防治疾病的原则，如《素问·五常政大论》强调"必先岁气，无伐天和"。

TTM 属于医学功能影像学，从人体气血气化代谢热（细胞新陈代谢热）分布角度提供人体生理、病理信息，与中医学所关注的人体"阴阳、气血、寒热"等有密切的

---

[1] 苏颖.中医运气学 [M].第 2 版.北京：中国中医药出版社，2017.

联系。应用该技术研究人的生命活动规律、生理和病理现象时，都要在"天人相应"整体观的指导下，深入研究人体热断层成像随季节的变化规律，掌握其气血气化代谢热结构图像特征，观察人体气血随自然界四时阴阳变化情况，为该技术在中医学领域的应用打下坚实的基础。

如华南师范大学生物光子研究院，中医药与光子技术国家中医药管理局三级实验室和光子中医学实验室陈锂等对"二分二至"节气人体红外热像实验数据的比较分析表明，人体红外热像呈现出与四时气候变化相应的规律。人体的体表气血气化代谢热在夏至明显高于其他三个节气，冬至为温度低谷；上下平衡分析，胸腹部及背部的上下气血气化代谢热差都显示了基本一致的变化规律，即夏至最低、冬至最高，春分与秋分位于两者之间；头面部的上下平衡分析则显示各部位在四个节气的特点，脸颊部位在春分时相对气血气化代谢热较其他节气高，鼻子秋分时相对气血气化代谢热较其他节气低，额头与嘴唇冬至时相对气血气化代谢热较其他节气高[1]。

太原侯丽萍风湿骨病中医院 TTM 科室在长期的科研与临床实践中也发现，季节气候对人体三焦气化影响也有相应的变化规律。即春季时，人体三焦气血气化代谢热结构图像特征为上焦寒、下焦热；夏季时，人体三焦气血气化代谢热结构图像特征为上焦热、中焦寒；长夏季节时，人体三焦气化的 TTM 图像特征为中焦热；秋冬季节时，人体三焦气化的 TTM 图像特征为下上焦热。腹背阴阳气血气化代谢热亦随季节的变化而相应地发生改变。即春夏季节时，背部气血气化代谢热明显大于腹部气血气化代谢热；秋冬季节时，腹部气血气化代谢热明显大于背部气血气化代谢热。

综上所述，TTM 能客观、敏感地显示人体气血气化代谢热随四时季节变化的规律，四时季节气候变化都会影响人体三焦气化，从而影响人体热断层图像，充分体现了"天人相应"的整体观在中医学研究临床领域有重要的应用价值。当然，中医学阴阳理论、藏象理论、三焦气化理论与"天人相应"四时季节气候变化之象规律的对应关系，还有待于进一步深入探讨。

（二）中医学唯物辩证法思想的"辨证论治"观

唯物辩证法思想在中国古代哲学中占有重要的地位，其对中医学的形成及发展具有很大的影响。精气学说、阴阳五行学说是中国古代唯物辩证法思想中关于世界本原及发展变化的宇宙观和方法论，对中医学理论体系的形成和发展有着重要的影响。

TTM 技术蕴含着许多哲学理念。首先，人体是一个五脏六腑相互依存协调的整体，任何局部病变都和整体有着密切的关系，因此，在认识疾病时，TTM 始终从整体出发。在利用 TTM 对人体进行检测时，TTM 看到的是人体整个三焦的气机、气化状

---

[1] 陈锂，李子孺，黄博，等."二分二至"节气人体红外热像的比较分析 [J]. 中国中医基础医学杂志，2014，20（01）：65-68.

态，不仅对发病部位能做出准确的功能判断，通过对比各个脏腑、经络、三焦的气化状态，更能找到导致疾病的深层原因。且TTM技术的检查在本质上实现了脏腑、经络、三焦的气化功能观测和动态实时观测的有机统一。

其次，TTM技术蕴含了人体是一个矛盾的统一体思想。任何疾病的产生都是整体动态平衡遭到破坏的结果，而动态平衡的不同环节遭到破坏会产生不同的"寒热象"，因此，TTM可以通过机体气血气化代谢热之"寒热象"来分析研究机体内在的平衡失调情况，从而掌握疾病的病机；TTM技术把人体看成是一个相互联系而具有矛盾的统一体，人体是一个气血气化代谢热基本对称、平衡的热辐射体，若某一区域的气血气化代谢热出现异常高代谢或低代谢，或高代谢伴低代谢，或低代谢伴高代谢，提示这个部位气血气化代谢热出现了异常。TTM利用接受的机体气血气化代谢热，依据正常脏腑区域与异常区域的气血气化代谢热差值来诊断疾病。

最后，TTM技术在诊断疾病过程中，利用机体三焦气血气化代谢热"寒热象"对中国传统文化中"象、数、理"进行了科学地分析。人体是一个极为复杂的三焦气化综合体，机体的种种所自由来、所自以往，皆必有其理；人体的生命之理，必有其表象，日常所视之高矮胖瘦、强盛虚弱、体表脉象均是生命之理的征象。TTM是至今最能全面反映机体三焦气化功能之理的医学功能影像学，人体三焦气化之象何以解读？中医之"望闻问切"，西医之"检血透视"等均欲通过各类指标特征数据破解生命三焦气化之象所对应的生命之理，以此做出诊断。通过TTM的图像分析，是要找到"象"中之"数"、"数"中之"理"，生命之三焦气化之"理"解读的精准完备有赖于"数"的精准完备。在对人体三焦气化生命信息—能量—物质的解读过程中，TTM以"理"说明"象"，以"象"分析"理"，以"数"反映"理、象"之序列，在所有的诊断方法和诊断设备上，无出TTM体系之右者。

总之，TTM通过系统论的唯物辩证法对机体三焦气化进行客观的"辨证论治"。现代的医疗设备中，大部分技术知其然不知其所以然，缺乏对人体各个脏腑、经络、三焦之间相互作用、相互联系的辨证分析诊断，且许多医疗诊断技术是静止地观察人体的某一局部发生的症状。TTM技术通过对人体自身发出的三焦气血气化代谢热的采集，实现了对机体三焦气化功能动态的可视化辨证观察，从而弥补了现代医疗技术的缺陷，这也是TTM技术的最大优势。

（三）中医学思维方法上宏观把握"整体恒动"的医学观

中医运气学认为气是物质的本原，气是运动的，运动是有规律的，形与气能相互转化，进而从形气相互转化这一理论出发探讨了天体演化、宇宙形成和生命的起源。如《素问·五运行大论》云："夫变化之用，天垂象，地成形……"指出了地球和其他星体一样，靠大气的托举及推动悬浮在太虚之中，并在太虚之中有规律地运行着。充满生机的宇宙世界是天地精气运动变化的结果。

TTM 在疾病诊断、中医学现代化、药品及保健品开发方面均以宏观调控的"整体恒动"医学观来分析问题、解决问题。首先，TTM 对人体三焦气化生命现状信息—能量—物质的观测可以实时、快速、动态、反复地进行，使得机体气化的各种功能活动和情感思维均能随时随地动态观测得到，这些"寒热象"数据的动态积累和整理可发现人体的生命活动规律，从而达到防治疾病的目的；其次，TTM 对人体三焦气化生命现状信息观测的动态高敏感性使得人体脏腑、经络、三焦的气机、气化代谢发生变异在还没有形成疾病的时候就可以被捕捉到早期特征性的异常代谢热，此时进行干预、动态观察可以将疾病处理在"未萌"之时，提早预知疾病的成因和动态走势，为中医学"治未病"提供科学的依据。

总之，人体的三焦气化是精彩、复杂、常变不居的，对人体生命的诠释要在运动变化中掌握其规律。TTM 能够全面了解人体三焦气化生命现状信息的动态变化过程，使得人类对人体三焦气化现象的研究有了重要的动态技术手段。

二、一个基本认识

基本认识即注重多学科交叉渗透，但必须是"我主人随"。

众所周知，中医学具有很强的包容性，在历史发展的各个时期都能吸收当时其他学科的优秀成果为我所用，不断与时俱进。现如今中医学与生物信息学和人工智能大数据的交叉，表现比较突出，近年来通过与生物信息学的结合，已建立了多个中医药学数据库，涵盖了常用中医药及相关化学成分及靶点，能够及时筛选有效药物，预测药物作用机制、进行处方优化及评价等。

在人工智能方面，涵盖了中医诊疗、中药智能制造和中医药服务等，人工智能大数据等信息技术是推动中医药发展的工具，是辅助中医药决策，而不是替代中医学。

传统中医学千百年来只能通过望、闻、问、切四种原始的、经验的、模糊的、粗犷的、非现代的、非标准化的、难以掌握和把握的手段获取患者生理、病理气血气化代谢热信息，而 TTM 将其以数据化、可视化的形式客观地呈现出来。借此，我们还要与生物信息、生化指标、大数据、人工智能现代影像学相配合，将其某一方面的病理指标、病理形态结构改变与 TTM 功能影像学相互渗透，从而认识到这些指标的"中医辨证所属"，更好地了解患者三焦气化的整体功能状态，为辨证求因、辨证论治提供可靠的医学影像依据。

总之，工欲善其事，必先利其器。中医学与现代科技密切结合必将促进中医学创新发展，但当前的学科交叉渗透还不够深入，还没有深度融合，其中一个难点是中西医医学理论的诠释，另一个是结构影像学及大数据等与 TTM 功能影像学的相互渗透印证，这是多学科交叉渗透的关键所在。突破一批关键技术设备（包括 TTM），这是学科交叉的基础和桥梁，为此，在 TTM 与多学科交叉渗透的帮助下，传统的中医学因此将变得不再神秘并焕发出青春的活力。

第二节　使中医药走向国际化

中国工程院院士张伯礼认为，中医药进一步走向国际化，中医药的现代化功不可没。但是仍有两个问题要解决。一个就是提升中药材的品质，规范化种植，保证道地药材的基本药效，生产出无公害的中药材。第二个问题就是提供更多的临床有效证据，不仅需要通过现代医学研究它的作用机制，还要拿出过硬的"循证证据"，这是中医药国际化的前提。

同时，我们还要统一标准，因为任何一个学科成熟的标志就是与数据打交道，建立统一的标准。

基于医学图像分类的疾病辅助诊断系统，医用 TTM 是一种人体功能影像检查技术，通过红外采集器获得人体气血运行之三焦气血气化代谢热的功能变化的强弱信号，通过计算机处理以后，以不同的颜色表达成像，从而通过颜色代表热场代谢热的不同，以表达机体气血气化代谢热的平衡与否。

TTM 能显示人体气血气化代谢状态（热结构），这种影像检查具有客观、准确、简单、方便、对人体无损伤、可以重复操作等优点，同时，该技术符合中医辨证施治的整体观思维，能全面、系统、动态地显示人体三焦气血气化代谢热状态，如果局部气血运行异常，在相应的部位及经络走行区域会出现瘀滞，呈现出高或低的异常气血气化代谢热态分布区域。同时，三焦气血气化代谢热分析技术又可以通过量化数据阐释中医药理论的阴阳平衡、寒热虚实等概念，可以辅助中医辨证、辨病，指导临床治疗与疗效的评估，以及中医体质评估、中药疗效的观察与研究，探索人体经络、穴位气血气化代谢热的变化，为中医四诊、中医基础理论研究、中药的开发应用及中医药走向国际化提供真正意义上的现代功能影像学技术。作为 TTM 的研究、应用工作者，为了使不易量化的中医药诊疗工作具有客观标准和数据测量的手段，使中医药更快、更好地走向国际，应该竭尽全力地做好以下几项工作。

一、提供更多的 TTM 中医药临床有效循证证据

（一）中医诊断客观化、可视化、数据化的诊断工具现状

众所周知，西医之所以被众人公认，且在近百年内有长足的发展，其中重要的一方面原因是有先进的诊疗工具，小到一枚听诊器，大到 B 超、X 线、CT、MRI 等，都可以客观、可视、数据化地提供信息，这些高科技信息对疾病的诊断起到了十分重要

的作用。

中医在此方面与西医有天壤之别，到目前为止，诊断疾病还是主要依靠医者的主观性对患者的症状进行判断，缺乏自身客观、量化、可视的诊断治疗评判指标。没有先进的中医诊疗设备就无法找到有效、公认的循证证据，也就无法确立统一的中医证候诊断标准，从而形成了中医药现代化大踏步向前发展的主要阻力之一。

（二）现有的中医诊断工具缺乏整体观

近些年来，中医学者们为了走中医现代化之路，费尽心思，引进了一些先进设备进行中医学诊断的研究，以求成为中医学的诊断工具。但这些工具都具有各自适用范围，无法从机体的整体进行多方位、多靶点显像，从而无法形成广泛的推广。

例如在色诊方面采用瑞典进口的热色仪，对人体面部色度进行测定，进行"阴阳寒热红外线面图"的研究，用 CR6R-100 型携带式色差计测试气虚、血虚、正常各 30 例取得了可靠的数据；舌诊检查也有许多研究，如利用荧光分色测定舌体的颜色，进行舌活体显微观察，应用舌血流测量仪研究舌诊等，还有舌诊观测仪、舌诊比舌板、舌色仪、中医舌诊自动识别系统以及计算机舌诊文摘库及检索系统等；脉诊方面则有喻方亭等应用脉搏波线化理论对 70 例弦脉患者脉图进行分析，李绍芝对 34 例心气虚患者的脉图参数变化检测发现，心气虚患者的脉图参数变化有共同的特征[1]。

以上这些中医诊断工具是中医学现代化过程中的里程碑，但由于它们各自有自身的应用范围，局限性大，无法客观体现中医诊断的"整体观"，因此也无法广泛推广应用。而 TTM 从人体气血气化代谢热（细胞新陈代谢热）角度出发，对机体三焦进行一次性的全方位扫描，具有与中医高度一致的整体观，可从这个角度反映中医学的辨证，因此，可利用 TTM 技术实现对中医的客观、可视、数据化研究。

（三）提供更多的 TTM 临床有效循证证据

TTM 是中医学的客观化诊断工具，它可以适时、原位、动态反映人体三焦气血气化代谢热的功能状态，通过直观化图像来阐释中医学理论体系的表里、寒热、虚实、阴阳。例如，在 TTM 图像中，表里可以通过断层气血气化代谢热深度来判断，小于 2cm 为表面热源；阴盛者腹部气血气化代谢热明显大于背部气血气化代谢热；阳盛者背部气血气化代谢热明显大于腹部气血气化代谢热；热证时，局部气血气化代谢热最高值大于周围正常组织（或正常脏腑）代谢热平均值 0.2 以上；寒证时，局部气血气化代谢热最低值小于周围正常组织（或正常脏腑）代谢热平均值 0.2 以下；阴证时，TTM 气血气化代谢热以低代谢为主；阳证时，TTM 气血气化代谢热以高代谢为主；瘀滞时，在 TTM 图像中一般呈现出局部明显的"热区"或出现有一定深度、相对孤立的斑点、

---

[1] 彭威等 .TTM（热断层扫描）在中医领域的应用与展望 ［C］. 世界生物医学技术科学院（WABT）第 15 届年会论文集 . 2011: 26-29.

斑片状高代谢（或低代谢）热结构图表现；三焦倒置时，上中焦代谢热小于下焦；中焦阻隔时，中焦代谢热大于上、下焦；三焦气机不畅时，三焦气血气化代谢热差值减小等。

这种直观、形象的图像直接体现了机体三焦气血气化代谢热的功能状态，而且可以动态鉴别与观察，快捷直观地诊断疾病、评判疗效，与中医理论密切相关，二者可以互相解释，相互补充，不仅可为中医药临床提供可靠的"循证证据"，也可以将中医学从多角度的科学依据深入浅出地展现出来，为中医学现代化发轫提供科学依据之一。

二、建立 TTM 中医学诊断标准，实现中医现代化

中医学诊断目前仍采用传统的"望、闻、问、切"四诊和"量表式"参数进行辨证、辨病、辨体，以患者主诉及症状为主进行主观判断、评价，尚无客观评判的指标来规范诊断，往往导致不同医者对同一患者同一症状得出不同的诊断结果，而治则治法也随之发生改变，从而出现"百花齐放、百家争鸣"，使得中医辨证诊断至今尚未形成客观化、可视化、数据化的统一标准，如此，就不能判定辨证的准确与否。

中医学之所以能在历史发展进程中经久不衰，关键在于其治疗效果。为此无论采用中医药物治疗，还是针灸、推拿按摩等方法治疗必须有完善的、确凿的疗效评价标准，目前临床上中医的疗效评价仍以患者症状改善程度、四诊变化的量表式评估为主，但该法不能整体反映到客观化层次上，欠缺具体的体现症状改善的指标。

效仿西医学使用治疗前后血清或其他辅助检查指标的改善，虽然可以提供具体的数据，但是并不能从整体角度出发，反映疾病的发展变化规律，也不能体现中医学的特色——辨证论治观，具有局限性、片面性。因此中医学如何"诊断疾病""评估疗效""评估体质""辨证论治"，是目前中医学术界讨论的重要话题之一，我们要寻求的是能够客观、全面、辨证地反映疾病变化规律以及中医治疗在其中干预后的明显动态变化的方法或指标，这才是中医现代化发展的途径。

TTM 在中医学领域的应用研究已逾 30 年，它在整体、动态、对称、平衡、多判据、稳态原理的指导下，从中医功能学角度出发，通过锁定在"气血气化代谢热结构图"为许多疾病的诊断、鉴别诊断和疗效评价提供了科学的依据。为此我们必须建立TTM 中医学诊断标准——建立证候标准，中医学治疗精准化——建立治疗标准，中医学治未病体系标准——建立治未病干预标准，为中医药走向国际化打下坚实的基础。

当然，TTM 目前的应用研究还存在诸多问题。如数据采集的不稳定性，在中医药学的研究中缺乏统一的标准，数据采集的干扰因素多，技术操作缺乏统一的规范及完整的理论体系认识。鉴于此，当今首要任务是制定 TTM 在中医学领域应用研究的相关标准，这是实现中医现代化的重要突破口之一。

第四章　TTM 在中医学领域的基础应用

第一节　TTM 与气机、气化

中医学认为，气化现象在人体表现繁杂多样。人体所有脏腑、经络、精气的功能活动均是以气化的形式呈现的，五脏六腑的功能活动、气血津液的化生过程、饮食糟粕的形成与代谢等，也都是依赖于气化完成的，可以说，人体的生命过程即是一系列气化活动的过程。《素问·阴阳应象大论》云："味归形，形归气，气归精，精归化……化生精"，强调了人体精气的产生是气化的结果。

如何判断气化活动正常与否呢？气化活动是在气的升降出入运动中进行的。升降出入是气化产生的前提，气化活动的正常与否，依赖于气机升降出入的正常与否。《素问·六微旨大论》云："出入废，则神机化灭，生降息，则气立孤危。故非出入，则无以生长壮老已；非升降，则无以生长化收藏。是以升降出入，无器不有。故器者生化之宇，器散则分之，生化息矣。故无不出入、无不升降……"反复强调了气化与气机运行之间的关系。

如何运用 TTM 判断气机、气化的生理、病理及病理机转呢？可依据中医学理论利用 TTM 气血气化热结构云图，从气化的运动观和气化的生化观来洞察机体气化功能。具体如下：

一、上窍与下窍

中医学理论认为，"清阳出上窍，浊阴出下窍"，这里的清阳指呼吸、发声、视觉、味觉、听觉等功能，浊阴指下窍排泄的糟粕和水液。当机体上窍气血气化代谢热（眼、耳、鼻、口）以病理性高代谢热为主时，提示清阳升而不降、气血郁而化热（伤阴）（如图 4-1）；上窍气血气化代谢热以低代谢为主时，提示清阳不升、清窍失养（如图 4-2）；当机体下窍（前、后阴）气血气化代谢热以病理性高代谢为主时，提示机体排泄不畅、郁（或瘀）而化热（如图 4-3）；下窍气血气化代谢热以病理性低代谢为主时，提示机体阳气不足、气化不畅（如图 4-4）；当机体上窍气血气化代谢热为病理性高代谢且下窍为病理性低代谢热时，提示气机气化升气有余、降气不足（如图 4-5）；

当上窍气血气化代谢热为病理性的低代谢且下窍为病理性高代谢热时，提示机体气机气化升气不足、降气有郁（或瘀）且化热（如图4-6）。编者多年经TTM结合临床观察，上、下窍气血气化代谢热之"寒热象"是可以相互转化的，其病理机转是高代谢热结构图郁（或瘀）久伤阴、伤阳，则转化成低代谢热结构图；低代谢热结构图郁（或瘀）久化热，则转化成高代谢热结构图。

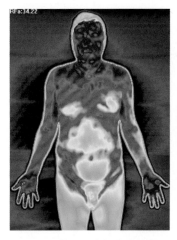
图4-1　清阳不降气化热结构图

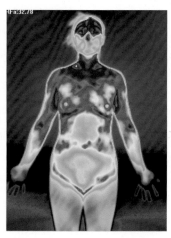
图4-2　清阳不升气化热结构图

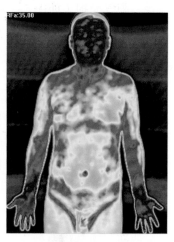
图4-3　下窍浊阴不降气化热结构图

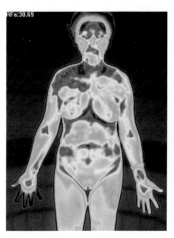
图4-4　下窍阳气不足气化热结构图

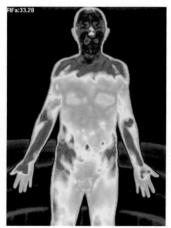
图4-5　上窍升气有余、下窍降气不足气化热结构图

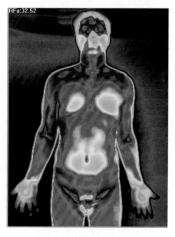
图4-6　上窍升气不足、下窍降气有郁气化热结构图

二、腠理及五脏

中医学理论认为，"清阳发腠理，浊阴走五脏"。这里的清阳指人体卫外的阳气，浊阴指五脏所藏的精血津液。当人体表面气血气化代谢热呈"花斑样"高代谢热结构图时，提示腠理阳气闭塞、郁而化热（如图4-7）；当机体表面气血气化代谢热呈低代谢热结

构图时，提示体表阳气升发不足、肌肤失去濡养（如图4-8）；当五脏所属区域体表气血气化代谢热呈均匀高代谢热结构图时，提示内部所属之脏贮藏精血津液不足而内热（如图4-9）；反之，当五脏所属区域体表气血气化代谢热呈均匀低代谢热结构图时，提示所属脏腑阳气不足，无以使气血在机体内达到"阳气内动、充满流行"的生理功能（如图4-10）；当机体表面气血气化代谢热呈高代谢伴低代谢为主的热结构图时，提示精血津液不足、阳气受损（如图4-11）；当机体表面气血气化代谢热呈低代谢伴高代谢为主热结构图时，提示机体卫外阳气不足、精血津液受损（如图4-12）。由于腠理阳气与五脏所藏精血津液生理上相互依存，病理上相互影响，因此，其热结构图"寒热象"的气血云图也一定有它相互转化规律，这方面，编者尚缺乏临床观察总结，有待于同道共同发掘。

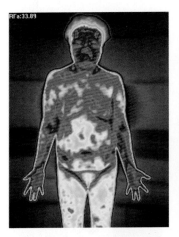

图4-7　腠理阳气闭塞气化热
　　　　结构图

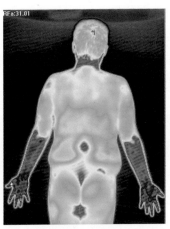

图4-8　腠理阳气不足气化热
　　　　结构图

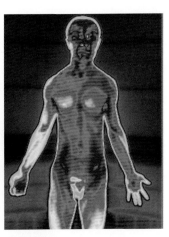

图4-9　阴虚内热气化热
　　　　结构图

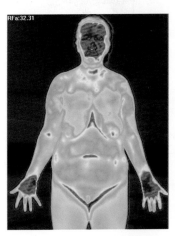

图4-10　阳虚内寒气化热
　　　　 结构图

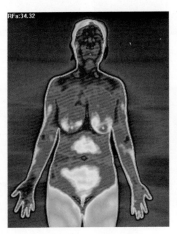

图4-11　精血津液不足，
　　　　 阳气受损气化热结构图

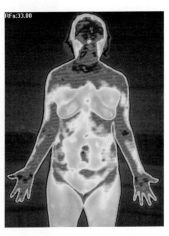

图4-12　阳气不足，精血津液
　　　　 受损气化热结构图

三、四肢与六腑

中医学理论认为，"清阳实四肢，浊阴归六腑"。这里的清阳指达于四肢的阳气，浊阴指六腑转化的水谷及糟粕。当机体四肢气血气化代谢热为高代谢热结构图时，提示阳气郁（瘀）结（如图4-13）；当机体四肢气血气化代谢热为低代谢热结构图时，提示阳气不能布达四肢（如图4-14）；当六腑区气血气化代谢热呈高代谢热结构图时，提示水谷不化（或糟粕排泄不畅）、郁（瘀）而化热（如图4-15）；当六腑区气血气化代谢热呈低代谢热结构图时，提示六腑阳气不足、气化失司（如图4-16）；当机体气血气化代谢热四肢以高代谢为主且六腑区以低代谢为主，提示机体气化不足、阳气不能布达四肢而致血行不畅、郁（瘀）而化热（如图4-17）；当机体气血气化代谢热四肢以低代谢为主且六腑区以高代谢为主时，提示机体水谷不化、糟粕排泄不畅而致气机不畅、气化失常，清阳之气不能实于四肢部位（如图4-18）。同样，对于四肢与六腑寒热错杂的气血气化代谢热结构图之间相互转化规律尚有待于今后进一步探讨。

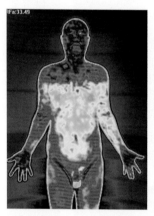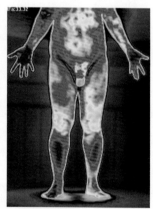

图4-13　阳气郁（瘀）结气化热结构图

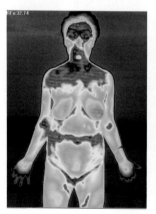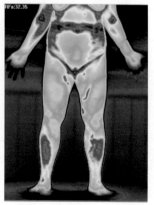

图4-14　阳气不达气化热结构图

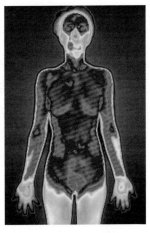
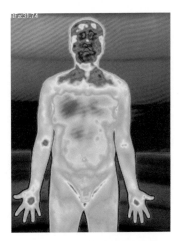

图 4-15 六腑泻浊不畅、
郁（瘀）而化热气化热结构图

图 4-16 六腑阳气不足、
气化失司气化热结构图

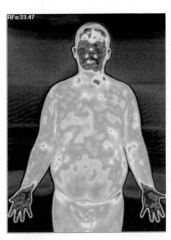
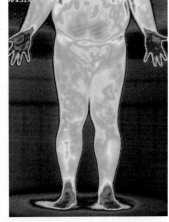

图 4-17　清阳不达四肢、郁（瘀）而化热气化热结构图

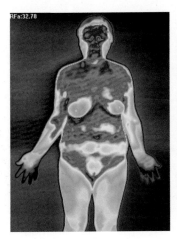
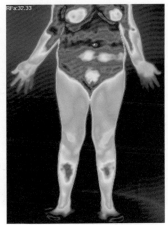

图 4-18　清阳郁结不达四肢气化热结构图

四、躯干部左右两侧

《素问·刺禁论》曰："肝生于左，肺藏于右。"肝属木、主升发，肺属金、主肃降。二者一升一降，共同调节着气机的运行。中医学理论也认为，肝（心）主左升、肺（肾）主右降。中医这里所说的"左肝右肺"讲的是"气"，是经络、脏腑的气机升降，而不是解剖生理学所说的"内脏位置"。此外，《素问·五运行大论》也说："上者右行，下者左行"，是指大自然天地阴阳二气相互交通移动的情形，在上的天（阳气）由东向西，右旋运行，然后下降至于地（也就是向右降）；在下的地（阴气）是自西向东左转运行，然后上升至于天（也就是向左升）；这种大自然阴阳二气的上下交通有"左升右降"（面南定左右）现象，天人相应，则于人亦有气机气化的左升右降。

天、地、人之阴阳平衡是不等量的平衡，是阳大于阴的平衡。编者多年来经过TTM原理结合中医学理论认为，正常人体躯干部两侧气血气化代谢热结构图为 $\Delta F_{左侧-右侧}=0.2$，代表机体阴阳气机升降正常。当躯干部气血气化代谢热 $\Delta F_{左侧-右侧}>0.2$ 时（如图4-19），提示（阳）升气有余（或瘀），或（阴）降气不足；当躯干部气血气化代谢热 $\Delta F_{左侧-右侧}<0.2$ 时（如图4-20），提示（阳）升气不足，或（阴）降气有余（瘀）。至于躯干部左右两侧气血气化代谢热结构图的形态与气机升降之间的相关性，编者尚无这方面的研究探讨。

总之，TTM气血气化云图客观、可视、数据化地反映了人体清阳之气与浊阴之气的升降出入规律，即清阳之气向上（在上）而主外，浊阴之气向下（在下）而主内。同时，也反映了中医学左升右降的真实意义，即指脏腑、经络之气的气机升降。

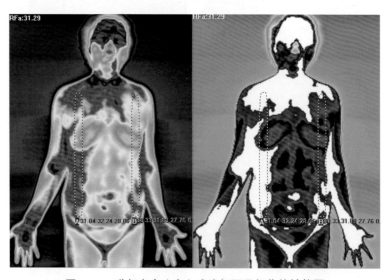

图 4-19　升气有余（瘀）或降气不足气化热结构图

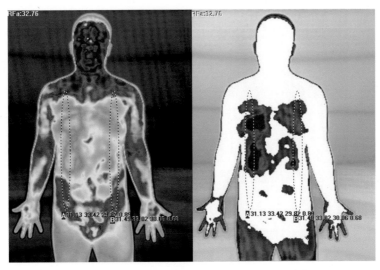

图 4-20　升气不足或降气有余（瘀）气化热结构图

第二节　TTM 与脏腑

一、心系

（一）生理功能图像特征及临床意义

生理状态下，心前区气血气化代谢热值（细胞群代谢热值）为 $0.4 \leqslant \Delta F \leqslant 0.6$（如图 4-21），背部肩胛区左右两侧 MAX、AV、MIN 气血气化代谢热差值 $0 < \Delta F_{左侧-右侧} \leqslant 0.2$（如图 4-22）；双侧劳宫穴区气血气化代谢热差值 $0 \leqslant \Delta F_{右侧-左侧} \leqslant 0.2$（如图 4-23）；同时，在生理状态下，手少阴心经、手厥阴心包经沿经络循行区无经气气血气化代谢热结构图显经。心区细胞群气血气化代谢热主要功能是通过代谢热能量的运动与经络的调节，主运行血脉，并通过血脉为全身三焦及其所属脏腑、经络输送营养。《黄帝内经》有心藏神之说，神不是迷信意义上的神，而是"至精至微"物质的气血气化代谢热，是人体正常生理活动和思维意识活动，即心藏神，主机体精神状态、血液循环、舌的变化。心脏的功能有左右、上下之别，左侧主动脉、右侧主静脉，左主输出、右主回流，通过分析心区气血气化代谢热"寒热象"代谢热结构图，可了解左心动脉血输出和右心静脉血回流的情况，以及影响其输出与回流的因素。

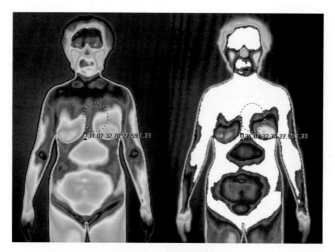

图 4-21　生理状态下心前区气化热结构图

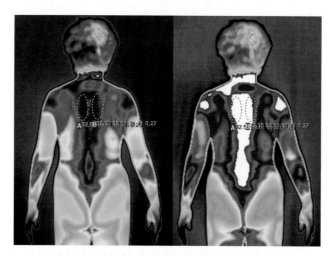

图 4-22　生理状态下背部肩胛区气化热结构图

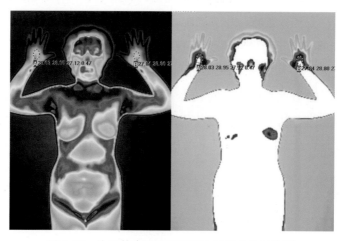

图 4-23　生理状态下双手劳宫穴区气化热结构图

（二）病理诊断、病理机转图像特征及临床意义

心区气血气化代谢热（细胞群新陈代谢热）值大于周围任何脏腑气血气化代谢热值，一般不存在气血气化代谢热过高的问题。周围脏腑、经络气血气化代谢热对心脏本身产生的生克乘侮之能量会被心脏自身气血气化代谢热动力抵消，但易造成心脏自身代谢热能量耗散，导致心脏供血不足、回流不畅等病理变化，从而出现以下情况。

心前区气血气化代谢热结构图以低代谢为主，代谢热值 $\Delta F < 0.4$（如图 4-24）时，背部肩胛区内侧左右两侧 MAX、AV、MIN 差值及代谢热值至少有二项 $\Delta F_{左侧-右侧} \leqslant 0.2$（如图 4-25），双侧劳宫穴区气血气化代谢热差值 $\Delta F_{右侧-左侧} < 0$ 或 $\Delta F_{右侧-左侧} > 0.2$（如图 4-26），或兼有手少阴心经或手厥阴心包经区（如图 4-27）气血气化代谢热阳性，提示心脏供血不足，易引起心动过缓，全身脏腑、经络缺血而功能低下。

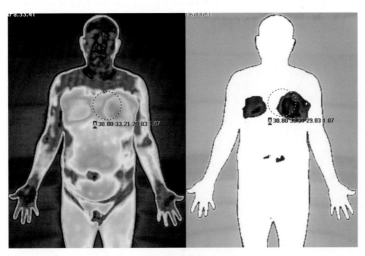

图 4-24　心前区低代谢气化热结构图

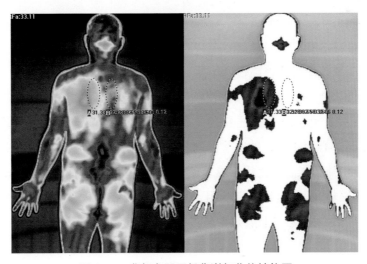

图 4-25　背部肩胛区低代谢气化热结构图

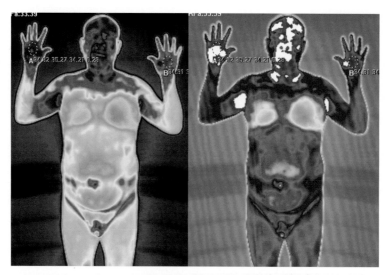

图 4-26　病理性劳宫穴区气化热结构图

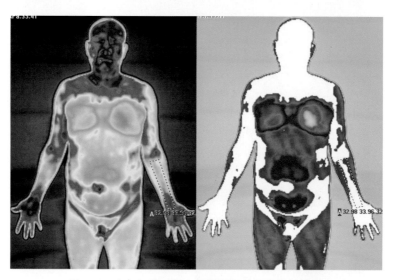

图 4-27　（左）手厥阴心包经区阳性气化热结构图

心前区气血气化代谢热以高代谢为主，且 ΔF > 0.6（如图 4-28）时，背部肩胛区内侧左右两侧 MAX、AV、MIN 相比较及代谢热值至少有二项 $ΔF_{左侧-右侧}$ > 0.2（如图 4-29），或兼有手少阴心经（如图 4-30）或手厥阴心包经区气血气化代谢热阳性，提示心脏供血不足，心火亢盛，此时容易对"肺区"气血气化代谢热造成影响，即"心火克肺"，从而使肺区气血气化代谢热呈现病理性高代谢，进而形成肺失宣降，"宗气"气血气化代谢热气血云图呈现回流受阻。只有"火金相合"，"精气"生成，才能实现"大气一转、邪气尽散"之"上焦如雾"的功能。

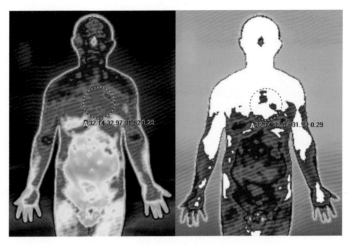

图 4-28 心前区高代谢气化热结构图

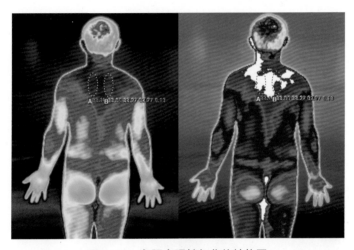

图 4-29 肩胛病理性气化热结构图

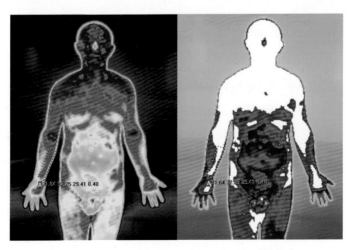

图 4-30 （右）手少阴心经区阳性气化热结构图

二、肺系

（一）生理功能图像特征及临床意义

生理状态下，肺区气血气化代谢热结构图以均匀高代谢或低代谢为主，肺区气血气化代谢热值为 $-0.5 \leq \Delta F \leq 0.5$（如图 4-31），少数可达 $-0.8 \leq \Delta F \leq 1.0$（运动员或偏瘦者），且手太阴肺经沿经络循行区无经气气化代谢热结构图显经。肺区气血气化代谢热（细胞群新陈代谢热）借助于先天、后天之气，通过宣降运动直接吸收大自然之"清气"并与之交合，形成新的气血气化代谢热"宗气"吐故纳新，借血液循环及心脏布散精微的作用与全身进行交换更替。

肺区气血气化代谢热关系到全身气机、气化的"升清降浊"，关系到"公转"的畅通与否，这即中医学所述"肺朝百脉、主治节"。肺区的气血气化代谢热具有"宣发肃降"的特点，宣发是能量的疏散，肃降是能量的回流，肺区的气血气化代谢热只有宣发、疏散、肃降回流，其周围的气血气化代谢热值和能量才能降低，才能使中、下焦气血气化代谢热上升，才能实现全身气机"升已而降、降已而升"的"清升浊降"的目的。

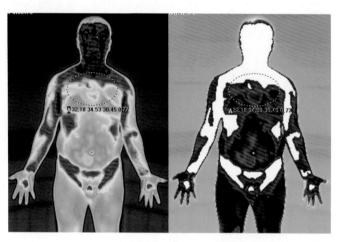

图 4-31　生理状态下肺区气化热结构图

（二）病理诊断、病理机转图像特征及临床意义

当肺区气血气化代谢热 $\Delta F > 0.5$，少数可 $\Delta F > 1.0$，或兼有手太阴肺经区气血气化代谢热阳性时，肺区以病理性高代谢为主，TTM 呈"炎性肺"表现，提示肺脏气阴两虚，痰（瘀）热内生（如图 4-32）；当肺区气血气化代谢热 $\Delta F < -0.5$，少数 $\Delta F < -0.8$，或兼有手太阴肺经区气血气化代谢热阳性时，TTM 呈"猫耳肺"表现，提示肺脏阳气不足，阴津亏虚（如图 4-33）；当肺区气血气化代谢热以"高代谢伴低代谢"或"低代谢伴高代谢"为主要表现时，或兼有手太阴肺经区气血气化代谢热阳性时，提示肺脏气（阳）阴两虚，痰（瘀）热内生（如图 4-34）；当肺区气血气化代谢热高代

谢或低代谢，或高代谢伴低代谢，兼有心区气血气化代谢热高代谢或低代谢，或高代谢伴低代谢，或伴见膻中穴区气血气化代谢热阳性（高代谢或低代谢）时，提示上焦气血气化代谢热失常，即上焦"吐故纳新、布散精微"的功能失常（如图4-35）。

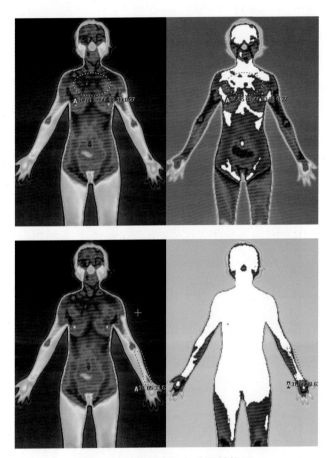

图4-32　"炎性肺"气化热结构图

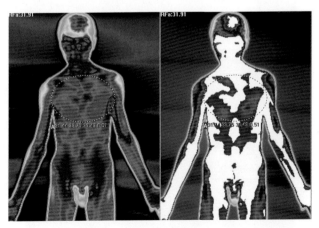

图4-33　"猫耳肺"气化热结构图

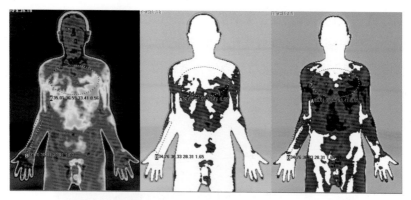

图 4-34　肺区高代谢伴低代谢气化热结构图及（右）手太阴肺经阳性气化热结构图

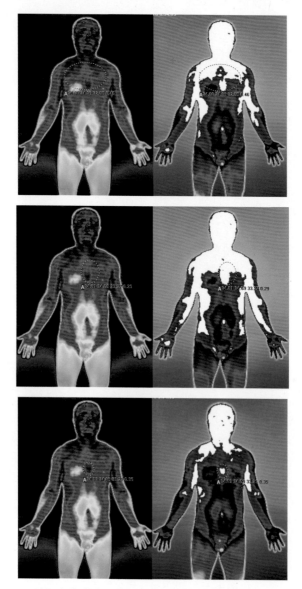

图 4-35　肺区高代谢兼心前区高代谢伴膻中穴区阳性气化热结构图

肺区的气血气化代谢热以"肃降为顺"，若气血气化代谢热不能上（肩）而越之，沿足太阳膀胱经区肃降于肾俞区达肾，积于胸中，则引起"升清降浊"的障碍，从而引发心、肾、大肠、肝等脏腑的疾病。因此，宣肺、肃肺为调节肺区气血气化代谢热的基本原则。

三、肝系

（一）生理功能图像特征及临床意义

生理状态下，肝区气血气化代谢热值（细胞群新陈代谢热值）$0.3 \leqslant \Delta F \leqslant 0.5$，代谢热结构图呈均匀且以高代谢热为表现的中温差热结构图，且足厥阴肝经沿经络循行区无经气气血气化代谢热显经（如图4-36）。中医学认为肝主升发，体阴而用阳，且木为火之母，因此，肝区的气血气化代谢热是"上升"的。在上升过程中，遵循"五行生克乘侮"关系，直接受肺区气血气化代谢热影响（相克），气血气化代谢热能量经混化、异化后，沿膈膜向左上行[1]，推动心区气血气化代谢热运动，从而产生心主血脉之功能。若引肝区的气血气化代谢热下行，则能泄人体的无名之火热，泄人体三焦空间的气血气化代谢热下至小肠、膀胱，从而排出体外。此即中医学所述"肝火去而诸经之火自去"。

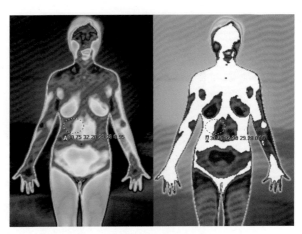

图4-36 生理状态下肝区气化热结构图

（二）病理诊断、病理机转图像特征及临床意义

当肝区均匀高代谢，气血气化代谢热值 $0.5 < \Delta F \leqslant 1.5$ 时，提示肝脏阴血不足（或瘀热内生）、疏泄失常（如图4-37）；当肝区气血气化代谢热值在 $1.5 < \Delta F \leqslant 2.0$ 时，提示肝区湿热内蕴、疏泄不利、郁而化热（如图4-38）；当肝区气血气化代谢热值 $\Delta F < 0.3$，且伴有右下肺区低代谢热结构图时，提示肝脏阴血不足、阳气亏虚（即肝区细胞脂肪变）（如图4-39）；当肝区气血气化代谢热呈点片状高代谢伴低代谢或低代谢伴高代谢时，提示肝损伤（如图4-40）；当肝区气血气化代谢热呈均匀弥漫性高代谢，且代谢热值 $0.5 < \Delta F \leqslant 1.0$，同时伴有头、胸（上焦）部位高代谢、尤以面颊部为要、两侧大致对称、额头呈线状高代谢热结构图时，提示肝阳上亢（如图4-41）。

[1] 郭志辰.人体空间医学探索［M］.北京：中国古籍出版社，2007.

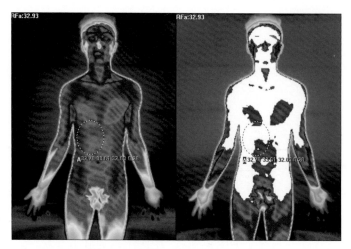

图 4-37　肝阴血不足气化热结构图

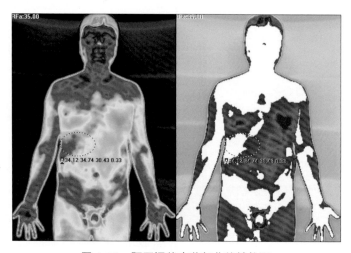

图 4-38　肝区湿热内蕴气化热结构图

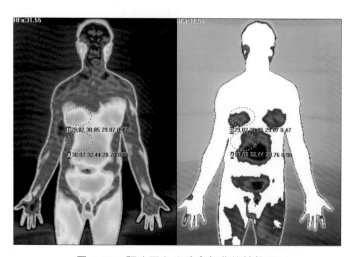

图 4-39　肝（区）脂肪变气化热结构图

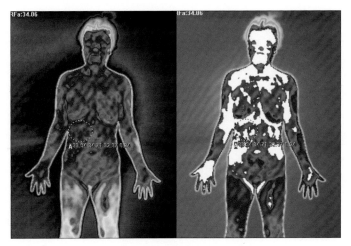

图4-40 肝损伤气化热结构图

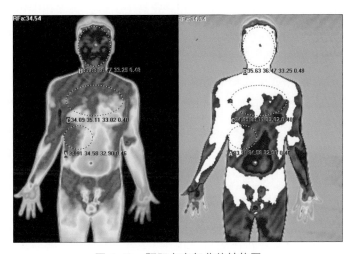

图4-41 肝阳上亢气化热结构图

肝区是肾区与下焦气血气化代谢热的通道，是肾区气血气化代谢热向上传导的门户（二者为母子关系）。如果肝区之门户疏泄不足，郁而气滞、血瘀，则易造成下焦区气血气化代谢热积聚、瘀滞，从而形成下焦瘀热、湿热等病理变化。例如，治疗妇科病应以疏肝调脾为主，如果肝区气血气化代谢热郁而不疏导致代谢热积聚，则出现下焦气机不畅、气化失常、气血气化代谢热不能"升清降浊"，从而出现腹满及盆腔多种病理改变。

四、脾（胃）系

（一）生理功能图像特征及临床意义

由于中医学所言之脾（胃）包括了解剖区的脾、胃、小肠、胰腺、胆囊的功能在内，因此，研究中医脾的功能时，应包括以上各脏腑功能在内。生理状态下，脾区气血气化代谢热值为 $0 \leqslant \Delta F \leqslant 0.2$，小肠区气血气化代谢热值（除脐、裤腰带部位 $0.5 \leqslant \Delta F \leqslant 1.0$ 外）为 $-0.5 \leqslant \Delta F \leqslant 0.5$，即上腹区代谢热值为 $0.3 \leqslant \Delta F \leqslant 0.5$，下腹区代谢热值为 $-0.5 \leqslant \Delta F \leqslant 0.5$，胃区气血气化代谢热值为 $-0.3 \leqslant \Delta F \leqslant 1.0$，胰腺区（左腹部脐区与左腰部区）、左腹部脐区气血气化代谢热值为 $-0.3 \leqslant \Delta F \leqslant 0.5$，胆（肝）区为 $0.3 \leqslant \Delta F \leqslant 0.5$，代谢热结构图像特征没有定律，随脾胃区细胞气血气化代谢热的变化而变化，且足太阴脾经沿经络循行区无经气气血气化代谢热显经图。

脾（胃）气血气化代谢热的气机运动方向向上，是气机"清升"的动力，增加了公转的动力，脾主运化水谷精微、运化水湿，起到"畅中"的作用，为中焦枢机升降及生化创造条件。"脾气散精、上归于肺"说明脾区的气血气化代谢热对肺区气血气化代谢热有推动作用，且据五行生克关系，在上升过程中同时要受到肝区气血气化代谢热的克制。脾区位于中焦，中医学认为，中焦为"受气取汁、变化而赤"之所，是化生营卫、气血之地，气血气化代谢热的"浊"度较大，故易于下行，必须在中焦脾的气血气化代谢热和下焦肾的气血气化代谢热共同推动下，才能实现"清升浊降"的生理功能。

中医学认为胃主受纳，脾主运化。饮食物是在漫长的消化过程中，通过气机、气化的升降出入、开合而完成了物质和能量（即气血）的相互转化，肠胃在气化过程中向肠壁外侧"三焦空间"（气街、膜理间隙）辐射气血气化代谢热，这些气血气化代谢热进入肠壁周围的"三焦"微循环，并通过"三焦"微循环进一步被运化、输送。人体最大的气化系统是脾（肠胃）系统，脾（肠胃）系统的气血气化代谢热没有定性的规律，对于不同的个体而言，随着气血气化代谢热的变化而变化，故同样的饮食在不同的时间或同一时间不同的饮食，在 TTM 上会反映出各不相同的"气血云图"。

（二）病理诊断、病理机转图像特征及临床意义

肠胃空间易于积聚气血气化代谢热产物"水气"，即易于壅滞湿热；脾区病理为气血气化代谢热不升，气机不畅，湿浊下降，实为下焦元气不足，中焦蒸化无权，从而使"受盛化物、泌别清浊"的功能异常。具体 TTM 气血气化代谢热"寒热象"图显示如下：

当胃区气血气化代谢热 $\Delta F < -0.3$、以低代谢热为主时，提示胃腑阳气不足，受盛腐熟功能减退（如图 4-42）；当胃区气血气化代谢热 $\Delta F > 1.0$、以高代谢热（高代谢热区范围较大、连续性强）为主时，提示胃腑湿热毒瘀壅聚，胃气不降（如图 4-43）；当胃区气血气化代谢热以低代谢伴高代谢，或高代谢伴低代谢，且肝（胆）区伴有气血气化代谢热异常时，提示中虚毒聚，肝（胆胃）不和（如图 4-44）；当小肠区气血气化代谢热值 $\Delta F < -0.5$ 时，以低代谢热为主，提示脾气虚，脾阳不振，寒湿内蕴（如图 4-45）；当小肠区代谢热值 $\Delta F > 0.5$ 时，以高代谢热为主，提示脾阳气不振，运化失司，湿浊内生，郁（瘀）而化热（如图 4-46）；当小肠区气血气化代谢热为高代谢伴低代谢或低代谢伴高代谢热结构图时，提示中阳不振，脾失健运，气机不畅，气化失常，

壅滞结聚，郁（瘀）而化热（如图 4-47）。另外，我们可以通过腹部"九宫区"气血气化代谢热结构图来研判脾胃的生理功能、病理机转及临床意义（详见第七章第四节）。

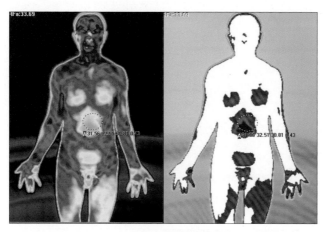

图 4-42　胃阳虚气化热结构图

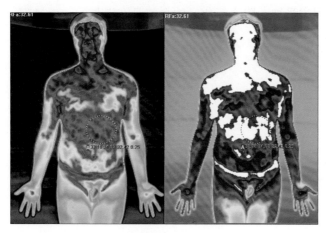

图 4-43　胃腑湿热气化热结构图

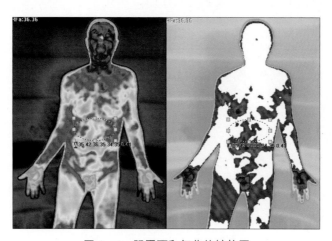

图 4-44　胆胃不和气化热结构图

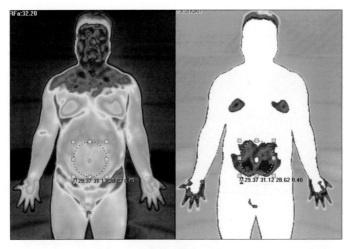

图 4-45　脾虚湿盛气化热结构图

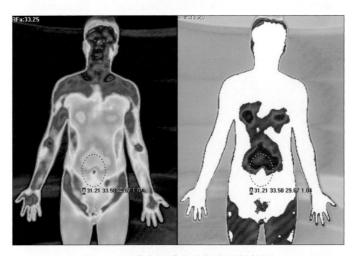

图 4-46　脾虚湿盛化热气化热结构图

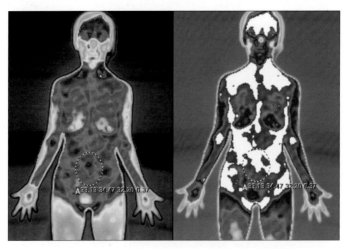

图 4-47　脾虚失运、湿浊寒热壅滞气化热结构图

五、肾系

（一）生理功能图像特征及临床意义

生理状态下，肾区（左肾区 T11—L2，右肾区 T12—L3）气血气化代谢热值为 $0.2 \leq \Delta F \leq 0.4$，且足少阴肾经沿经络循行区无经气气血气化代谢热显经图像（如图 4-48）。肾命门是人体阳气的根本，是生命活动的原动力，对男、女性生殖功能有重要影响，对各脏腑的生理活动起着温煦、激发和推动作用，对饮食物的消化、吸收、转输及水液的气化都具有元阳促进作用。

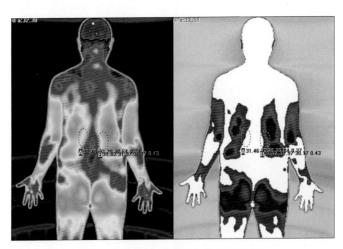

图 4-48　生理性肾区气化热结构图

传统中医学认为金生水，其气上而越之，其实指明了肾区命门动力的来源。上焦之气血气化代谢热越肩沿足太阳膀胱经向背部运行而下，至命门穴，进入肾区，与肾区气血气化代谢热"混化、异化"[1]，增强肾命门及周围组织气血气化代谢热的活力，从而增强肾命门的原动力。命门动力增强有助于下焦气血气化代谢热向上运动，并在运动过程中，受脾区气血气化代谢热的相克（撞击），终至肝区及两胁区，产生推动、温煦、濡养的作用，即中医学所言"水生木"及"肝不足者、补之于肾"的论述。

（二）病理诊断、病理机转图像特征及临床意义

肾命门区气血气化代谢热是三焦气化的原动力，也是推动下焦气血气化代谢热向上蒸腾的必要条件，也是公转启动运行的原动力。当肾区气血气化代谢热值 $\Delta F < 0.2$ 且以低代谢热结构图为主，脐部左右两侧区（左右锁骨中线内侧）气血气化代谢热值 $\Delta F < -0.5$ 且以低代谢热结构图为主，命门穴气血气化代谢热值 $\Delta F < 0.5$ 时，提示肾气不足、肾阳虚（如图 4-49）；当肾区气血气化代谢热值 $\Delta F > 0.4$ 且以高代谢热结构图为主，腰部区督脉气血气化代谢热呈"刀锋脉冲"，关元穴区呈高代谢，命门穴区气

---

[1] 郭志辰.人体空间医学探索［M］.北京：中国古籍出版社，2007.

血气化代谢热值 ΔF > 1.0 时，提示肾阴虚内热（如图 4-50）；当肾区气血气化代谢热呈点片状高代谢伴低代谢或低代谢伴高代谢，脐区气血气化代谢热呈高代谢伴低代谢，且腰部区督脉气血气化代谢热呈"刀锋脉冲"时，提示肾阳气不足、阴精亏虚，或伴瘀热内蕴（如图 4-51）。

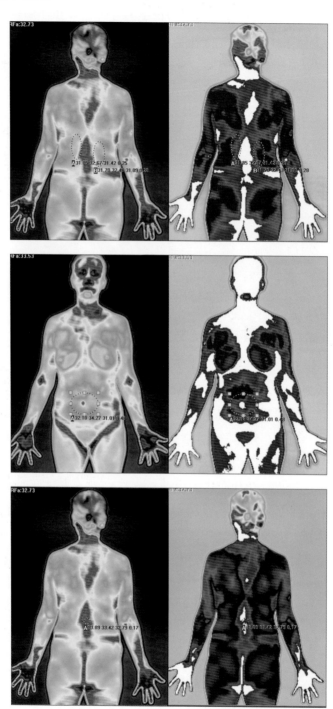

图 4-49　肾气不足、肾阳虚气化热结构图

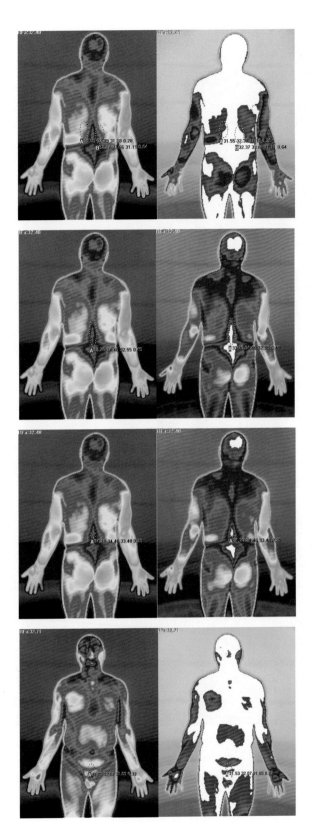

图 4-50 肾阴虚内热气化热结构图

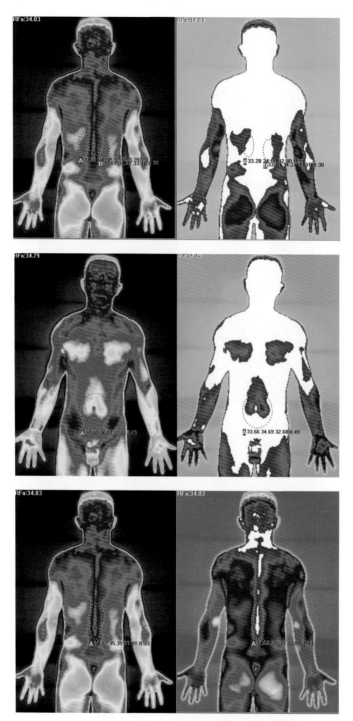

图 4-51 肾气阴两虚、瘀热内蕴气化热结构图

总之，人体三焦及其所属脏腑、经络是产生、吸收、消耗和转化气血气化代谢热的场所和通道，"三焦空间"气血气化代谢热失调、气机不畅，就会导致机体升降出入的功能失调而产生疾病。

第三节 TTM 与中医学危、急、重病（症）

一、中医学危、急、重病（症）学科概念

危、急、重病（症）学关注的是疾病发生时的状态，是关注生命体征（呼吸、血压、脉搏等）的学科，同时也更关注人体的整体变化。危、急、重病（症）源于中医学，没有急诊医学的中医学将会停滞或者消亡。

二、中西医危、急、重病（症）优势与不足

西医将中医学的危、急、重病（症）统称为重症医学，其中急、重症是急诊医学的优势，危症是所有医学的空缺，技术的发展可以维持生命体征，但缺乏治疗规律的研究；西医不缺乏技术，但缺乏系统的整体观理论体系。

中医学急症、重症的救治是历代医家的研究重点。张仲景的"六经辨治"理念是急诊危重症的最高临证思维，叶天士创立"卫气营血论治温热病"、吴鞠通创立"三焦辨证湿温病"、李东垣"从内伤理论辨治杂病"对中医学治疗危、急、重病（症）做出了重大贡献。然而，中医学急诊危重病仍缺乏治疗技术。

三、中医学危、急、重病（症）的临床思维及疑难病辨析

中医学危、急、重病临床诊疗困难，需要灵感与顿悟。首先梳理疾病诊断体系，其次梳理、创新病因学、病机学，最后建立中医急诊危重病的诊疗技术。急症是发病急、传变快，危重症是病情重、预后差，而疑难病症是诊断不清、辨证不明、治疗困难，这是基于诊断和治疗层面上的分类。

四、中医学危、急、重病（症）的诊断体系及发病特点

外感病包括伤寒、温病、瘟疫；危重病（症）包括脱证（气脱、血脱、阴脱、阳脱）、神昏、暴喘、厥证、卒心痛；内伤杂病包括虚损、劳病。急诊危重病发病形式包括卒发、伏发、复发、合病、并病。认识发病的形式是辨证救治的关键，张仲景在《伤寒论》中多次强调先治、后治、急则救其标等，此意义深刻。

五、中医学危、急、重病（症）的病因、病机认识

病因的确立是提高临床疗效的关键，尤其是对于危急重病。急诊病因包括诱因、内伤基础、不内外因三者及继发病因。不内外因是急诊危重病独特的病因，有明显的特点，即致病因素的一致性、症状与证候演变的一致性、突发性、群发性，如地震、

氯中毒等；季节性、地域性和区域性，如毒蛇咬伤、冻伤等。

对于病机的认识，古人云，谨守病机，各司其属，有者求之，无者求之，盛者责之，虚者责之，必先五盛，疏其血气，令其调达而致和平。危、急、重病（症）的病机核心可以概括为"正气虚于一时、邪气突盛而暴发"。正气虚于一时决定病情之本。基于核心病机，对危、急、重病（症）的临床辨治应遵"三态"论与"三纲"辨证。三态就是虚态、实态、虚实互存态，三者是疾病发生发展变化存在的三种不同的状态，是疾病变化过程中的一个横截面，其证候相对稳定，状态是不停运动的；三纲辨证是在三态论的指导下对八纲辨证的进一步简化，在危、急、重病（症）状态下，阴阳、表里、寒热不能全面地认识疾病证候的转化，而"虚实"两纲的变化可以涵盖其他六纲的内容，为了进一步简化危、急、重病（症）的辨证体系，提出了"虚、实、虚实互存"三纲的辨证体系。

六、TTM 在危、急、重病（症）诊治中的应用

TTM 是一种能够反映机体气血气化代谢热的功能影像学，在中医学研究应用领域最大的优势不仅是能够早发现"潜症"，诊断、预防疾病，同时信息全、多判据的整体观及特征性"敏感指标"的图像特征对中医学危、急、重病（症）之寻求病因、探索病机、确定救治方案有着客观性指导意义。TTM 可运用多判据原理从机体虚态、实态、虚实互存态对危、急、重病（症）进行研判，为临床提供确凿的中医诊断依据。具体观察指标如下，符合 3 个或 3 个以上指标即诊断为危、急、重病（症），但第 1 条、第 5 条必须具备其中之一。

（一）唇、脐、命门穴区 TTM 气血气化代谢热结构图像特征及代谢热值

正常人唇区气血气化代谢热为 $-0.3 \leq \Delta F \leq 0.3$，当 $\Delta F \geq 4$（如图 4-52）或 $\Delta F \leq -4$ 时（如图 4-53），提示脾气亏虚或脾阳不振，属于危、急、重病（症）；脐区气血气化代谢热以类圆形方式向四周均匀扩散，代谢热值为 $1.8 \leq \Delta F \leq 2.2$，当脐区气血气化代谢热以下行为主，且代谢热值 $\Delta F < 0.5$ 时（如图 4-54），提示元气亏损，属危、急、重病（症）；肾命门穴区气血气化代谢热正常为均匀、对称的高代谢热结构图，代谢热值 $0.5 \leq \Delta F \leq 1.0$，当肾命门穴区气血气化代谢热值 $\Delta F < 0.5$ 时（如图 4-55），提示肾气亏损，属于危、急、重病（症）。

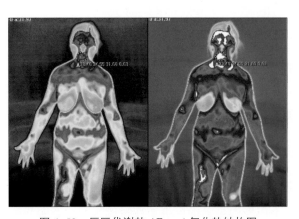

图 4-52　唇区代谢热 $\Delta F \geq 4$ 气化热结构图

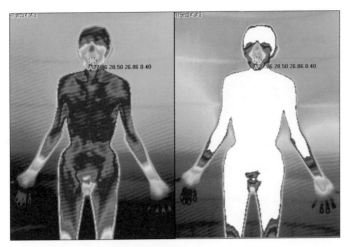

图 4-53　唇区代谢热 ΔF ≤ -4 气化热结构图

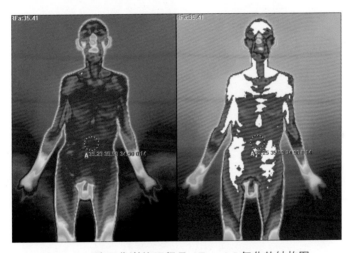

图 4-54　脐区代谢热下行且 ΔF < 0.5 气化热结构图

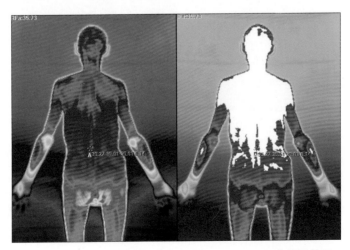

图 4-55　肾命门穴区代谢热 ΔF < 0.5 气化热结构图

（二）脐与心脏、腹股沟与脑部气血气化代谢热流失情况

正常人脐区气血气化代谢热值 $1.8 \leq \Delta F \leq 2.2$，心前区气血气化代谢热值 $0.4 \leq \Delta F \leq 0.6$，腹股沟与脑部气血气化代谢热是以高代谢为主的高温差热结构图。当机体处于危、急、重病（症）时，气血气化代谢热首先发生改变的区域是脐与心前区，其次是腹股沟与脑部，当脐区气血气化代谢热值 $\Delta F > 3.0$ 或 $\Delta F < 0.5$（如图 4-56）、心前区气血气化代谢热值 $\Delta F > 1.0$ 或 $\Delta F < 0$（如图 4-57），腹股沟与脑部气血气化代谢热呈低代谢热结构图时，提示机体属于危、急、重病（症）。

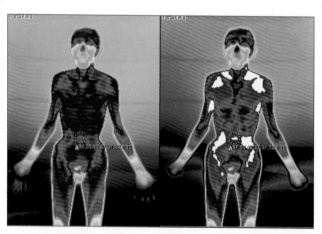

图 4-56　脐区代谢热 $\Delta F > 3.0$ 或 $\Delta F < 0.5$ 气化热结构图

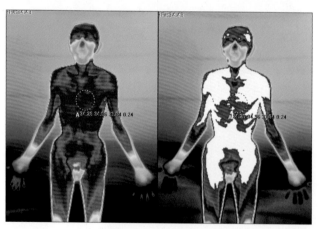

图 4-57　心前区代谢热 $\Delta F > 1.0$ 或 $\Delta F < 0$ 气化热结构图

（三）从肺尖 – 鼻孔 – 咽喉、桡动脉区 – 掌心、头 – 胸气血气化代谢热结构图像特征分析机体的呼吸、血压、脉搏

当肺尖、鼻孔、咽喉区气血气化代谢热呈现以高代谢为主的高温差或以低代谢为主的高温差热结构图时，提示肺失宣降，呼吸异常（如图 4-58）；当桡动脉区气血气化代谢热明显低于同侧掌心（劳宫穴区）气血气化代谢热，提示心脾两虚、心失所养，

脉搏异常（如图4-59）；当头 – 胸部气血气化代谢热差值 $\Delta F_{\text{头MAX-胸AV}} \geqslant 3.0$ 或 $0.5 < \Delta F_{\text{头MAX-胸AV}} < 1.0$ 时，提示重度高血压或低血压（如图4-60）；机体符合以上图像特征时均属于危、急、重病（症）。

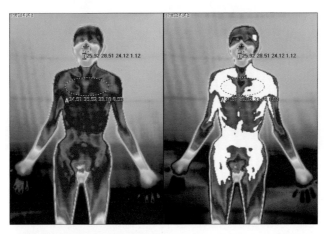

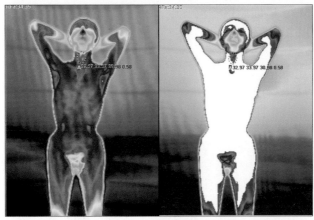

图 4-58　肺尖、鼻孔、咽喉区低代谢气化热结构图

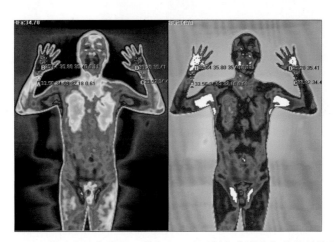

图 4-59　桡动脉区代谢热 < 劳宫穴区（同侧）代谢热气化热结构图

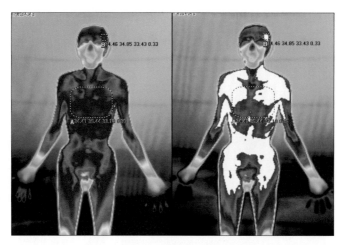

图 4-60　头－胸部气化热结构图

（四）头－胸部（上焦）气血气化代谢热结构图像特征

生理性三焦气血气化代谢热值在室内温度 23～25℃时，30～60 岁为 30～32、30 岁以下为 31～33，且代谢热差值有序，三焦代谢热值 ΔF 上焦＞ΔF 中焦＞ΔF 下焦，ΔF 上焦－中焦=0.5，ΔF 中焦－下焦=0.5，ΔF 上焦－下焦=1.0。当三焦气血气化代谢热倒置、上焦代谢热小于 31 或大于 33，且头、胸部气血气化代谢热有明显向机体外发散的特征性"敏感指标"图像时，提示机体阳气外散（脱）（如图 4-61），属于危、急、重病（症）。

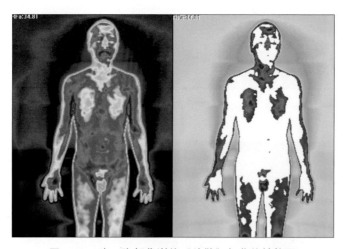

图 4-61　头、胸部代谢热"外散"气化热结构图

（五）从头面与四肢气血气化代谢热结构图像特征判断闭证与脱证

生理情况下，机体"头为诸阳之会"，因而头面部阳气旺盛，TTM 气血气化代谢热值也较其他部位高；手足是人体气血濡养的最远端，得阳气则温，故越接近躯干代谢热值相对越高，越到末端阳气越虚，四肢末端区域气血气化代谢热值也越低。故头

面部和四肢可以作为 TTM 评估阳气盛衰的特征性"敏感指标"两大部位。

在室温 23～25℃时，额头区域生理性气血气化代谢热值 MAX 为 34～36、手前臂为 31～34，小腿后为 31～33。

当双手足气血气化代谢热值与额头区域代谢热值差值为 $-2.0 < \Delta F_{MAX 头 - MIN 手} < -3.0$ 时，提示机体阳气闭阻或阳脱，为闭证或脱证（如图 4-62），属于危、急、重病（症）。

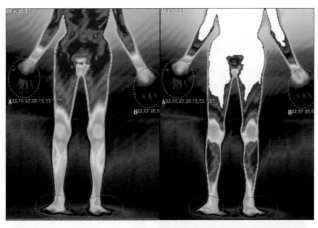
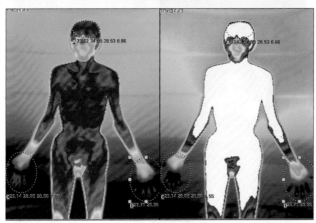

图 4-62　双手足及额头区代谢热气化热结构图

（六）从舌气血气化代谢热结构图像特征判断危、急、重病（症）

健康人舌的 TTM 图像特征及代谢热值与性别、年龄、舌色及舌面分区均有关系。一般 40～49 岁健康人舌气血气化代谢热值最高，男、女全舌平均气血气化代谢热近乎相等。但同一区域的舌气血气化代谢热却有不同，舌根及舌两边区域平均气血气化代谢热女＞男，舌中、舌尖区域平均气血气化代谢热男＞女[1]；自然光线下舌诊时，舌

---

[1] 王子焱，张志枫，应荐 . 红外技术在中医舌诊中的应用 [J]. 中西医结合学报，2005（04）：326-328.

质气血气化代谢热与舌色的关系是红色＞暗红色＞紫色＞淡白色＞淡红色；TTM舌质气血气化代谢热与分区的关系从先到后顺序依次为舌根＞舌左＞舌右＞舌中间＞舌尖；TTM舌体平均气血气化代谢热为33～34。

舌质气血气化代谢热主要受血液灌注率、血氧含量和血液流变等因素影响。当舌体平均气血气化代谢热值＞35或＜32，或舌尖气血气化代谢热值大于舌根代谢热值，或舌尖气血气化代谢热值明显低于其他部位时，提示阴津（精）或阳气严重匮乏（如图4-63），属于危、急、重病（症）。

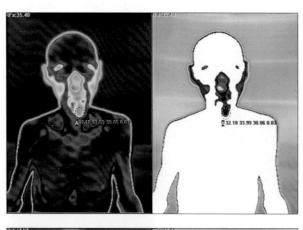

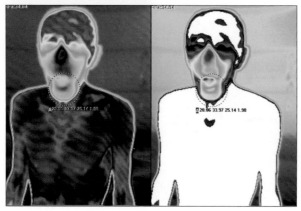

图4-63　舌质（舌尖）低代谢气化热结构图

第四节　TTM与中医学九种体质

一、概述

体质是人体生命过程中在先天和后天的基础上形成形态结构、生理功能、心理状态和适应能力四方面相对稳定的固有特质。有关体质的论述最早见于《黄帝内经》，后世医家多有论及，20 世纪 80 年代王琦教授明确提出体质的概念，随后有关中医体质的基础研究便从理论文献、临床经验的角度拓展到由现代研究方法为核心的中医体质研究，走向多学科交叉的研究之路。编者对中医体质分类研究评估从古代文献开始，以临床应用为原则，以客观的体质辨识辅助工具对九种体质评估依据进行表述。

TTM 从"精气气化"的角度研究不同体质的特殊性差异，本质上还是关于体质评估的研究。气血气化代谢热是人体的一种生理表现，有其正常范围与规律可循，目前有关体质热断层成像的特征评估研究数量虽然不少，但大多局限于某一方面的气血气化代谢热分析，未能综合考虑与体质类型建立相关性深入探讨及体质类型的热断层成像特征与气血气化代谢热规律，在临床应用的可重复性不高。为此，侯丽萍团队经过不懈努力，结合多年来的临床实践经验，对九种体质的 TTM 辨识指标基于体质理论及临床现况，先确定体质热断层成像特征的敏感指标，再对敏感指标进行描述性的辨识，整个体质辨识着眼于整体图像分区与定位、图像特征提取、图像分析，并加以总结归纳以供同道参考。不过，不同体质的热断层气血气化代谢热成像特征结论还存在争议，有待进一步研究达成共识。

二、TTM 对中医学九种体质的评估辨识

（一）平和质

主要评估指标≥ 2 条，次要评估指标≥ 2 条。

1. 主要评估指标（如图 4-64）

（1）各脏腑解剖区域的气血气化代谢热值相对正常。心前区代谢热值 $0.4 \leq \Delta F \leq 0.6$，肝（胆）区代谢热值 $0.3 \leq \Delta F \leq 0.5$，肺区代谢热值 $-0.5 \leq \Delta F \leq 0.5$，肾区代谢热值 $0.2 \leq \Delta F \leq 0.4$，脾区代谢热值 $0 \leq \Delta F \leq 0.2$，胃区代谢热值 $-0.3 \leq \Delta F \leq 1.0$，小肠区代谢热值 $-0.5 \leq \Delta F \leq 0.5$（除脐、裤腰带部位）。

（2）三焦气血气化代谢热值在室内温度 $23 \sim 25\,^\circ\!C$ 时，$30 \sim 60$ 岁为 $30 \sim 32$，30 岁以下为 $31 \sim 33$，且代谢热差值有序，三焦气血气化代谢热值 $\Delta F_{上焦} > \Delta F_{中焦} > \Delta F_{下焦}$，$\Delta F_{上焦-中焦}=0.5$，$\Delta F_{中焦-下焦}=0.5$，$\Delta F_{上焦-下焦}=1.0$。

（3）腹背阴阳气血气化代谢热及差值正常。督脉的气血气化代谢热高于背部平均气血气化代谢热值差值 $1.0 \leq \Delta F \leq 1.5$，上背部气血气化代谢热值与下腹部气血气化代谢热值差值 $\Delta F_{上背-下腹}=0.5$。

2. 次要评估指标

（1）中医 TTM 各节点气血气化代谢热值正常。唇区代谢热值 $-0.3 \leq \Delta F \leq 0.3$，脐区代谢热值 $1.8 \leq \Delta F \leq 2.2$，命门穴区代谢热值 $0.5 \leq \Delta F \leq 1.0$，劳宫穴区代谢热差值右侧大于左侧 $0 \leq \Delta F \leq 0.2$。

（2）断层时整体气血气化代谢热有序出现。代谢热由高到低依次为额头区、内眦区、锁窝区、腋窝区、乳下区、少腹区、脐、胸腹部、肘区、膝区、手部、头发。

（3）六腑气血气化代谢热中，热偏离依次为横结肠、右大肠区（升结肠）、左大肠区（降结肠）、膀胱区、小肠区，凉偏离为胃区。

（4）舌质气血气化代谢热均匀有序出现，依次为舌根、舌左侧、舌右侧、舌中间、舌尖。

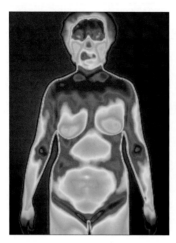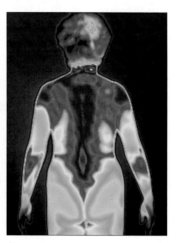

图 4-64　平和质气化热结构图

（二）气虚质

主要评估指标≥ 3 条，次要评估指标≥ 3 条。

1. 主要评估指标

（1）双侧或单侧肾区为以高代谢为主的低温差热结构图，或代谢热不均匀、不对称，气血气化代谢热值 $0.1 \leqslant \Delta F < 0.2$（如图 4-65）；脊柱督脉气血气化代谢热不连续，代谢热值 $0.5 < \Delta F < 1.0$（如图 4-66）。本条为特征性敏感指标。

（2）膻中穴区（观测宗气）（如图 4-67）或中脘穴区（观测中气）或丹田区（观测元气）（如图 4-68）高代谢，气血气化代谢热值 $0.3 < \Delta F \leqslant 0.5$。

（3）肺区（或尖部）均匀高代谢，气血气化代谢热值 $\Delta F > 0.5$（如图 4-69）；或桡动脉气血气化代谢热低于同侧劳宫穴区气血气化代谢热（如图 4-70）。

（4）上焦（膈以上）为高代谢为主的低中温差热结构图，中下焦（膈以下）以低代谢为主的热结构图（如图 4-71）。

（5）慢性劳损表现。颈肩部呈披肩样高代谢（如图 4-72），腰部类圆形团块样高代谢（如图 4-73），眼部高代谢（如图 4-74）。

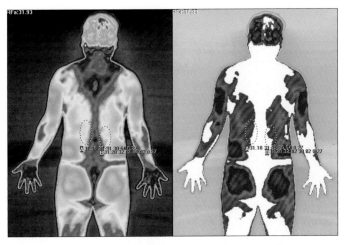

图 4-65　肾区高代谢为主的低温差气化热结构图

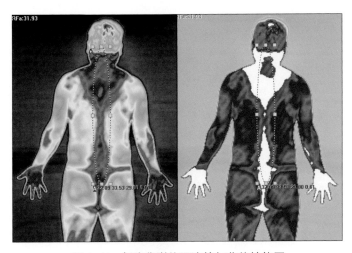

图 4-66　督脉代谢热不连续气化热结构图

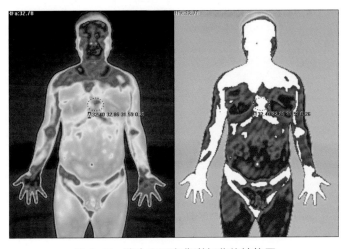

图 4-67　膻中穴区高代谢气化热结构图

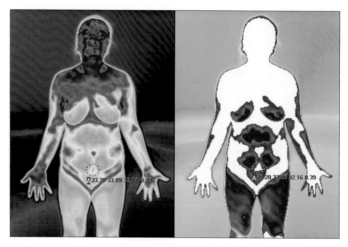

图 4-68 丹田穴区高代谢气化热结构图

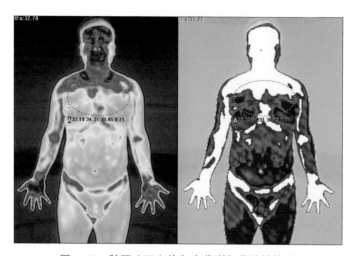

图 4-69 肺区（双）均匀高代谢气化热结构图

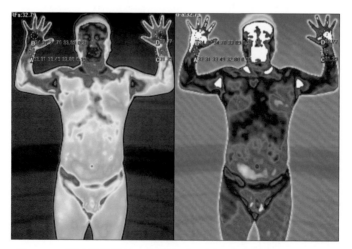

图 4-70 桡动脉代谢热＜劳宫穴（同侧）代谢热气化热结构图

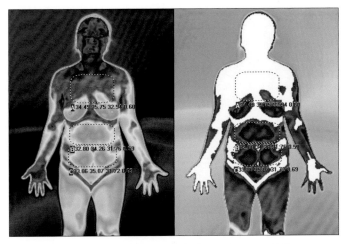

图 4-71　上焦高代谢、中下焦低代谢气化热结构图

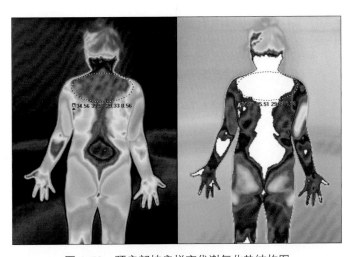

图 4-72　颈肩部披肩样高代谢气化热结构图

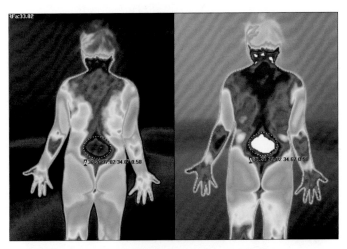

图 4-73　腰部类圆形高代谢气化热结构图

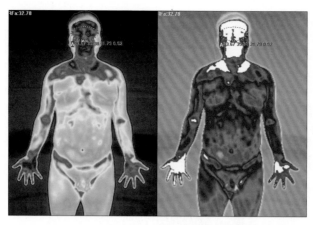

图 4-74　眼部（双）高代谢气化热结构图

2. 次要评估指标

（1）咽喉区高代谢，气血气化代谢热值 $0.5 < \Delta F \leqslant 1.0$（如图 4-75）。

（2）唇区高代谢，气血气化代谢热值 $\Delta F > 0.5$（如图 4-76）。

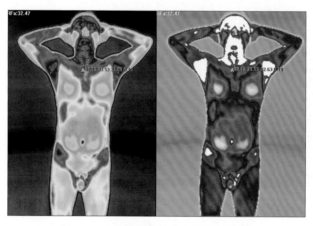

图 4-75　咽喉区高代谢气化热结构图

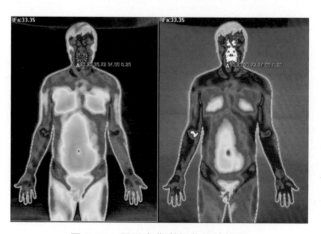

图 4-76　唇区高代谢气化热结构图

（3）鼻孔区高代谢，气血气化代谢热值 $\Delta F > 0$（如图4-77）。

（4）脐区气血气化代谢热值为 $2.2 < \Delta F \leqslant 3.5$（如图4-78）。

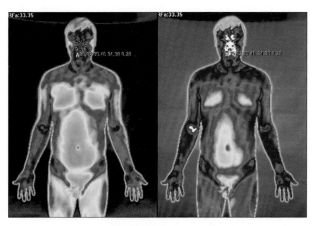

图4-77　鼻孔区高代谢气化热结构图

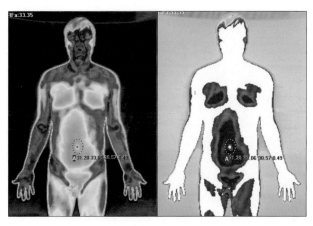

图4-78　脐区高代谢气化热结构图

（三）阳虚质

主要评估指标≥3条，次要评估指标≥3条。

1. 主要评估指标

（1）脐上胃脘区为低代谢为主的热结构图，气血气化代谢热值 $\Delta F < -0.3$（如图4-79）；脐下小腹丹田区为低代谢为主热结构图，气血气化代谢热值 $-1.0 \leqslant \Delta F < -0.5$（如图4-80）；下腹区为低代谢为主热结构图，气血气化代谢热值 $\Delta F < -0.5$，且有"绝对不规则凉区"表现，多偏向右侧（如图4-81）。本条为特征性敏感指标。

（2）腹背阴阳气血气化代谢热，上背部代谢热值减下腹部代谢热值差值 $0 \leqslant \Delta F_{上背-下腹} < 1.0$（除外0.5）（如图4-82）。

（3）督脉气血气化代谢热下行或连续性极差，代谢热值 $\Delta F < 1.0$（如图4-83）。

（4）四肢末梢气血气化代谢热明显降低，且低于躯干，代谢热差值 $\Delta F_{MIN 四末-AV 躯干} \leqslant$ –1.0（与气机郁滞而致的四肢厥逆相鉴别）（如图 4-84）。

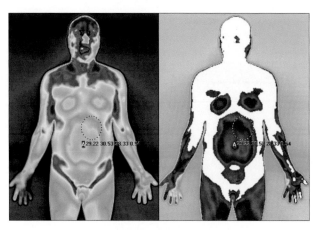

图 4-79　胃脘区低代谢气化热结构图

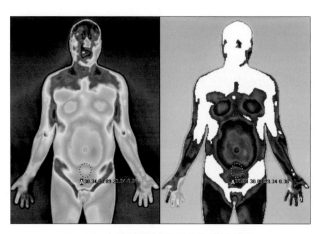

图 4-80　丹田区低代谢气化热结构图

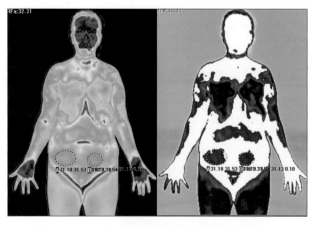

图 4-81　下腹区低代谢气化热结构图

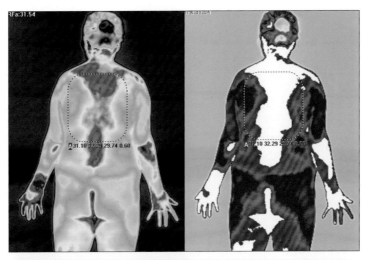

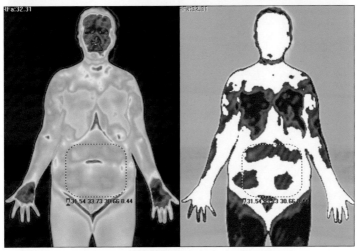

图 4-82　腹背阴阳代谢热差减小气化热结构图

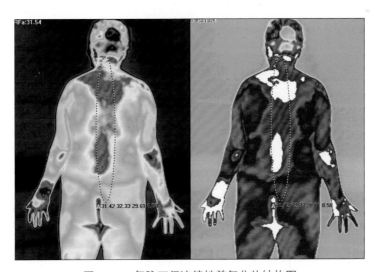

图 4-83　督脉下行连续性差气化热结构图

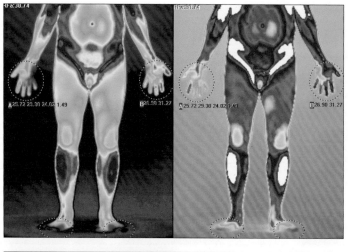

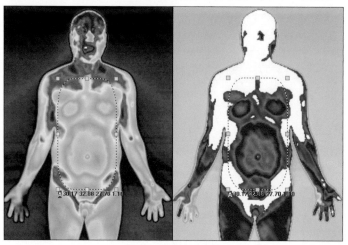

图 4-84　四肢末梢低代谢气化热结构图

2. 次要评估指标

（1）双侧或单侧肾区气血气化代谢热值为 $\Delta F < 0$，腰椎两侧为以低代谢为主的热结构图（如图 4-85）。

（2）心前区呈低代谢热结构图，气血气化代谢热值 $\Delta F \leq 0$；背部肩胛区内侧左右两侧 MAX、AV、MIN 差值，气血气化代谢热值至少有二项 $\Delta F_{左侧-右侧} \leq 0$（如图 4-86）。

（3）双面颊区呈以低代谢为主的热结构图（如图 4-87）。

（4）唇区气血气化代谢热值 $\Delta F \leq -0.5$，脐区气血气化代谢热值 $3.5 < \Delta F \leq 5.0$（如图 4-88）。

（5）鼻干区气血气化代谢热值 $\Delta F_{鼻干区\,AV-\,面颊区\,AV} \leq -1.0$（如图 4-89）。

（6）桡动脉区气血气化代谢热低于同侧劳宫穴区气血气化代谢热（如图 4-90）。

（7）舌质整体低代谢，舌尖尤甚（如图 4-91）。

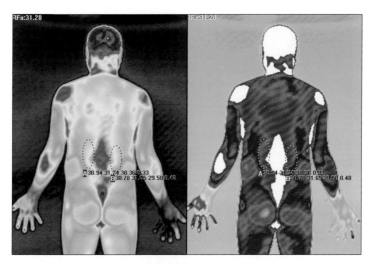

图 4-85　肾区低代谢气化热结构图

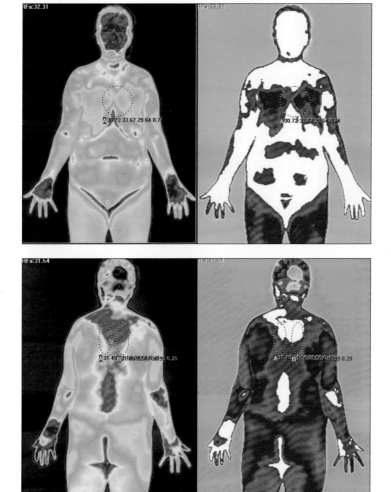

图 4-86　心前区低代谢热结构图及背部肩胛区（左 – 右）低代谢气化热结构图

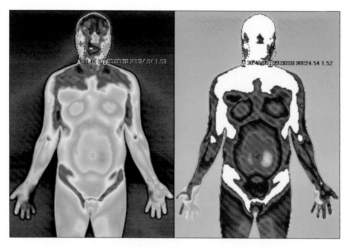

图 4-87　双面颊区低代谢气化热结构图

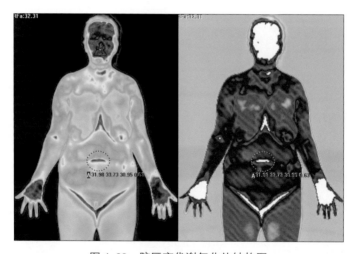

图 4-88　脐区高代谢气化热结构图

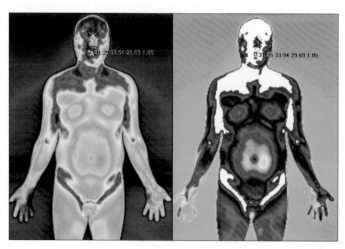

图 4-89　鼻干区低代谢气化热结构图

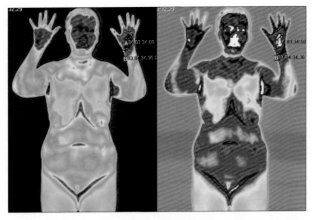

图 4-90　桡动脉代谢热＜劳宫穴区（同侧）代谢热气化热结构图

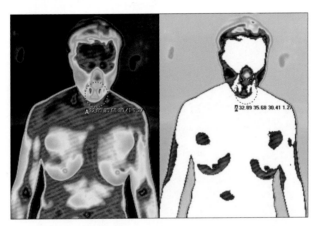

图 4-91　舌质低代谢（舌尖尤甚）气化热结构图

（四）阴虚质

主要评估指标≥ 2 条，次要评估指标≥ 4 条。

1. 主要评估指标

（1）头面部以高代谢为主的中温差热结构图，尤以双面颊部为要，大致对称（如图 4-92）。本条为特征性敏感指标。

（2）任脉区气血气化代谢热呈高代谢为主的中温差热结构图，代谢热值高于躯干区平均代谢热值 $\Delta F \geq 0.5$ 以上（如图 4-93），督脉区气血气化代谢热升高、呈"脉冲"或"刀锋脉冲"表现，代谢热值 $\Delta F > 1.5$（督乃阳脉之海、阴虚则阳亢）（如图 4-94）。

（3）双侧或单侧肾区呈均匀高代谢热结构图，气血气化代谢热值 $0.5 \leq \Delta F \leq 1.0$（如图 4-95）；或心前区呈均匀高代谢热结构图，气血气化代谢热值 $\Delta F \geq 1.0$（如图 4-96）；或肝区呈均匀高代谢热结构图，气血气化代谢热值 $0.5 < \Delta F \leq 1.5$；或肺区呈均匀高代谢热结构图，气血气化代谢热值 $\Delta F \geq 1.0$（如图 4-97）；或胃区呈均匀高代谢热结构图，气血气化代谢热值 $1.0 \leq \Delta F \leq 1.5$。

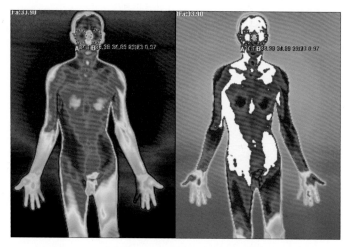

图 4-92　头面部（双面颊）高代谢气化热结构图

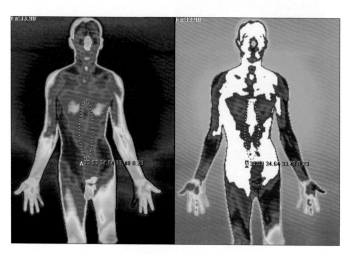

图 4-93　任脉区高代谢气化热结构图

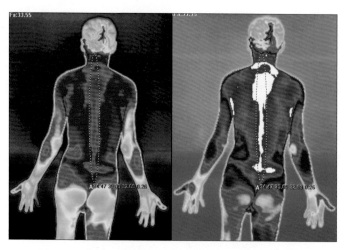

图 4-94　督脉区高代谢呈"刀锋脉冲"气化热结构图

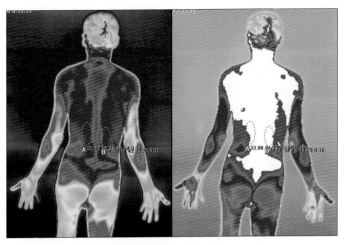

图 4-95　双侧肾区均匀高代谢气化热结构图

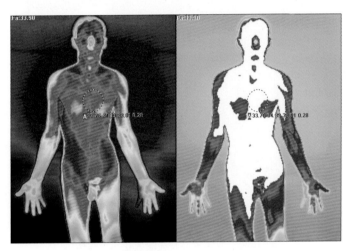

图 4-96　心前区均匀高代谢气化热结构图

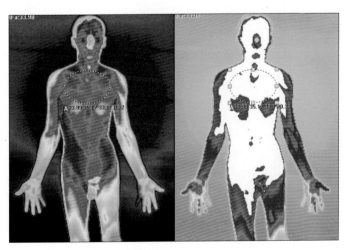

图 4-97　肺区均匀高代谢气化热结构图

2. 次要评估指标

（1）双手掌心以高代谢为主热结构图（如图 4-98）。

（2）眼部呈高代谢热结构图。

（3）腰椎两侧呈高代谢热结构图，大关节呈高代谢热结构图（炎症除外）（如图 4-99）。

（4）双手指气血气化代谢热呈阶梯状高代谢分布（如图 4-100）。

（5）头、胸部气血气化代谢热呈"头热胸凉"表现（如图 4-101）；腹背阴阳气血气化代谢热差值 $\Delta F_{上背-下腹} > 0.5$（如图 4-102）；或出现睡眠线。

（6）咽喉部呈高代谢热结构图，气血气化代谢热值 $1.0 < \Delta F \leq 1.5$（如图 4-103）。

（7）舌质整体高代谢，舌尖、边尤甚（如图 4-104）。

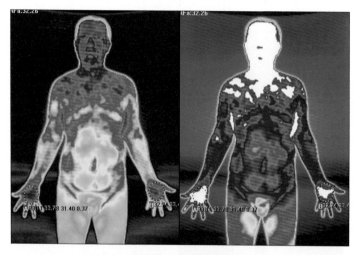

图 4-98　双手掌心高代谢气化热结构图

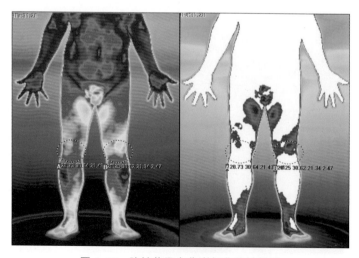

图 4-99　膝关节呈高代谢气化热结构图

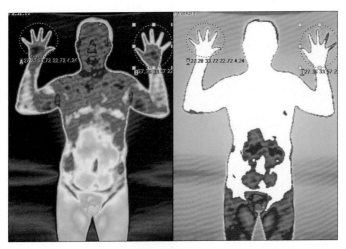

图 4-100　双手指呈阶梯状高代谢气化热结构图

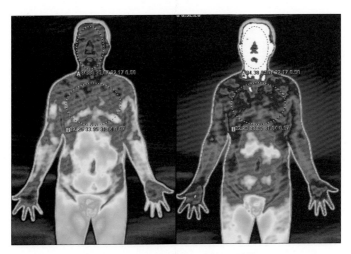

图 4-101　"头热胸凉"气化热结构图

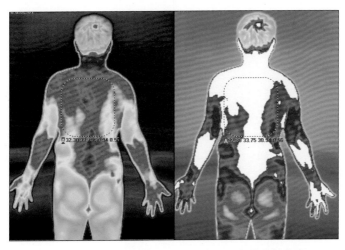

图 4-102　腹背阴阳差 $\Delta F_{上背-下腹} > 0.5$ 气化热结构图

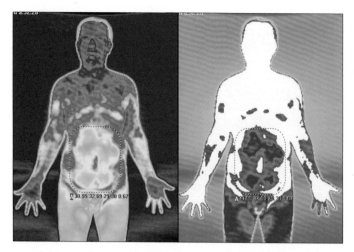

图 4-102　腹背阴阳差 $\Delta F_{上背-下腹} > 0.5$ 气化热结构图（续）

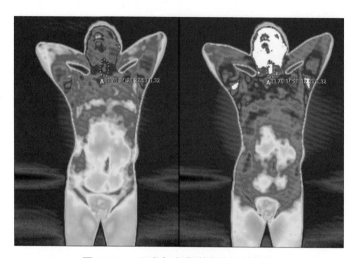

图 4-103　咽喉部高代谢气化热结构图

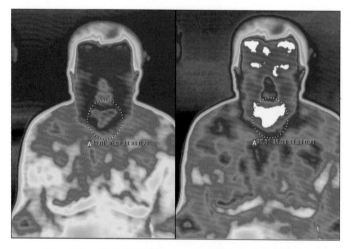

图 4-104　舌体高代谢（尖、边尤甚）气化热结构图

（五）痰湿质

主要评估指标≥ 3 条，次要评估指标≥ 3 条。

1. 主要评估指标

（1）TTM 显示形体肥胖，腹部肥满，局部气血气化代谢热呈不规则的以低代谢为主的中温差热结构图，且低代谢热区偏于左侧（如图 4–105）。本条为特征性敏感指标。

（2）右胸区呈以低代谢为主热结构图（如图 4–106），胃区呈异常低代谢热结构图、气血气化代谢热值 ΔF < −0.3（如图 4–107），小肠（上腹区）呈低代谢热结构图（如图 4–108），或桡动脉区气血气化代谢热低于同侧劳宫穴区气血气化代谢热（如图 4–109）。

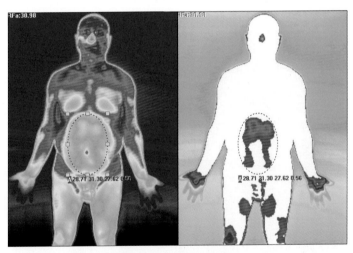

图 4–105　腹部呈不规则低代谢为主气化热结构图

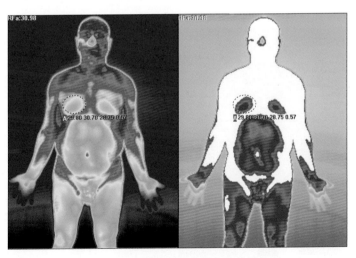

图 4–106　右侧胸区低代谢气化热结构图

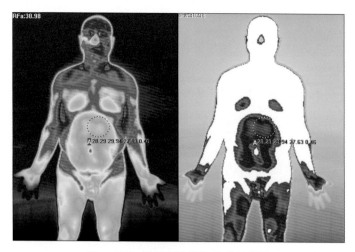

图 4-107　胃区低代谢气化热结构图

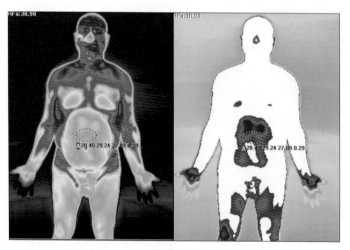

图 4-108　小肠区低代谢气化热结构图

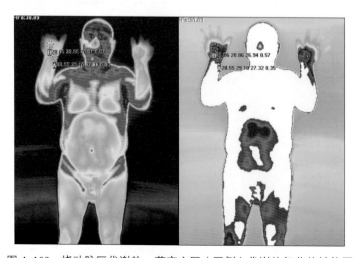

图 4-109　桡动脉区代谢热＜劳宫穴区（同侧）代谢热气化热结构图

（3）三焦气血气化代谢热以中焦寒为主，即代谢热值 $\Delta F_{上焦-中焦} > 0.8$，且 $\Delta F_{中焦-下焦} < 0$（如图 4-110）。

（4）肾命门穴区气血气化代谢热值 $\Delta F < 0.5$（如图 4-111）。

（5）肾区未见上升性督脉代谢热，督脉代谢热呈分段融合状热结构图（如图 4-112）。

（6）四肢末梢呈低代谢热结构图，且低于躯干，气血气化代谢热差值 $-1.0 < \Delta F_{MIN 四末-AV 躯干} \leqslant -0.5$（如图 4-113）。

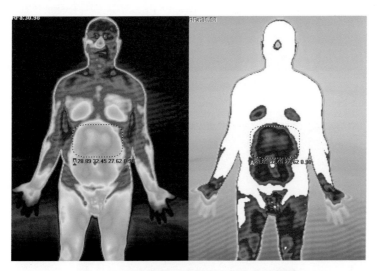

图 4-110　中焦寒（低代谢）气化热结构图

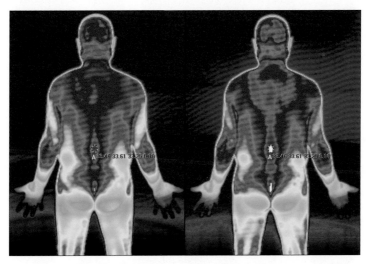

图 4-111　肾命门穴区 $\Delta F < 0.5$ 气化热结构图

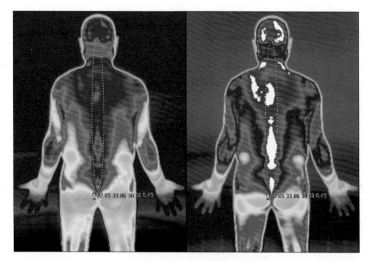

图 4-112　督脉代谢热呈分段融合气化热结构图

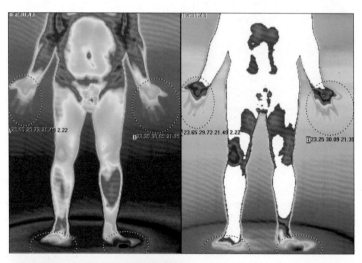

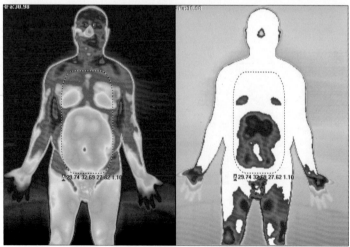

图 4-113　四肢末梢代谢热＜躯干区代谢热气化热结构图

2. 次要评估指标

（1）唇区气血气化代谢热值 –0.5 < ΔF < –0.3。

（2）鼻干区气血气化代谢热值 –1.0 < ΔF ≤ –0.5（如图 4–114）。

（3）九宫区单侧或双侧水道穴、中脘穴区气血气化代谢热呈异常低代谢（如图 4–115）。

（4）上焦肺区气血气化代谢热 ΔF > 0.5（如图 4–116）。

（5）腹背阴阳气血气化代谢热差值 $\Delta F_{上背-下腹} < 0.5$ 或 $\Delta F_{上背-下腹} > 0.5$（如图 4–117）。

（6）舌质整体低代谢。

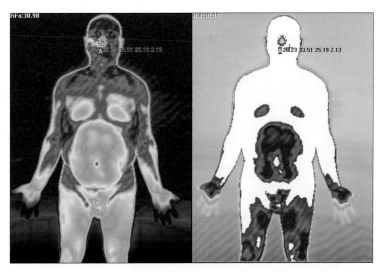

图 4–114　鼻干区低代谢气化热结构图

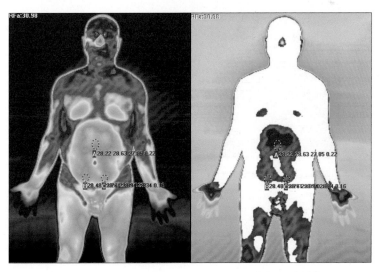

图 4–115　九宫区水道穴、中脘穴区低代谢气化热结构图

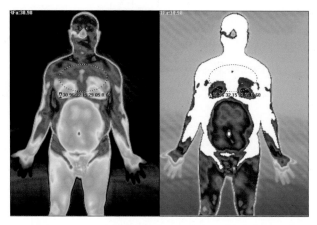

图 4-116 上焦肺区 ΔF > 0.5 气化热结构图

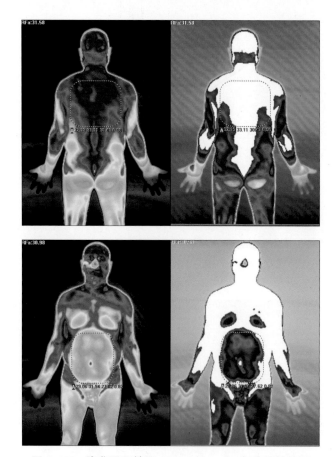

图 4-117 腹背阴阳差值 $\Delta F_{上背-下腹}$ > 0.5 气化热结构图

（六）湿热质

主要评估指标≥ 3 条，次要评估指标≥ 3 条。

1. 主要评估指标

（1）三焦气血气化代谢热以中焦热为主，即代谢热值 $\Delta F_{上焦-中焦}$ < 0.5，且 $\Delta F_{中焦-下焦}$ >

0.8，且代谢热区或偏于左，或偏于右（如图 4-118）。本条为特征性敏感指标。

（2）任脉区中段以高代谢热结构图为主，气血气化代谢热值与躯干部平均值差值 ΔF ≥ 0.5（如图 4-119）。

（3）胃区气血气化代谢热值 1.5 < ΔF ≤ 2.0（如图 4-120）。

（4）肝胆区气血气化代谢热值 1.5 < ΔF ≤ 2.0（如图 4-121）。

（5）小肠上腹区气血气化代谢热值 ΔF ≥ 1.0（如图 4-122），或小肠下腹区气血气化代谢热值 ΔF > 0.5（如图 4-123）。

（6）九宫中脘穴区高代谢（如图 4-124），单侧或双侧水道穴区（如图 4-125）、天枢穴区高代谢。

（7）唇区气血气化代谢热值 1.0 ≤ ΔF ≤ 3.0（如图 4-126），脐区气血气化代谢热值 2.2 < ΔF < 4.0（如图 4-127）。

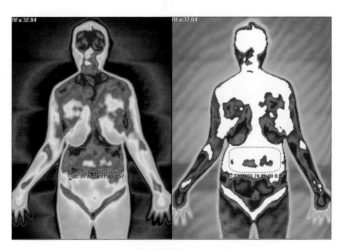

图 4-118 中焦高代谢气化热结构图

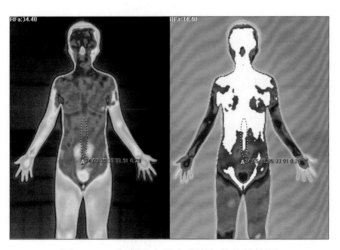

图 4-119 任脉区中段高代谢气化热结构图

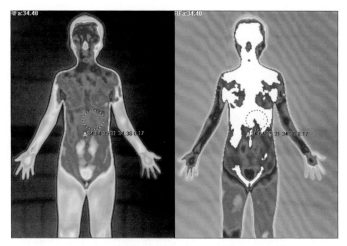

图 4-120　胃区不均匀高代谢气化热结构图

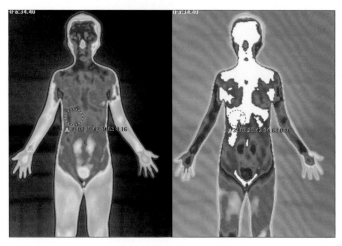

图 4-121　肝胆区不均匀高代谢气化热结构图

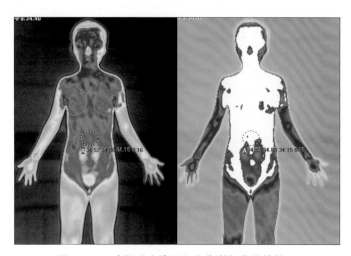

图 4-122　小肠（上腹区）高代谢气化热结构图

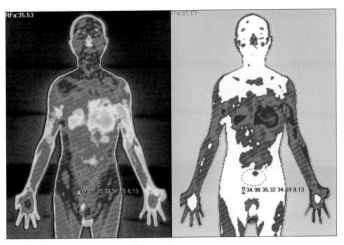

图 4-123　小肠（下腹区）高代谢气化热结构图

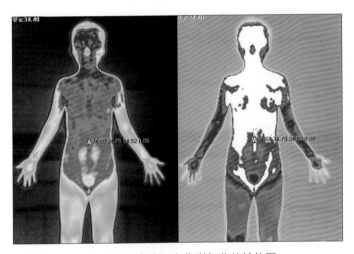

图 4-124　中脘区高代谢气化热结构图

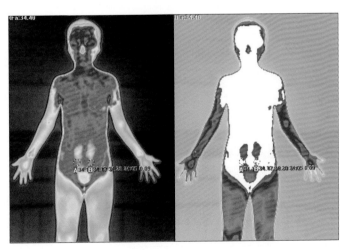

图 4-125　双侧水道区高代谢气化热结构图

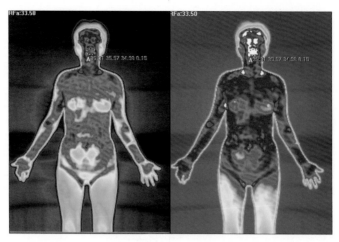

图 4-126　唇区高代谢（正平衡）气化热结构图

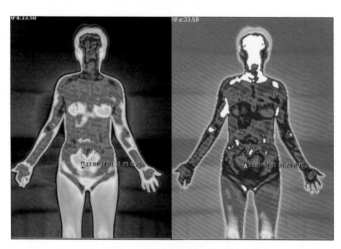

图 4-127　脐区高代谢气化热结构图

2. 次要评估指标

（1）下腹部膀胱区气血气化代谢热以高代谢为主，代谢热值 $\Delta F > 0.5$（深度 2cm 左右）（如图 4-128），或"倒八字形"外侧高代谢热结构图较早出现，一般代谢热值为 $0.5 \leqslant \Delta F \leqslant 1.6$[1]，且代谢热值为 $1.6 < \Delta F \leqslant 2.0$（如图 4-129）。

（2）单侧或双侧手掌心高代谢（如图 4-130），或眼部呈以高代谢为主的热结构图（如图 4-131）。

（3）鼻干区及鼻孔、双肺区呈以高代谢为主的热结构图（如图 4-132），脊柱上段肺交感神经节反应区高代谢较早出现（如图 4-133）。

（4）双侧或单侧肾区呈"结晶样"高代谢热结构图表现（如图 4-134）。

（5）肛门区呈以高代谢为主的高温差热结构图表现（如图 4-135）。

---

［1］刘忠奇. 热断层扫描成像诊断标准. 1998 年 5 月.

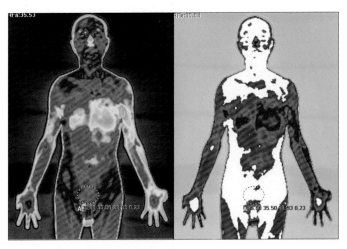

图 4-128　膀胱区高代谢气化热结构图

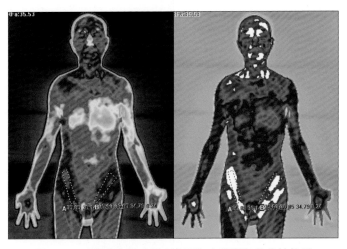

图 4-129　腹股沟区"倒八字形"高代谢气化热结构图

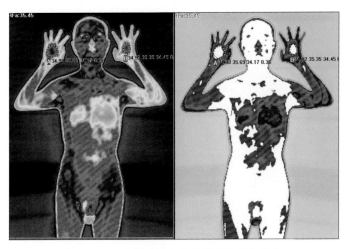

图 4-130　双侧手掌心高代谢气化热结构图

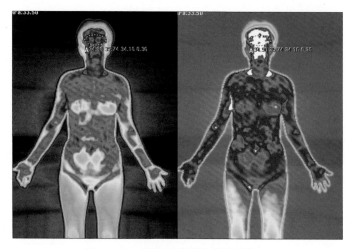

图 4-131　眼部高代谢气化热结构图

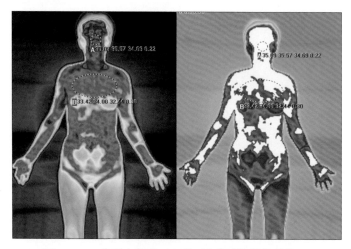

图 4-132　鼻干、鼻孔、双肺区高代谢气化热结构图

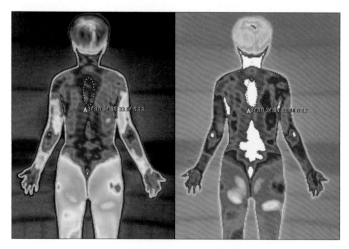

图 4-133　肺交感神经节反应区高代谢气化热结构图

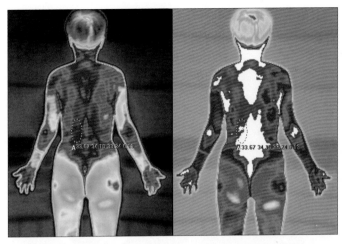

图 4-134　肾区呈"结晶样"高代谢气化热结构图

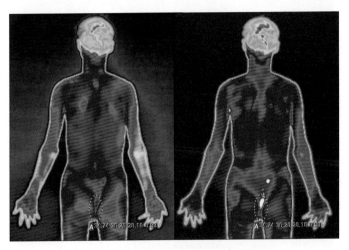

图 4-135　肛门区高代谢气化热结构图

（七）血瘀质

主要评估指标≥ 3 条，次要评估指标≥ 3 条。

1. 主要评估指标

（1）心前区呈高代谢或低代谢，或高代谢伴低代谢热结构图，气血气化代谢热值 $0.8 \leqslant \Delta F < 1.0$ 或 $\Delta F < 0$，背部肩胛区内侧左右两侧 MAX、AV、MIN 差值，气血气化代谢热值至少有二项 $\Delta F_{左侧-右侧} \leqslant 0$ 或 $\Delta F_{左侧-右侧} > 0.2$（如图 4-136）；脐区气血气化代谢热以高代谢为主，代谢热值 $2.5 \leqslant \Delta F \leqslant 3.5$（如图 4-137）。本条为特征性敏感指标。

（2）双侧或单侧肾区气血气化代谢热呈低代谢为主的低温差热结构图，代谢热值 $0 \leqslant \Delta F \leqslant 0.1$（如图 4-138）。

（3）下焦气血气化代谢热呈以低代谢为主的高温差热结构图，代谢热值 $\Delta F_{中焦-下焦} > 0.5$，$\Delta F_{上焦-下焦} > 1.0$（如图 4-139），或三焦气血气化代谢热差值减小。

（4）肝区气血气化代谢热呈不规则低代谢或点片状、团块状高代谢，代谢热值 ΔF < −0.3 或 0.7 < ΔF < 1.5（如图 4–140）。

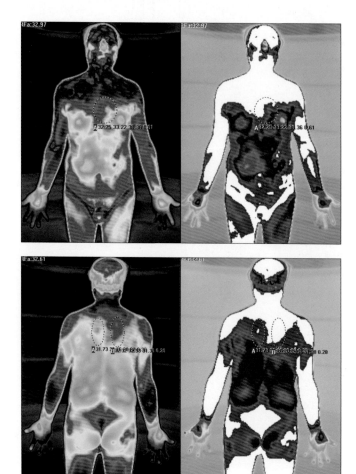

图 4–136　心前区高伴低代谢气化热结构图及背部肩胛区内侧 $\Delta F_{左侧-右侧} \leqslant 0$ 气化热结构图

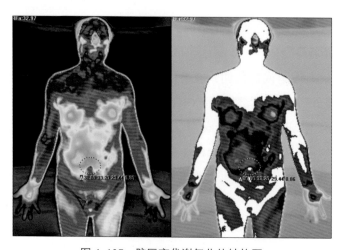

图 4–137　脐区高代谢气化热结构图

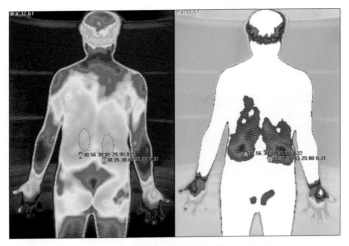

图 4-138　双肾区低代谢气化热结构图

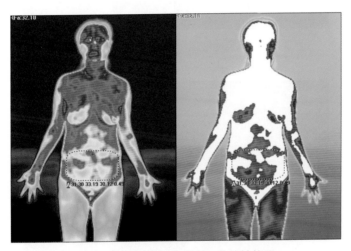

图 4-139　下焦区低代谢气化热结构图

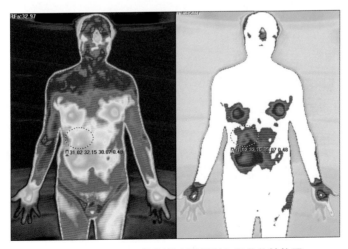

图 4-140　肝区呈低代谢（不规则）气化热结构图

（5）双侧胁肋区气血气化代谢热值不对称，代谢热差值 ΔF < 0.2（如图4-141）。

（6）双侧内眦、眶上、颞浅动脉部位气血气化代谢热形态呈增粗、扭曲、中断、变形或不显影，代谢热值 ΔF ≥ 2.0（如图4-142）。（头面部血管丰富、且易观察。）

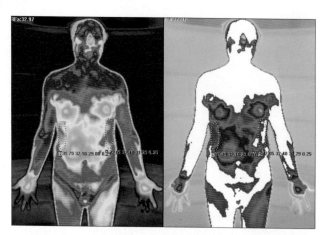

图4-141　双侧胁肋区代谢热不对称气化热结构图

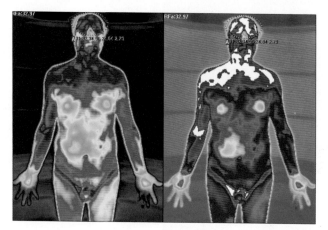

图4-142　双侧内眦、眶上、颞浅动脉增粗、扭曲气化热结构图

2.次要评估指标

（1）四肢末梢呈低代谢或高代谢热结构图，气血气化代谢热平均值低于或高于躯干部，代谢热值为 $-1.0 < \Delta F_{MIN四末-AV躯干} < -0.5$ 或 $0.5 < \Delta F_{MAX四末-AV躯干} < 1.5$（如图4-143）。

（2）局部可见血管阻力现象。即瘀血的远端出现血管痉挛、代谢热降低，近端出现血管扩张、代谢热升高（如图4-144）。

（3）脑部前位或后位、双侧代谢热值不对称，气血气化代谢热差值 ΔF > 0.5（如图4-145）。

（4）升结肠、降结肠区气血气化代谢热降低（如图4-146）。

（5）双侧劳宫穴区气血气化代谢热不对称，且代谢热差值 ΔF ＞ 0.5（如图 4-147）。

（6）舌质舌尖、边低代谢或高代谢热结构图（如图 4-148）。

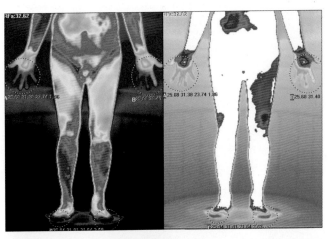

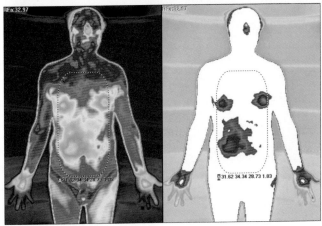

图 4-143　四肢末梢代谢热＜躯干区代谢热气化热结构图

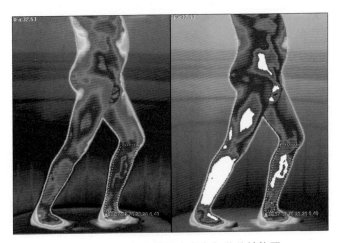

图 4-144　局部血管阻力现象气化热结构图

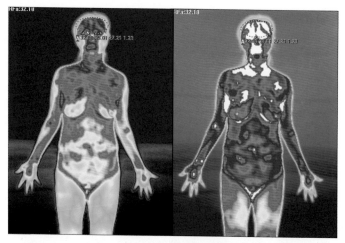

图 4-145　脑部前位双侧代谢热不对称气化热结构图

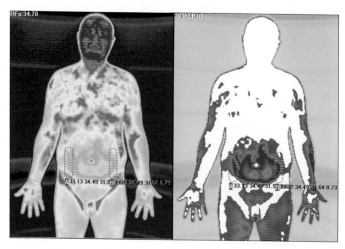

图 4-146　升、降结肠区代谢热降低气化热结构图

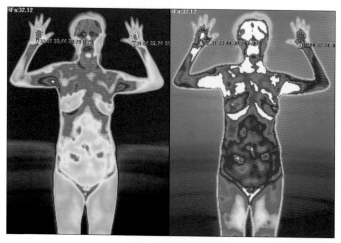

图 4-147　双侧劳宫穴区代谢热不对称气化热结构图

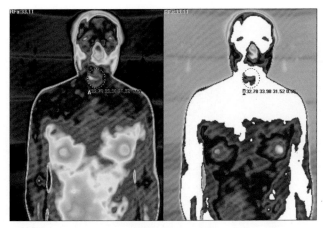

图 4-148　舌尖高代谢、边低代谢气化热结构图

（八）气郁质

主要评估指标 ≥ 3 条，次要评估指标 ≥ 2 条。

1. 主要评估指标

（1）额头部呈"M 形"高代谢热结构图（如图 4-149），或出现单侧（如图 4-150）或双侧"睡眠线"。本条为特征性敏感指标。

（2）三焦气血气化代谢热差值减小或增大（如图 4-151）。

（3）肝区代谢热呈点片状或团块状异常高代谢热结构图（如图 4-152）。

（4）胸、背（上）区气血气化代谢热呈低代谢或高代谢，或低代谢伴高代谢，或高代谢伴低代谢热结构图，且低代谢热结构图范围或高代谢热结构图范围分别超过胸或背（上）部的 40%（如图 4-153）。

（5）两胁肋、少腹两侧气血气化代谢热不对称，呈带状高代谢，双侧胁肋代谢热差值 $\Delta F > 0.2$（如图 4-154）。

（6）胸胁部位气结点多（如图 4-155）。

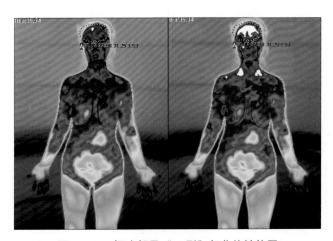

图 4-149　额头部呈"M 形"气化热结构图

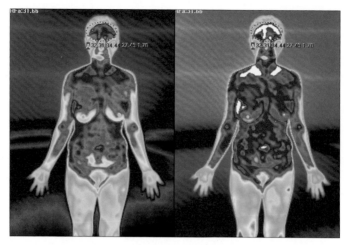

图 4-150　内眦处发出单侧"睡眠线"气化热结构图

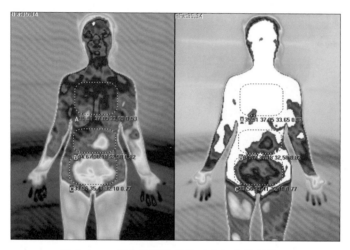

图 4-151　三焦代谢热差值减小气化热结构图

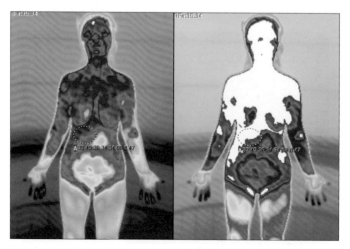

图 4-152　肝区呈团块状气化热结构图

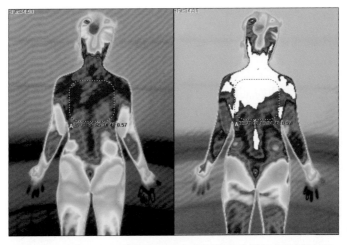

图 4-153　背（上）区代谢热呈高代谢伴低代谢气化热结构图

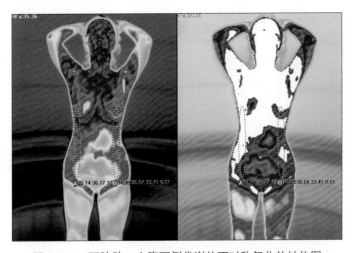

图 4-154　两胁肋、少腹两侧代谢热不对称气化热结构图

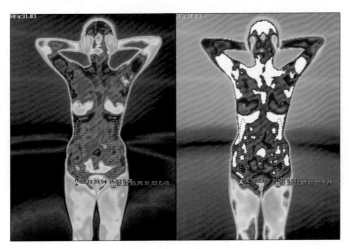

图 4-155　胸胁部位气结点多气化热结构图

2. 次要评估指标

（1）额头部气血气化代谢热呈"白帽子"，双手代谢热呈"绿手套"表现（如图4-156）。

（2）咽喉下方、胸骨柄前呈片状低代谢热区（如图4-157）。

（3）眼部、双侧或单侧乳腺区呈高代谢热结构图（如图4-158）。

（4）四肢末梢代谢热呈低代谢，躯干代谢热呈高代谢，气血气化代谢热平均值低于躯干部，代谢热值为 $-1.0 < \Delta F_{MIN\,四末-AV\,躯干} < -0.5$（如图4-159）。

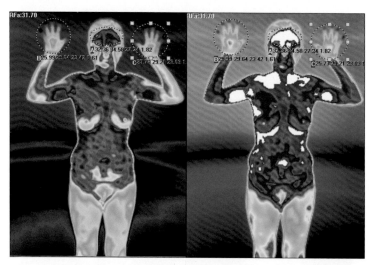

图4-156　额头部代谢热呈"白帽子"、双手代谢热呈"绿手套"气化热结构图

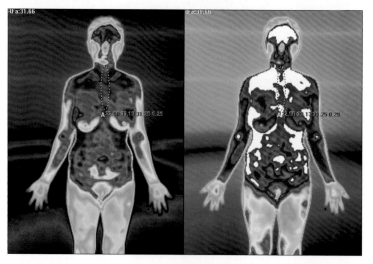

图4-157　咽喉下方、胸骨柄前呈低代谢气化热结构图

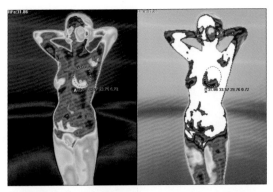

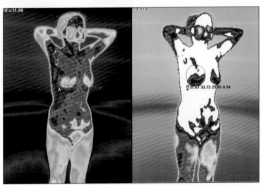

图 4-158　乳腺区高代谢气化热结构图

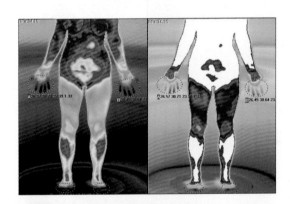

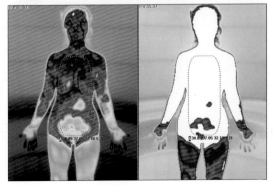

图 4-159　四肢末梢低代谢、躯干高代谢气化热结构图

（九）特禀质

主要评估指标 ≥ 3 条，次要评估指标 ≥ 2 条。

1. 主要评估指标

（1）全身呈"花斑样"高代谢热结构图（如图 4-160）。本条为特征性敏感指标（要与过敏相鉴别）。

（2）脐区呈以高代谢为主热结构图，代谢热值 $\Delta F > 2.2$（如图 4-161）。

（3）上焦肺区呈以高代谢为主热结构图，气血气化代谢热值 $0.5 \leqslant \Delta F \leqslant 0.8$（如图 4-162）。

（4）上焦心前区呈以高代谢为主热结构图，气血气化代谢热值 $0.6 \leqslant \Delta F < 1.0$（如图 4-163）。

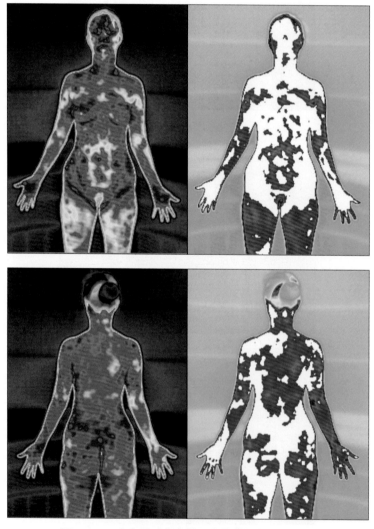

图 4-160　全身呈"花斑样"高代谢气化热结构图

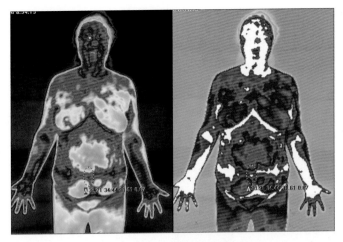

图 4-161　脐区高代谢气化热结构图

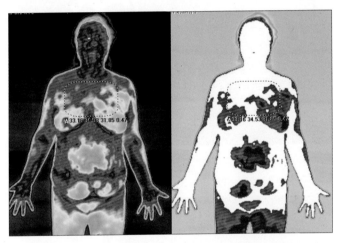

图 4-162　上焦肺区呈高代谢为主气化热结构图

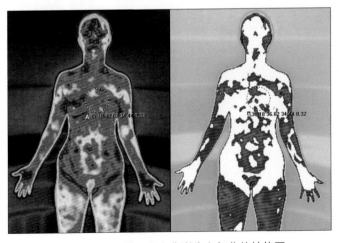

图 4-163　心前区呈高代谢为主气化热结构图

2. 次要评估指标

（1）脾胃（小肠区）呈以低代谢为主热结构图（如图 4-164）。

（2）督脉代谢热以高代谢或低代谢为主，代谢热值高于周围正常组织 $\Delta F > 1.5$ 或 $\Delta F < 1.0$（如图 4-165）。

（3）肾区未见上升性督脉代谢热，督脉气血气化代谢热呈分段融合状（如图 4-166）。

（4）肾命门穴区低代谢，气血气化代谢热值 $\Delta F < 0.5$（如图 4-167）。

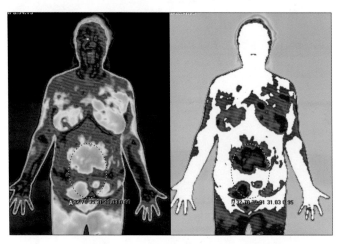

图 4-164　脾胃（小肠区）呈低代谢为主气化热结构图

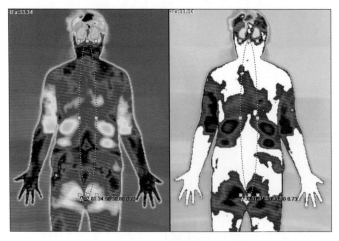

图 4-165　督脉代谢热呈高代谢伴低代谢气化热结构图

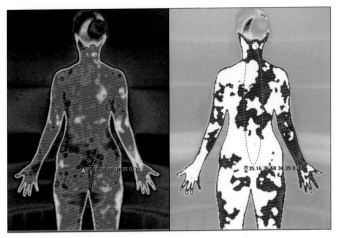

图 4-166　督脉代谢热分段融合状气化热结构图

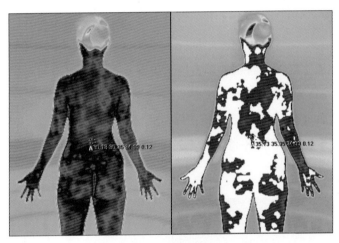

图 4-167　肾命门穴区低代谢气化热结构图

　　总之，TTM 对中医九种体质辨识评估的关键在于图像的分区与定位、图像特征性敏感指标的提取、图像特征的分析。编者通过体质理论、热断层成像技术原理，并结合临床实际，对九种体质的辨识评估探索出经验性的"特征性敏感指标"的评估条件，但也发现有不少问题有待解决。

　　1. TTM 在中医学体质评估中缺乏统一的标准。

　　2. TTM 在中医学体质研究探讨中缺乏统一的思路。

　　3. 对于中医人体三焦、脏腑区域的认识、划分存在分歧。

　　4. 中医学体质具有复杂性，单一体质的人群很少，且不同体质在不同季节的特点不同，如何排除相互之间的干扰进行辨识评估、分析研究亦有待于进一步的讨论。

第五章 TTM 与中医学辨证要点

第一节 TTM 与脏腑辨证要点

一、肺系

1. 肺燥热

TTM 特征性敏感区图像特征：肺上段（尖部）呈异常较均匀高代谢热结构图（如图 5-1）。

其他部位气血气化代谢热结构图：唇区高代谢（如图 5-2），鼻尖凉，鼻孔、咽部高代谢（如图 5-3），结肠区高代谢（如图 5-4），肺交感神经节反应区阳性（如图 5-5）。

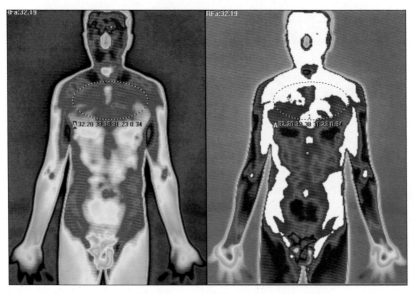

图 5-1 肺上段异常较均匀高代谢气化热结构图

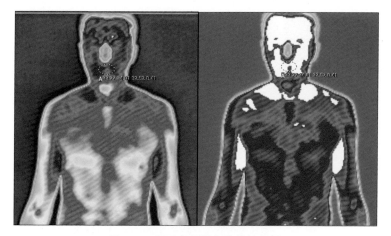

图 5-2　唇区高代谢气化热结构图

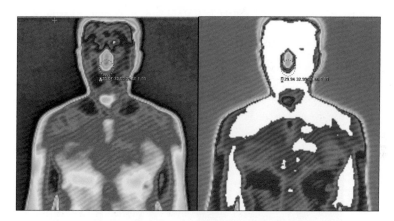

图 5-3　鼻尖凉、鼻孔高代谢气化热结构图

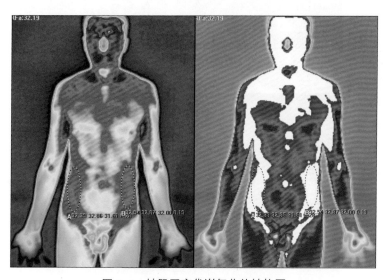

图 5-4　结肠区高代谢气化热结构图

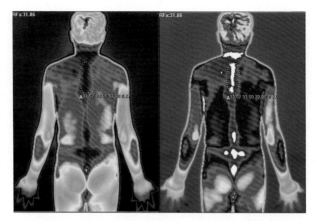

图 5-5　肺交感神经节反应区阳性气化热结构图

2.肺虚寒

TTM 特征性敏感区图像特征：肺中、下段呈异常低代谢热结构图（如图 5-6 ）。

其他部位气血气化代谢热结构图：鼻孔低代谢（如图 5-7 ），天突穴区低代谢（如图 5-8 ），肺交感神经节反应区阳性（如图 5-9 ）。

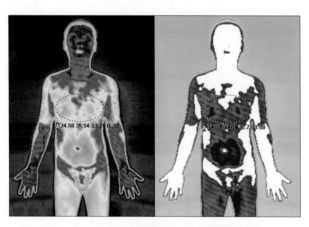

图 5-6　肺中、下段低代谢气化热结构图

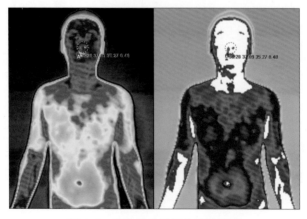

图 5-7　鼻孔低代谢气化热结构图

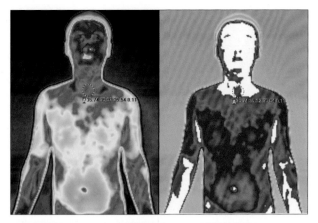

图 5-8　天突穴区低代谢气化热结构图

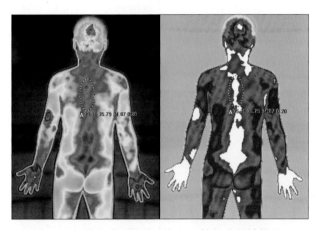

图 5-9　肺交感神经节反应区阳性气化热结构图

3. 肺阴（气）虚

TTM 特征性敏感区图像特征：双肺区呈弥漫性均匀高代谢（如图 5-10），两颧及面颊部呈对称性均匀高代谢（如图 5-11）。

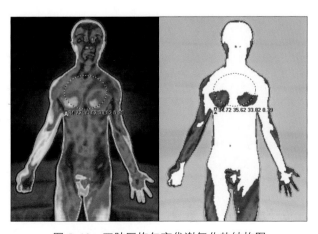

图 5-10　双肺区均匀高代谢气化热结构图

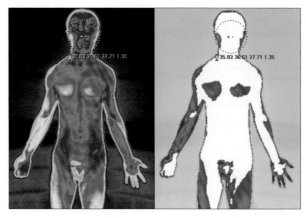

图 5-11 两颧及面颊部对称性均匀高代谢气化热结构图

其他部位气血气化代谢热结构图：肺交感神经节反应区呈"脉冲"或"刀锋脉冲"表现（如图 5-12），单侧或双侧手心热（如图 5-13），三焦气血气化代谢热呈均匀高代谢，且代谢热差值减小（ΔF < 0.5）（如图 5-14）。

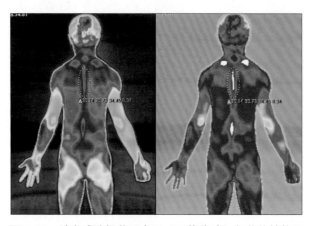

图 5-12 肺交感神经节反应区"刀锋脉冲"气化热结构图

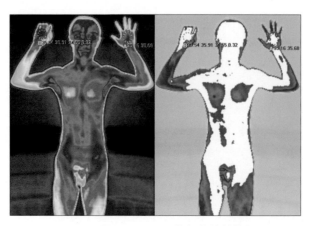

图 5-13 手心热气化热结构图

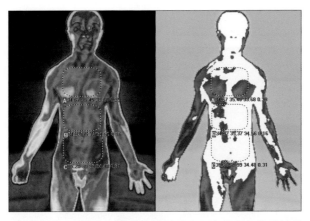

图 5-14　三焦代谢热呈均匀、差值减小的高代谢气化热结构图

4. 痰热壅肺

TTM 特征性敏感区图像特征：双肺呈不均匀高代谢热结构图（如图 5-15），肺交感神经节反应区较早出现（如图 5-16）。

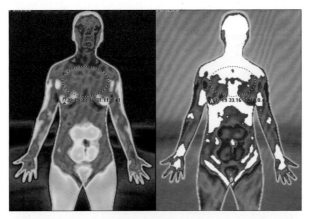

图 5-15　双肺区不均匀高代谢气化热结构图

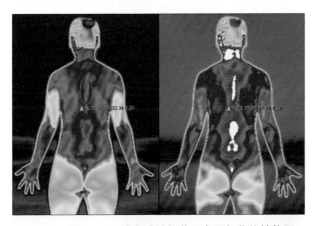

图 5-16　肺交感神经节反应区气化热结构图

其他部位气血气化代谢热结构图：鼻区及鼻孔高代谢（如图5-17）。

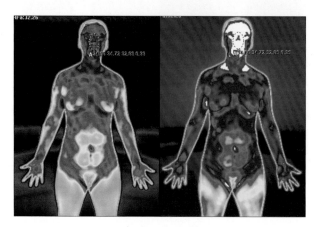

图 5-17　鼻区及鼻孔高代谢气化热结构图

5. 大肠湿热

TTM 特征性敏感区图像特征：结肠区可见团块状（肠周病变）或条状（肠内病变）高代谢热结构图、代谢热值 $1.0 < \Delta F < 1.5$（如图5-18），肛周呈高代谢（如图5-19）。

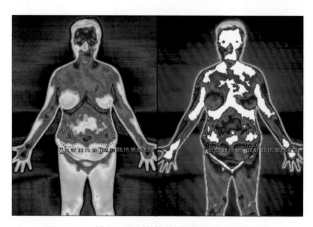

图 5-18　结肠区团块状高代谢气化热结构图

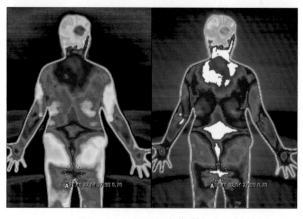

图 5-19　肛周区高代谢气化热结构图

二、心系

1. 心气不足、心血虚

TTM 特征性敏感区图像特征：心前区呈低代谢（如图 5-20），背部肩胛区内侧左右两侧 MAX、AV、MIN 差值，气血气化代谢热值至少有二项左侧小于或等于右侧 0.2（如图 5-21）。

其他部位气血气化代谢热结构图：双手、双足末梢呈低代谢（如图 5-22），脑部出现低代谢（如图 5-23），桡动脉区气血气化代谢热低于同侧劳宫穴区气血气化代谢热（如图 5-24）。

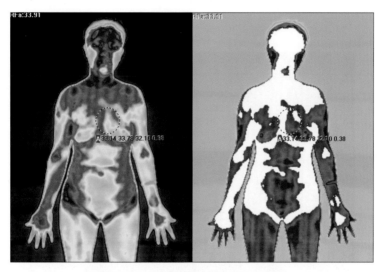

图 5-20　心前区低代谢气化热结构图

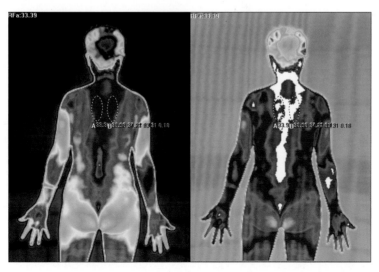

图 5-21　背部肩胛区内侧代谢热左侧＜右侧气化热结构图

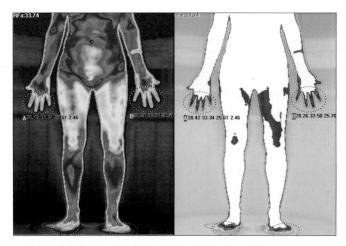

图 5-22　双手呈末梢低代谢气化热结构图

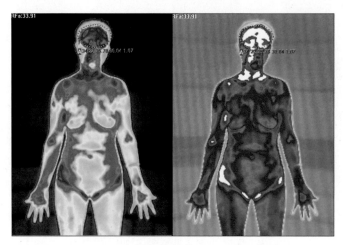

图 5-23　脑部低代谢气化热结构图

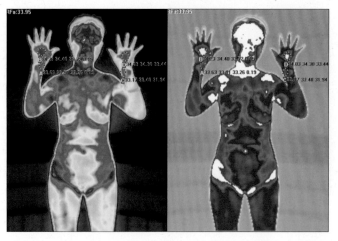

图 5-24　桡动脉区代谢热低于同侧劳宫穴区代谢热气化热结构图

2.心气阴两虚兼血瘀

TTM 特征性敏感区图像特征：心前区以高代谢为主、断层过程中代谢热向里包绕时中间可见有不规则低代谢出现（如图 5-25），背部肩胛区内侧左右两侧 MAX、AV、MIN 相比较，气血气化代谢热值至少有二项左侧大于或等于右侧 0.2（如图 5-26）。

其他部位气血气化代谢热结构图：左侧劳宫穴区代谢热＞右侧劳宫穴区代谢热（如图 5-27）。

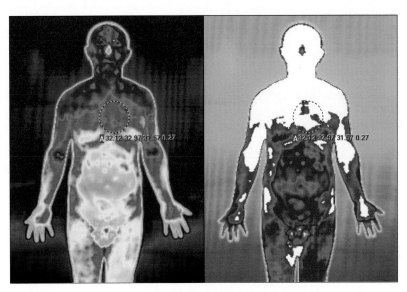

图 5-25　心前区高代谢伴低代谢气化热结构图

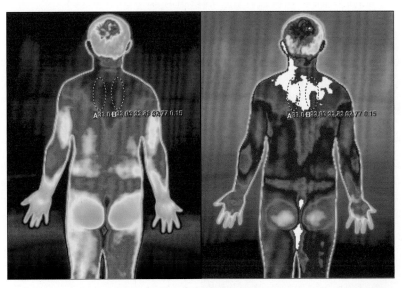

图 5-26　肩胛区内侧代谢热左侧大于等于右侧 0.2 气化热结构图

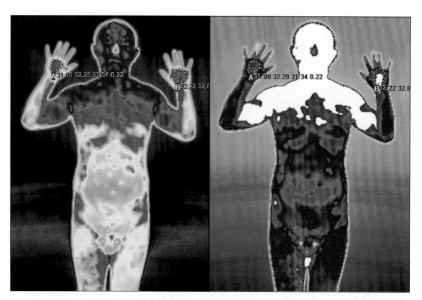

图 5-27　左侧劳宫穴区代谢热 > 右侧劳宫穴区代谢热气化热结构图

三、脾（胃）系

1. 脾气虚

TTM 特征性敏感区图像特征：上焦（膈以上）高代谢、中下焦（膈以下）低代谢（如图 5-28），中脘穴区高代谢（如图 5-29）。

其他部位气血气化代谢热结构图：桡动脉气血气化代谢热低于同侧劳宫穴区气血气化代谢热（如图 5-30），鼻区低代谢，唇区低代谢（如图 5-31）。

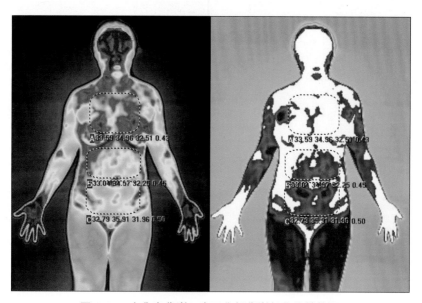

图 5-28　上焦高代谢、中下焦低代谢气化热结构图

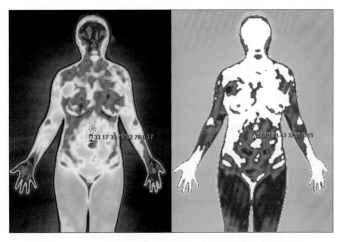

图 5-29　中脘穴区高代谢气化热结构图

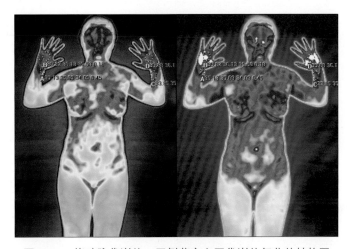

图 5-30　桡动脉代谢热＜同侧劳宫穴区代谢热气化热结构图

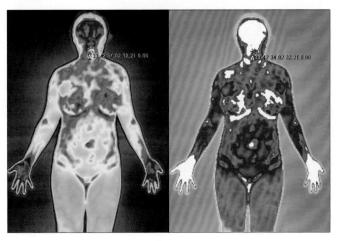

图 5-31　唇区低代谢气化热结构图

2. 脾湿（寒）

TTM 特征性敏感区图像特征：中焦膈以下至下焦脐下平气海穴以上区域呈不规则低代谢热（如图 5-32），右胸下段低代谢（如图 5-33）。

其他部位气血气化代谢热结构图：脾胃区高代谢（如图 5-34），鼻孔低代谢、鼻尖高代谢（如图 5-35）。

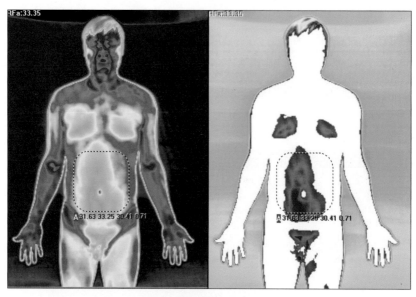

图 5-32　中下焦区低代谢气化热结构图

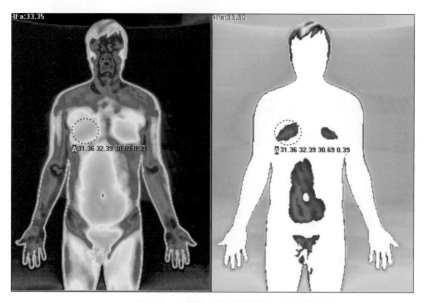

图 5-33　右胸下段低代谢气化热结构图

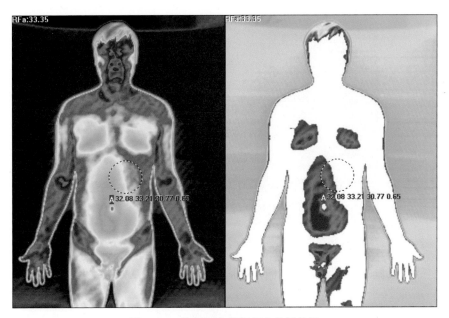

图 5-34　脾胃区高代谢气化热结构图

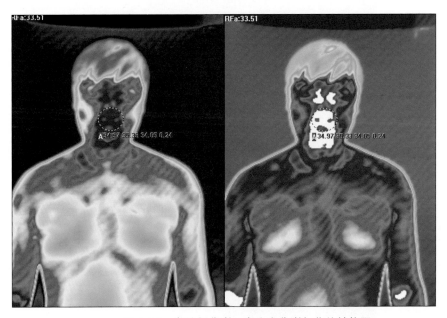

图 5-35　鼻孔低代谢、鼻尖高代谢气化热结构图

3.脾湿热

TTM 特征性敏感区图像特征：中焦膈以下至下焦脐下平气海穴以上区域呈不规则高代谢（如图 5-36）。

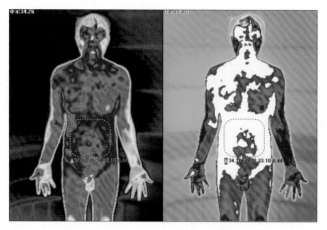

图 5-36　中下焦区（部分）不规则高代谢气化热结构图

其他部位气血气化代谢热结构图：唇区高代谢（如图 5-37），肛门区高代谢（如图 5-38）。

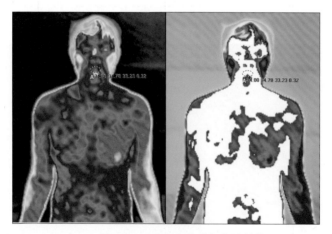

图 5-37　唇区高代谢气化热结构图

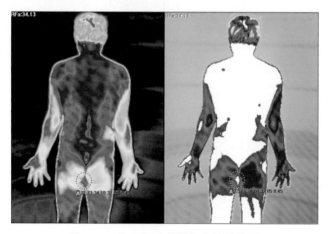

图 5-38　肛门区高代谢气化热结构图

4. 胃寒

TTM 特征性敏感区图像特征：胃区低代谢（如图 5-39）。

其他部位气血气化代谢热结构图：唇区低代谢，鼻尖低代谢（如图 5-40），双手末梢低代谢（如图 5-41）。

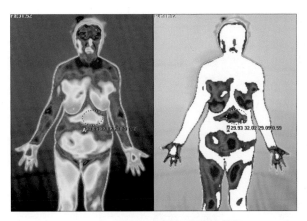

图 5-39　胃区低代谢气化热结构图

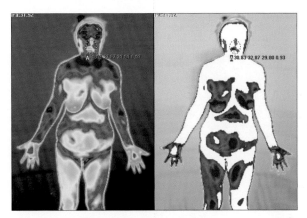

图 5-40　唇区、鼻尖低代谢气化热结构图

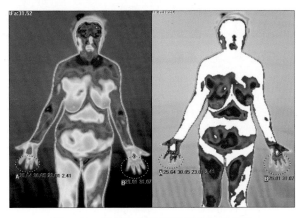

图 5-41　双手末梢低代谢气化热结构图

5. 脾胃虚寒

TTM 特征性敏感区图像特征：脾胃区低代谢或低代谢伴高代谢（如图 5-42）。

其他部位气血气化代谢热结构图：双手末梢高代谢，面颊、额头部高代谢（如图 5-43）。

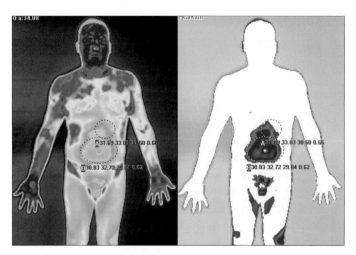

图 5-42　脾胃区低代谢气化热结构图

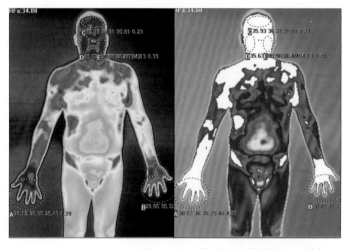

图 5-43　双手末梢、面颊、额头区高代谢气化热结构图

6. 心脾两虚（气血虚）

TTM 特征性敏感区图像特征：心前区低代谢（如图 5-44），脾胃（小肠区）不规则低代谢（如图 5-45）。

其他部位气血气化代谢热结构图：桡动脉区气血气化代谢热低于同侧劳宫穴区气血气化代谢热（如图 5-46），一条或两条睡眠线（如图 5-47），鼻区低代谢（如图 5-48），督脉胸椎区气血气化代谢热出现较晚（如图 5-49）。

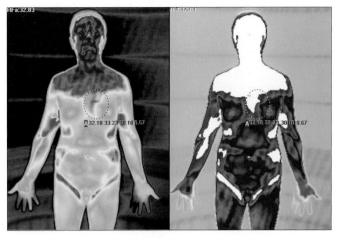

图 5-44　心前区低代谢气化热结构图

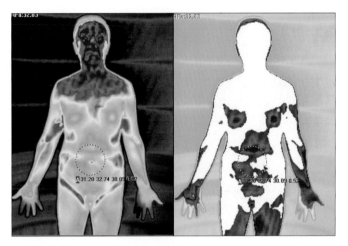

图 5-45　脾胃（小肠区）不规则低代谢气化热结构图

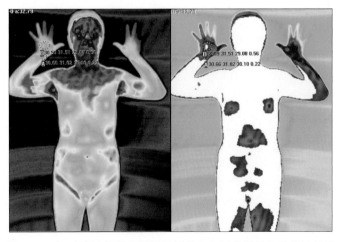

图 5-46　桡动脉区代谢热低于同侧劳宫穴区代谢热气化热结构图

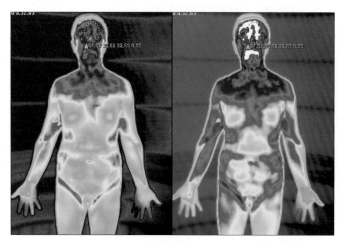

图 5-47 两条"睡眠线"气化热结构图

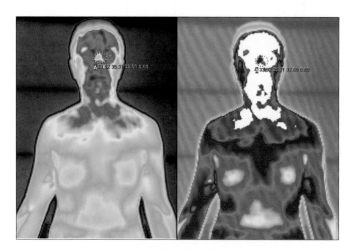

图 5-48 鼻区低代谢气化热结构图

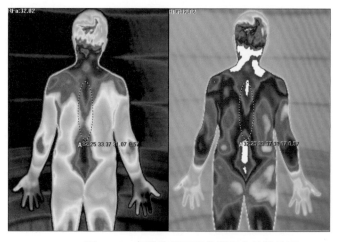

图 5-49 督脉胸椎区低代谢气化热结构图

四、肝（胆）系

1.肝阳上亢

TTM特征性敏感区图像特征：肝区呈弥漫性均匀高代谢（如图5-50），头面部高代谢，尤以面颊部为要，两侧大致对称（如图5-51），额头呈线状高代谢热结构图。

其他部位气血气化代谢热结构图：大关节区高代谢（如图5-52）。

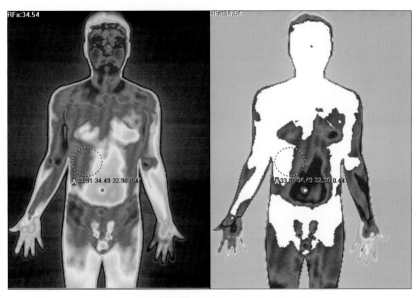

图5-50 肝区弥漫性均匀高代谢气化热结构图

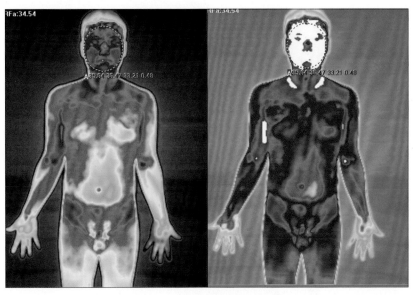

图5-51 头面部高代谢气化热结构图

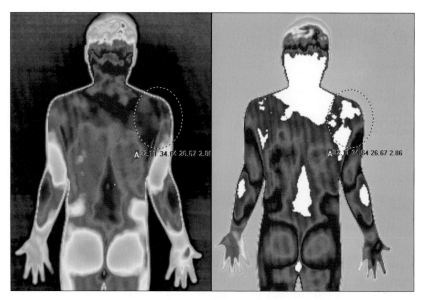

图 5-52　肩关节区高代谢气化热结构图

2. 肝经热

TTM 特征性敏感区图像特征：肝区高代谢早于脾区高代谢（如图 5-53），眼部或面部高代谢（如图 5-54），单侧或双侧乳腺区（乳头）高代谢（如图 5-55），或前列腺区高代谢。

其他部位气血气化代谢热结构图：单侧或双侧手心高代谢（如图 5-56），胸部点片状过敏斑（如图 5-57），一条或两条睡眠线（如图 5-58），额头部呈"白帽子"（如图 5-58）或"M 形"。

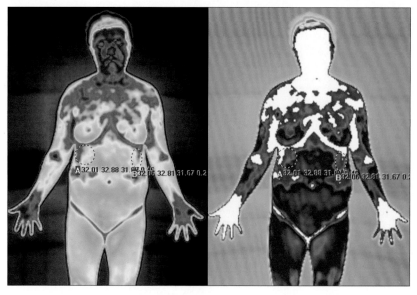

图 5-53　肝区高代谢早于脾区（解剖区）高代谢气化热结构图

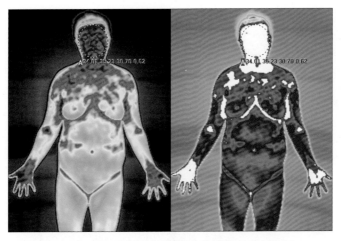

图 5-54 眼、面部高代谢气化热结构图

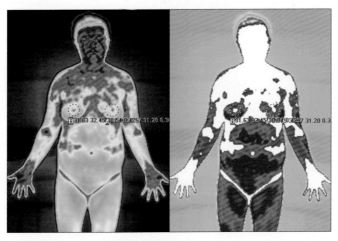

图 5-55 乳腺区（乳头）高代谢气化热结构图

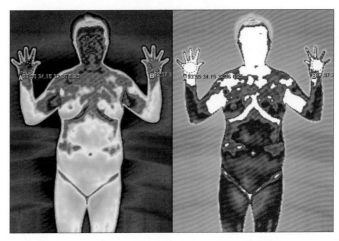

图 5-56 双手心高代谢气化热结构图

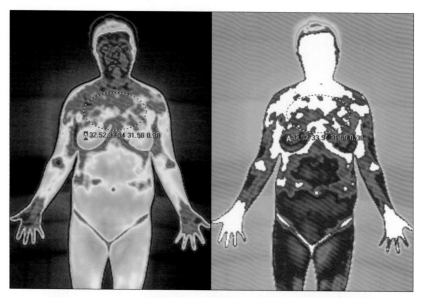

图 5-57　胸部点片状"过敏斑"气化热结构图

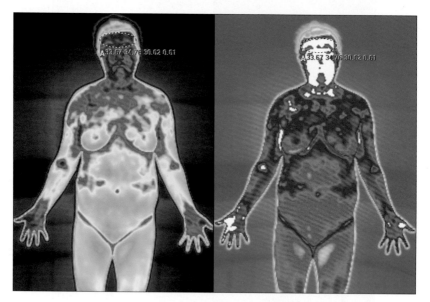

图 5-58　一条睡眠线及额头"白帽子"气化热结构图

3. 肝郁

TTM 特征性敏感区图像特征：肝区可见团块状、片状高代谢（如图 5-59），额头部呈"白帽子"兼双手"绿手套"（如图 5-60），或额头部呈"M 形"，或出现一条或两条睡眠线（如图 5-61）。

其他部位气血气化代谢热结构图：双眼区高代谢（如图 5-62），单侧或双侧乳腺高代谢（如图 5-63），或前列腺高代谢，胆囊区呈孤立高代谢（如图 5-64）。

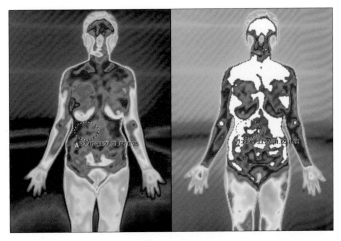

图 5-59　肝区团块状、片状高代谢气化热结构图

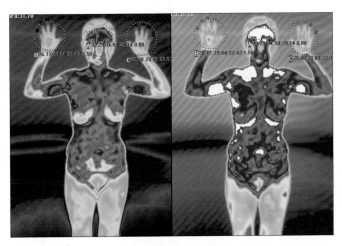

图 5-60　"白帽子""绿手套"气化热结构图

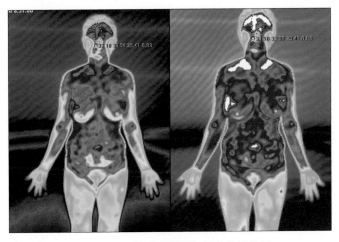

图 5-61　一条"睡眠线"气化热结构图

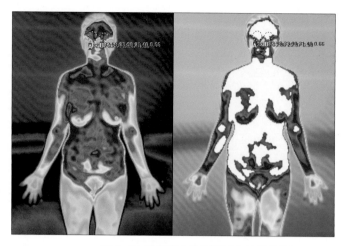

图 5-62　双眼区高代谢气化热结构图

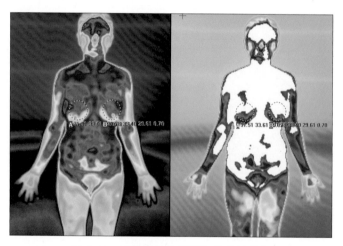

图 5-63　双乳腺区高代谢气化热结构图

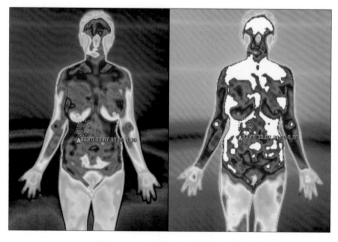

图 5-64　胆囊区高代谢气化热结构图

4. 肝郁脾虚

TTM特征性敏感区图像特征：肝区呈斑点（或斑片）状高代谢，脾胃区低代谢（如图5-65），全身或胸胁部呈高代谢"郁结点"（如图5-66）。

其他部位气血气化代谢热结构图：一条或两条睡眠线（如图5-67），肝脾代谢热差值下降（如图5-68），单侧或双侧合谷穴区高代谢（如图5-69）。

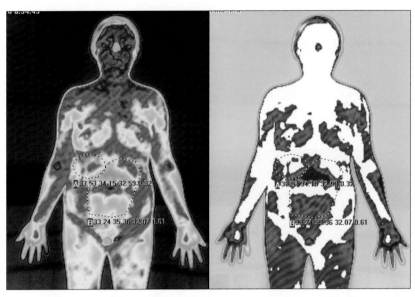

图5-65　肝区斑点状高代谢、脾胃区低代谢气化热结构图

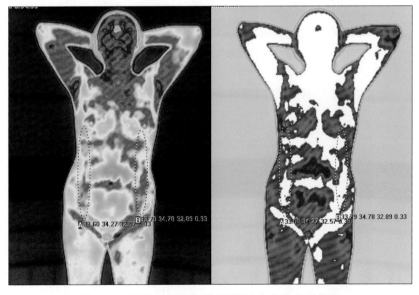

图5-66　胸胁部呈高代谢"郁结点"气化热结构图

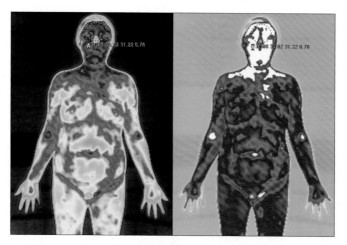

图 5-67　两条睡眠线气化热结构图

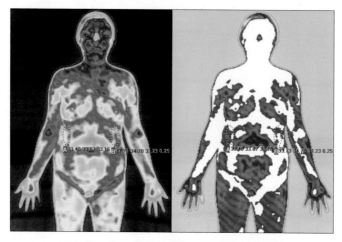

图 5-68　肝脾代谢热差值下降气化热结构图

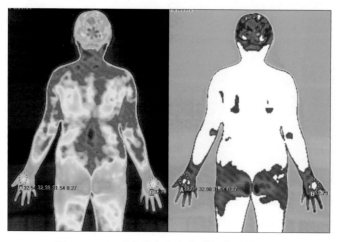

图 5-69　双手合谷穴区高代谢气化热结构图

5. 肝阳不振（肝寒）

TTM 特征性敏感区图像特征：肝区低代谢（如图 5-70），右胸下段低代谢（如图 5-71）。

其他部位气血气化代谢热结构图：脾胃区低代谢或低代谢伴高代谢（如图 5-72），两胁部高代谢（如图 5-73），脊柱气血气化代谢热肝交感神经节区较晚出现（如图 5-74）。

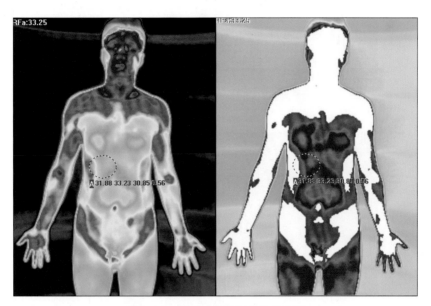

图 5-70　肝区低代谢气化热结构图

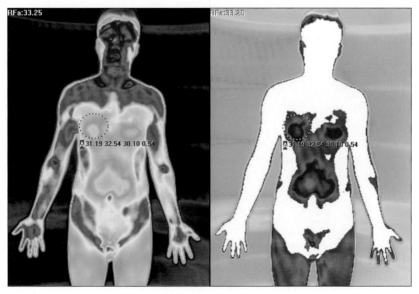

图 5-71　右胸下段低代谢气化热结构图

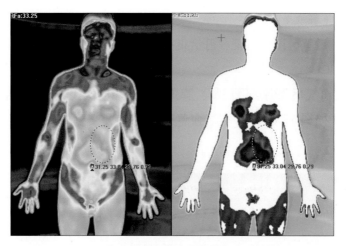

图 5-72　脾胃区低代谢伴高代谢气化热结构图

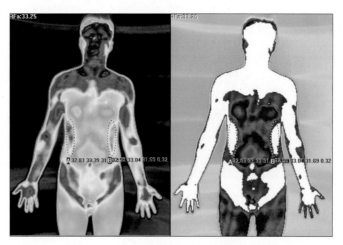

图 5-73　两胁部高代谢气化热结构图

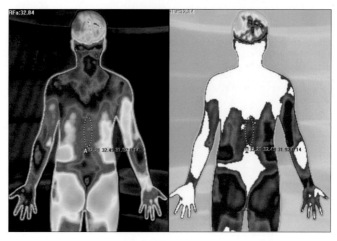

图 5-74　肝交感神经节区低代谢气化热结构图

五、肾系

1. 肾元阳亏损

TTM 特征性敏感区图像特征：肾区代谢热值小于 0.2（如图 5-75），肾区未见上升性督脉代谢热（如图 5-76），督脉气血气化代谢热呈分段融合状（如图 5-77），关元穴区呈低代谢（如图 5-78）。

其他部位气血气化代谢热结构图：命门穴区气血气化代谢热值小于 0.5（如图 5-79），桡动脉气血气化代谢热低于同侧劳宫穴区（如图 5-80）。

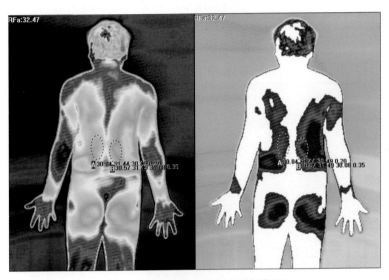

图 5-75　肾元阳亏损气化热结构图

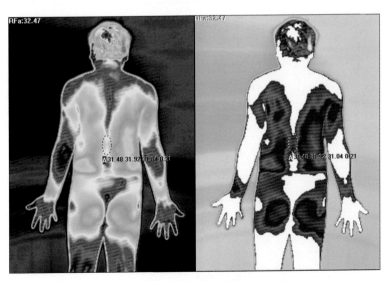

图 5-76　肾区未见上升性督脉代谢热气化热结构图

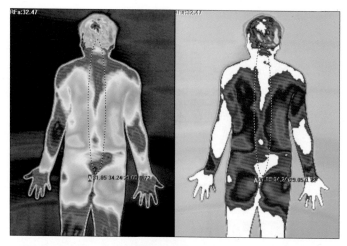

图 5-77　督脉代谢分段融合气化热结构图

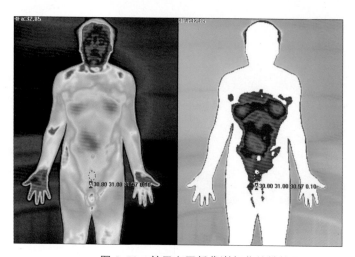

图 5-78　关元穴区低代谢气化热结构图

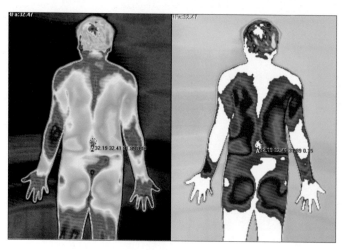

图 5-79　命门穴区低代谢气化热结构图

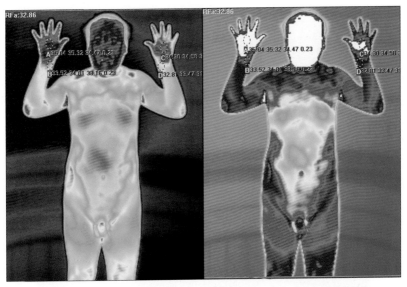

图 5-80　桡动脉区代谢热低于同侧劳宫穴区代谢热气化热结构图

2. 肾阴虚

TTM 特征性敏感区图像特征：肾区呈不均匀、不对称高代谢（如图 5-81），腰椎督脉气血气化代谢热较早出现（如图 5-82），关元穴区呈高代谢（如图 5-83）。

其他部位气血气化代谢热结构图：命门穴区气血气化代谢热值大于 1.0，面部高代谢（如图 5-84），单侧或双侧手心高代谢（如图 5-85），关节高代谢（如图 5-86），脐周高代谢伴低代谢（如图 5-87）。

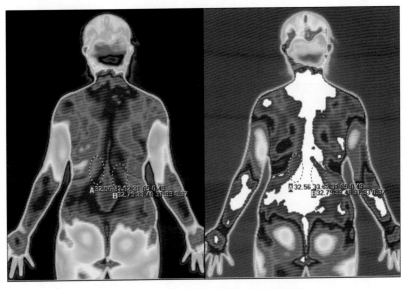

图 5-81　肾区不均高代谢气化热结构图

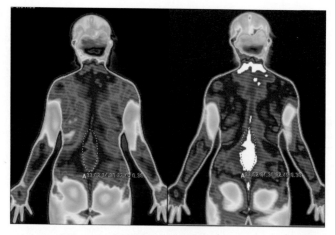

图 5-82　腰椎区督脉代谢热较早出现气化热结构图

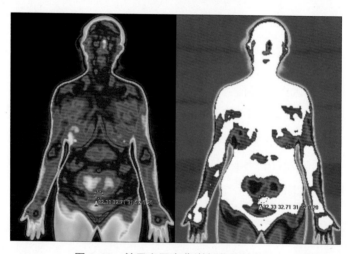

图 5-83　关元穴区高代谢气化热结构图

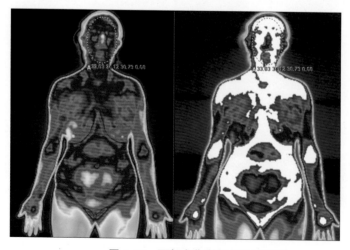

图 5-84　面部高代谢气化热结构图

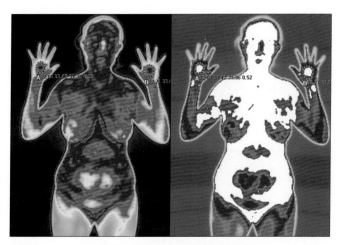

图 5-85　手心高代谢气化热结构图

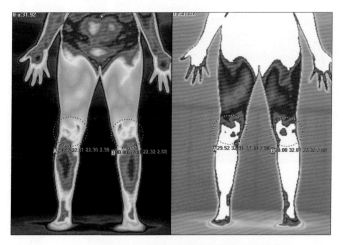

图 5-86　膝关节高代谢气化热结构图

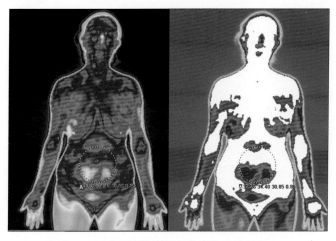

图 5-87　脐周高代谢伴低代谢气化热结构图

3. 心肾不交

TTM 特征性敏感区图像特征：肾区呈不均匀、不对称高代谢（如图 5-88），关元穴区呈高代谢（如图 5-89），心前区高代谢（如图 5-90），胃区低代谢（如图 5-91），头面部高代谢。

其他部位气血气化代谢热结构图：单侧或双侧手心高代谢热（如图 5-92）。

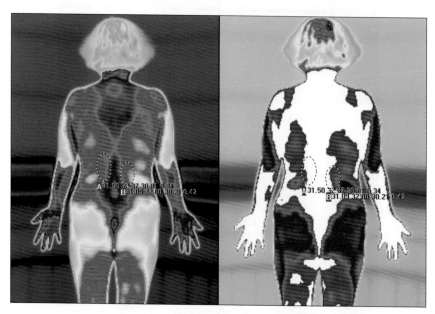

图 5-88　肾区不对称高代谢气化热结构图

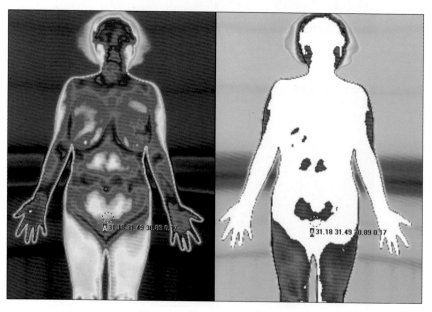

图 5-89　关元穴区高代谢气化热结构图

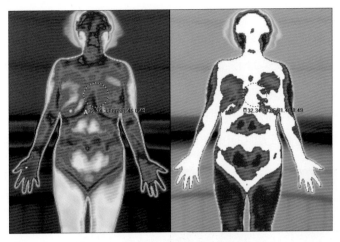

图 5-90　心前区高代谢气化热结构图

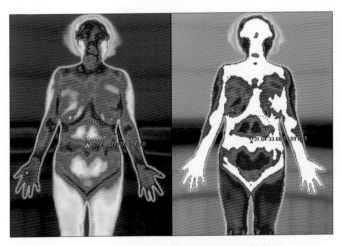

图 5-91　胃区低代谢气化热结构图

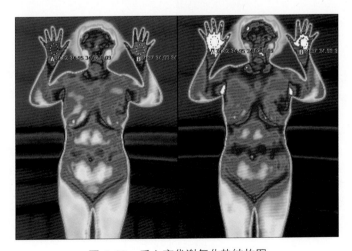

图 5-92　手心高代谢气化热结构图

4.肝肾阴虚

TTM特征性敏感区图像特征：肝区弥漫性均匀高代谢（如图5-93），肾区呈不均匀、不对称高代谢（如图5-94），督脉代谢热呈"脉冲"或"刀锋脉冲"样表现，左面颊及下颌部位低代谢（阴虚而不阳亢）（如图5-95）。

其他部位气血气化代谢热结构图：单侧或双侧手心高代谢（如图5-96），眼部高代谢（如图5-97），面部高代谢（阴虚化热）（如图5-97），大关节高代谢（如图5-98）。

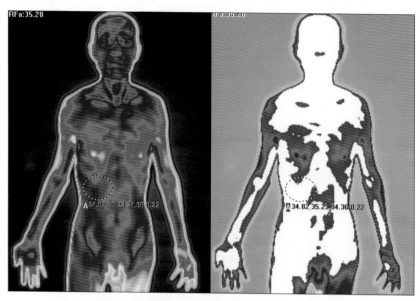

图5-93　肝区弥漫性高代谢气化热结构图

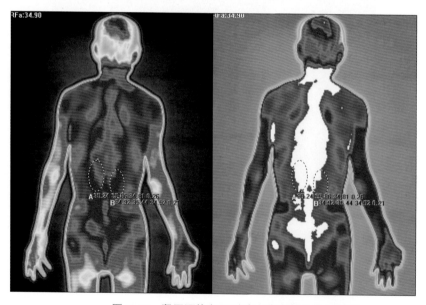

图5-94　肾区不均匀不对称高代谢气化热结构图

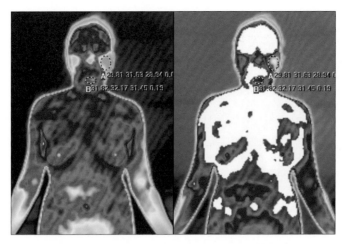

图 5-95　左面颊及下颌部低代谢气化热结构图

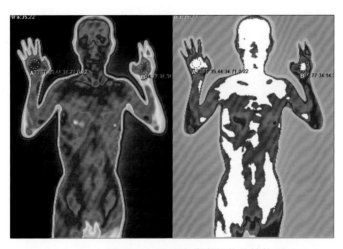

图 5-96　手心高代谢气化热结构图

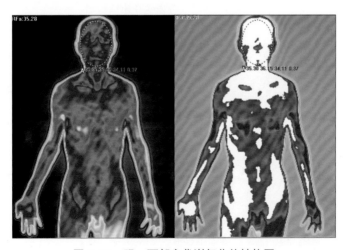

图 5-97　眼、面部高代谢气化热结构图

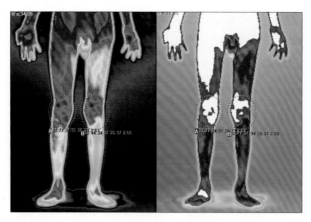

图 5-98　膝关节高代谢气化热结构图

5. 脾肾阳虚

TTM 特征性敏感区图像特征：胃区低代谢（如图 5-99），肾区气血气化代谢热值小于 0.2（如图 5-100）。

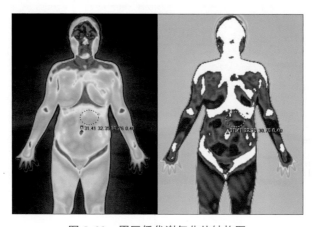

图 5-99　胃区低代谢气化热结构图

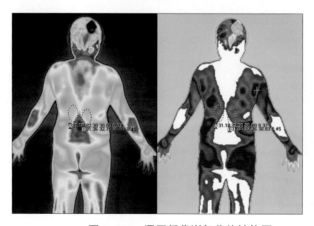

图 5-100　肾区低代谢气化热结构图

其他部位气血气化代谢热结构图：四肢末梢低代谢（如图 5-101），面颊、鼻区低代谢（如图 5-102），大关节区低代谢（如图 5-103），上背部低代谢（如图 5-104）。

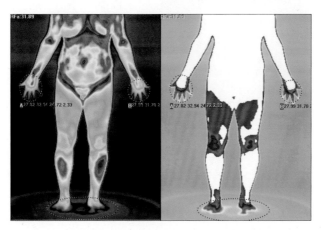

图 5-101　四肢末梢低代谢气化热结构图

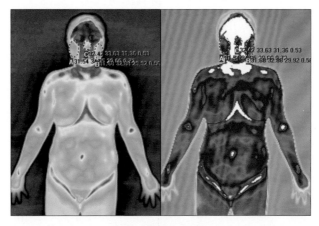

图 5-102　面颊、鼻区低代谢气化热结构图

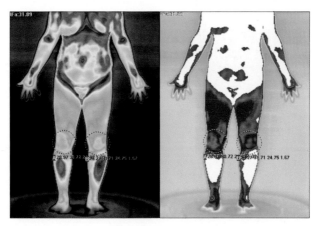

图 5-103　膝关节区低代谢气化热结构图

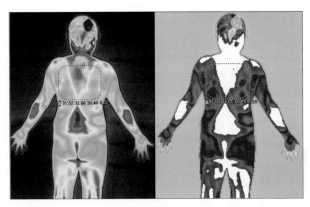

图 5-104 上背部低代谢气化热结构图

6. 膀胱湿热

TTM 特征性敏感区图像特征：下腹部呈高代谢热结构图，"倒八字形"热象较早出现（如图 5-105），伴见前列腺或卵巢区高代谢（如图 5-106），肾区呈点片状、孤立高代谢（肾结石或肾结晶）（如图 5-107），脾胃区高代谢（如图 5-108）。

其他部位气血气化代谢热结构图：尿道区高代谢（如图 5-109）。

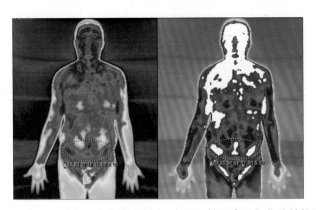

图 5-105 下腹部区高代谢、"倒八字形"较早出现气化热结构图

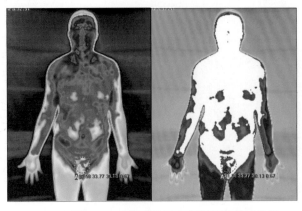

图 5-106 前列腺区高代谢气化热结构图

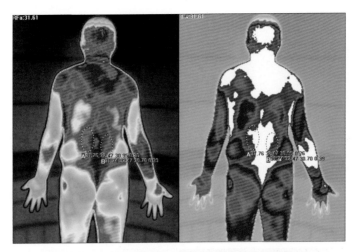

图 5-107　肾区点片状、孤立高代谢气化热结构图

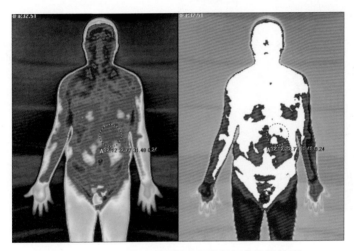

图 5-108　脾胃区高代谢气化热结构图

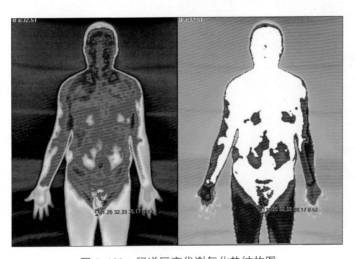

图 5-109　尿道区高代谢气化热结构图

第二节 TTM 与九种体质辨证要点

一、气虚质

双侧或单侧肾区以高代谢为主的低温差热结构图，或气血气化代谢热不均匀、不对称（如图 5–110），督脉气血气化代谢热不连续（如图 5–111），膻中穴区高代谢（如图 5–112），丹田穴区高代谢（如图 5–113），上焦（膈以上）以高代谢为主的低中温差热结构图，中下焦（膈以下）以低代谢为主的热结构图（如图 5–114）。

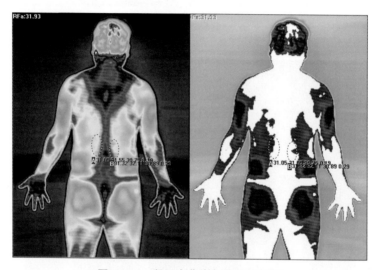

图 5–110 肾区高代谢气化热结构图

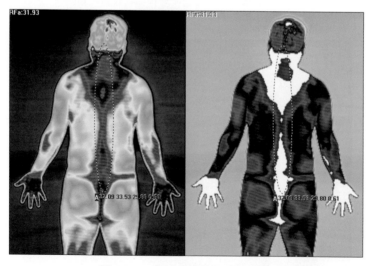

图 5–111 督脉代谢热不连续气化热结构图

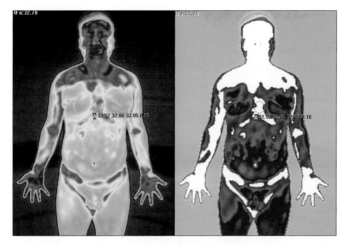

图 5-112　膻中穴区高代谢气化热结构图

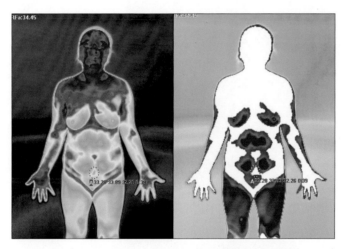

图 5-113　丹田穴区高代谢气化热结构图

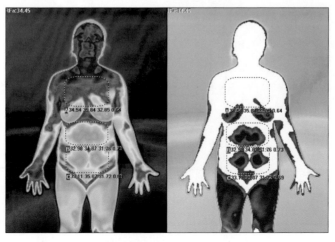

图 5-114　上焦高代谢、中下焦低代谢气化热结构图

二、阳虚质

脐上胃脘区为低代谢为主的热结构图（如图 5-115），脐下小腹丹田区为低代谢为主热结构图（如图 5-116），下腹区为低代谢为主的热结构图，且有"绝对不规则凉区"表现，多偏向右侧（如图 5-117），上背部气血气化代谢热值与下腹部气血气化代谢热值差值 $0 \leqslant \Delta F_{上背-下腹} < 1.0$（除外 0.5）（如图 5-118），督脉气血气化代谢热下行或连续性极差（如图 5-119），四肢末梢低代谢（如图 5-120）。

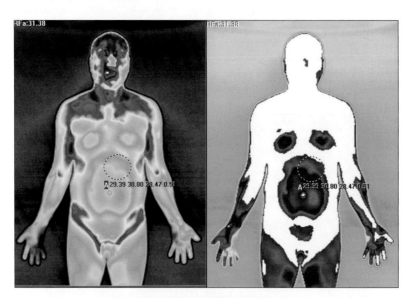

图 5-115　胃脘区低代谢气化热结构图

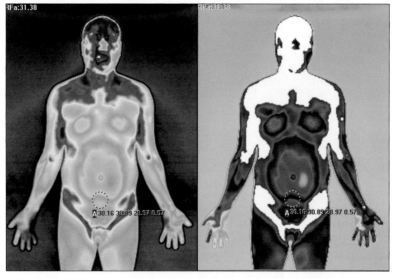

图 5-116　小腹丹田区低代谢气化热结构图

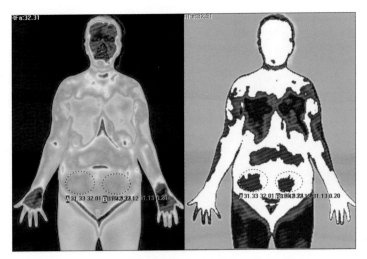

图 5-117　下腹区偏右"绝对凉区"气化热结构图

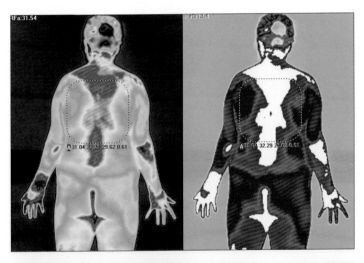

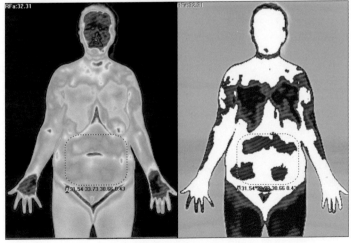

图 5-118　背腹部代谢热差值异常气化热结构图

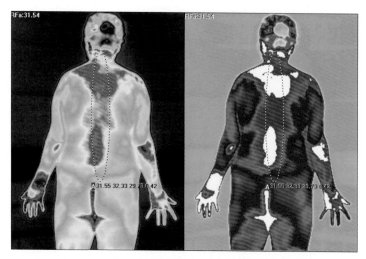

图 5-119　督脉代谢热下行连续性差气化热结构图

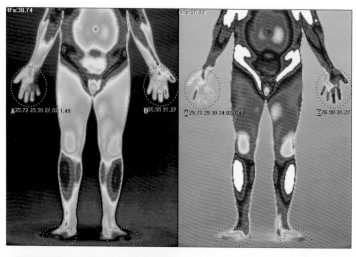

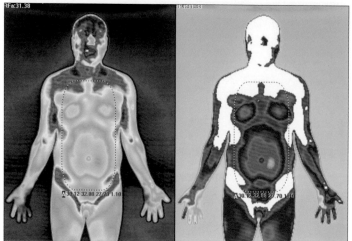

图 5-120　四肢末梢低代谢气化热结构图

三、阴虚质

头面部尤以面颊部呈对称性高代谢热（如图5-121）。

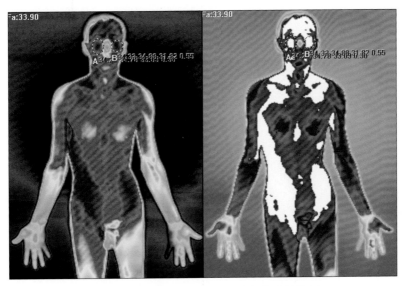

图 5-121　面颊部对称性高代谢气化热结构图

四、痰湿质

腹部呈不规则低代谢，且气血气化代谢热区偏于左侧（如图5-122）。

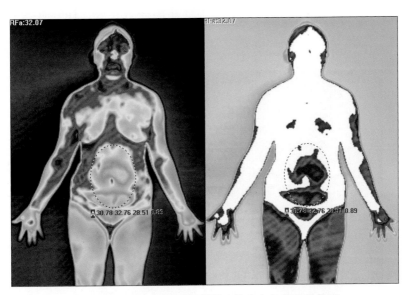

图 5-122　腹部不规则低代谢（偏左）气化热结构图

五、湿热质

腹部（中焦）不规则高代谢，气血气化代谢热区或偏于左，或偏于右（如图5-123）。

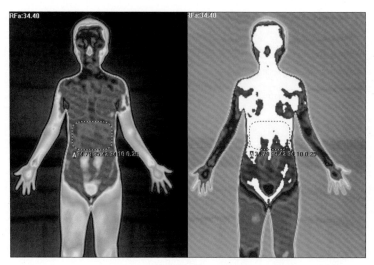

图 5-123　中焦不规则高代谢气化热结构图

六、血瘀质

心前区呈高代谢或低代谢，或高代谢伴低代谢热结构图，左后背区气血气化代谢热呈高代谢或低代谢热结构图（如图5-124），下焦气血气化代谢热呈低代谢（如图5-125），肝区气血气化代谢热呈不规则低代谢或点片状、团块状高代谢（如图5-126）。

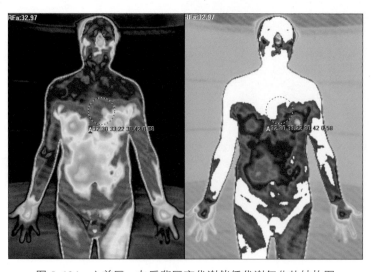

图 5-124　心前区、左后背区高代谢伴低代谢气化热结构图

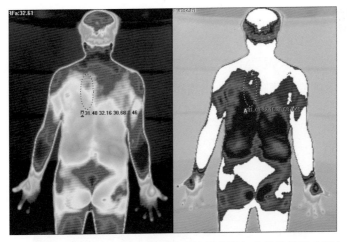

图 5-124　心前区、左后背区高代谢伴低代谢气化热结构图（续）

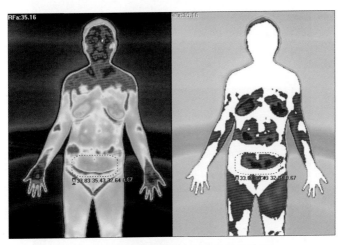

图 5-125　下焦区低代谢气化热结构图

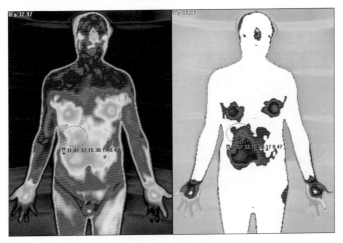

图 5-126　肝区低代谢气化热结构图

七、气郁质

额头部呈"白帽子"或"M 形"高代谢（如图 5-127），或伴见一条或两条睡眠线（如图 5-128），单侧或双侧胸胁部位出现高代谢"郁结点"（如图 5-129）。

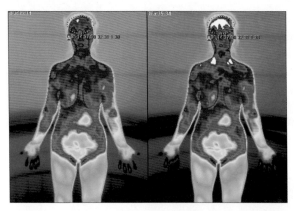

图 5-127　额头部"白帽子""M 形"气化热结构图

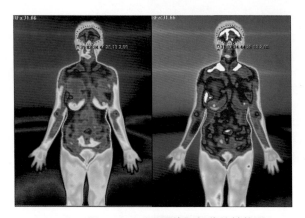

图 5-128　"睡眠线"气化热结构图

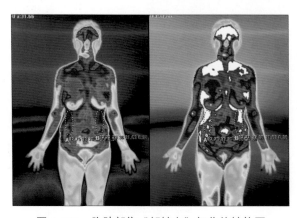

图 5-129　胸胁部位"郁结点"气化热结构图

八、特禀质（包含过敏体质）

全身呈点状或点片状花斑样高代谢热结构图（如图 5-130）。

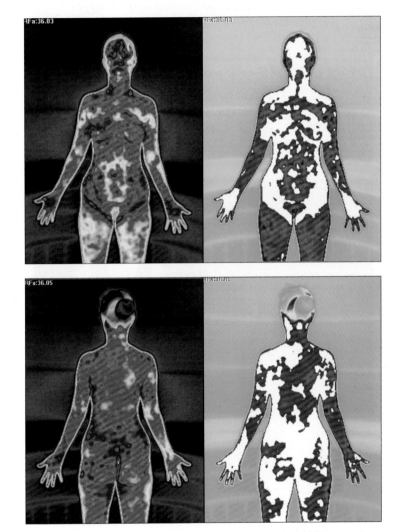

图 5-130　全身点片状、花斑样高代谢气化热结构图

九、平和质

督脉区气血气化代谢热平均值高于背部代谢热平均值，任脉区气血气化代谢热平均值低于胸、腹部代谢热平均值，三焦气血气化代谢热从高到低有序排列，呈上焦＞中焦＞下焦，五脏区气血气化代谢热从高到低有序出现，呈心＞肝＞肺＞肾＞脾，六腑热偏离（生理性气血气化代谢热）依次为横结肠＞升结肠＞降结肠＞膀胱＞小肠＞胃（如图 5-131）。

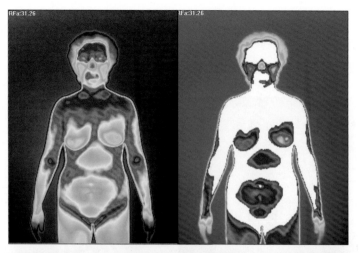

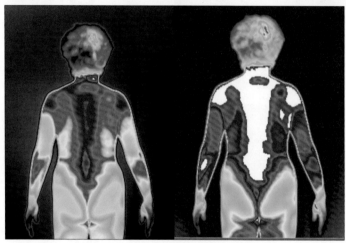

图 5-131　平和质气化热结构图

第六章　TTM 基础应用典型图像汇总

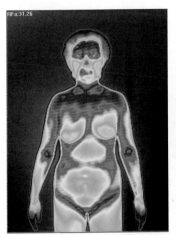

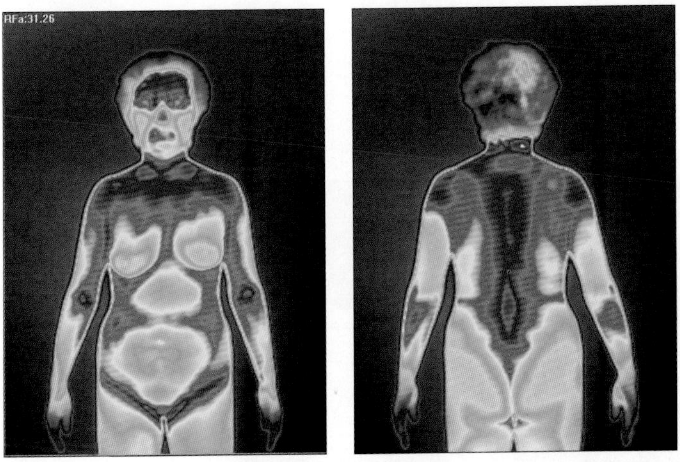

图 6-1　相对正常图

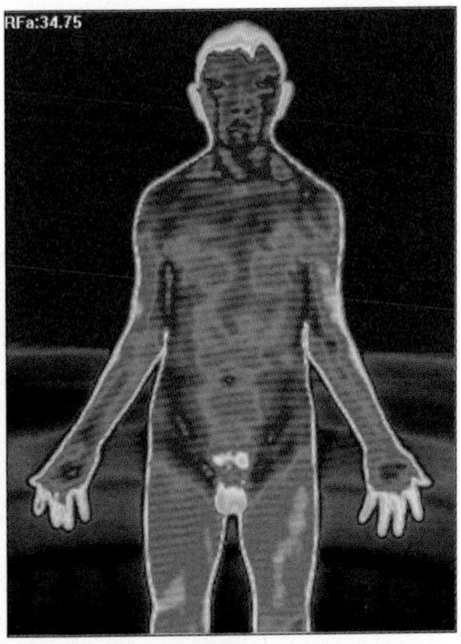

图 6-2　气血虚气化热结构图

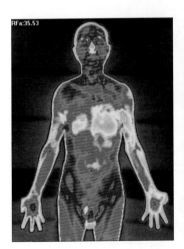

图 6-3　实证气化热结构图

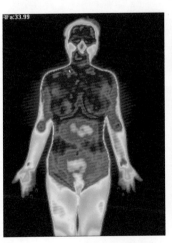

图 6-4　虚实夹杂气化热结构图

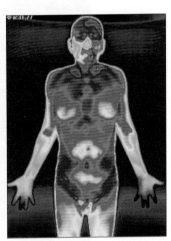

图 6-5　阴虚气化热结构图

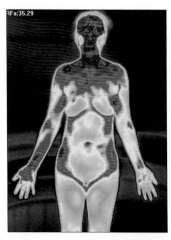
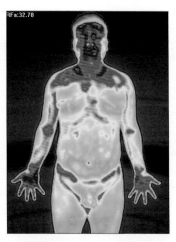
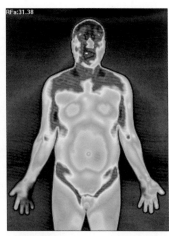

图 6-6　气阴两虚气化热结构图　　图 6-7　气虚气化热结构图　　图 6-8　阳虚气化热结构图

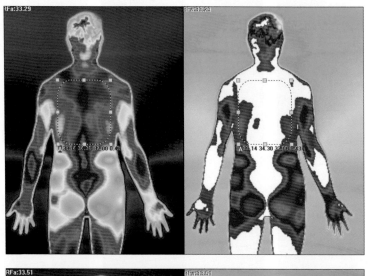

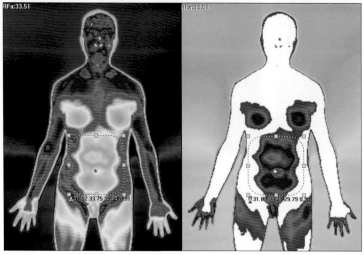

图 6-9　阳气亢（盛）气化热结构图

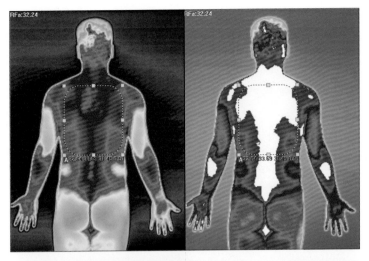

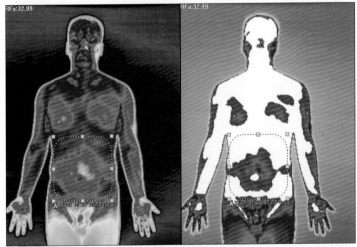

图 6-10　阳气不升气化热结构图

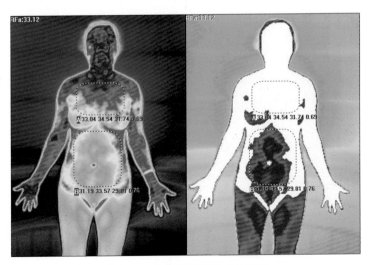

图 6-11　上热下寒气化热结构图

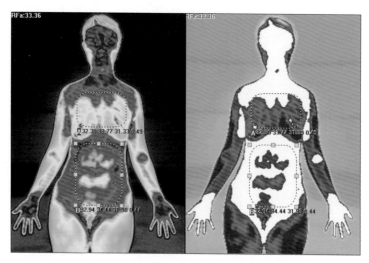

图 6-12 上寒下热（阳气不升）气化热结构图

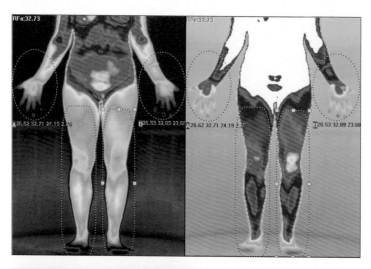

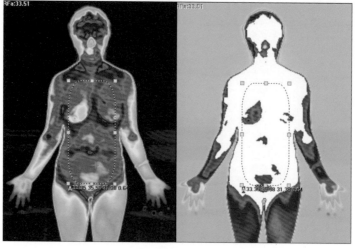

图 6-13 阳气不伸（达）气化热结构图

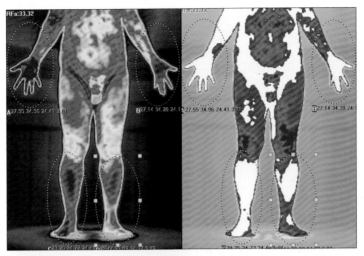

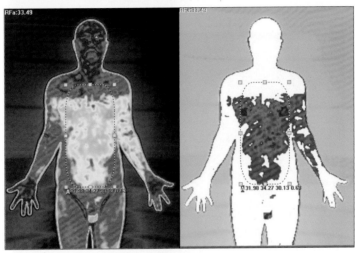

图 6-14　阳气郁结气化热结构图

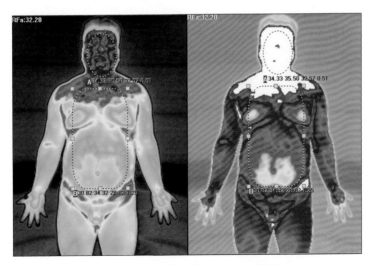

图 6-15　阳气浮（越）气化热结构图

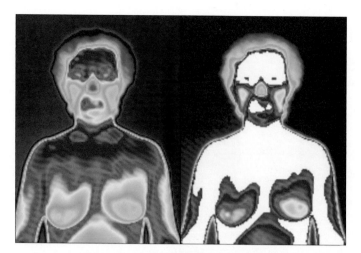

图 6-16　正常人头面部气化热结构图

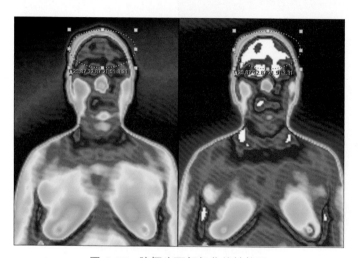

图 6-17　脑梗头面部气化热结构图

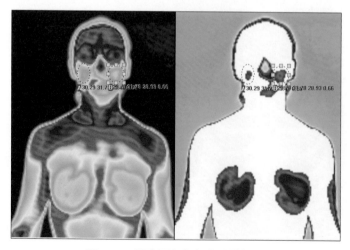

图 6-18　面瘫面颊部气化热结构图

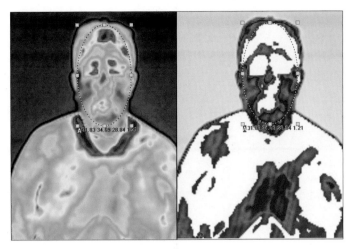

图 6-19　阳虚面部气化热结构图

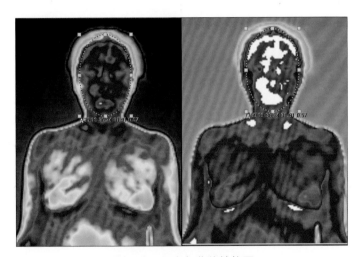

图 6-20　阳亢气化热结构图

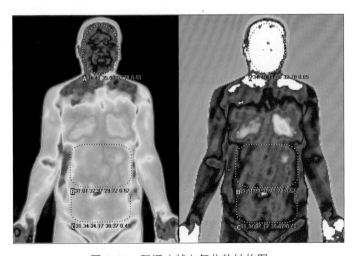

图 6-21　阳浮（越）气化热结构图

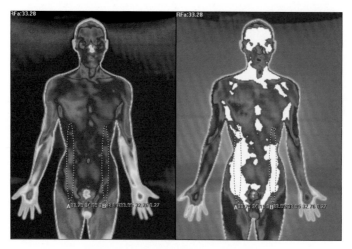

图 6-22　胸胁部异常气化热结构图

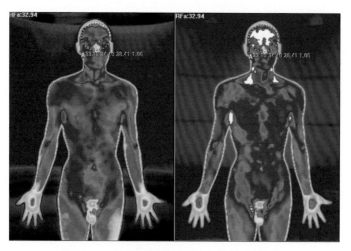

图 6-23　治疗后额头 "M 形" 气化热结构图

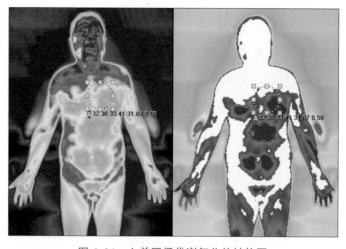

图 6-24　心前区低代谢气化热结构图

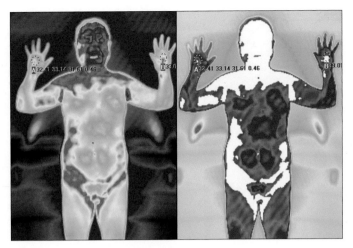

图 6-25　劳宫穴区呈左侧代谢热大于右侧代谢热气化热结构图

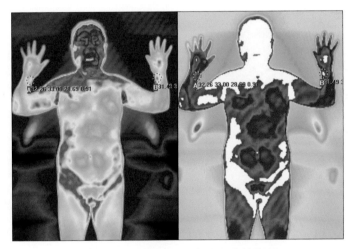

图 6-26　"寸口脉"寸部气化热结构图

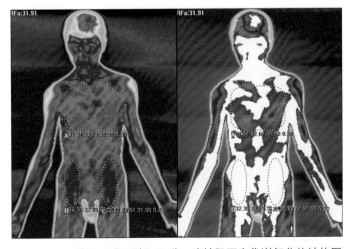

图 6-27　双肺呈"猫耳肺"及升、降结肠区高代谢气化热结构图

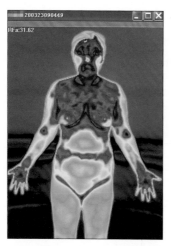

图 6-28　春季上焦热气化热结构图

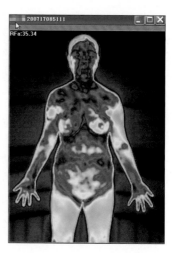

图 6-29　长夏中焦热气化热结构图

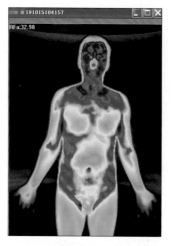

图 6-30　秋季下焦热气化热结构图

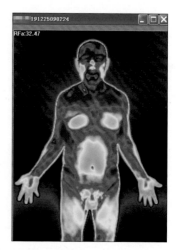

图 6-31　冬季下焦热气化热结构图

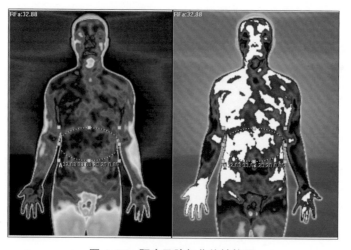

图 6-32　肝病及脾气化热结构图

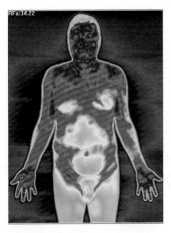

图 6-33　清阳不降气化热
结构图

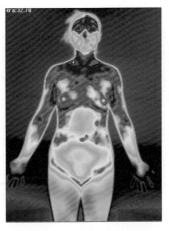

图 6-34　清阳不升气化热
结构图

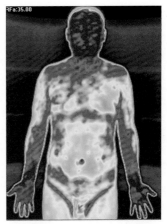

图 6-35　下窍浊阴不降
气化热结构图

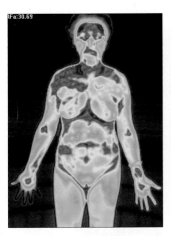

图 6-36　下窍阳气不足
气化热结构图

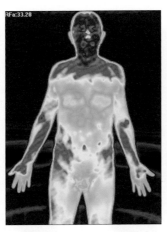

图 6-37　上窍升气有余、
下窍降气不足气化热结构图

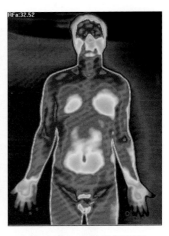

图 6-38　上窍升气不足、
下窍降气有余气化热结构图

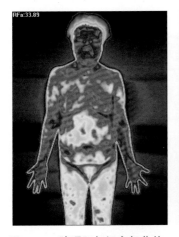

图 6-39　腠理阳气闭塞气化热
结构图

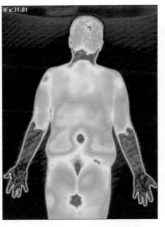

图 6-40　腠理阳气不足气化热
结构图

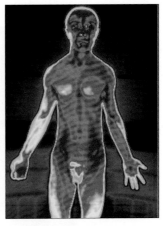

图 6-41　阴虚内热气化热
结构图

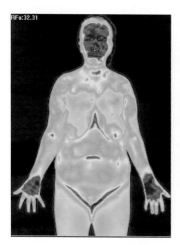

图 6-42　阳虚内寒气
化热结构图

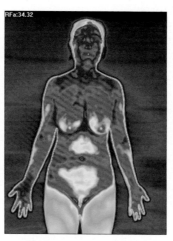

图 6-43　精血津液不足、
阳气受损气化热结构图

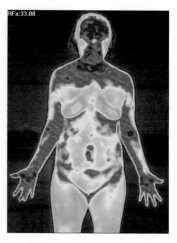

图 6-44　阳气不足、
精血津液受损气化热结构图

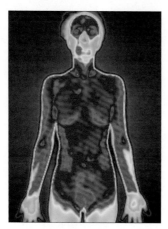

图 6-45　六腑泻浊不畅、郁（瘀）
而化热气化热结构图

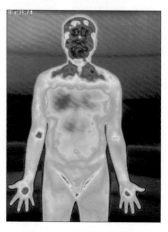

图 6-46　六腑阳气不足、
气化失司气化热结构图

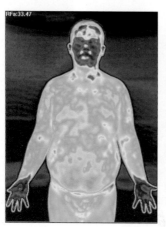

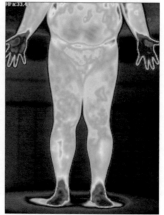

图 6-47　清阳不达四肢、郁（瘀）而化热气化热结构图

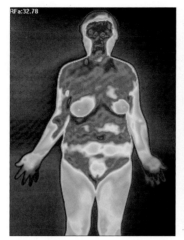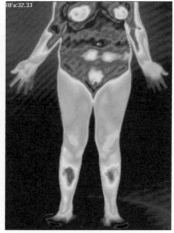

图 6-48　清阳郁结不达四肢气化热结构图

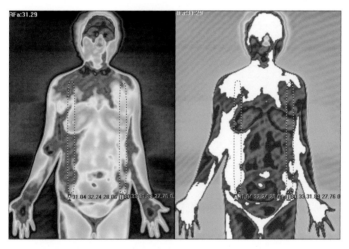

图 6-49　升气有余（瘀）或降气不足气化热结构图

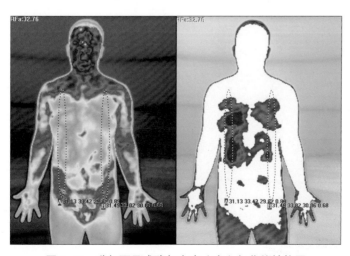

图 6-50　升气不足或降气有余（瘀）气化热结构图

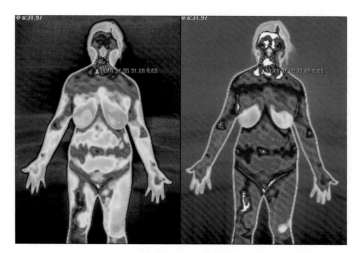

图 6-51 危、急、重病（症）唇区极高代谢热结构图

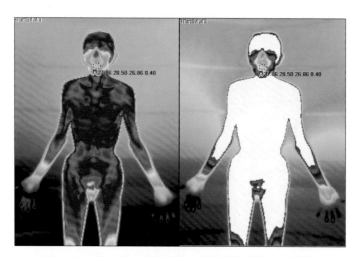

图 6-52 危、急、重病（症）唇区极低代谢热结构图

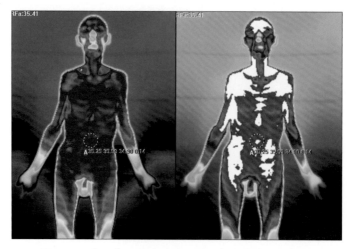

图 6-53 危、急、重病（症）脐区极低代谢热结构图

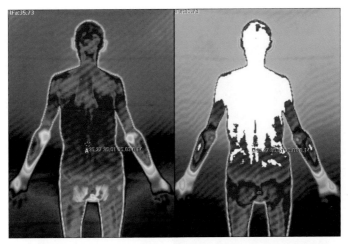

图 6-54　危、急、重病（症）命门穴区极低代谢热结构图

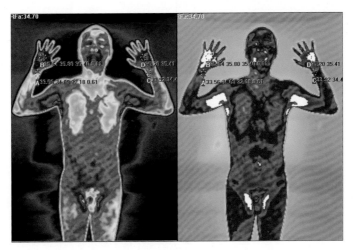

图 6-55　危、急、重病（症）桡动脉区代谢热＜劳宫穴区（同侧）代谢热气化热结构图

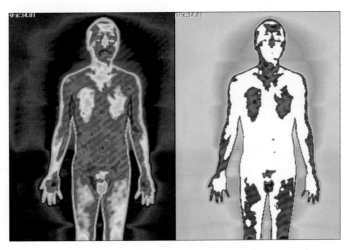

图 6-56　危、急、重病（症）阳气外散（脱）

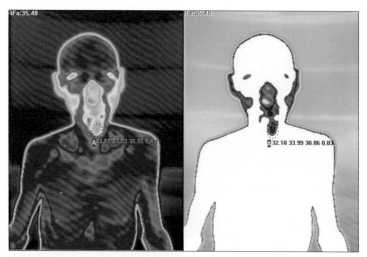

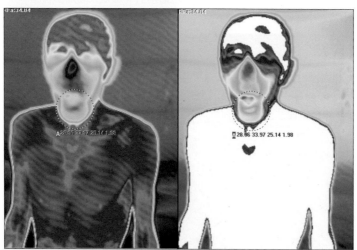

图 6-57　危、急、重病（症）阴津（精）或阳气严重匮乏

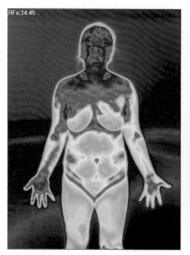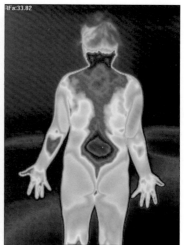

图 6-58　气虚质

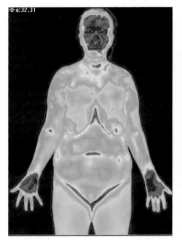

图 6-59　阳虚质

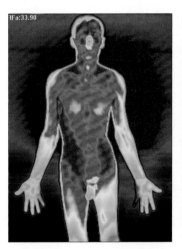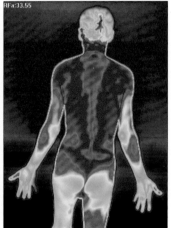

图 6-60　阴虚质

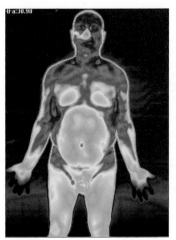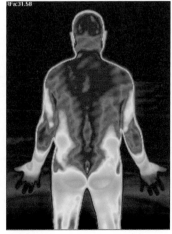

图 6-61　痰湿质

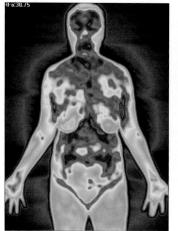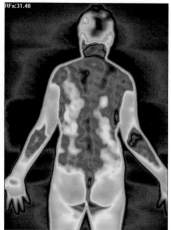

图 6-62　湿热质

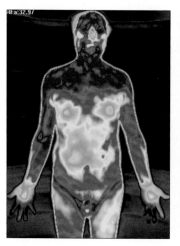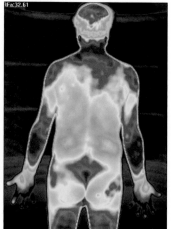

图 6-63　血瘀质

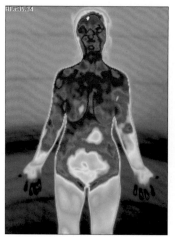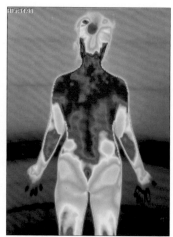

图 6-64　气郁质

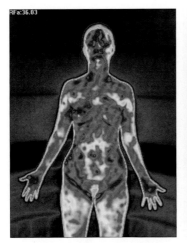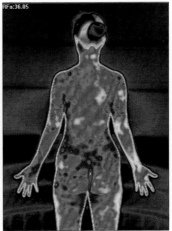

图 6-65　特禀质

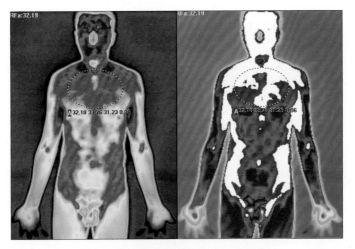

图 6-66　肺系辨证要点——肺燥热

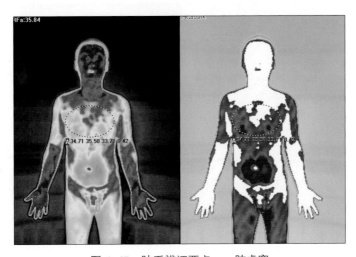

图 6-67　肺系辨证要点——肺虚寒

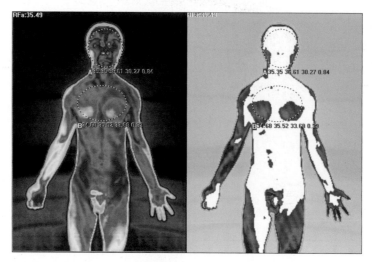

图 6-68　肺系辨证要点——肺阴（气）虚

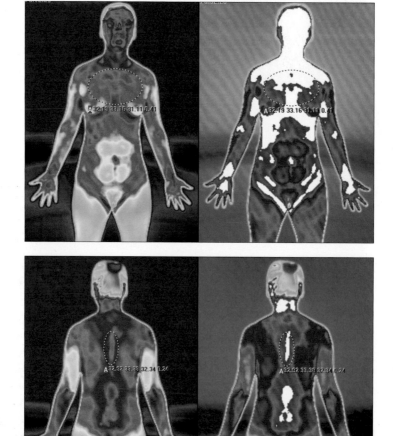

图 6-69　肺系辨证要点——痰热壅肺

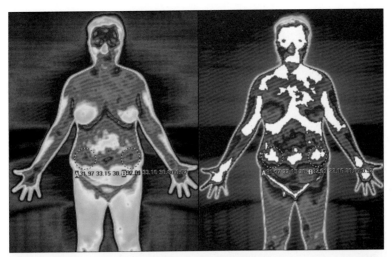

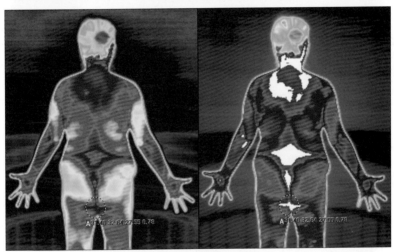

图 6-70 肺系辨证要点——大肠湿热

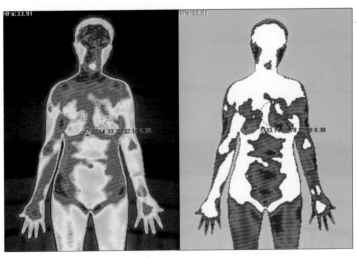

图 6-71 心系辨证要点——心气不足、心血虚

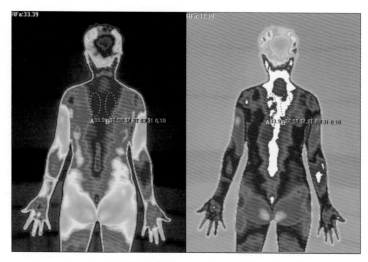

图 6-71　心系辨证要点——心气不足、心血虚（续）

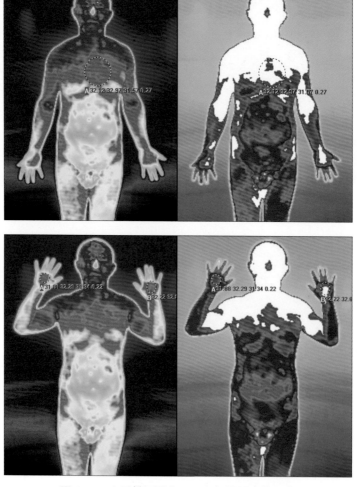

图 6-72　心系辨证要点——心气阴两虚兼血瘀

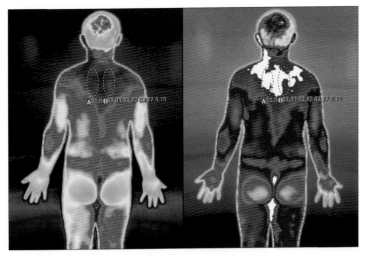

图 6-72　心系辨证要点——心气阴两虚兼血瘀（续）

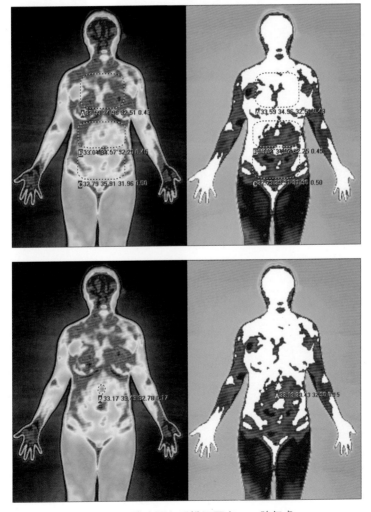

图 6-73　脾（胃）系辨证要点——脾气虚

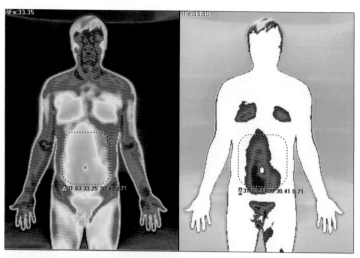

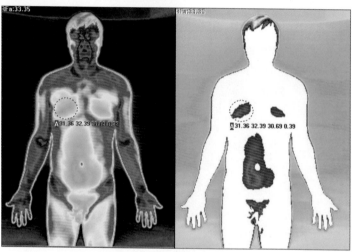

图 6-74 脾（胃）系辨证要点——脾湿（寒）

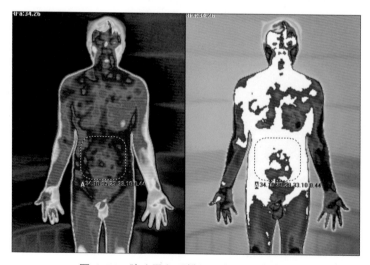

图 6-75 脾（胃）系辨证要点——脾湿热

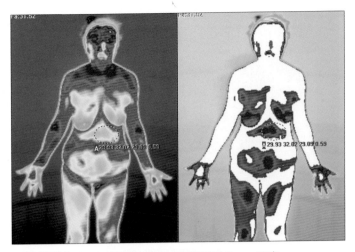

图 6-76 脾（胃）系辨证要点——胃寒

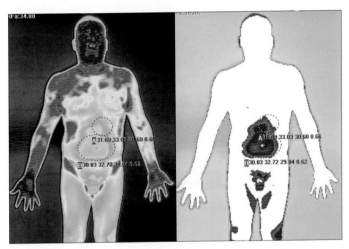

图 6-77 脾（胃）系辨证要点——脾胃虚寒

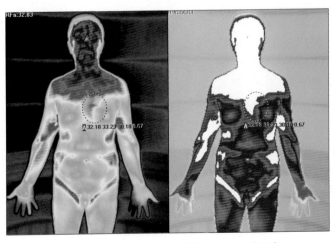

图 6-78 脾（胃）系辨证要点——心脾两虚

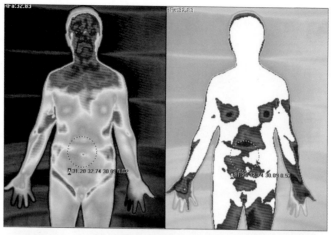

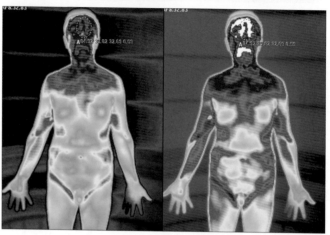

图 6-78　脾（胃）系辨证要点——心脾两虚（续）

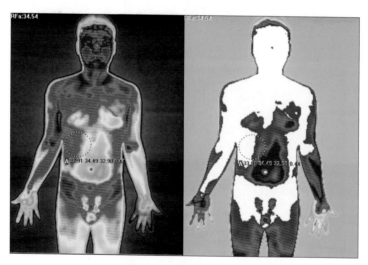

图 6-79　肝（胆）系辨证要点——肝阳上亢

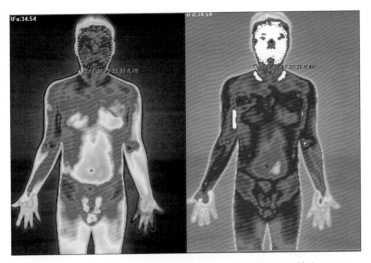

图 6-79　肝（胆）系辨证要点——肝阳上亢（续）

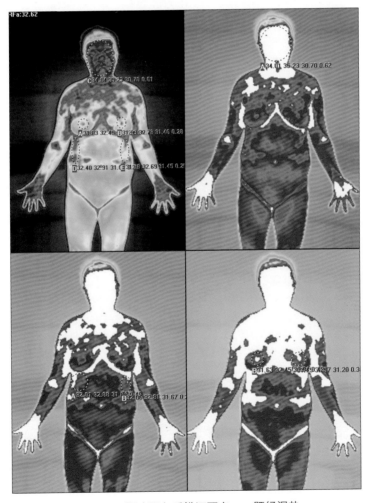

图 6-80　肝（胆）系辨证要点——肝经湿热

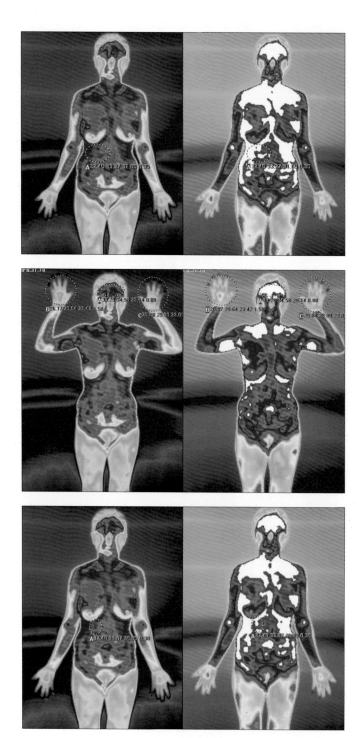

图 6-81 肝（胆）系辨证要点——肝郁

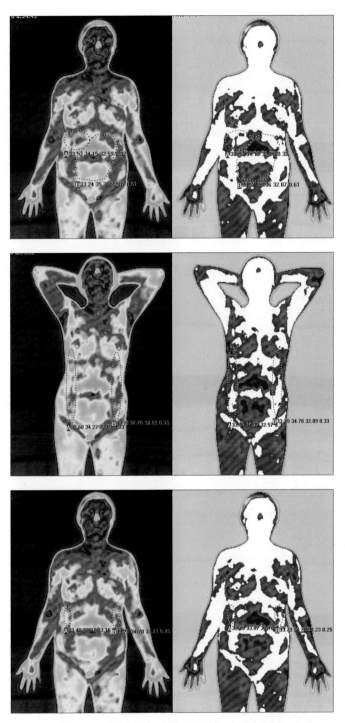

图 6-82 肝（胆）系辨证要点——肝郁脾虚

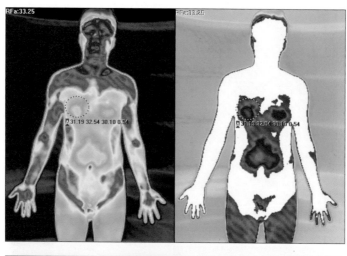

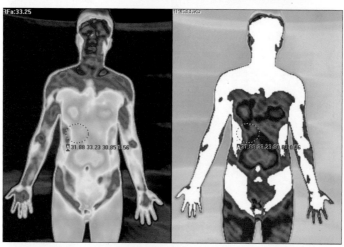

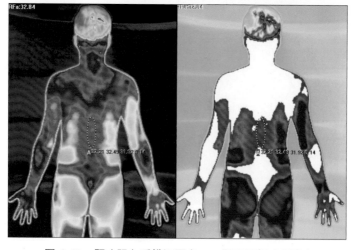

图 6-83　肝（胆）系辨证要点——肝阳不振（肝寒）

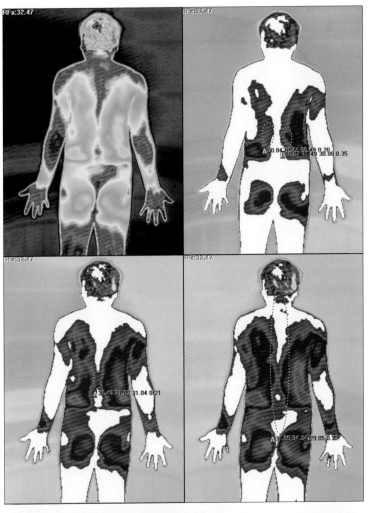

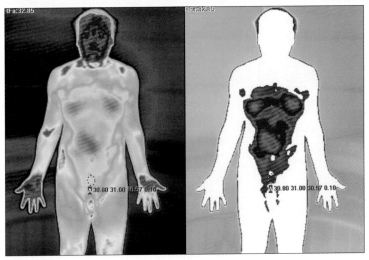

图 6-84　肾系辨证要点——肾元阳亏损

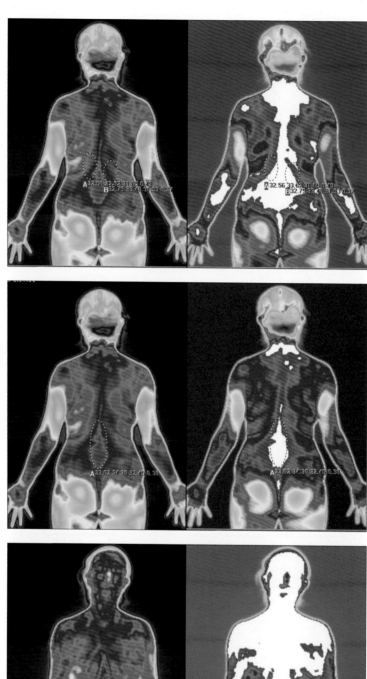

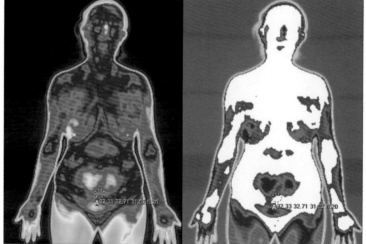

图 6-85　肾系辨证要点——肾阴虚

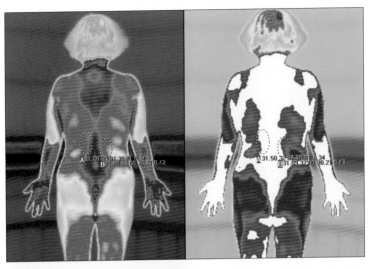

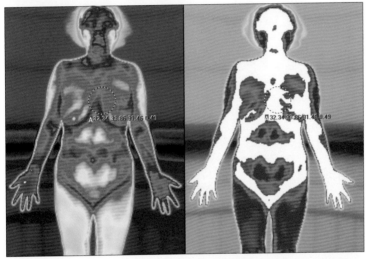

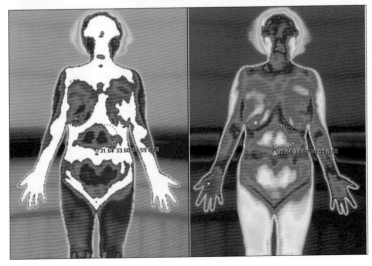

图 6-86　肾系辨证要点——心肾不交

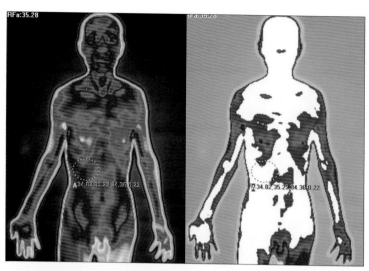

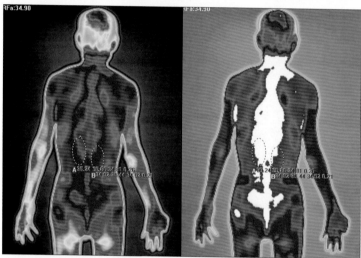

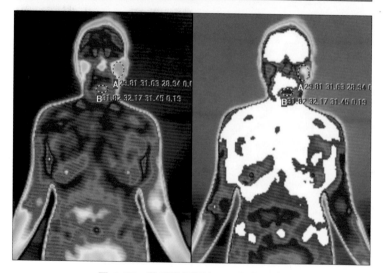

图 6-87　肾系辨证要点——肝肾阴虚

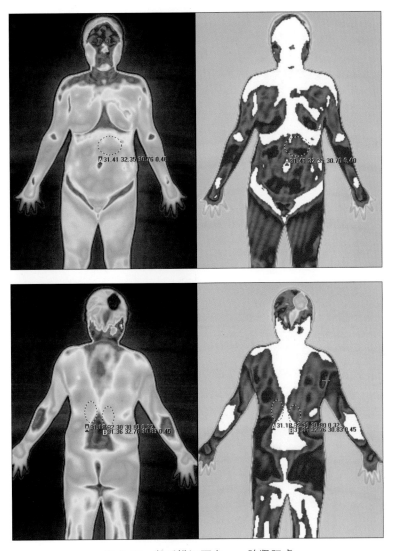

图 6-88　肾系辨证要点——脾肾阳虚

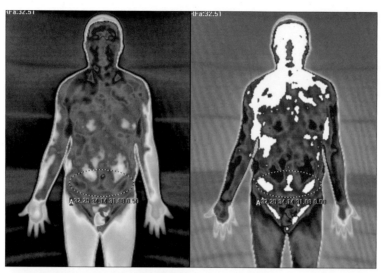

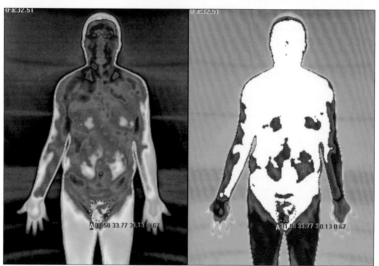

图 6-89　肾系辨证要点——膀胱湿热

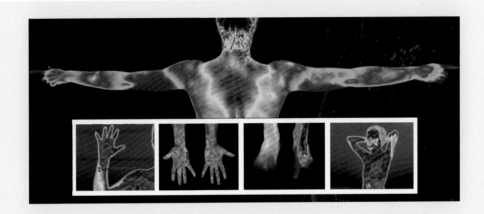

第七章　TTM 在侯丽萍风湿三焦气化理论中的应用

第一节　TTM 与"新三焦"

"三焦"源于《黄帝内经》,《黄帝内经》中三焦的基本概念有二:一为六腑之一,有特定的生理功能;二为人体部位划分概念,是上、中、下、三焦的全称。但自《难经》提出"三焦有名、无形"之说始,历代医家围绕三焦之无形、有形、何形之争此起彼伏。有关三焦的生理功能则极少有疑义,多数医家对三焦的功能是认可的,即三焦为水、火、气、血、津液运行的通道。

"新三焦"理论是侯丽萍教授考《黄帝内经》《伤寒论》《金匮要略》《温病条辨》等著作,结合自己多年来读经典、做临床的经验,总结出来的,是在传承的基础上创立的"三焦 - 气街 - 腠理 - 命门系"为器官的全方位、多层次、多角度的气化学说,是研究脏腑、经络、形体、官窍的形态结构、生理功能、病理机转及其相互关系的理论,是元气的通道,是水、火、气机的通道和气化的场所,其核心理论包括"部位三焦"和"功能三焦"两部分。

TTM 从三焦及其所属脏腑气血气化代谢热结构角度出发,运用"气血云图"从不同角度对"新三焦"理论的"部位三焦"及"功能三焦"进行阐释,揭示了三焦的本质,解答了历代医家对三焦的疑义。为此,编者归纳总结多年来 TTM 对"新三焦"临床实践探索的经验认识如下。

一、TTM 与"部位三焦"

遵《黄帝内经》所言,"部位三焦"为人体部位划分概念,是上、中、下三焦的全称。其包括三个区域:上焦(心肺及膈以上组织),中焦(脾胃、肝胆、大肠等膈以下、脐以上组织),下焦(肾、膀胱、小肠等脐及脐以下、耻骨联合以上组织)。

TTM 观测"部位三焦"生理、病理、诊断及病理机转图像特征,其临床意义应从以下几方面综合分析判断。

(1)室内温度为 23 ～ 25℃时,三焦整体生理性气血气化代谢热值:30 ～ 60 岁为

30～32、30 岁以下为 31～33。代谢热形态均匀对称、无异常热源出现，同时代谢热源的出现符合机体生理有序性，三焦代谢热值 ΔF 上焦＞中焦＞下焦。

（2）各焦生理性气血气化代谢热理论性（平和质）差值：在各焦代谢热值正常范围情况下，$\Delta F_{上焦-中焦}＝0.5$、$\Delta F_{中焦-下焦}＝0.5$、$\Delta F_{上焦-下焦}＝1.0$。

（3）各焦所属脏腑组织各自的功能状态，即以各脏腑组织气血气化代谢热（细胞群新陈代谢热）的形态来判断其生理功能。

（4）对各焦整体功能状态的研判评估。上焦为交换系统，即吐故纳新、布散精微的心肺及其周围组织气血气化代谢热结构的整体功能；中焦为运化系统，即受盛化物、泌别清浊的脾胃、胆（肝）及其周围组织气血气化代谢热结构的整体功能；下焦为动力系统，即贮藏精微、排泄废物的肝肾、膀胱及其周围组织气血气化代谢热结构的整体功能。以局部脏腑气血气化代谢热结构与整体功能配合、气血气化代谢热值正常为生理状态。如图 7-1 所示。

（5）当各焦气血气化代谢热绝对值、相对差值、各焦所属脏腑组织各自代谢热值以及整体各焦协调配合混化、异化的代谢热值在形态、数值、均匀对称性有多方面出现异常代谢热改变时，即为部位三焦气血气化代谢热结构图的病理性功能改变。当然，从部位三焦角度讲，每一焦气血气化代谢热呈现病理性改变，均提示该焦存在功能（或结构）异常，由于人体是一个有机整体，在生理上相互联系、病理上相互影响，某一焦气血气化代谢热改变不可能单一而静止地出现，而是相互影响、相互转化的。如尪痹（类风湿关节炎）患者急性期以上、中焦病理性功能改变为主（如图 7-2），缓解期以中焦病理性功能改变为主（中焦热或寒）（如图 7-3），慢性期以下焦病理性功能改变为主（如图 7-4），这就要求我们辨治疾病时，治上不忘中下、治中不忘上下、治下不忘中上，最终达到三焦气血气化代谢热以平为和、以通为用。

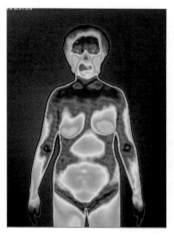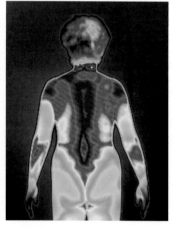

图 7-1　相对正常三焦代谢热气化热结构图

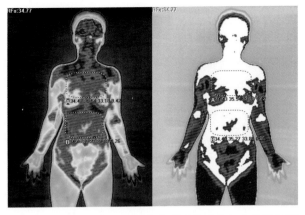

图 7-2　尪痹急性期上、中焦病理功能改变气化热结构图

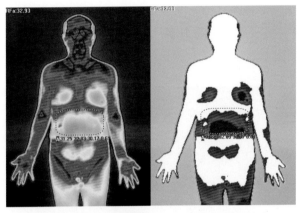

图 7-3　尪痹缓解期中焦寒气化热结构图

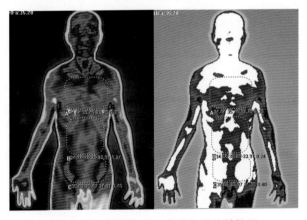

图 7-4　尪痹慢性期下焦热气化热结构图

二、TTM 与"功能三焦"

《黄帝内经》曰："焦者，熟物之意也。"人体大到整个体腔，小到每一个细胞，均为"新三焦"气机的通道、气化的场所，包括三焦 – 气街 – 腠理 – 命门系。其整体功

能：三焦维持着机体生命的稳态平衡，能够反映人体结构与功能之间的关系；三焦维持着脏腑之间的协调平衡，体现了脏腑之间的相互平衡；三焦维持着脏腑、经络之间的内平衡，体现了脏腑功能与精微物质之间的关系；三焦维持着人体代谢的动态平衡，体现了能量与物质之间的转化。"新三焦"是元气的通道，是水、火、气机的通道，气化的场所，是传化中的一腑，其内寄"相火"，均由命门系而发。

在侯丽萍《风湿三焦新论》一书中提出三焦乃人体的一轮红日，是身体的太阳，是人体气血运行的动力，揭示了三焦"精于气化、略于形质"之理念，那么如何应用功能影像学 TTM 对"新三焦"的功能进行综合研判呢？

（一）判断元气的盛衰

1. 命门穴区

命门穴区在第二腰椎棘突之下，其气血气化代谢热正常值为 $0.5 \leqslant \Delta F_{(MAX-MIN)} \leqslant 1.0$，当 $\Delta F < 0.5$ 时，提示人体原动力不足（如图 7-5）；当 $\Delta F > 1.0$ 时，提示肾元阴不足，元阳亢盛（如图 7-6）。

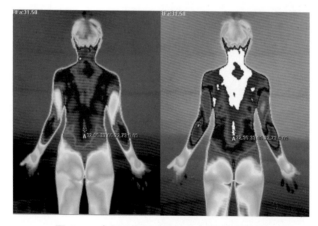

图 7-5　命门穴区 $\Delta F < 0.5$ 气化热结构图

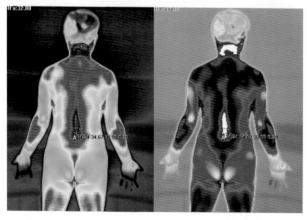

图 7-6　命门穴区 $\Delta F > 1.0$ 气化热结构图

2. 肾解剖部位

左肾解剖部位在第 11 肋至第 2 腰椎区，右肾解剖部位在第 12 肋至第 3 腰椎区，其气血气化代谢热正常值为 $0.2 \leq \Delta F \leq 0.4$，且可将其气血气化代谢热"寒热象"以及腹部脐周气血气化代谢热的"寒热象"二者综合，考察肾的功能状态，即当肾区以高代谢及脐周高代谢伴低代谢为主的热结构图时，提示肾阴虚（如图 7-7）；当肾区低代谢、脐周以低代谢伴高代谢为主的热结构图时，提示肾（阳）气不足伴有阴精亏虚（如图 7-8）。因为三焦通行全身元气，如果 TTM 命门穴区及肾区前后气血气化代谢热结构图显示元气虚弱则提示三焦通道运行不畅，从而出现全身或局部的病理性功能改变。

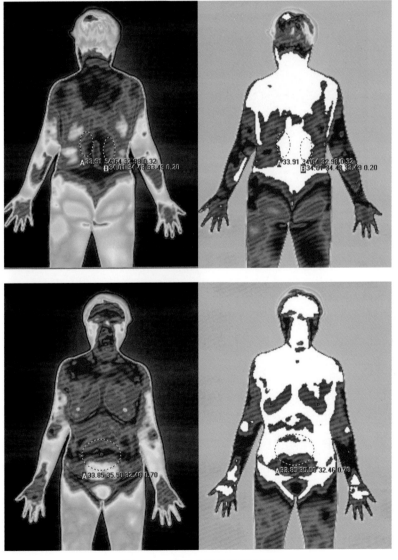

图 7-7 肾阴虚气化热结构图

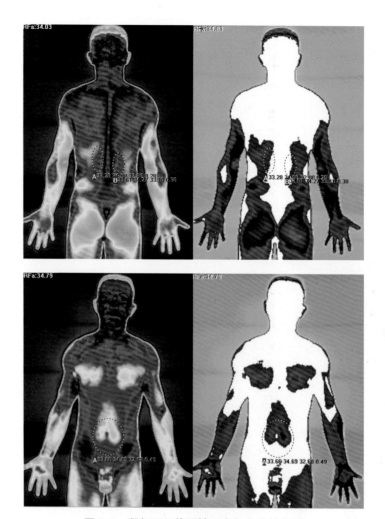

图 7-8　肾气不足伴阴精亏虚气化热结构图

3. 关元穴区

通过关元穴区气血气化代谢热源判断元气盛衰详见本章第四节。

（二）判断膻中穴区、中脘穴区、关元穴区的阳性反应

1. 膻中穴区

膻中穴区位于胸部前正中线，平第 3 至第 4 肋间隙，可以通过其气血气化代谢热的"寒热象"可以判断"宗气"的盛衰郁发。当膻中穴区以高代谢为主时，提示上焦交换与循环受阻（如图 7-9）；膻中穴区以低代谢为主时，提示上焦交换与循环动力不足（如图 7-10）；这两种穴位气血云图均反映上焦吐故纳新、布散精微之"宗气"受阻、不足之病理性功能改变，提示上焦灌溉全身的功能失司，推动力不足。

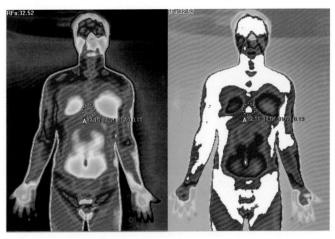

图 7-9　膻中穴区高代谢气化热结构图

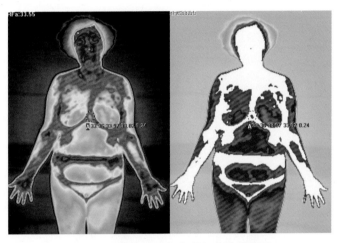

图 7-10　膻中穴区低代谢气化热结构图

2. 中脘穴区

中脘穴区位于腹部前正中线，脐上 3 至 4 寸范围，其气血气化代谢热的"寒热象"可以判断"中气"的盛衰毒聚。当中脘穴区以高代谢为主时，提示中虚毒聚、胆胃不和（如图 7-11）；中脘穴区低代谢为主时，提示中焦阳气不足（如图 7-12）。二者皆提示中焦推动能力不足而致中焦脾胃升清降浊功能失常。

3. 关元穴区

关元穴区位于腹部前正中线，脐下 3 至 4 寸范围，其气血气化代谢热的"寒热象"可以判断"元气"的盛衰。当关元穴区以高代谢为主时，提示下焦精血不足、相火亢盛（如图 7-13）；关元穴区以低代谢为主时，提示肾阳（气）不足（如图 7-14）。二者皆反映人体贮存元气不足，下焦如渎的功能失司。总之，TTM 上的各焦关键穴位区气血气化云图的变化，可以辅助了解三焦功能状态。

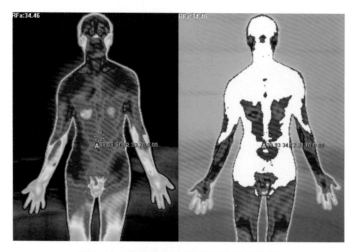

图 7-11　中脘穴区高代谢气化热结构图

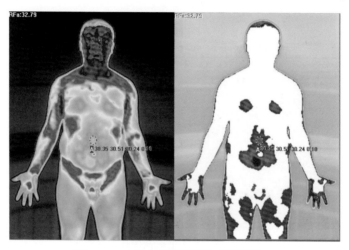

图 7-12　中脘穴区低代谢气化热结构图

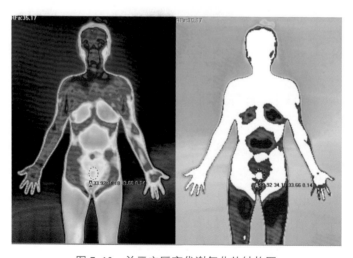

图 7-13　关元穴区高代谢气化热结构图

┃ 热断层成像（TTM）技术中医应用图解

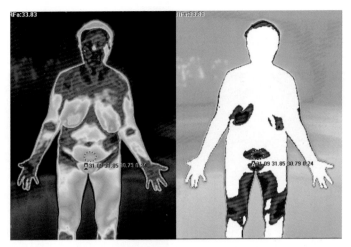

图 7-14 关元穴区低代谢气化热结构图

（三）判断命门系君、相火的功能以确定三焦"阳气内动充满流行"气化功能

详见本章第三节。

（四）判断三焦气机升降出入之气血气化代谢热活动

详见本章第一节。

（五）观测"侯氏九宫区"腹部的气血气化代谢热结构图

详见本章第四节。

（六）观察皮肤、腠理气血气化代谢热结构图

2018 年 3 月 27 日，美国科学家宣布发现了人体内一个"未知的器官"，即"人体内的间质组织"。这是一个完整的器官，也就是说，它拥有独立的生理作用和结构，并执行着特殊任务，如同人体的心脏、肝脏一样。"间质组织"的特性是身体中的每个组织都被这个充满流体的间质网络所包围，形成了一个器官，遍布全身，互相连接的间质相当于"流动液体高速公路"，而间质所处的位置包括皮肤表层下方，还有消化道、肺和泌尿系统动脉、静脉和肌肉之间的筋膜。[1]

这些描述难道不是侯丽萍教授所讲的"新三焦"吗？大而无外、小而无内，是水、火、气机的通道，气化的场所，行水之道与现代医学里描述间质的"流动液体高速公路"的特质一样。"新三焦"从特质到功能都与间质组织极为相似。

TTM 收集的是人体散发的细胞新陈代谢热的远红外线辐射热，对机体内部脏腑、经络、三焦的气血气化代谢热进行全方位、多层次、多角度捕捉，并由内向外，以"气血气化代谢热结构图"的方式反映在体表。因此我们可以通过观察皮肤气血气化代谢热结

---

[1] Benias,P. C, Wells, R. G, Sackey-Aboagye, B. etal. Structure and Distribution of an Unrecognized Interstitium in Human Tissues. Sci Rep 8, 2018, 8 (1):4947.

构图来推断三焦气化功能，即皮肤表面TTM热结构图呈现斑点状或斑片状的热结构图时，提示三焦——气街不通、腠理壅塞、间质水液运行通道气化失常（图7-15）。

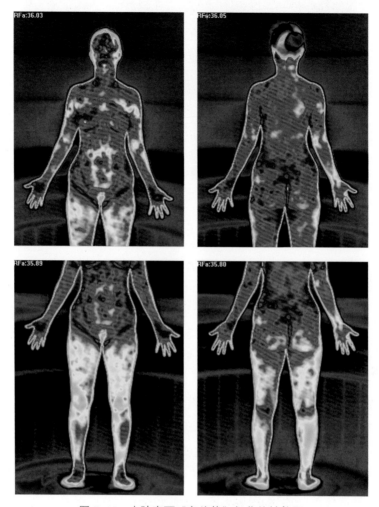

图7-15 皮肤表面"斑片状"气化热结构图

总之，中医学"功能三焦"强调的是"精于气化、略于形质"的功能状态。运用TTM多判据、多层次、多角度观察分析的特点，以全新的理念，客观、可视、数据化地综合研究三焦功能，进一步研究三焦雾露蒸腾、沤物浸渍、沟渠水道、贮藏精微的功能。

第二节 TTM与人体公转、自转

一、公转、自转气血气化代谢热理论

众所周知，中医学形成的基础包括哲学基础和医学基础，在医学基础中包含整体

观、辨证论治观，其整体观的内涵是"天人合一"性和人体五脏六腑三焦气化的整体性、连锁反应性。宇宙万物之日月五星的运动遵循公转与自转规律，人与自然相结合，故此，人亦通过自身的公转[1]、自转[2]来维系人体的生理功能，同时也易产生失"中和"的病理状态，从而形成了机体生理与病理矛盾互存的统一体。

人体三焦空间气血气化代谢热之公转与自转并非抽象存在，而是人体脏腑三焦、任督二脉、足太阳膀胱经区遵循"五行学说""经络运行规律"之气血气化代谢热运行的代名词。由于五脏六腑、三焦、经络的形态、位置、生理功能不同，因而形成了生克互存的关系，在气化运动中完成了生化的过程。

人体三焦、脏腑、经络公转与自转的气血气化代谢热运动与人体的大小循环有着相似之处。人体的循环是小循环推动大循环的，大循环的运动力之大小与小循环的回流有着密切关系。加大小循环的回流等于加大大循环的动力，因回流的能量有助于刺激推动大循环的运动力[3]。自转与公转的气血气化代谢热关系与此类似，自转有助于脏腑、三焦气血气化代谢热的回流，加大公转气血气化代谢热的运动力。人体三焦空间气血气化代谢热之所以周流不息，在于自转气血气化代谢热的回馈。自转气血气化代谢热入海归源，将各脏腑、三焦之气血气化代谢热的能量通过上焦肺区越肩注入太阳经区，向下通过尾闾到会阴，回到气血气化代谢热生发之源头（命门穴区）。公转与自转相互依存、相互促进，自转为公转提供气血气化代谢热的动力，公转又牵动刺激了自转气血气化代谢热的运行。

二、以中医学"五行生克"气血气化代谢热观点阐述自转的气化

五脏的气血气化代谢热具有整体性，是一系列的连锁反应。同时，各"腠理"气血气化代谢热过程遵循左升右降的横向腠理气化规律，即细胞内物质与细胞外能量进行交换时是遵循左出右入的代谢规律。首先，肾区气血气化代谢热向上运动，受脾胃区气血气化代谢热的阻挡而向两侧移动。此时，肾区的气血气化代谢热与脾胃区的气血气化代谢热在上腹部区域相遇而进行"混化、异化"，气血气化代谢热的性质即发生改变，形成新的气血气化代谢热，既不同于肾区气血气化代谢热，也不同于脾胃区气血气化代谢热。这种新的气血气化代谢热向两侧移动，进一步发生变化，具有更大的气化能力，从而推动肝区气血气化代谢热运动，即为传统中医学所言"水"生"木"。传统中医学认为生者为母，克者为父，被生者为子。"水"生"木"的过程中，"水"

---

[1] 任督二脉、太阳经区气血气化代谢热的输布过程。
[2] 三焦、脏腑、经络气血气化代谢热的回流过程。
[3] 郭志辰. 人体空间医学探索［M］. 北京：中国古籍出版社，2007.

为母，"木"为子，"土"为父。如果肾区气血气化代谢热在上行过程中未能受到脾胃区气血气化代谢热的撞击，那么就不可能推动肝区气血气化代谢热运动。正是在这种"土"的克制下，才能够形成"木"。

肝区气血气化代谢热向上运动，受肺区气血气化代谢热的影响，沿膈下腠理空间向左运动，在运动过程中，肝区气血气化代谢热与肺区气血气化代谢热"混化、异化"，产生新的更具活力的气血气化代谢热，新的气血气化代谢热从膈下空间运行至心区，从而产生推动作用。所以有"木"能生"火"，在这一气血气化代谢热过程中，"木"之气血气化代谢热受到了肺区气血气化代谢热的克制。

心区气血气化代谢热向下运行，受到肾区气血气化代谢热向上辐射的影响，即"水"克"火"，二者气血气化代谢热经"混化、异化"，形成新的气血气化代谢热，这种新的气血气化代谢热对脾胃区形成气血气化推动作用，即"火"生"土"。

脾胃气血气化代谢热向上运行，受肝区气血气化代谢热的克制，即"木"克"土"，产生新的气血气化代谢热，这种新的气血气化代谢热越膈而上，推动肺区气血气化代谢热运动，加大肺区气血气化代谢热的气化能力，故"土"能生"金"。

肺区气血气化代谢热越肩沿太阳经区向下焦肾区运行，在越肩过程中，受心区气血气化代谢热影响，二者"混化、异化"，形成新的气血气化代谢热，进入太阳经区，并与命门穴区气血代谢热相合，进入双肾区，对双肾区气血气化代谢热有增强作用，即肺"金"能生肾"水"，且"金"受"火"的克制。

总之，人体五脏之间气血气化代谢热周而复始地运动，相互刺激、相互推动，周流不息，这就是五脏气血气化代谢热遵循"五行生克"的自转运动规律。

三、以传统中医学穴位区气血气化代谢热进行标识公转的运行路线

人体的公转系统就是由命门穴区气血气化代谢热发出的人体内气血的高度集中统一运行。公转系统牵动人体内部所有脏腑、经络的自转运动，贯穿人体三焦空间，其公转路径由任督二脉、足太阳经区组成，三经上下、前后贯穿统一，输布能量，调整阴阳。

（一）督脉气血气化代谢热路径

起于小腹，下出会阴部，向后行于脊柱内部，上达项后风府穴区，进入脑，上行颠顶，沿前额下行鼻柱，至龈交穴区。

（二）任脉气血气化代谢热路径

起于小腹内，下出会阴部，向上行于阴毛部，沿着腹内向上经过关元等穴区，到达咽喉部位，再向上环绕口唇龈交穴区，经面部穴区，进入目眶。

（三）公转的穴位区气血气化代谢热标识

以传统中医学的穴位在 TTM 上气血气化代谢热（区）进行标识公转的运行路线如下（如图 7-16）。

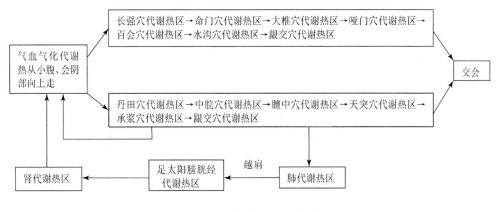

图 7-16　穴位公转的运行路线

四、TTM 与人体公转

公转即人体气血气化代谢热的高度集中统一运行，牵动人体内部脏腑营卫气血按五行生克规律、昼夜运行节律进行自转的运行，贯穿人体的三焦空间。全身气血气化代谢热在气海穴区、血海穴区、膻中穴区、髓海区及水谷之海区汇聚、交合、混化、异化，从而形成新的气血气化代谢热，以推动人体的自转有序进行。

当机体三焦气血气化自转发生病理改变时，公转气血气化代谢热的供给与转输（即动力区和疏散区）亦一定存在病理性气血气化代谢热的改变。如上焦区气血气化代谢热呈异常病理性功能改变（高代谢或低代谢热结构图），当伴有后背太阳经区气血气化代谢热呈病理性功能改变（高代谢或低代谢热结构图）时，提示上焦区气血气化代谢热不能越肩向后背太阳经区布散（如图 7-17）；当伴有中焦区气血气化代谢热呈病理性功能改变（高代谢或低代谢热结构图）时，提示中焦区气血气化动力不足，不足以推动上焦进行气化，从而完成"吐故纳新、布散精微"的功能（如图 7-18）。

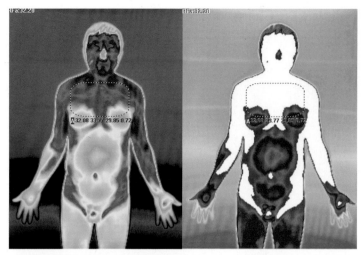

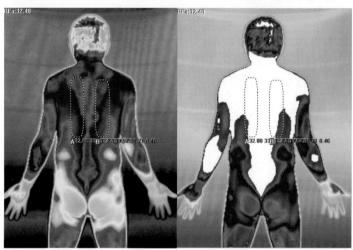

图 7-17 上焦区高代谢伴太阳经区高代谢气化热结构图

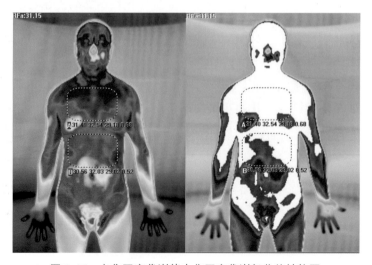

图 7-18 上焦区高代谢伴中焦区高代谢气化热结构图

中焦区气血气化代谢热呈异常病理性功能改变（高代谢或低代谢热结构图），若伴有上焦区气血气化代谢热呈病理性功能改变（高代谢或低代谢热结构图），则提示上焦郁滞、中焦区"受盛化物、泌别清浊"的功能失常，气血气化代谢热不能向上焦区疏散（如图 7-19）；若伴有下焦区气血气化代谢热呈病理性功能改变（高代谢或低代谢热结构图），则提示下焦区动力不足，不能推动气血气化代谢热向中焦运行以协助中焦气化（如图 7-20）。

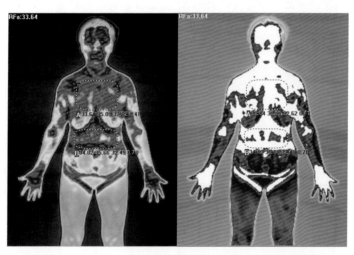

图 7-19　中焦区高代谢伴上焦区高代谢气化热结构图

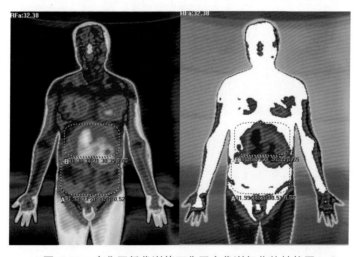

图 7-20　中焦区低代谢伴下焦区高代谢气化热结构图

下焦区气血气化代谢热呈病理性功能改变时（高代谢或低代谢热结构图），若伴有中焦区气血气化代谢热呈病理性功能改变（高代谢或低代谢热结构图），则提示中焦郁滞，从而使下焦气血气化代谢热不能向上布散于中焦（如图 7-21）；若伴有后背太阳经区及督脉气血气化代谢热呈病理性功能改变（高代谢或低代谢热结构图），则提示太阳经区及督脉气血气化代谢热动力不足，不能形成有效的推动力，使下焦区完成"贮存精微、排泄废物"的气化功能（如图 7-22）。

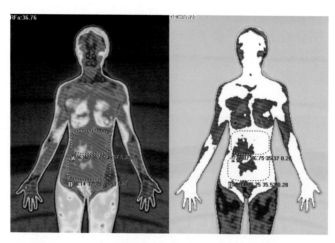

图 7-21　下焦区高代谢伴中焦区高代谢气化热结构图

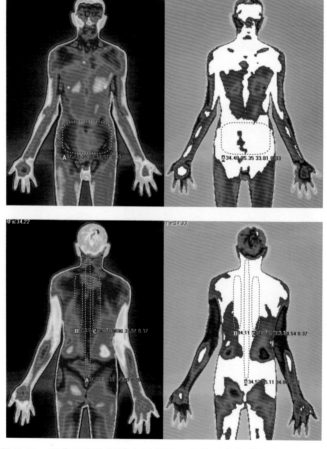

图 7-22　下焦区高代谢伴太阳经区、督脉区高代谢气化热结构图

三焦区、后背太阳经区及督脉区呈多区域病理性功能改变热结构图时，应遵循公转气血气化代谢热路径，以公转圈上每一个穴位区气血气化代谢热为标识，着眼于每一个标识区域（或三焦、太阳经区）气血气化代谢热，以每一个穴位区（或三焦区、太阳经区）气血气化代谢热既是下一个穴位区域（或三焦、太阳经区）气血气化代谢热的动力提供区，又是上一个穴位区（或三焦区、太阳经区）气血气化代谢热疏散区为依据，来分析三焦气血气化的生理功能、病理变化，以任督二脉、太阳经区为公转路径，对三焦区自转气血气化代谢热在动态中进行补充、疏散，最终达到三焦气化"致中和"的目的。

五、TTM 与人体自转

人体自转是心、肝、脾、肺、肾五脏之间气血气化代谢热周而复始的运动，五脏气血气化代谢热相互刺激，相互推动，周流不息，遵循"五行生克"的自转运动规律。

相关论述详见本书"基础篇"第四章第二节。

第三节　TTM 与命门系

一、命门系的渊源

"命门"一词最早见于《黄帝内经》，所指为目，如《灵枢·根结》《灵枢·卫气》二篇均提出："命门者，目也。"并指出"命门"的功能表现在于两目，目就是"命门"，实际上《黄帝内经》所讲的命门部位在脑。

自从《黄帝内经》提出"命门"说之后，后世医家都特别重视对"命门"的研究，并就"命门"的部位及生理病理从不同的角度提出了种种新说，逐渐丰富了"命门"说的内容。关于"命门"的部位，后世医家、学者总结归纳为四大类。第一类为《黄帝内经》的脑命门说；第二类为肾命门说；第三类为李东垣的包络命门说；第四类为黄元御提出的胃府命门说。至此，中医学"命门"学说臻以完善，其所包括的内涵既不是一个脏器，也不是一个穴位，而是一个分工协作的系统，这个系统主宰着人的造化。

二、命门系的实质

（一）命门系与西医学内分泌系统的关系

近代医家通过临床观察和实验研究发现，命门的这四个部位与内分泌系统有非常相似之处。脑命门在脑垂体，包括腺垂体和神经垂体；肾命门包括肾上腺，性腺（睾丸、卵巢），前列腺；胃府命门包括胰腺、胃肠内分泌液、胆汁；包络命门包括甲状腺、甲状旁腺、胸腺[1]。这些内分泌腺所分泌的生物活性物质——激素，由腺细胞直接释放进入血液或淋巴液中，然后再运输到全身各处。而心包络为"相火"用事，主循环，代心君火行事，以达布散精微、营养周身的目的，这也足见包络命门的重要性。心藏神，脑为元神之府，脑为神之体，心为神之用，故甲状腺对脑的生长发育和心脏运血的功能影响极大，犹如"电照风行"。

总之，命门系与西医学内分泌系统部位上有吻合性，生理功能上有相似性，病理上有相同性（或相关性）。

（二）命门系与中医学实质

古人云，"考古问今探命门"，历来关于命门与三焦两个概念，诸多学者众说纷纭。编者遵"四命门"学说，认为"命门"的内涵是命门乃两肾中间的"动气"，非水非火，乃造化之枢纽，阴阳之根蒂，即先天之太极，五行由此而生，脏腑以继而呈。所谓"动气"即指具有生物活性的物质，为元阴元阳，即"元气"之所在地，非指肾阴肾阳；造化指自然界的创造化育功能，造化之枢纽指"动气"具有繁殖新一代，促进生长发育，激活脏腑、经络、三焦气化的生理功能。

"命门"为相火之原，具有温煦作用。其最大的功能是释放出活力很强的精微物质——元阴元阳，统称为元气。元气的生理功能具有温煦、推动、固摄、防御、气化五大作用，这与西医学内分泌系统分泌出来的"激素"作用十分相似。

脑命门为"诸精之所舍"，是命门系统的总司令，控制调节着整个命门系统。

包络命门为君、相火之用事，故为循环之主体，主运行气血、营养周身、调节神志。

胃府命门为消化、吸收之地，为相火之用事的具体表现，主受盛化物、泌别清浊。

肾命门乃"藏精之舍"，有藏精还脑、促使机体"阳升阴奉"的功能。温补肾命门真正的作用并非是补肾阳、肾阴，而是为了纠正"阳精所降其人夭"的病理状态，促进"阳升阴奉"的生理功能，达到"阴精所奉其人寿"的目的，其作用是"还精补脑"，使"精"藏于脑命门。说到底，补肾命门的目的是补脑命门，因为脑是人体的生命点。

总之，命门不是一个脏器，也不是一个穴位，而是一个系统，与西医学内分泌系统相吻合，与西医学神经系统相似。脑命门是命门系统的总指挥，控制调节着整个命门系统。而三焦相火又是命门（系）的臣使之官，布散命门元气，命门不离三焦。

---

[1] 田合禄，田晋华. 医易火病学［M］. 太原：山西科学技术出版社，2007.

（三）命门系的内在联络路径

"命门"为相火之原，三焦为相火之用并布散"命门"元气。心包络与三焦相表里，三焦主元气，心包络主血脉，故"命门"的元阴元阳是靠三焦和心包络遵循公、自转的运行方式把气血气化代谢热输送到全身各部分的。任督二脉、足太阳经区、三焦、五行生克是"命门系"内在的联络通道。

三、TTM 与命门系

（一）脑命门之生理、病理、诊断及病理机转的图像特征、临床意义

正常情况下，脑后枕区气血气化代谢热呈均匀的以高代谢为主的低温差代谢热区，气血气化代谢热值与周围正常组织相比为 $0 \leq \Delta F \leq 0.2$（如图 7-23）。

如脑后枕区后正中线与双耳连线的交叉区域有异常"类圆形"气血气化代谢热结构图且代谢热的深度大于 2cm，气血气化代谢热值 $0.2 < \Delta F \leq 0.5$（正平衡）高代谢热结构图（如图 7-24），或 $\Delta F < 0$（负平衡）以下的低代谢热结构图（如图 7-25），若除外头发正常代谢热，则提示脑命门气血气化代谢热异常；当脑命门区气血气化代谢热呈高代谢的"正平衡"时，提示脑命门气化亢进并对其他三个命门产生抑制作用，从而使其他命门区的气血气化代谢热降低、功能减退；当脑命门区气血气化代谢热呈低代谢的"负平衡"时，提示脑命门精气气化不足（或衰退）并失去对其他三个命门的控制调节作用，从而使其他命门区的气血气化代谢热升高、功能亢进。

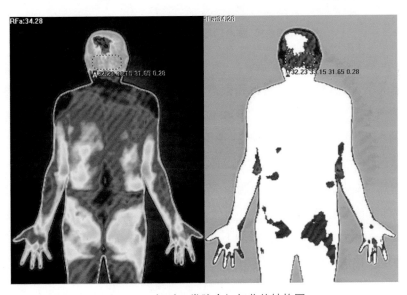

图 7-23　相对正常脑命门气化热结构图

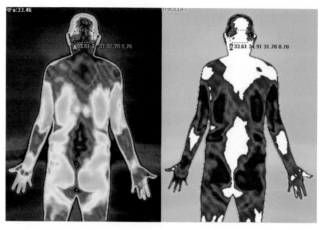

图 7-24　脑命门高代谢气化热结构图

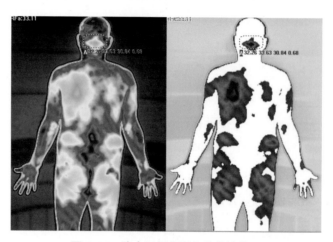

图 7-25　脑命门低代谢气化热结构图

（二）包络命门之生理、病理、诊断及病理机转的图像特征、临床意义

生理情况下，除颈部在颈动脉和锁窝处呈现 ΔF≈1.0 的气血气化代谢热区外，其他部位气血气化代谢热值 -1.0 ≤ ΔF ≤ 0.3（除外甲状腺区）。颈部在咽喉双侧可见到甲状腺的气血气化代谢热结构图，正常气血气化代谢热值为 0.1 ≤ ΔF ≤ 0.3，当双侧甲状腺区中一个或两个区域出现 ΔF 在 0.5 以上，以高代谢为主的低、中温差气血气化代谢热结构图时，提示甲状腺区气血气化代谢热亢进（甲亢或甲状腺炎）（如图 7-26），具体诊断参考指标如下：当气血气化代谢热值 0.5 ≤ ΔF ≤ 0.6 时为轻度，0.6 < ΔF ≤ 1.5 时为中度（如图 7-27），1.5 < ΔF ≤ 2.5 时为重度，此时机体循环加速，心率加快，神情不宁，机体呈阴虚象；当双侧甲状腺区一个或两个出现 -0.3 ≤ ΔF < 0.1，以低代谢为主的低、中温差气血气化代谢热结构图时，提示甲状腺区气血气化代谢热减退（甲减）（如图 7-28），此时机体循环迟缓，心率减慢，神情痴呆，机体呈现阳虚象；当双侧甲状腺区一个或两个出现 2.5 < ΔF ≤ 3.0 时，应建议患者尽快治疗，

并定期复查，以防病情进一步恶化（如图 7-29）；当双侧甲状腺区一个或两个出现 ΔF > 3.0 并伴有病变区的锁窝 ΔF > 3.0 时，提示可疑甲状腺高风险病变（如图 7-30）。

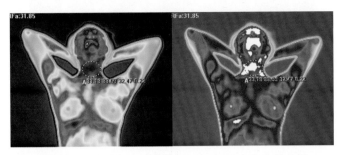

图 7-26　包络命门（甲状腺区）高代谢气化热结构图

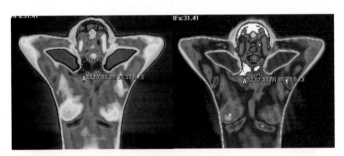

图 7-27　包络命门（甲状腺区）中度高代谢气化热结构图

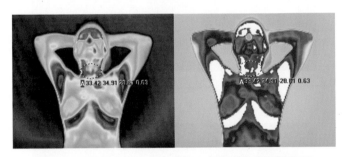

图 7-28　包络命门（甲状腺区）低代谢气化热结构图

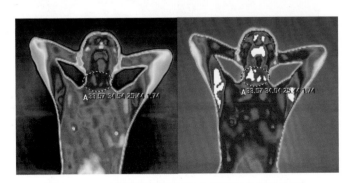

图 7-29　双侧甲状腺区两个高代谢气化热结构图

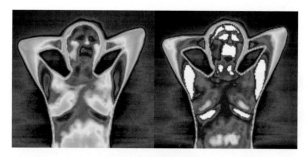

图 7-30 甲状腺高风险病变气化热结构图

生理情况下，肺部气血气化代谢热值为 $-0.5 \leqslant \Delta F \leqslant 0.5$（少数可达 $-0.8 \leqslant \Delta F \leqslant 1.0$）（如图 7-31）；若胸部膻中穴区气血气化代谢热结构图呈"类圆形"高代谢表现（如图 7-32），气血气化代谢热值 $\Delta F > 0.5$，则提示机体阴乘阳位、阳道不通而致脑命门"信息库"不清利，患者多出现焦虑、烦躁、不寐等症状。

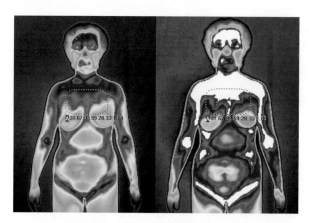

图 7-31 相对正常肺部气化热结构图

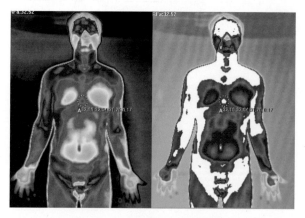

图 7-32 膻中穴区"类圆形"高代谢气化热结构图

（三）胃府命门之生理、病理、诊断及病理机转的图像特征、临床意义

胃府命门包括中焦区域胃、脾、小肠、胰腺、胆（肝）的解剖部位。生理情况

下，其气血气化代谢热结构图呈均匀代谢热，无孤立的异常代谢热出现，气血气化代谢热值为胃区 $-0.3 \leqslant \Delta F \leqslant 1.0$，脾区 $0 \leqslant \Delta F \leqslant 0.2$，小肠区（除脐、裤腰带部位 $0.5 \leqslant \Delta F \leqslant 1.0$ 外）气血气化代谢热值为 $-0.5 \leqslant \Delta F \leqslant 0.5$，胰腺区（左腹部脐区与左背部反应区）气血气化代谢热值为 $-0.3 \leqslant \Delta F \leqslant 0.5$，胆（肝）区气血气化代谢热值为 $0.3 \leqslant \Delta F \leqslant 0.5$。当中焦胃府命门区各区气血气化代谢热不符合上述各项指标时，提示诊断为胃府命门气化功能异常。具体情况如下。

当胃、脾、小肠区气血气化代谢热值 $1.0 < \Delta F \leqslant 1.5$、呈高代谢为主低温差热结构图时（如图 7-33），提示胃府命门轻度相火不足（或阻滞），导致中焦气机不畅，气化失常，运化失司，郁久化热；当胃、肠区气血气化代谢热值在 $1.5 < \Delta F \leqslant 2.0$、呈高代谢为主中温差热结构图时（如图 7-34），提示胃府命门中度相火不足（或阻滞），从而致中焦气机不畅，气化失司，斡旋失职，郁久痰热互结；当胃、小肠区气血气化代谢热值 $2.0 < \Delta F \leqslant 2.5$、呈高代谢为主高温差热结构图时（如图 7-35），提示胃府命门重度相火不足（或阻滞），导致中焦气机不畅，气化失常，藏泄、升降失和，郁久瘀热互结；当胃、小肠区气血气化代谢热值 $\Delta F > 2.5$ 时（如图 7-36），提示胃府命门严重相火不足（或阻滞），应提醒患者注意病情发展，是否伴有高风险病变，尽早进一步检查，采取治疗措施。

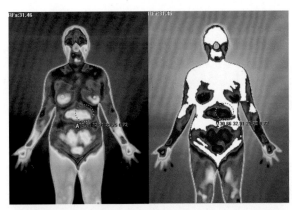

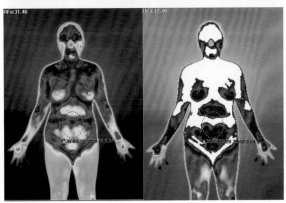

图 7-33　胃府命门（胃、脾、小肠区）高代谢为主低温差气化热结构图

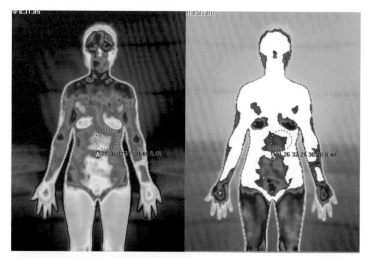

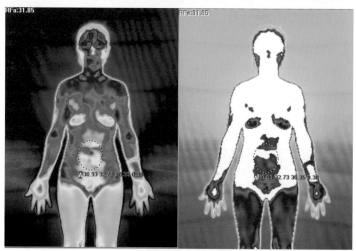

图 7-34　胃府命门（胃、脾、小肠区）高代谢为主中温差气化热结构图

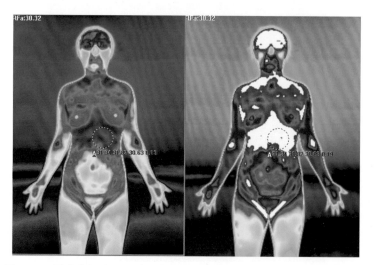

图 7-35　胃府命门（胃、脾、小肠区）高代谢为主高温差气化热结构图

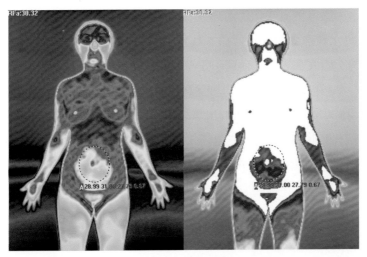

图 7-35　胃府命门（胃、脾、小肠区）高代谢为主高温差气化热结构图（续）

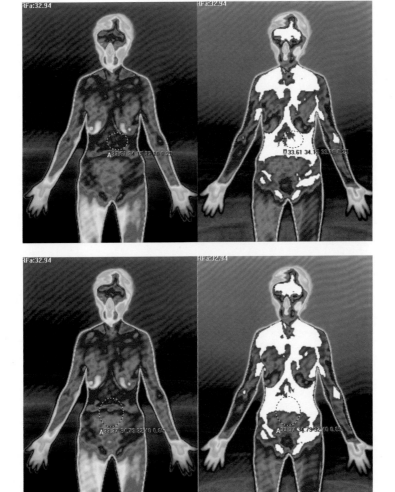

图 7-36　胃府命门（胃、脾、小肠区）ΔF > 2.5 可疑高风险病变气化热结构图

当胃、脾、小肠区气血气化代谢热值 ΔF < –0.5、呈低代谢为主中温差热结构图时（如图 7-37），提示胃府命门相火亏虚，气化不利，生化无权，水谷无以化生气血，继以濡养五脏六腑、四肢百骸，进而可引发三焦相火不足。

当胃、脾、小肠区气血气化代谢热呈高代谢伴低代谢（或低代谢伴高代谢）、气血气化代谢热值 $1.5 \leq \Delta F_{MAX-MIN} \leq 2.0$、"寒热错杂"的气血气化代谢热结构图时（如图 7-38），提示胃府命门相火不足（或阻滞），阳气不振，湿浊毒瘀蕴结中焦，当"寒热错杂"的气血气化代谢热结构图在断层过程中可见血管走行和（或）包裹性气血气化代谢热源走行时，应高度怀疑相应区域高风险病变。

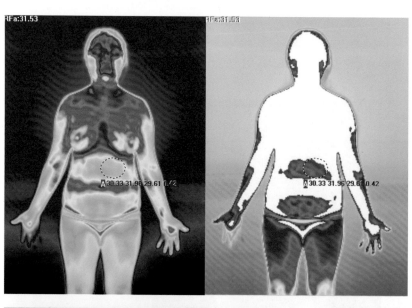

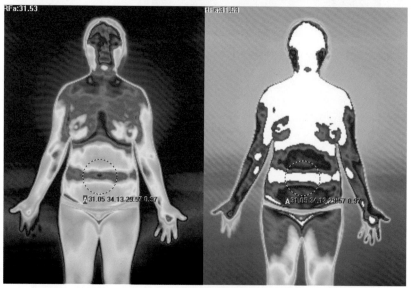

图 7-37　胃府命门（胃、脾、小肠区）低代谢为主中温差气化热结构图

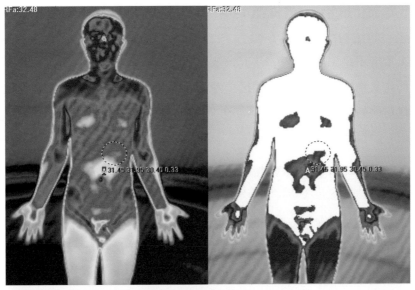

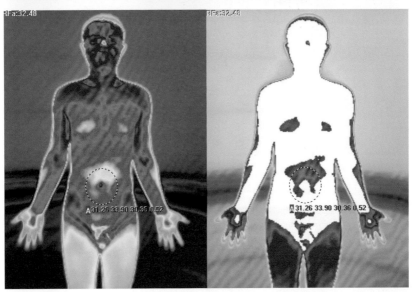

图 7-38　胃府命门（胃、脾、小肠区）高代谢伴低代谢（寒热错杂）气化热结构图

生理情况下，胰腺区左腹部脐区气血气化代谢热值为 $-0.3 \leqslant \Delta F \leqslant 0.5$，当不符合此代谢热值时，提示胰腺区气血气化代谢热异常。具体情况如下：当胰腺区（左腹部脐区）出现右低左高走行的条形异常代谢热结构图时（如图 7-39），提示胃府命门相火不足（或阻滞）；当胰腺区（左背部反应区）气血气化代谢热呈现以高代谢为主低温差热结构图（如图 7-40）、气血气化代谢热值 $0.5 < \Delta F \leqslant 1.0$ 时，提示胃府命门相火轻度不足（或阻滞），致胰腺区气机不畅，气化失常，湿热内郁；当胰腺区（左背部反应区）气血气化代谢热呈现以高代谢为主的中温差热结构图（如图 7-41）、气血气化代谢热值 $1.0 < \Delta F \leqslant 1.5$ 时，提示胃府命门相火中度不足，致胰腺区气机不畅，气化失司，

湿浊痰滞，郁而化热生瘀；当胰腺区（左背部反应区）气血气化代谢热呈现以高代谢为主的高温差热结构图（如图 7-42）、气血气化代谢热值 $1.5 < \Delta F \leqslant 2.0$ 时，提示胃府命门相火重度不足（或阻滞），从而致胰腺区气机不畅，气化失职，浊毒瘀滞，蕴结局部，郁而化火伤阴（精）；当胰腺区（左背部反应区）气血气化代谢热呈高代谢伴低代谢或低代谢伴高代谢热结构图时（如图 7-43），应高度警惕胰腺区的高风险病变，应及时进行进一步检查和治疗。

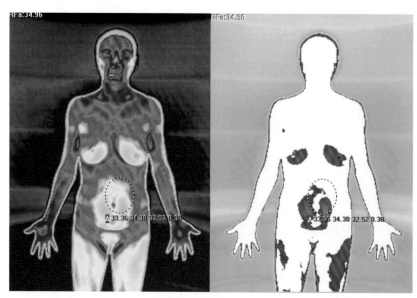

图 7-39　胃府命门胰腺区（前位）右低左高走行的条行异常气化热结构图

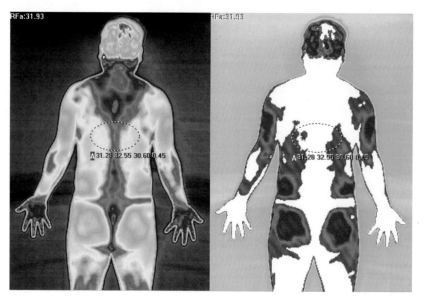

图 7-40　胃府命门胰腺区（左背部反应区）高代谢为主低温差气化热结构图

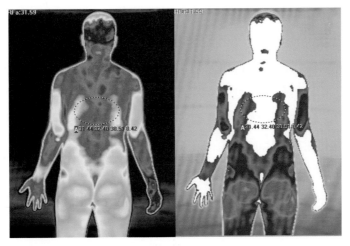

图 7-41　胃府命门胰腺区（左背部反应区）高代谢为主中温差气化热结构图

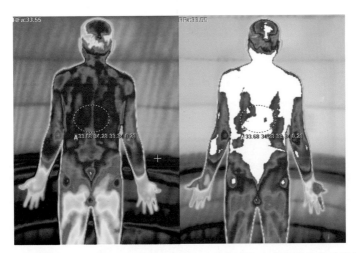

图 7-42　胃府命门胰腺区（左背部反应区）高代谢为主高温差气化热结构图

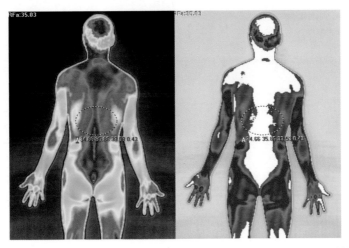

图 7-43　胃府命门胰腺区（左背部反应区）高代谢伴低代谢气化热结构图

生理情况下，当胆（肝）区气血气化代谢热值 $0.3 \leqslant \Delta F \leqslant 0.5$、不符合此代谢热值时，提示胆（肝）区气血气化代谢热异常。具体情况如下：当胆（肝）区气血气化代谢热呈现以高代谢为主低温差热结构图（如图7-44）、气血气化代谢热值 $0.5 < \Delta F \leqslant 1.0$ 时，提示胃府命门之胆相火不足（或郁滞），肝胆疏泄失常，湿热郁滞，郁久化热；当胆（肝）区气血气化代谢热呈现以高代谢为主中温差热结构图（如图7-45）、气血气化代谢热值 $1.0 < \Delta F \leqslant 1.5$ 时，提示胃府命门之胆相火不足（或郁滞），疏泄失常，痰热壅聚，郁久化热；当胆（肝）区气血气化代谢热呈现以高代谢为主高温差热结构图（如图7-46）、气血气化代谢热值 $1.5 < \Delta F \leqslant 2.0$ 时，提示胃府命门之胆相火不足（或郁滞），痰瘀互结，疏泄不利，瘀热以行；当胆（肝）区气血气化代谢热呈现以低代谢为主中温差热结构图（如图7-47）、气血气化代谢热值 $-0.2 \leqslant \Delta F < 0.3$ 时，提示胃府命门之胆相火不足（或阻滞），痰浊瘀结，壅聚胆腑（道），疏泄闭塞，相火不能布达；当胆（肝）区气血气化代谢热呈现以高代谢伴低代谢（或以低代谢伴高代谢）、或以高代谢为主的高温差血管状热结构图（如图7-48）、气血气化代谢热值 $\Delta F > 2.5$ 时，提示胃府命门之胆（肝）区相火郁滞，疏泄失常，可疑高风险病变，应及时进行进一步检查和治疗。

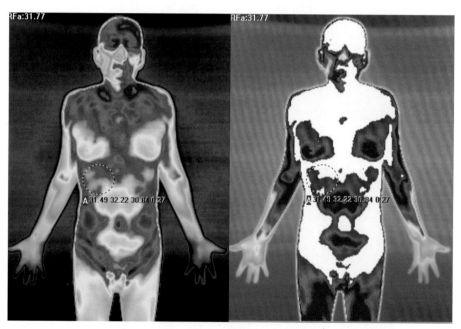

图 7-44　胃府命门胆（肝）区高代谢为主低温差气化热结构图

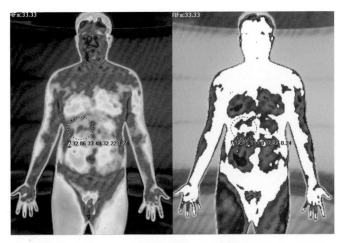

图 7-45　胃府命门胆（肝）区高代谢为主中温差气化热结构图

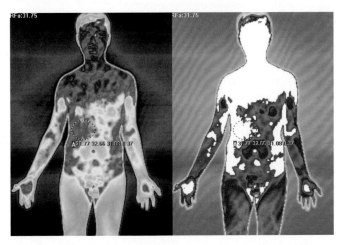

图 7-46　胃府命门胆（肝）区高代谢为主高温差气化热结构图

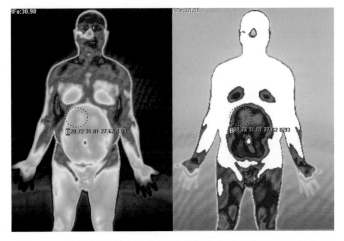

图 7-47　胃府命门胆（肝）区低代谢为主中温差气化热结构图

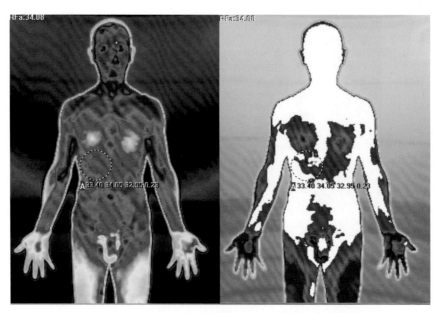

图 7-48 胃府命门胆（肝）区高代谢为主高温差气化热结构图

（四）肾命门之生理、病理、诊断及病理机转的图像特征、临床意义

生理情况下，背部的气血气化代谢热值除脊柱区出现 $0.5 ≤ ΔF ≤ 1.0$ 的基本均匀的气血气化代谢热结构增高区以外，其他部位平均代谢热值为 $-0.3 ≤ ΔF ≤ 0.3$，气血气化代谢热值不在上述范围，提示该部位气血气化代谢热异常。

生理情况下，肾上腺区（即肾区）气血气化代谢热值 $0.2 ≤ ΔF ≤ 0.4$，不符合此代谢热值时，提示肾上腺区（即肾区）区气血气化代谢热异常。具体情况如下：当肾上腺区（即肾区）左右两侧或单侧气血气化代谢热呈现以高代谢为主低温差热结构图、气血气化代谢热值 $0.5 < ΔF ≤ 1.0$，气血气化代谢热结构图呈均匀的高代谢分布且腹部脐区左、右两侧（或单侧）气血气化代谢热结构图亦呈均匀的高代谢为主分布时（如图 7-49），提示肾命门相火亢盛，属阴虚火旺，此时肾上腺皮质功能亢进；当肾上腺（即肾区）左右两侧（或单侧）气血气化代谢热呈现以低代谢为主低温差热结构图、气血气化代谢热值 $-0.3 ≤ ΔF < 0.2$，代谢热结构图呈均匀的低代谢分布且腹部脐区左、右两侧（或单侧）气血气化代谢热结构图亦呈均匀的低代谢为主低温差分布时（如图 7-50），提示肾命门相火减退，属阳虚火衰，此时肾上腺皮质功能减退，机体元气不足，三焦气化功能降低。

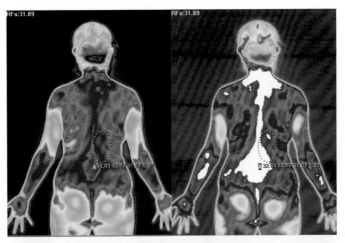

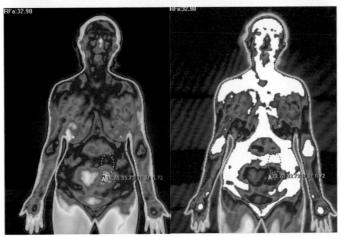

图 7-49　肾命门右肾上腺区（肾区）高代谢为主低温差
且腹部左侧均匀高代谢气化热结构图

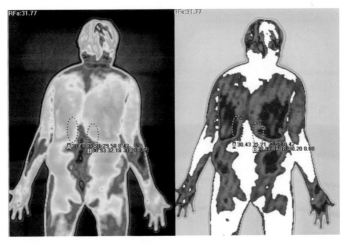

图 7-50　肾命门双肾上腺区（肾区）均匀低代谢为主低温差
且腹部脐区双侧低代谢低温差气化热结构图

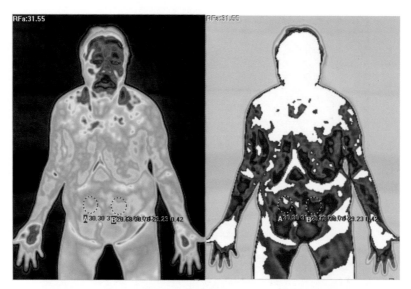

图 7-50　肾命门双肾上腺区（肾区）均匀低代谢为主低温差
且腹部脐区双侧低代谢低温差气化热结构图（续）

总之，通过 TTM 气血气化代谢热结构图的客观分析判断可知，命门系为相火之原，三焦为相火之气所主并分布命门元气，包络相火又代心之君火行事，故相火、君火之为病，即是命门系之病。命门系的基本病理变化为相火亢则阳盛，相火衰则阴盛，所以阴阳之偏盛偏衰为命门系的基本病理变化。同时，"脑命门"为命门系的总司令，调节控制着整个命门系统的气化功能。

第四节　TTM 与其他各区

一、TTM 与九宫区（腹诊）

"九宫腹诊"来自名老中医石广济先生的家传，是对经典理论《伤寒杂病论》《金匮要略》精髓的传承与创新，是侯氏"三焦气化"理论的重要组成部分。"九宫腹诊"与 TTM 两者相互配合，形成了侯氏"三焦气化"理论的诊断部分。"九宫腹诊"具体包括九宫区的腹部诊断和腹诊分区两部分。前者包括观腹形、测腹温、按腹力、诊压痛、探结节、扪动悸、查虚里，后者包括中脘穴区为 9 宫，关元穴区为 1 宫，左、右梁门穴区为 4、2 宫，左、右天枢穴区为 3、7 宫，左、右水道穴区为 8、6 宫，神阙穴区为 5 宫。两者涵盖了不同的生理功能、病理机转及临床意义。

临床诊治过程中为什么要"四诊合参"而独重"九宫腹诊"呢？首先九宫区位于腹部，腹部为六腑所居的主要区域，是气化的主体。五脏六腑均有气化活动，相对于五脏,《黄帝内经》中的思想更注重六腑的气化作用。如《灵枢·卫气》云:"五脏者,所以藏精神魂魄者也,六腑者,所以受水谷而行化物者也。"《素问·五脏别论》云:"夫胃、大肠、小肠、三焦、膀胱,此五者,天气之所生也,其气象天,故泻而不藏,此受五脏浊气,名曰传化之腑,此不能久留,输泻者也。"二者均强调六腑是人体气化的主体,并表述了其内在机制与六腑的阴阳属性关系。其次,侯氏"九宫腹诊"是侯氏"三焦气化"的金标准,是侯氏"三焦气化"流派诊断方法之一,二者学术思想体系一脉相承,且腹诊手法比脉诊手法易懂易学,医者容易掌握其精髓。

TTM 结合传统的侯氏"九宫腹诊"检查方法,客观辨析患者九宫区生理、病理改变的原因、性质、部位及病理机转,确定患者当前机能状态,并以客观、可视、数据化的"寒热象"气血气化图为研究对象,深入探讨侯氏九宫区气机、气血气化代谢热情况,从而更加客观地研判机体的病理变化及三焦气化机制。具体评估如下(九宫区除神阙穴区外各区穴位气血气化代谢热正常值为 $0.2 \leqslant \Delta F \leqslant 0.3$,属于浅表热源)。

(一)1 宫区

任脉下端关元穴区,属肾、膀胱系,主肾、膀胱病。当此区软而喜按、按时指下有空虚感、TTM 气血气化代谢热呈低温差高代谢热结构图、气血气化代谢热值 $0.3 < \Delta F \leqslant 0.5$ 时,提示元气不足、阴精亏虚而生内热(如图 7-51);若此区软而喜按,按时指下有空虚感,触之不温,TTM 气血气化代谢热呈低温差低代谢热结构图,气血气化代谢热值 $-1.0 \leqslant \Delta F \leqslant -0.1$,提示元阳不足(生内寒)(如图 7-52);若此区坚而拒按,或按时指下发现硬节,疼痛明显,TTM 气血气化代谢热呈高温差高代谢热结构图,气血气化代谢热值 $1.0 < \Delta F \leqslant 1.5$、深度 $\geqslant 2cm$,提示湿滞血瘀之实证(如图 7-53);若此区坚而拒按,或按时指下发现硬结,疼痛感不明显,TTM 气血气化代谢热呈寒热错杂的中温差热结构图,气血气化代谢热 $0.7 \leqslant \Delta F \leqslant 1.0$、深度 $\geqslant 2cm$,提示湿滞血瘀之虚实夹杂之证(如图 7-54)。

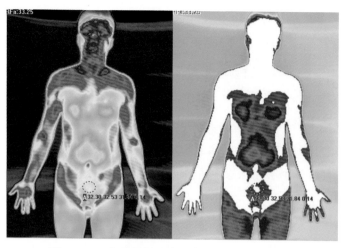

图 7-51　1 宫区气阴两虚（内热）气化热结构图

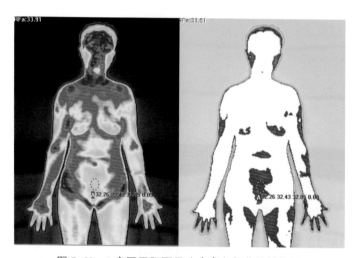

图 7-52　1 宫区元阳不足（内寒）气化热结构图

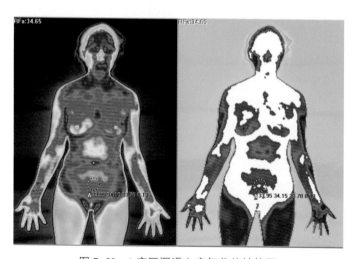

图 7-53　1 宫区湿滞血瘀气化热结构图

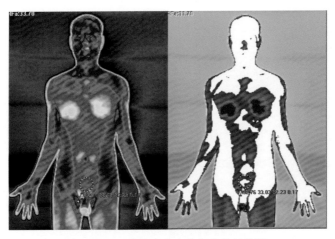

图 7-54　1 宫区虚实夹杂气化热结构图

（二）2 宫区

右梁门穴区，主脾胃、腹部、左肩、肌肉、消化系统疾病。若此区腹力降低，软而喜按，TTM 气血气化代谢热呈低代谢为主低温差热结构图，气血气化代谢热值 $-0.5 <\Delta F < 0$，提示脾胃气虚（如图 7-55）；若此区腹力减弱，软而喜按，TTM 气血气化代谢热呈低代谢为主高（中）温差热结构图，气血气化代谢热值 $\Delta F < -0.5$，提示脾胃阳虚（如图 7-56）；若腹力减弱，喜按，TTM 气血气化代谢热呈高代谢为主低温差热结构图，气血气化代谢热值 $0.5 < \Delta F < 1.0$，提示脾胃气阴两虚，斡旋失职（如图7-57）；若此区腹力升高，或指下有硬结拒按，TTM 气血气化代谢热呈高代谢为主高温差热结构图，气血气化代谢热值 $1.0 < \Delta F < 1.5$，提示痰湿、食滞内结，郁而化热，为实（湿）热证（如图 7-58）；若腹软，久按或重按时疼痛拒按，TTM 气血气化代谢热呈低代谢伴高代谢热结构图，气血气化代谢热值 $-0.2 < \Delta F < 0.2$，提示脾胃气阴两虚，痰湿内蕴，郁滞化热，为虚中夹实之证（如图 7-59）。

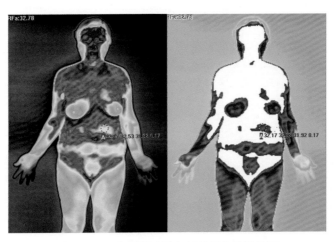

图 7-55　2 宫区胃（脾）气虚气化热结构图

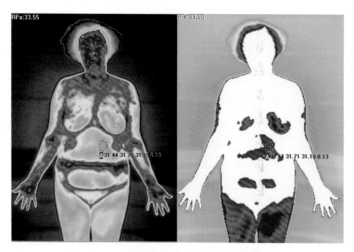

图 7-56　2 宫区胃（脾）阳虚气化热结构图

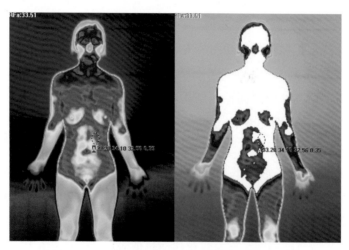

图 7-57　2 宫区胃（脾）气阴两虚气化热结构图

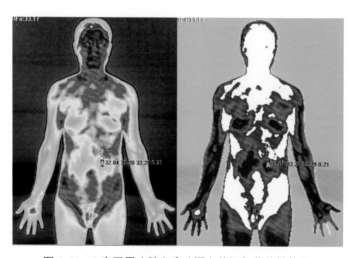

图 7-58　2 宫区胃（脾）实（湿）热证气化热结构图

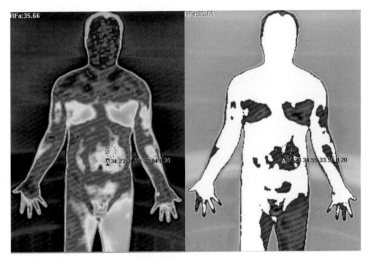

图 7-59　2 宫区胃（脾）虚中夹实气化热结构图

（三）3 宫区

左天枢穴区，主躯干的右侧、肝胆系、神经、筋脉、筋膜、右腰、右胁肋、右肩臂等。若此区腹力减弱，TTM 气血气化代谢热呈低代谢为主的低温差热结构图，气血气化代谢热值 $-0.3 < \Delta F < 0.2$，提示肝（胆）阳气不足，疏泄不利，左升不及（如图 7-60）；若腹力增强或指下有气结点，压痛明显，TTM 气血气化代谢热结构图呈点片状或团块状高代谢中（高）温差，气血气化代谢热值 $1.0 < \Delta F < 2.0$ 并伴见胆囊区高代谢热，提示湿热内蕴，瘀热阻滞，肝气郁结，条达不畅（如图 7-61）；若此区TTM 气血气化代谢热呈弥漫性均匀高代谢热为主的低温差热结构图，气血气化代谢热值 $0.5 < \Delta F < 1.0$，提示肝阴血不足，虚热内生，肃降受阻（如图 7-62）。

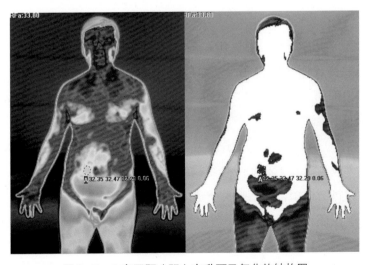

图 7-60　3 宫区肝（胆）左升不及气化热结构图

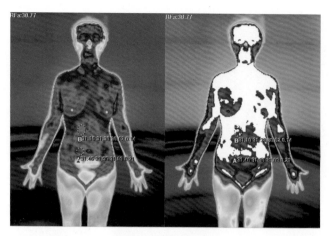

图 7-61　3 宫区肝（胆）郁结气化热结构图

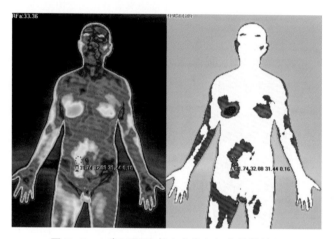

图 7-62　3 宫区肝阴虚（内热）气化热结构图

（四）4 宫区

左梁门穴区，主右上肢、中焦病。若此区腹力减弱，喜温喜按，TTM 气血气化代谢热呈低温差高代谢热结构图，气血气化代谢热值 $0.3 < \Delta F \leqslant 0.5$，提示中气不足，运化失司，郁而化热（如图 7-63）；若腹力减弱，喜温喜按，TTM 气血气化代谢热呈低温差低代谢热结构图，气血气化代谢热值 $-1.0 \leqslant \Delta F \leqslant -0.1$，提示中阳不足（或伴水湿内停）（如图 7-64），若腹力增强、按之有硬结而拒按，TTM 气血气化代谢热呈中温差（或高温差）高代谢热结构图，气血气化代谢热值 $1.0 \leqslant \Delta F \leqslant 1.5$，伴见肝胆区高代谢热结构图，提示脾失健运，肝失疏泄，水湿内停，气机不畅，郁而化热，为实（湿）热证（如图 7-65）；若腹力增强，按之有硬结，久按压或重按压时出现拒按，TTM 气血气化代谢热呈寒热错杂中温差代谢热结构图，气血气化代谢热值 $0.7 \leqslant \Delta F \leqslant 1.0$，提示中焦阳气不足，运化失司，升降失常，湿浊壅滞，郁而化热，为虚实错杂证（如图 7-66）。

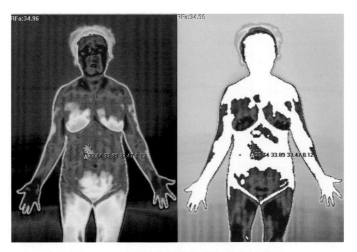

图 7-63　4 宫区中气虚郁热气化热结构图

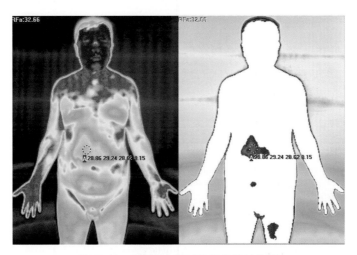

图 7-64　4 宫区中阳不足气化热结构图

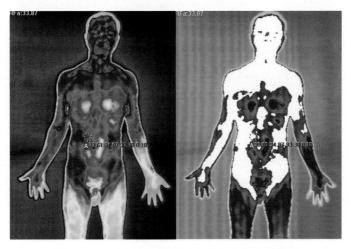

图 7-65　4 宫区脾虚肝郁（化热）气化热结构图

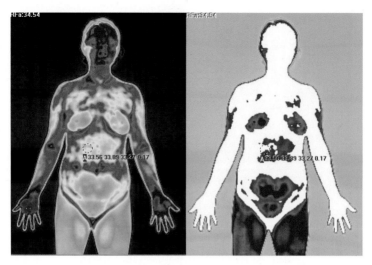

图 7-66　4 宫区中阳不足、虚实错杂气化热结构图

（五）5宫区

本区即神阙穴区（脐区），脐乃经络的总汇、经气的汇海，五脏六腑、十二经脉之气皆会聚于此，先天之生我者、由此而授，后天之我生者、由此而发。生理情况下，脐圆且深、有根，此为元气充足。

1. 气血气化代谢热数值与元气的关系

脐区正常气血气化代谢热值 $1.8 \leqslant \Delta F \leqslant 2.2$，代谢热结构图像呈圆形，向脐周均匀发散（如图 7-67）。当气血气化代谢热值 $1.5 \leqslant \Delta F < 1.8$ 时，提示元气不足（如图 7-68）；当气血气化代谢热值 $0.8 \leqslant \Delta F < 1.5$ 时，提示元气亏损（如图 7-69）；当气血气化代谢热值 $0.5 \leqslant \Delta F < 0.8$ 时，提示元气衰弱（如图 7-70）；当气血气化代谢热值 $\Delta F < 0.5$ 时，提示元气将败绝，疾病处于危重阶段（如图 7-71）。

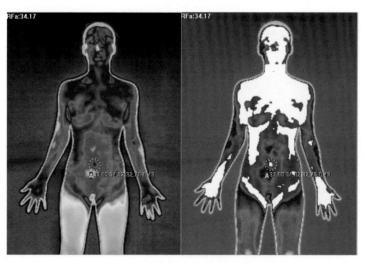

图 7-67　5 宫区正常脐区气化热结构图

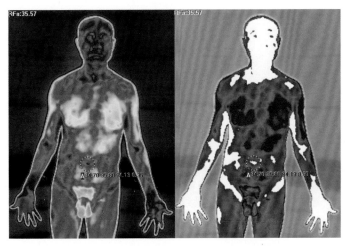

图 7-68　5 宫区元气不足脐区气化热结构图

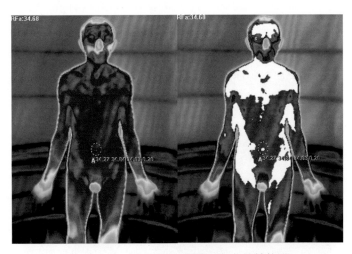

图 7-69　5 宫区元气亏损脐区气化热结构图

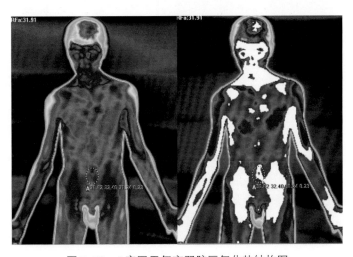

图 7-70　5 宫区元气衰弱脐区气化热结构图

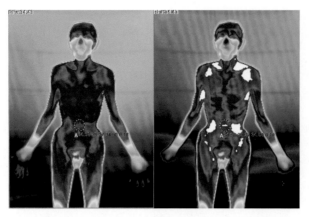

图 7-71　5 宫区元气将败绝脐区气化热结构图

2. 气血气化代谢热数值及走向与经络关系

当气血气化代谢热值 $\Delta F > 2.2$ 时，提示经络不通，经气有余，痰湿、瘀、毒阻滞经络。此时应同时观察脐部气血气化代谢热走向，包括向左（医者面南定左右，东为左、西为右，后同）（如图 7-72）、右（如图 7-73）、上（如图 7-74）、下（如图 7-75），周围气血气化代谢热在哪个方位出现明显的高代谢热源走向，则哪个方位经络阻滞不通（即显经现象）。

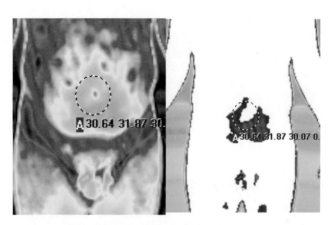

图 7-72　5 宫区经络不通，经气有余脐区气化热结构图（向左）

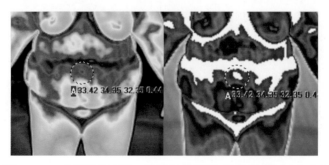

图 7-73　5 宫区经络不通，经气有余脐区气化热结构图（向右）

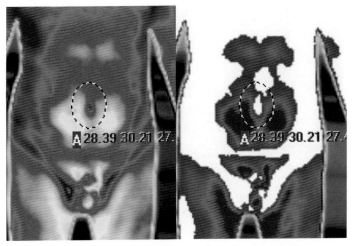

图 7-74　5 宫区经络不通，经气有余脐区气化热结构图（向上）

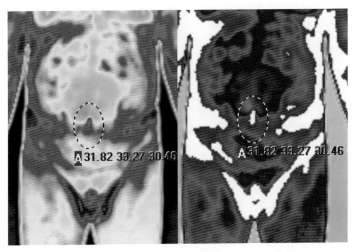

图 7-75　5 宫区经络不通，经气有余脐区气化热结构图（向下）

3. 气血气化代谢热的形态与气机、气化的关系

正常人的脐部气血气化代谢热呈圆形或椭圆形。若脐部气血气化代谢热结构图呈横"一"字形，提示气机阻隔，升降失常（气郁）（如图 7-76）；若脐部气血气化代谢热结构图呈竖"1"字形，提示气陷（如图 7-77），以元气亏虚为主；若脐部气血气化代谢热结构图呈"△"形态，提示气逆（如图 7-78）；若脐部气血气化代谢热结构图呈"▽"形态，提示中气下陷（如图 7-79）；若脐部气血气化代谢热结构图偏左（如图 7-72），提示肝血不足；若脐部气血气化代谢热结构图偏右（如图 7-73），提示肝脾不调。但是，观察以上脐部气血气化代谢热的形态结构以前，要排除腹部器质性的改变，如结石、肿瘤、手术疤痕等引起的脐的变化。

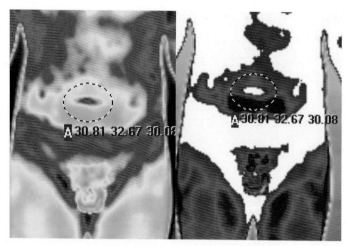

图 7-76　5 宫区脐区横 "一" 字形气化热结构图

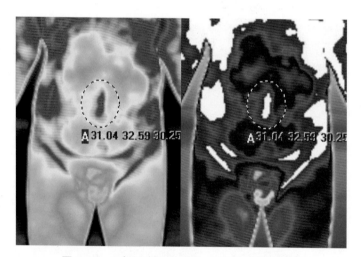

图 7-77　5 宫区脐区竖 "1" 字形气化热结构图

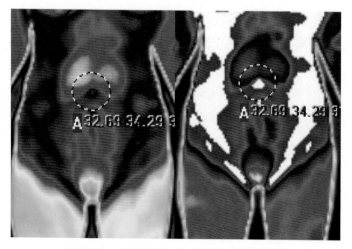

图 7-78　5 宫区脐区 "△" 形气化热结构图

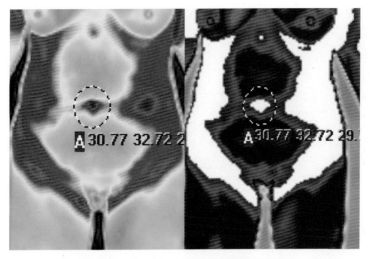

图 7-79　5 宫区脐区 "▽" 形气化热结构图

（六）6 宫区

右水道穴区，主肺、大肠、脑、脊柱、督脉、胸部、左下腹、男性生殖器疾病。若此区腹力略弱，喜按或拒按，TTM 气血气化代谢热呈高代谢为主的中温差热结构图，气血气化代谢热值 $0.5 < \Delta F < 1.0$，热源深度为 $2 \sim 3cm$，提示大肠湿热证（湿重于热）（如图 7-80）；若腹力增强，拒按，或指下硬结、压痛明显，TTM 气血气化代谢热呈高代谢为主的高温差热结构图，气血气化代谢热值 $1.5 < \Delta F < 2.0$ 时，提示大肠湿热证（热重于湿）（如图 7-81）；若此区腹力减弱，喜按或拒按，TTM 气血气化代谢热呈高代谢为主的低温差热结构图，气血气化代谢热值 $0.5 < \Delta F < 1.0$，同时伴见肺区高代谢热结构图，提示腑病及脏，或脏病及腑，脏腑表里络属同病（如图 7-82）。

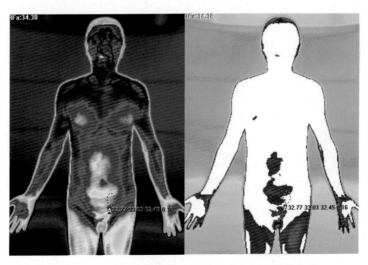

图 7-80　6 宫区大肠湿热（湿重于热）气化热结构图

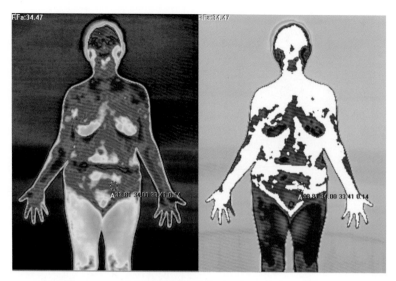

图 7-81　6 宫区大肠湿热（热重于湿）气化热结构图

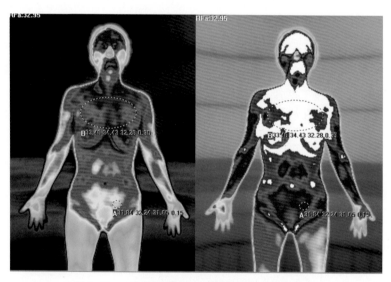

图 7-82　6 宫区脏腑表里络属同病气化热结构图

（七）7 宫区

右天枢穴区，主躯干左侧、下焦病。若此区腹力减弱，按之绵软无力，TTM 气血气化代谢热呈低温差低代谢热结构图，气血气化代谢热值 $-1.0 \leq \Delta F \leq -0.1$，提示下焦元气（阳）不足，升发无力（如图 7-83）；若腹力减弱，按之绵软无力，TTM 气血气化代谢热呈低温差高代谢热结构图，气血气化代谢热值为 $0.3 < \Delta F \leq 0.5$，提示下焦元气、元阴不足，气阴两虚，虚热内生（如图 7-84）；若腹力增强，TTM 气血气化代谢热呈中温差高代谢热结构图，气血气化代谢热值为 $1.0 \leq \Delta F \leq 1.5$ 时，提示气机左升不及，腑气不通（如图 7-85）。

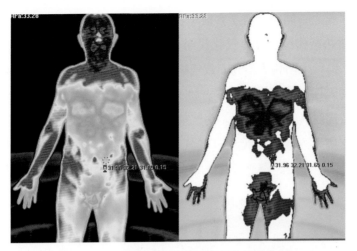

图 7-83　7 宫区下焦元气不足气化热结构图

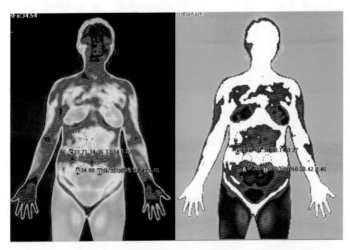

图 7-84　7 宫区下焦气阴两虚（内热）气化热结构图

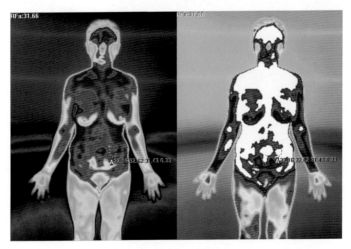

图 7-85　7 宫区气机左升不及、腑气不通气化热结构图

如果以上情况之一同时伴有 7 宫区（右天枢区）腹力减弱、TTM 气血气化代谢热呈低温差低代谢热结构图、气血气化代谢热值为 $-1.0 \leqslant \Delta F \leqslant -0.1$，若再伴有肝区团块状高代谢热，提示少阳相火不升而致气机左升不及（如图 7-86）；如果以上情况之一伴有 7 宫区（右天枢区）腹力增强、右胁下触之有气结点、TTM 气血气化代谢热呈团块状或点片状高代谢热结构图，提示为气郁（如图 7-87）；如果以上情况之一伴有 1 宫区（关元区）空虚无力或腹温低、TTM 气血气化代谢热呈低代谢为主的低温差热结构图，提示元气（阳）不足，温煦气化失司，生化无权，郁而化热（如图 7-88）。

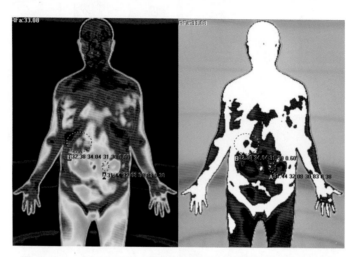

图 7-86　7 宫区少阳相火不升而致气机左升不及气化热结构图

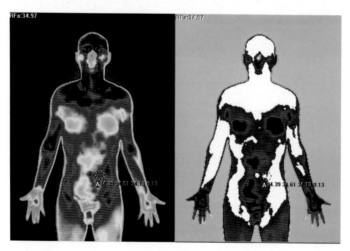

图 7-87　7 宫区气郁气化热结构图

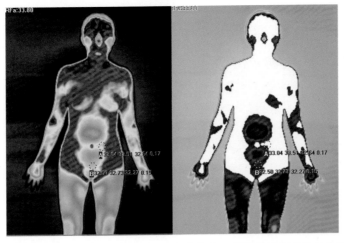

图 7-88　7 宫区元气（阳）不足、气化失司、郁而化热气化热结构图

（八）8 宫区

左水道穴区，主右下肢（从腹股沟到脚趾）、上焦病。若此区空虚喜按，TTM 气血气化代谢热呈低代谢低温差热结构图，气血气化代谢热值 $-1.0 < \Delta F < -0.5$，提示上焦阳气不足，宣散失司（如图 7-89）；若同时伴有 9 宫区（中脘穴区）团块状硬结、气血气化代谢热值 $-0.3 < \Delta F < 0.2$，且腹温（小肠区）低，提示上焦（心）阳不足，布散无力，温煦不足（如图 7-90）；若此区坚而拒按，或指下硬结疼痛明显，TTM 气血气化代谢热呈高代谢低温差热结构图，气血气化代谢热值 $0.5 < \Delta F < 1.0$，提示上焦营卫之气滞于胸中，升降失常，郁而化热，布散失司（如图 7-91）；若此区空虚，久按或重按时出现拒按，TTM 气血气化代谢热结构图呈高代谢伴低代谢，气血气化代谢热值 $-0.2 < \Delta F < 0.2$，提示上焦气阴两虚，痰瘀互结，痹于胸中，宣散不畅，为虚中夹实之证（如图 7-92）。

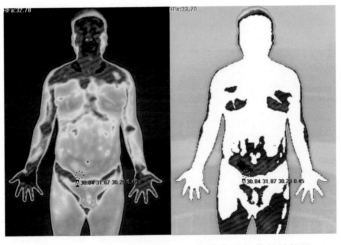

图 7-89　8 宫区上焦阳气不足，宣散失司气化热结构图

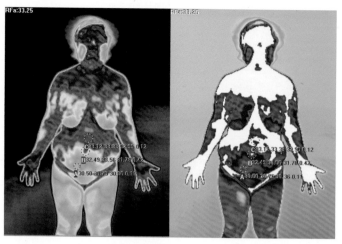

图 7-90 8 宫区上焦（心）阳不足，布散无力气化热结构图

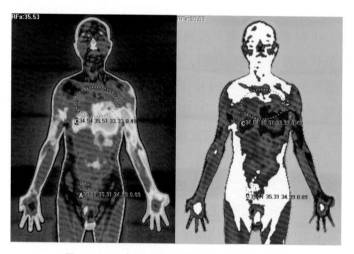

图 7-91 8 宫区上焦气滞郁热气化热结构图

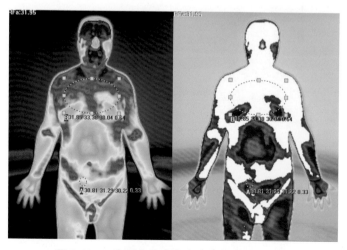

图 7-92 8 宫区上焦虚中夹实证气化热结构图

（九）9宫区

中脘穴区，主头颈、心、小肠、心包、血脉、腹部、颈部等疾病。若此区腹力减弱，喜温喜按，TTM气血气化代谢热呈低代谢为主的低温差热结构图，气血气化代谢热值 $-0.4 < \Delta F < 0$，提示心脾阳气不足，纳化无权，布散不足（如图7-93）；若此区腹力减弱，喜按不喜温，TTM气血气化代谢热呈大片低代谢伴高代谢热的低温差热结构图，气血气化代谢热值 $0.3 < \Delta F < 0.5$，提示气阴两虚，湿热中阻（如图7-94）；若此区腹力增强，指下有团块状硬结，压痛明显（或不明显），TTM气血气化代谢热呈高代谢为主的高代谢伴低代谢热结构图，气血气化代谢热值 $1.0 < \Delta F < 1.5$，并伴见肝区高代谢热结构图时，提示中虚毒聚，肝（胆）脾（胃）不和，中焦阻隔而致气机不畅（如图7-95）。

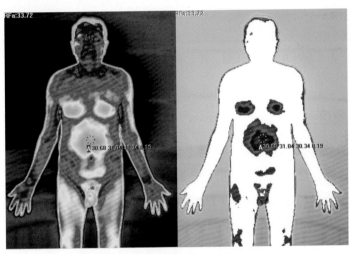

图 7-93　9 宫区心脾阳虚气化热结构图

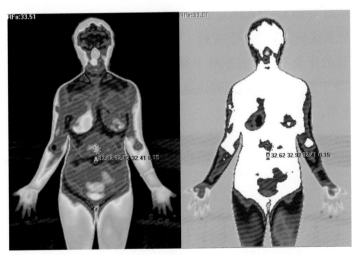

图 7-94　9 宫区气阴两虚、湿热中阻气化热结构图

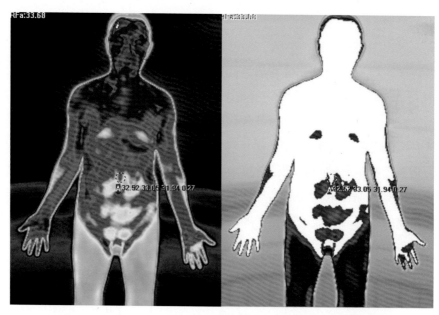

图 7-95　9 宫区肝（胆）脾（胃）不调，中焦阻隔气化热结构图

二、TTM 与唇区

正常口唇的色泽微红而明润，且唇上无色素沉着斑点。绕口唇的经脉有手阳明大肠经、足阳明胃经、任脉、冲脉、肝经，因此，嘴唇对于人体就像一个"晴雨表"，可以反映人体五脏六腑的功能状态。TTM 可以从气血气化代谢热结构图的角度来分析人体的健康状况，生理状态下，人体唇区气血气化代谢热值 $-0.3 \leqslant \Delta F \leqslant 0.3$。当唇区气血气化代谢热值 $0.4 < \Delta F < 4.0$ 时，人体处于正平衡，提示脾（胃）运化失司、湿热内蕴、阻滞气机，郁而化热，中焦阻隔，清阳不升，浊阴不降，三焦气血气化代谢热郁而有余（如图 7-96）。当人体处于正平衡时，应及时以通泻法为主进行调整，否则易患代谢亢进类疾病，如结石、炎症、肿瘤等；当唇区气血气化代谢热 $-4.0 < \Delta F < -0.4$ 时，人体处于负平衡，提示脾（胃）阳气不足，生化无权，气化不足（如图 7-97）。当人体处于负平衡时，应及时以通补阳气之法进行调整，否则易患代谢不足类疾病，如脾胃虚寒、心悸等。

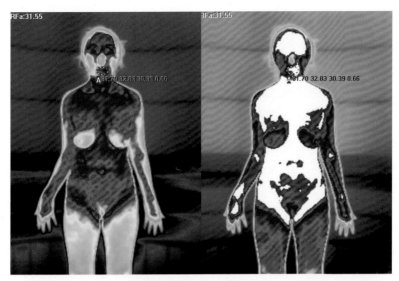

图 7-96　唇区代谢热呈"正平衡"气化热结构图

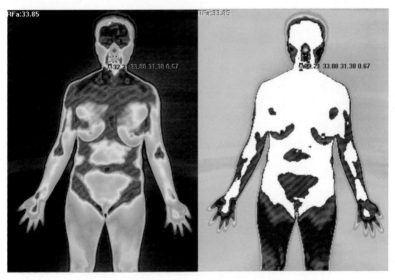

图 7-97　唇区代谢热呈"负平衡"气化热结构图

三、TTM 与脐区（神阙穴区）

见本节"一、TTM 在九宫区（腹诊）生理、诊断、病理机转的图像特征及临床意义"部分中的"（五）5 宫区"。

四、TTM 与命门穴区

命门穴属于督脉，在人体背部正中线第二腰椎棘突下凹陷处，是人体常用的保健穴。命门是人身阳气的根本，是生命活动的动力，对男子所藏生殖之精和女子胞宫的生理功能有重要的影响，对各脏腑的生理活动起着温煦推动和激发的作用，对饮食物的消化、吸收、运输以及水液代谢等都具有促进作用。

正常人体命门穴区气血气化代谢热值 $0.5 \leqslant \Delta F \leqslant 1.0$，提示元气充足，精气互生；当命门穴区气血气化代谢热值 $\Delta F < 0.5$ 时，提示肾命门元气不足，脏腑温煦、激发和推动作用减退，从而使机体出现生殖机能减退、水液代谢障碍和水谷精微化生能力减弱的情况（如图 7-98）；当命门穴区气血气化代谢热值 $\Delta F > 1.0$ 时，提示阳气郁结，从而使命门阳气既不能"上越"，也不能增强命门的动力，不足以发挥"金水相生"之生理功能（如图 7-99）。

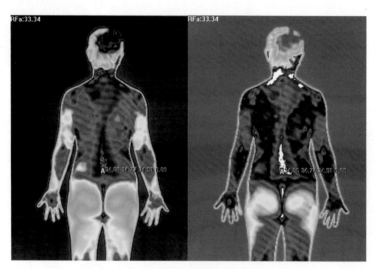

图 7-98　命门穴区元气不足气化热结构图

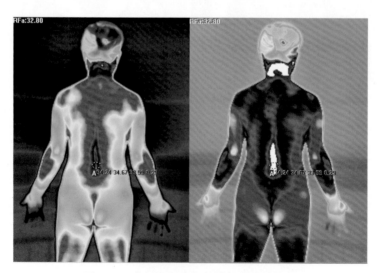

图 7-99　命门穴区阳气郁结气化热结构图

五、TTM 与劳宫穴区

劳宫穴属于手厥阴心包经穴，生理情况下其气血气化代谢热值 $0 \leq \Delta F_{右MAX-左MAX} \leq 0.2$，其意义在于能够根据其代谢热差值的大小与桡动脉气血气化代谢热进行比较，从而判断左、右心供血状态及心脾两虚失调的功能状态。当 $\Delta F_{右MAX-左MAX} > 0.2$ 时，提示右心供血不足（如图 7-100）；当 $\Delta F_{右MAX-左MAX} < 0$ 时，提示左心供血不足（如图 7-101）；当桡动脉气血气化代谢热低于同侧劳宫穴区气血气化代谢热时，提示心脾两虚（如图 7-102）。

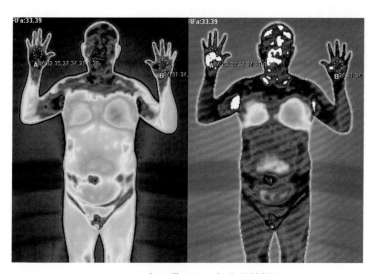

图 7-100　右心供血不足气化热结构图

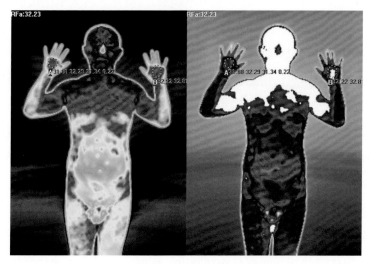

图 7-101　左心供血不足气化热结构图

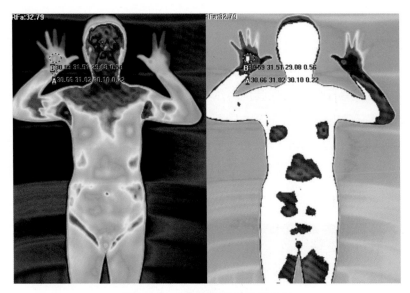

图 7-102 心脾两虚气化热结构图

六、TTM 与舌区

（一）舌诊是中医诊断学的重要研究内容之一

中医学通过观察舌象，了解机体的生理功能和病理变化，并作为辨证论治的依据之一。传统医学关于望舌的经典论述如下："盖舌为心之外候，苔乃胃之明征。""观舌质，可验其病之阴阳虚实，审苔垢，即知邪之寒热深浅。""内外杂症，亦无一不呈其形，着其色于舌，据舌以分虚实，而虚实不爽焉；据舌以分阴阳，而阴阳不谬焉；据舌以分脏腑，配主方，而脏腑不瘥、主方不误焉。"可见，古人早已认识到了观舌诊病的重要性。

然而，传统的舌诊依靠医生对舌象进行观察、判断、分析、描述有很大的主观性。TTM 通过气血气化代谢热结构图客观、可视、数据化地为中医学舌诊研究、应用提供了新的技术手段，也为临床诊治疾病提供了客观的依据。它是通过观察、测定舌体表面的气血气化代谢热值、代谢热分区以及舌体气血气化代谢热形态的异常来发现或预示疾病的，故可以通过 TTM 对舌体气血气化代谢热结构图的观察，提高传统舌诊的准确性与便捷性，为疾病的进展与预后以及疾病的防治提供客观的依据。

（二）健康人舌气血气化代谢热的图像特征

经长期观察，正常健康人舌质气血气化代谢热走行从舌根向舌尖依次均匀布散，即从舌根到舌尖代谢热均匀布散并逐渐降低。同时舌质气血气化代谢热与年龄有关，以 40～49 岁年龄组舌温最高，低年龄组或高年龄组较低；舌质气血气化代谢热与性别有关，男性和女性全舌平均代谢热值近乎相等，但同一区域的舌质气血气化代谢热值却有不同，舌根及舌两边区域平均代谢热值女性高于男性，舌中、舌尖区域平均代谢热值男性高于女性，而且变化的趋向性明显[1]。自然光线下舌诊时，舌质与舌色有关，其气血气化代谢热值由高到低的规律是：红色—红绛色—绛紫色—紫色—淡白色—淡红色。

（三）异常舌形态及气血气化代谢热的病理诊断

1. 舌体气血气化代谢热值与中医学临床辨证分型关系

阴虚型患者的舌体气血气化代谢热值明显高于正常人，低于湿热型；阳虚型患者的舌体气血气化代谢热值显著低于正常人及其他证型；气滞血瘀型患者舌体气血气化代谢热值普遍低于正常人及湿热型、阴虚型患者；气血两虚型患者舌体气血气化代谢热值明显低于正常人及湿热型、阴虚型患者；湿热型患者舌体气血气化代谢热值明显高于正常人及其他证型患者；痰湿型患者舌体气血气化代谢热值明显低于正常人及阴虚型、气血两虚型、湿热型、气滞血瘀型患者。

总之，机体临床辨证分型与舌体气血气化代谢热值之间关系由高到低为：湿热型（如图 7–103）、阴虚型（如图 7–104）、气滞血瘀型（如图 7–105）、气阴两虚型（如图 7–106）、痰湿型（如图 7–107）、阳虚型（如图 7–108）。

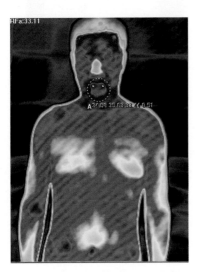

图 7–103　湿热型气化热结构图

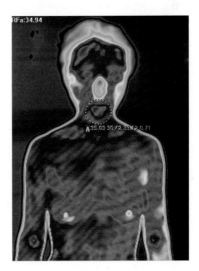

图 7–104　阴虚型气化热结构图

---

[1] 王子焱，张志枫，应荐. 红外技术在中医舌诊中的应用［J］. 中西医结合学报，2005，3（04）：326–328.

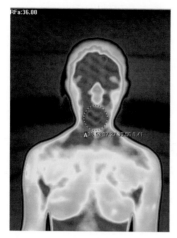

图 7-105　气滞血瘀型气化热
结构图

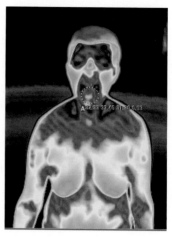

图 7-106　气阴两虚型气化热
结构图

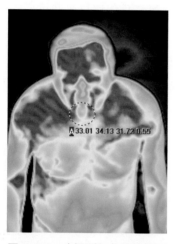

图 7-107　痰湿型气化热结构图

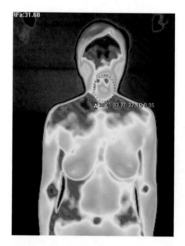

图 7-108　阳虚型气化热结构图

2. 舌面分区气血气化代谢热与三焦脏腑关系

舌面分区法通过横向划分两条线和纵向划分一条正中线，将舌面分成了不同区域（如图 7-109）。横向划分的两条线称为上焦代谢热线、中焦代谢热线。舌尖至上焦代谢热线之间的区域为上焦区，上焦代谢热线和中焦代谢热线之间的区域为中焦区，中焦代谢热线至舌根之间的区域为下焦区。

舌面纵向划分一条正中线，从正中线到两侧舌边取一条代谢热中线，分别为右侧中线和左侧中线。

横向与纵向代谢热线将舌面划分出不同的区域，并与人体各脏腑形成相对应关系。这些区域包括心尖区、心区、肺区、右乳区、左乳区、胃区、胃功能区、肝胆区、肾区和尾闾区。为了便于记忆，可在舌面上确定几个基准点，以此为参照点，确定人体相应的脏腑部位。舌正中气血气化代谢热线与上焦气血气化代谢热线的交叉点区为膻中区；左右气血气化代谢热中线与上焦气血气化代谢热线的交叉点区分别是左乳区和右乳区；舌正中气血气化代谢热线与中焦气血气化代谢热线的交叉点区是脐区；略向舌后是丹田区。

当舌心尖区气血气化代谢热呈异常高代谢热结构图时，提示心脏及其周围气机不畅，气化失常而致心脏血行不畅（输出与回流受阻）

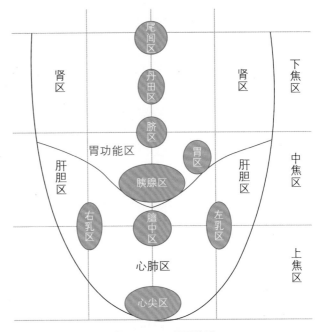

图 7-109　舌面分区

（如图 7-110）；当舌心尖区气血气化代谢热呈异常低代谢热结构图时，提示心肌供血不足（如图 7-111）；当舌膻中区气血气化代谢热呈异常高代谢热结构图时，提示心脑供血障碍而致心神不宁，情绪异常（如图 7-112）；当舌中焦胃区气血气化代谢热呈异常高代谢热结构图时，提示中焦气机不畅，升降失常而致中焦郁滞，郁而化热（如图7-113）；当舌中焦脾（胃）区气血气化代谢热呈异常低代谢热结构图时，提示中焦脾（胃）阳气不足，运化失司（亦或兼水湿内停）（如图 7-114）；当舌中焦脾（胃）区气血气化代谢热呈异常高代谢伴低代谢（或低代谢伴高代谢）热结构图时，提示中焦脾（胃）区气机不畅，气化失司，寒热错杂，升降失常（如图 7-115）；当舌中下焦区气血气化代谢热区连带呈高代谢热结构图时，提示中下焦区气机不畅，气化失常，气血气化代谢热向上的推动力及运动力不足而致中下焦湿热瘀（毒）阻滞（如图 7-116）；当舌左、右边缘区气血气化代谢热呈异常高代谢热结构图时，提示肝郁气滞，郁而化热，郁滞不畅，从而导致三焦气机不畅，气化失常（如图 7-117）；当舌左边缘区气血气化代谢热呈异常高代谢热结构图时，提示肝胃不和（如图 7-118）；当舌右边缘区气血气化代谢热呈异常高代谢热结构图时，提示肝胆气郁化火（如图 7-119）；当整个舌面气血气化代谢热呈异常高代谢热结构图时，提示三焦气机不畅，气化失常而致三焦壅滞，气血凝滞，脏腑功能失常（如图 7-120）；当舌中线两侧气血气化代谢热呈异常高代谢热结构图时，提示中焦瘀滞，气化不利，气机升降失常；当舌中线气血气化代谢热呈异常高代谢热结构图时，提示任脉阴血津液亏虚、瘀滞（如图 7-121）。

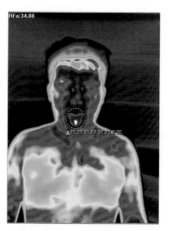

图 7-110　舌心尖区高代谢
气化热结构图

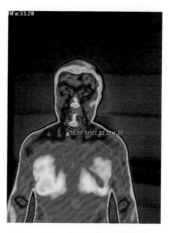

图 7-111　舌心尖区低代谢
气化热结构图

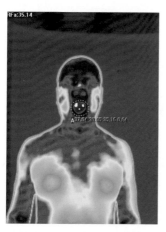

图 7-112　舌膻中区高代谢
气化热结构图

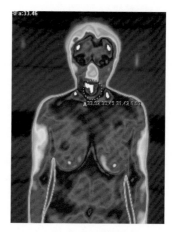

图 7-113　舌中焦胃区高代谢
气化热结构图

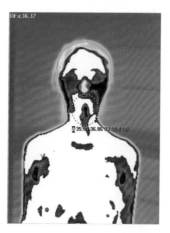

图 7-114　舌中焦脾（胃）区
低代谢气化热结构图

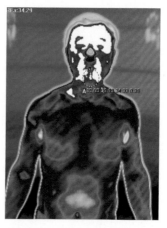

图 7-115　舌中焦脾（胃）区
高代谢伴低代谢热结构图

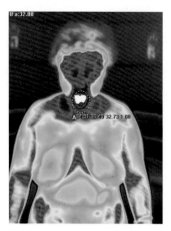

图 7-116 舌中下焦区连带呈高
代谢气化热结构图

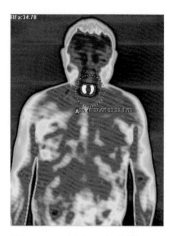

图 7-117 舌左、右边缘区呈
高代谢气化热结构图

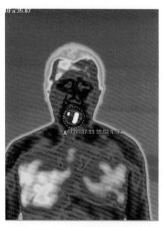

图 7-118 舌左边缘区呈高代谢
气化热结构图

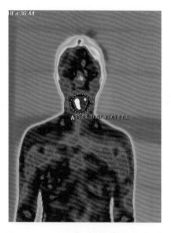

图 7-119 舌右边缘区呈高代谢
气化热结构图

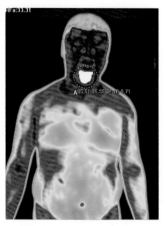

图 7-120 舌整体呈高代谢
气化热结构图

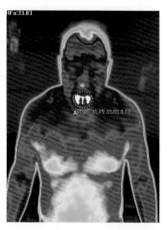

图 7-121 舌中线呈高代谢
气化热结构图

3. 舌面分区气血气化代谢热的形态与三焦脏腑及公、自转关系

当舌尖区气血气化代谢热呈"缺损"样图像特征时，提示心肌供血不足，气血亏虚（如图7-122）；当舌体气血气化代谢热呈前大后小的"布袋"样图像特征时，提示下焦元气不足、上焦宣降布散失常而致公转不畅（背部太阳区气机不畅）（如图7-123）；当舌体气血气化代谢热呈"棍棒"样图像特征时，提示脏腑气血津精虚损，三焦郁滞，公转不畅，自转失常（如图7-124）；当舌尖区气血气化代谢热呈"桃尖"样图像特征时，提示心脏周围空间气机不畅、气化郁滞（上焦郁滞）而致心肌供血不足（如图7-125）；当舌尖区气血气化代谢热呈"方型宽舌"样图像特征时，提示气化不利，气血交换无权，腠理壅满而不动（如图7-126）；当舌体气血气化代谢热呈"歪舌"样图像特征时，提示脑部循环可能存在障碍，或者是存在有偏头痛、面瘫（史）、肝及肝经所主病变（如图7-127）。

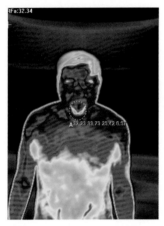

图7-122　舌尖区呈"缺损"样
气化热结构图

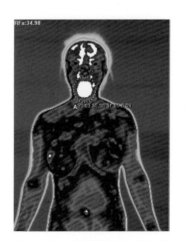

图7-123　舌体呈"布袋"样
气化热结构图

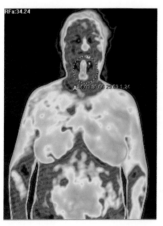

图7-124　舌体呈"棍棒"样
气化热结构图

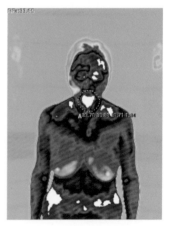

图7-125　舌尖呈"桃尖"样
气化热结构图

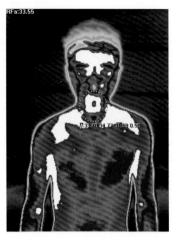 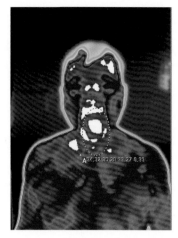

图 7-126 舌尖呈"方型"样
气化热结构图

图 7-127 舌体呈"歪舌"样
气化热结构图

4.TTM 舌面气血气化代谢热受哪些因素影响

从 TTM 对舌的气血气化代谢热观察、研讨可以看出，舌之气血气化代谢热结构图的图像特征与年龄、性别、舌色、舌面分区、病证、体质及舌血液灌注率（舌的气化）等诸多因素有关。目前在中医舌诊研究中所应用的主要是 TTM，其他红外热诊断技术则应用不多。

关于 TTM 在脉学方面的观察研究，编者经验甚少，不敢妄言置评，有待于同道、学者众志成城，朋心合力，来共同揭示、研讨。

第八章　TTM 在中医痹证（风湿）领域的应用

第一节　尪痹（类风湿关节炎）

类风湿关节炎（RA）是一种以对称性、多关节炎为主要表现的自身免疫性疾病，属中医学痹证范畴，中医学将该病称为"白虎历节""痛风""骨痹""顽痹""尪痹"等，如《金匮要略·中风历节病脉证并治第五》云："诸肢节疼痛，身体尪羸，脚肿如脱。"《医学准绳六要·痛风》云："痛风即《内经》痛痹，上古多外感，故云三气合而为痹……或在四肢，或客腰背，痛不可当，一名白虎历节是也。"与本病颇为相似。现代医家焦树德根据有关中医典籍论述，历经多年研究，创立了"尪痹"病名。"尪"即指胫屈不能伸，关节肢体弯曲变形，骨质受损，身体羸弱等废疾，即张仲景《金匮要略》中所说"诸肢节疼痛，身体尪羸"之意，焦氏提出"尪痹"之名，补充了历代不足，使中医学的痹证理论渐趋完善。

TTM 利用红外热成像原理客观、可视、数据化地探知机体气血气化代谢热值及图像特征、敏感指标，并以整体、动态、连续、无创伤的优势揭示了机体内在的生理功能、病理变化，这与中医学"有诸于内，必形于外"的原理相吻合。因 TTM 气血气化代谢热在一定程度可以反映尪痹的特点，即因、机、证、治、病情的轻重等，故临床可以将其作为尪痹分析病机、辨证论治、疗效评估以及反映病情轻重的客观量化参考指标。

一、尪痹（类风湿关节炎）TTM 的图像特征

（一）局部关节观测指标

1. 小关节气血气化代谢热

正常时相应关节区无异常孤立热源出现，代谢热值 $-0.3 \leqslant \Delta F \leqslant 0.3$；异常时

相应关节区可见孤立、异常横行高代谢或低代谢热源，代谢热值 ΔF > 0.3 或 ΔF < −0.3（如图 8-1、8-2）。

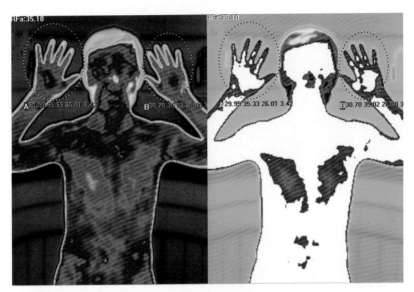

图 8-1　手指关节孤立异常高代谢气化热结构图

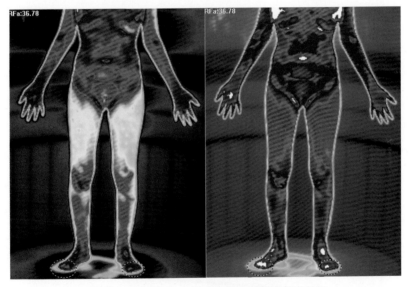

图 8-2　足趾关节孤立异常高代谢气化热结构图

2. 膝、踝关节气血气化代谢热

正常时相应关节区无异常孤立热源出现，代谢热值 −0.5 ≤ ΔF ≤ 0.5；异常时相应关节区可见孤立、两点一线、异常高代谢或低代谢热源，代谢热值 ΔF > 0.5 或 ΔF < −0.5（如图 8-3、8-4）。

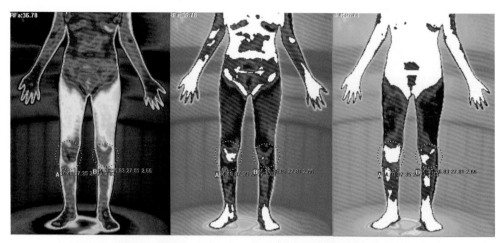

图 8-3　膝关节孤立两点一线异常高代谢气化热结构图

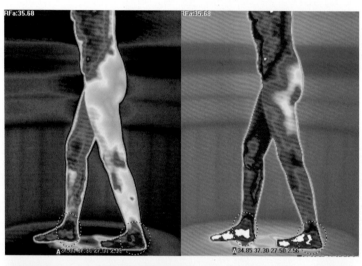

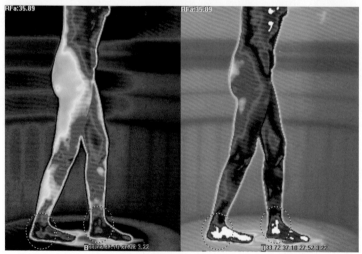

图 8-4　踝关节孤立两点一线异常高代谢气化热结构图

（二）免疫系统观测指标

1. 脊柱气血气化代谢热

正常时，脊柱气血气化代谢热自下而上有序出现，显示一条代谢热值为 $1.0 \sim 1.5$ 的连续代谢热升高区，整体脊柱代谢热等分为三段，且 $\Delta F_{下段-中段}=0.3$、$\Delta F_{中段-上段}=0.3$；异常时，脊柱代谢热呈"刀锋脉冲"（如图 8-5）或节段性表现（如图 8-6），并失去有序性，代谢热值 $\Delta F > 1.5$ 或 $\Delta F < 1.0$。

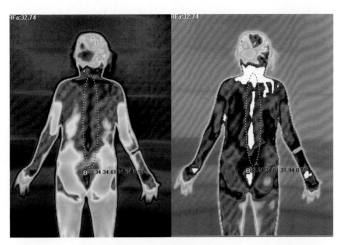

图 8-5　脊柱代谢热呈"刀锋脉冲"表现气化热结构图

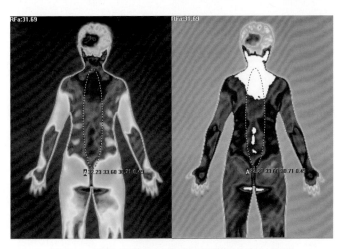

图 8-6　脊柱代谢热呈节段性表现气化热结构图

2. 肝脾（解剖区）气血气化代谢热差值

正常时，肝区代谢热大于脾区代谢热，代谢热差值 $\Delta F_{MAX肝-MAX脾}=0.2$，且脾区无异常孤立热源出现；异常时，脾区出现斜下或竖下走行的孤立高代谢热源（如图 8-7），肝区代谢热小于脾区代谢热，代谢热差值 $\Delta F_{MAX肝-MAX脾} < 0.2$，或肝区代谢热大于脾区代谢热，代谢热差值 $\Delta F_{MAX肝-MAX脾} > 0.2$（如图 8-8），提示免疫功能失调。

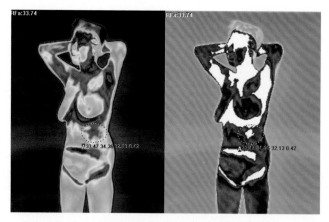

图 8-7　脾区异常孤立热源出现气化热结构图

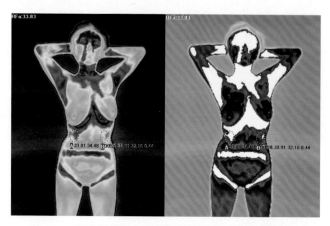

图 8-8　肝区代谢热大于脾区代谢热 0.2 气化热结构图

3. 髂骨翼反应

正常时双侧髂骨翼区无异常孤立热源出现；异常时单侧或双侧髂骨翼区出现团块状（如图 8-9）或镰刀状孤立高代谢热源（如图 8-10），代谢热值 $0.5 < \Delta F < 1.0$。

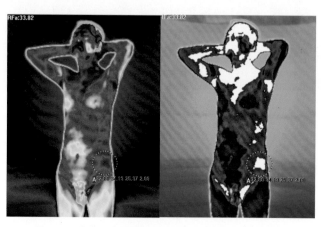

图 8-9　左侧髂骨翼团块状孤立热源气化热结构图

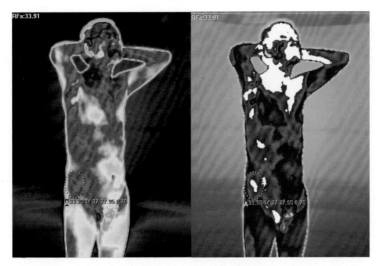

图 8-10　右侧髂骨翼镰刀状孤立高代谢热源气化热结构图

（三）内分泌系统观测指标

1. 垂体平台

正常时，枕骨区平双耳连线区无异常孤立热源出现；异常时，该区出现非毛发下孤立异常热源，深度大于 3cm，代谢热值 $1.5 \leqslant \Delta F_{发旋热 MAX- 枕骨区孤立热 MAX} \leqslant 3.0$（如图 8-11）。

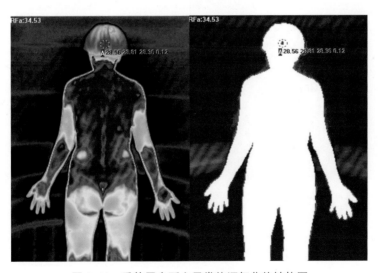

图 8-11　垂体平台孤立异常热源气化热结构图

2. 甲状腺平台

正常时，甲状腺区无异常孤立热源出现，代谢热值 $0.1 \leqslant \Delta F \leqslant 0.3$；异常时，单侧（如图 8-12）或双侧（如图 8-13）甲状腺区出现随甲状腺走行扩散的孤立热源，代谢热值 $0.3 < \Delta F \leqslant 0.5$。

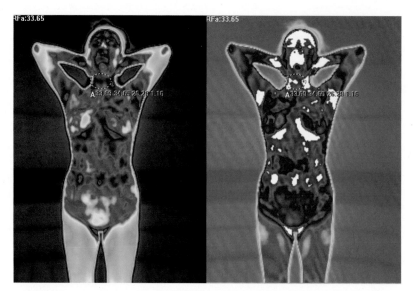

图 8-12　甲状腺平台（右侧甲状腺走行孤立热源）异常气化热结构图

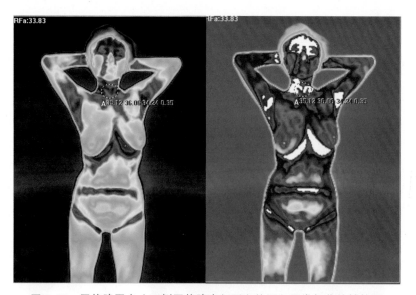

图 8-13　甲状腺平台（双侧甲状腺走行孤立热源）异常气化热结构图

3. 胰腺平台

正常时，剑突下左区或背部胰腺区无异常孤立热源出现；异常时，剑突下左区可见连续断层呈角形并突向右下方的热源，平台代谢热值 $0.5 < \Delta F \leqslant 0.6$（如图 8-14），后位脊柱胰腺区出现凸向右下方的热源（如图 8-15）。

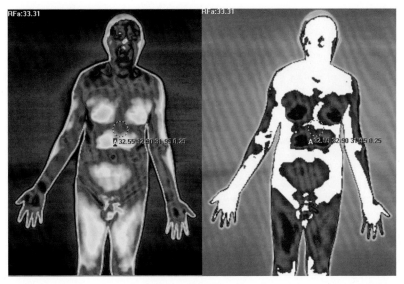

图 8-14　胰腺平台异常（剑突下出现角形突向右下方热源）气化热结构图

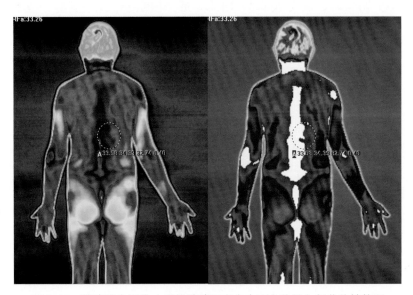

图 8-15　胰腺平台异常（脊柱胰腺区突向右下方热源）气化热结构图

4. 肾上腺平台

正常时肾上腺区无异常孤立热源出现；异常时单或双侧肾上腺区可见"八字形"或"细条"状异常代谢热源，代谢热值 $0.4 < \Delta F \leqslant 0.5$（如图 8-16）。

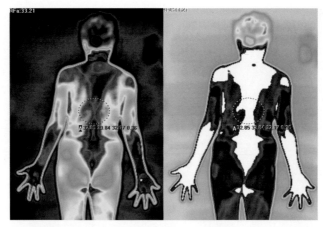

图 8-16　肾上腺平台异常（左侧肾上腺区"八字形""细条"状代谢热源）气化热结构图

（四）心理压力观测指标

人的心理状况可从额头、手部代谢热来观察。正常时额头、手、脑后枕部无异常代谢热源出现；异常时，额头前部呈"M形"或"白帽子、绿手套形"（如图 8-17）。

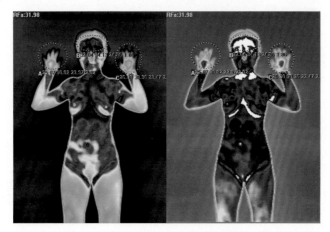

图 8-17　心理压力异常（白帽子、绿手套表现）气化热结构图

二、尪痹（类风湿关节炎）TTM 中医分型诊断的图像特征

（一）寒湿痹阻型

以下条件满足 3 条即可诊断。

1. 三焦气血气化代谢热以中焦寒为主，局部代谢热呈不规则低代谢为主的中温差结构图，代谢热差值 $\Delta F_{上焦-中焦} > 0.5$、$\Delta F_{中焦-下焦} < 0.5$。属于中焦痹（如图 8-18）。本条为特征性敏感指标。

2. 四肢小关节气血气化代谢热呈异常低代谢热结构图（如图 8-19），代谢热值 $-0.5 \leq \Delta F \leq -0.3$；大关节气血气化代谢热呈孤立或两点一线异常高代谢为主的低温差热，代谢热值 $0.3 \leqslant \Delta F \leqslant 0.5$（如图 8-20）。

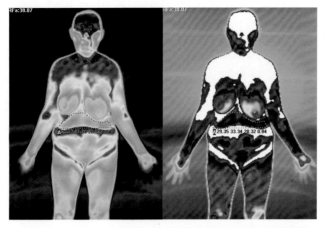

图 8-18　中焦寒（不规则低代谢中温差）气化热结构图

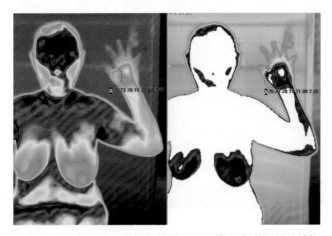

图 8-19　小（左手第一掌指）关节孤立异常低代谢气化热结构图

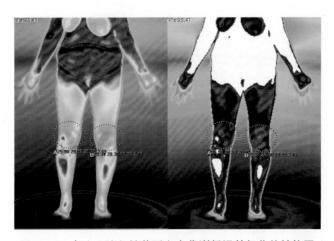

图 8-20　大（双膝）关节孤立高代谢低温差气化热结构图

3. 脐上低代谢，尤其胃区异常低代谢热结构图（如图8-21）、代谢热值 $-1.0 \leqslant \Delta F < -0.3$，胆区低代谢、代谢热值 $-0.2 \leqslant \Delta F < 0.3$（如图8-22），肾区未见上升性督脉代谢热，督脉呈分段融合状热结构图（如图8-23）。

4. 命门穴区气血气化代谢热值 $\Delta F < 0.5$（如图8-24），唇区气血气化代谢热值 $\Delta F \leqslant -0.5$（如图8-25），脐区气血气化代谢热值 $3.5 < \Delta F \leqslant 5.0$（如图8-26）；鼻干区气血气化代谢热值 $\Delta F \leqslant -1.0$（如图8-27）；九宫区中脘区异常低代谢热结构图（如图8-28）、代谢热值 $\Delta F < 0.2$，双侧或单侧水道区呈异常低代谢热结构图（如图8-28）、代谢热值 $\Delta F < 0.2$。

5. 舌质失去有序性，舌质整体低代谢（如图8-29）。

6. 腹背阴阳气血气化代谢热值 $0 \leqslant \Delta F_{上背-下腹} < 1.0$（除外0.5）（如图8-30）。

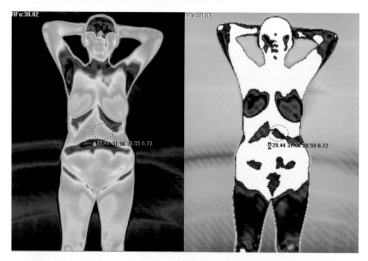

图 8-21　胃区异常低代谢气化热结构图

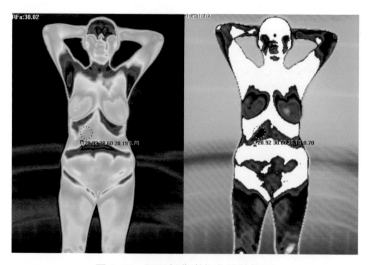

图 8-22　胆区低代谢气化热结构图

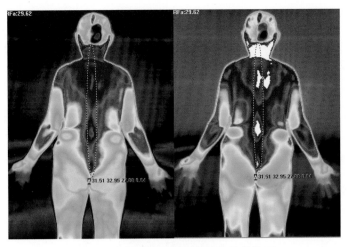

图 8-23　督脉分段融合状气化热结构图

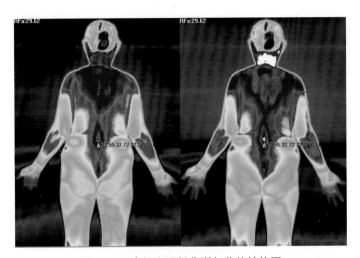

图 8-24　命门穴区低代谢气化热结构图

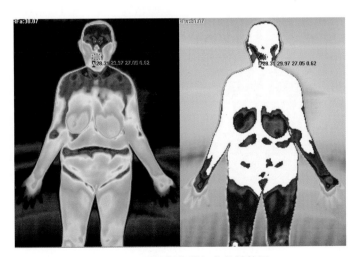

图 8-25　唇区低代谢气化热结构图

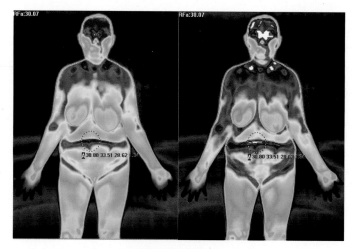

图 8-26　脐区高代谢气化热结构图

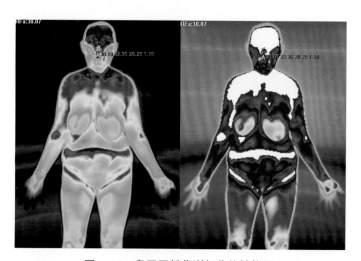

图 8-27　鼻干区低代谢气化热结构图

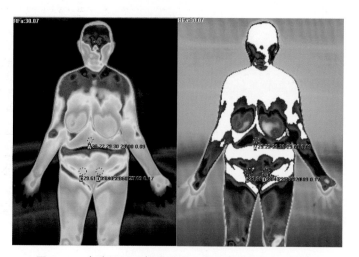

图 8-28　中脘区及双侧水道区异常低代谢气化热结构图

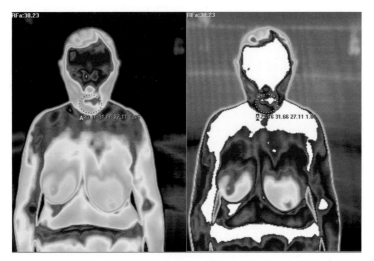

图 8-29　舌质整体低代谢气化热结构图

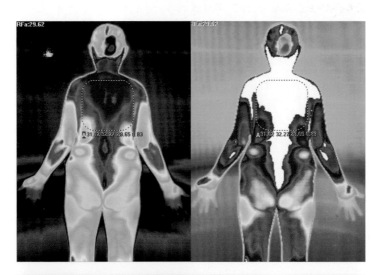

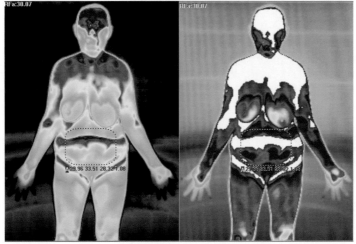

图 8-30　上背代谢热大于下腹气化热结构图

（二）湿热痹阻型

以下条件满足 4 条即可诊断。

1. 三焦气血气化代谢热以中焦热为主，局部代谢热呈不规则高代谢为主的中温差热结构图，代谢热值 $\Delta F_{上焦-中焦} < 0.5$、$\Delta F_{中焦-下焦} > 0.5$。属于中焦痹（如图 8-31）。本条为特征性敏感指标。

2. 四肢小、大关节气血气化代谢热呈孤立横行或两点一线异常高代谢热结构图（如图 8-32、8-33），代谢热值 $0.8 < \Delta F \leq 4.0$。

3. 胃区异常高代谢，代谢热值 $1.5 < \Delta F \leq 2.0$（如图 8-34）；脾胃（小肠区）异常高代谢，代谢热值 $\Delta F > 0.5$。

4. 肝胆区异常高代谢，代谢热值 $1.5 < \Delta F \leq 2.0$（如图 8-35）。

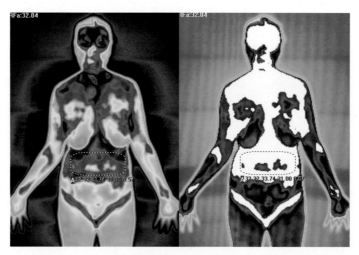

图 8-31　中焦热（不规则高代谢中温差）气化热结构图

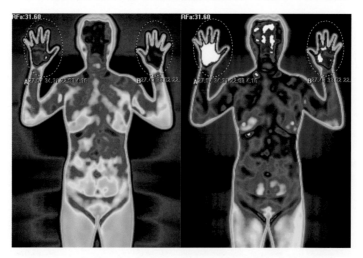

图 8-32　小（双手）关节孤立横行异常高代谢气化热结构图

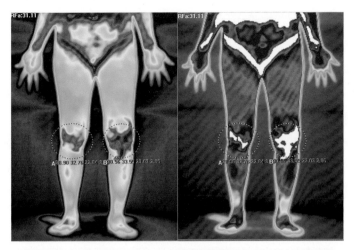

图 8-33　大（双膝）关节两点一线异常高代谢气化热结构图

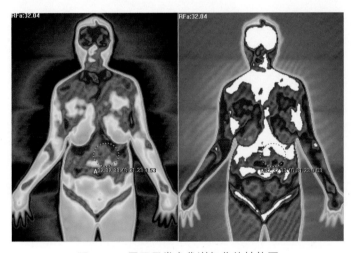

图 8-34　胃区异常高代谢气化热结构图

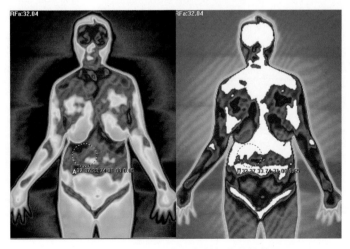

图 8-35　肝胆区异常高代谢气化热结构图

5. 双侧或单侧肾区有"结晶样"高代谢，代谢热值为 $0.6 \leq \Delta F \leq 1.0$（如图 8-36）。

6. 唇区气血气化代谢热值 $1.0 \leq \Delta F \leq 3.0$（如图 8-37），脐区气血气化代谢热值 $2.2 < \Delta F < 4.0$（如图 8-38）。

7. 九宫中脘穴区高代谢、代谢热值 $\Delta F > 0.3$，双侧或单侧水道穴区、天枢穴区异常高代谢，代谢热值 $\Delta F > 0.3$（如图 8-39）。

8. 腹股沟区气血气化代谢热"倒八字形"提早出现且代谢热值 $1.6 < \Delta F \leq 2.0$（如图 8-40），前列腺或子宫区呈高代谢为主中温差热结构图，或肛门区呈高代谢为主的高温差热结构图（如图 8-41）。

9. 腹背阴阳气血气化代谢热值 $\Delta F_{上背-下腹} < 0.5$（如图 8-42）。

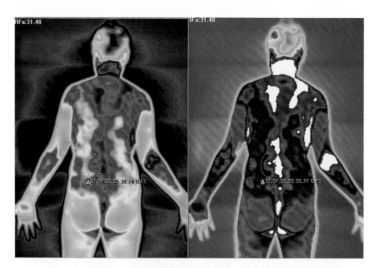

图 8-36　左肾结晶样高代谢气化热结构图

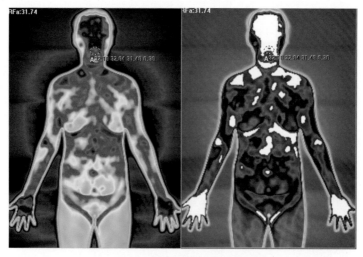

图 8-37　唇区高代谢气化热结构图

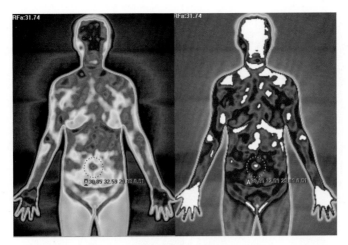

图 8-38　脐区高代谢气化热结构图

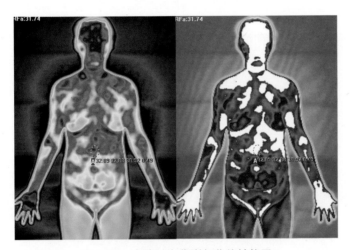

图 8-39　中脘区高代谢气化热结构图

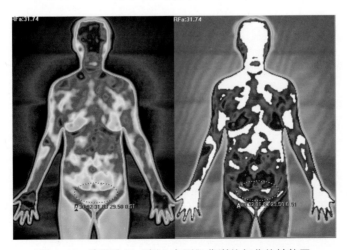

图 8-40　腹股沟区"倒八字形"代谢热气化热结构图

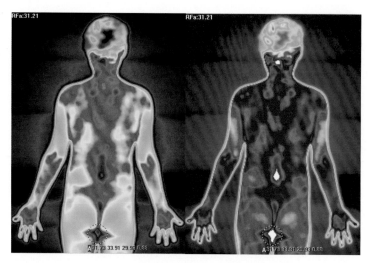

图 8-41　肛门区高代谢高温差气化热结构图

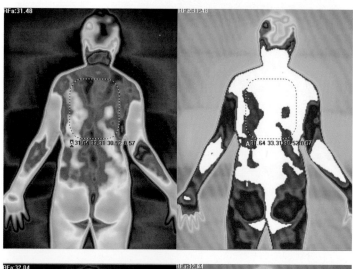

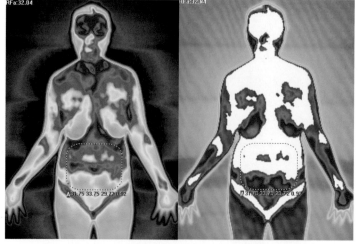

图 8-42　上背代谢热小于下腹气化热结构图

（三）痰瘀痹阻型

以下条件满足 4 条即可诊断。

1.三焦气血气化代谢热整体偏高，代谢热值为 33 ～ 34，差值减小或伴某一焦倒置，局部代谢热呈"弥漫性"或"点片状"高代谢为主的中温差热结构图，代谢热值 $\Delta F_{上焦-中焦} < 0.5$、$\Delta F_{中焦-下焦} < 0.5$、$\Delta F_{上焦-下焦} < 1.0$。属于三焦痹（如图 8-43）。本条为特征性敏感指标。

2.四肢小、大关节气血气化代谢热呈孤立、不规则异常高代谢热结构图，代谢热值 $0.3 < \Delta F < 1.5$（如图 8-44、8-45）。

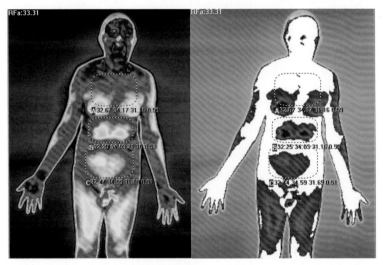

图 8-43　三焦代谢热整体偏高、差值减小、局部代谢热弥漫性高代谢中温差
气化热结构图

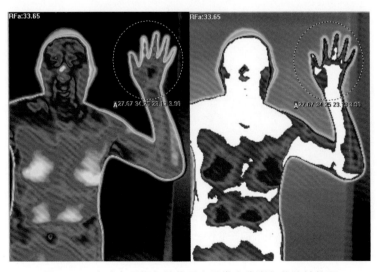

图 8-44　小（左手指）关节孤立异常高代谢气化热结构图

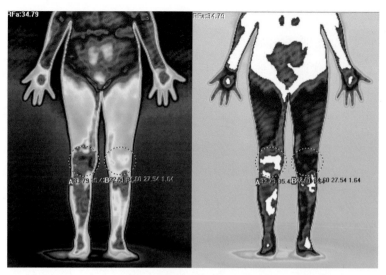

图 8-45　大（双膝）关节孤立异常高代谢气化热结构图

3.心前区气血气化代谢热呈高代谢或低代谢为主的中温差热结构图，代谢热值 $\Delta F \geqslant 0.8$ 或 $\Delta F < 0$（如图 8-46），或背部肩胛区内侧左右两侧 MAX、AV、MIN 差值，代谢热值至少有两项 $\Delta F_{左侧-右侧} > 0.2$ 或 $\Delta F_{左侧-右侧} \leqslant 0$（如图 8-47）；肝区气血气化代谢热呈"片状"低代谢或"点片状、团块状"高代谢的中温差热结构图，代谢热值 $\Delta F < -0.3$ 或 $0.7 < \Delta F < 1.5$（如图 8-48）。

4.双侧或单侧肾区气血气化代谢热呈高代谢为主的中温差热结构图，代谢热值为 $0.5 < \Delta F < 1.5$（如图 8-49）。

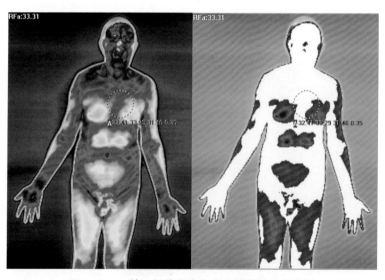

图 8-46　心前区低代谢为主中温差气化热结构图

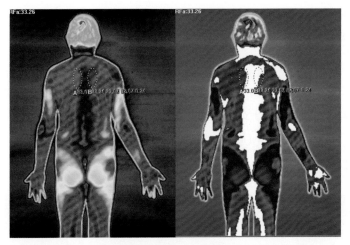

图 8-47　背部肩胛区内侧双侧差值异常气化热结构图

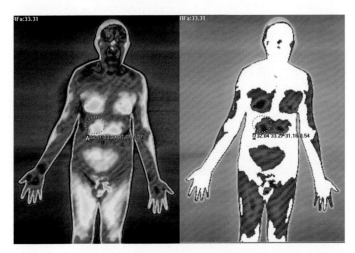

图 8-48　肝区片状低代谢气化热结构图

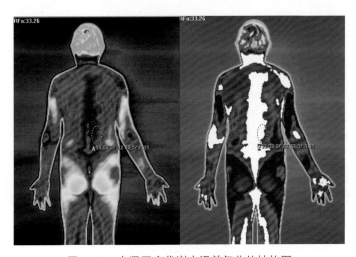

图 8-49　右肾区高代谢中温差气化热结构图

5. 双侧内眦、眶上、颞浅动脉部位气血气化代谢热形态增粗、扭曲、中断变形或不显影，代谢热值 $\Delta F \geq 2.0$（如图8-50）。

6. 脐区气血气化代谢热值 $1.5 < \Delta F < 2.8$（如图8-51）；或右侧劳宫穴区气血代谢热值大于左侧，代谢热值 $1.5 < \Delta F < 2.8$（如图8-52）；或四肢远端呈低代谢或高代谢热结构图，平均代谢热值低于或高于躯干部，代谢热值 $-1.0 < \Delta F_{MIN\,四末-AV\,躯干} < -0.5$ 或 $0.5 < \Delta F_{MAX\,四末-AV\,躯干} < 1.5$（如图8-53）。

7. 舌质失去有序性，舌尖、边呈高代谢或低代谢热结构图（如图8-54）。

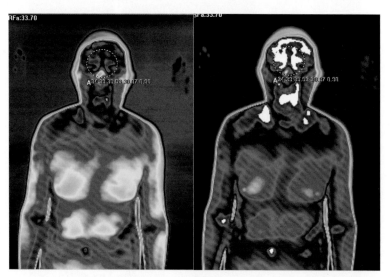

图8-50　双侧内眦、眶上动脉区代谢热形态增粗、中断气化热结构图

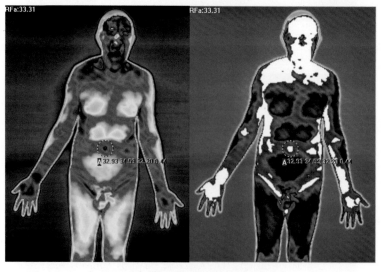

图8-51　脐区高代谢气化热结构图

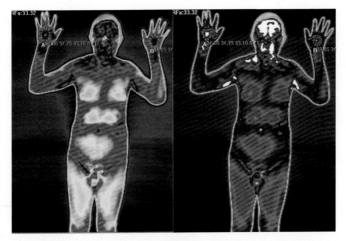

图 8-52 右劳宫穴区代谢热高于右侧气化热结构图

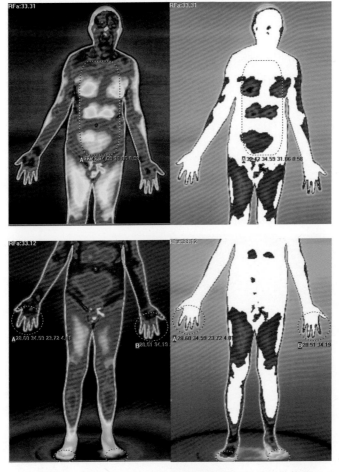

图 8-53 双上肢远端高代谢且高于躯干部气化热结构图

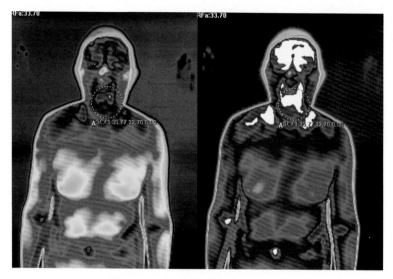

图 8-54　舌尖低代谢气化热结构图

（四）气血两虚型

以下条件满足 5 条即可诊断。

1.三焦气血气化代谢热呈上焦高代谢，中、下焦低代谢为主的中温差热结构图，代谢热值 $\Delta F_{上焦-中焦} > 0.5$、$\Delta F_{中焦-下焦} > 0.5$、$\Delta F_{上焦-下焦} > 1.0$（如图 8-55）；肾区未见上升性脊柱（督脉）代谢热，脊柱代谢热呈分段融合状（如图 8-56）。属于上、中焦痹。本条为特征性敏感指标。

2.四肢小、大关节气血气化代谢热呈孤立、横行或两点一线异常高代谢为主的低温差热结构图，代谢热值 $0.5 \leqslant \Delta F \leqslant 0.8$（如图 8-57、8-58）。

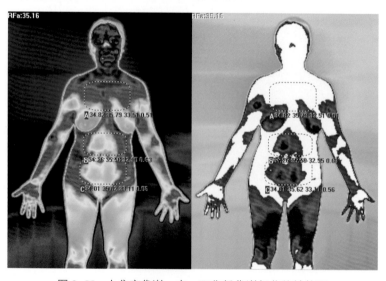

图 8-55　上焦高代谢，中、下焦低代谢气化热结构图

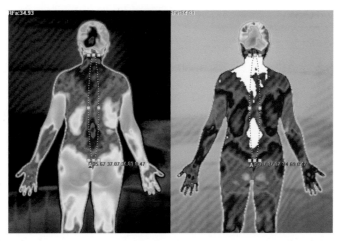

图 8-56　脊柱代谢热呈分段融合状气化热结构图

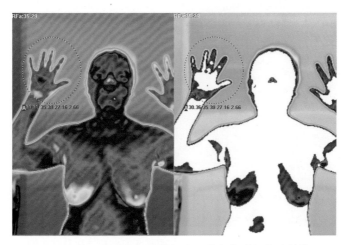

图 8-57　小（右手指）关节孤立异常高代谢气化热结构图

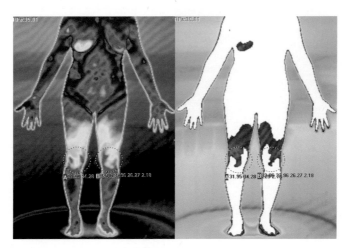

图 8-58　大（双膝）关节孤立异常高代谢气化热结构图

3. 肺区（或肺尖部区）气血气化代谢热呈均匀高代谢中温差热结构图，代谢热值 ΔF > 0.5（如图 8-59）；心前区气血气化代谢热呈高代谢或低代谢中温差热结构图，代谢热值 ΔF ≥ 0.8 或 ΔF < 0（如图 8-60），或背部肩胛区内侧左右两侧 MAX、AV、MIN 差值，代谢热值至少有两项 ΔF$_{左侧-右侧}$ > 0.2 或 ΔF$_{左侧-右侧}$ ≤ 0（如图 8-61）。

4. 脾胃（小肠区）气血气化代谢热呈低代谢中温差热结构图，代谢热值 ΔF < −0.5（如图 8-62）。

5. 双侧或单侧肾区气血气化代谢热呈不均匀、不对称的高代谢中温差热结构图，代谢热值 0.1 < ΔF < 0.2（如图 8-63）。

6. 命门穴区气血气化代谢热以高代谢为主的低温差热结构图，代谢热值 0.5 < ΔF ≤ 0.7（如图 8-64）。

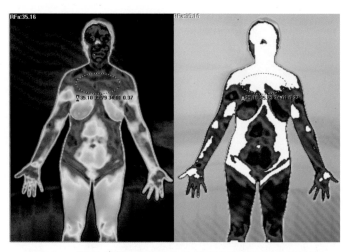

图 8-59　肺区（肺尖部）均匀高代谢中温差气化热结构图

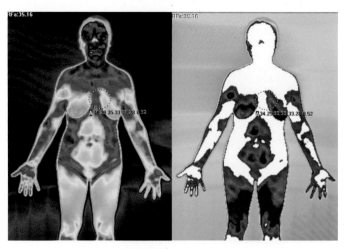

图 8-60　心前区低代谢中温差气化热结构图

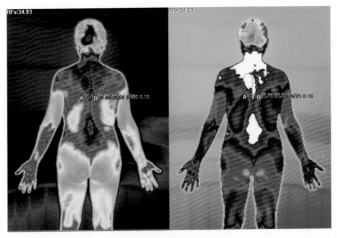

图 8-61　心后区背部肩胛区内侧双侧 MAX、AV、MIN 差值异常
气化热结构图

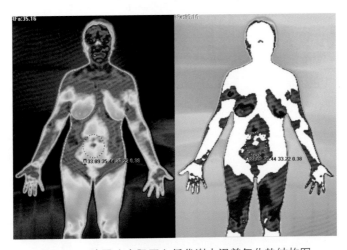

图 8-62　脾胃（小肠区）低代谢中温差气化热结构图

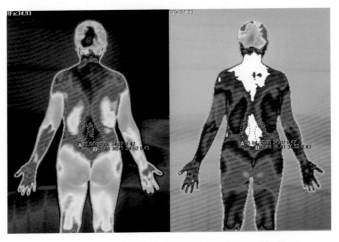

图 8-63　双肾区不对称高代谢中温差气化热结构图

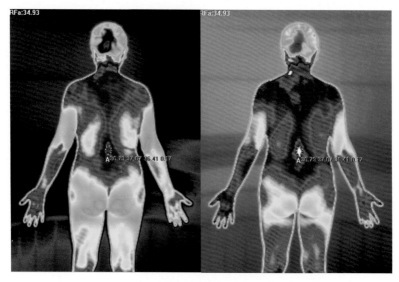

图 8-64 命门穴区高代谢低温差气化热结构图

7. 膻中穴区（观察宗气）（如图 8-65）、中脘穴区（观察中气）或丹田区（观察元气）高代谢，代谢热值 $\Delta F > 0.5$。

8. 脐区气血气化代谢热值 $1.5 < \Delta F < 1.8$（如图 8-66）。

9. 鼻孔区高代谢（如图 8-67），或咽喉区高代谢热，或唇区气血气化代谢热值 $\Delta F > 0.5$（如图 8-68）。

10. 慢性劳损表现。颈肩部呈披肩样高代谢（如图 8-69），或腰部呈类圆形团块样高代谢（如图 8-70），或眼部呈火眼样高代谢（如图 8-71）。

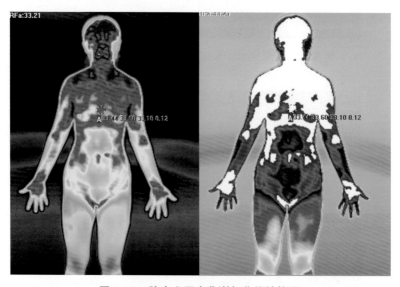

图 8-65 膻中穴区高代谢气化热结构图

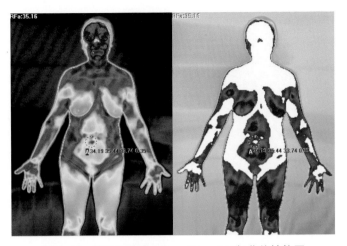

图 8-66　脐区低代谢 1.5 < ΔF < 1.8 气化热结构图

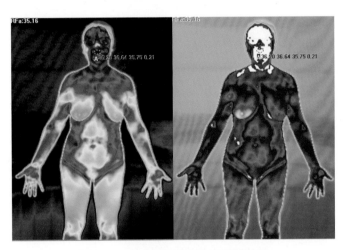

图 8-67　鼻孔区高代谢气化热结构图

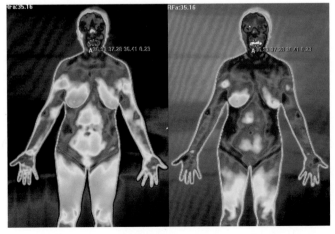

图 8-68　唇区高代谢 ΔF > 0.5 气化热结构图

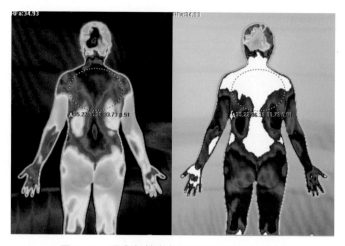

图 8-69　颈肩部披肩样高代谢气化热结构图

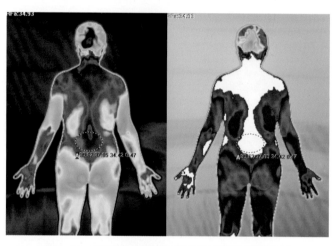

图 8-70　腰部类圆形团块样高代谢气化热结构图

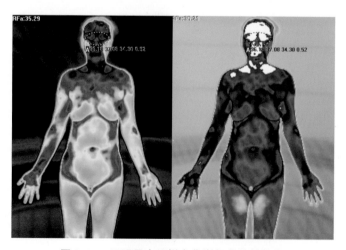

图 8-71　双眼呈火眼样高代谢气化热结构图

（五）肝肾亏虚型

以下条件满足 5 条即可诊断。

1. 三焦气血气化代谢热差值减小，以中、下焦气血气化代谢热异常为主。阴虚以中、下焦高代谢为主的中温差热结构图（如图 8-72），代谢热值 $-1.0 < \Delta F_{上焦-下焦} < 0.5$，$-0.5 < \Delta F_{上焦-中焦} < 0.5$；阳虚以中、下焦低代谢为主的中温差热结构图（如图 8-73），代谢热值 $-1.0 < \Delta F_{上焦-下焦} < 0.5$，$-0.5 < F_{上焦-中焦} < 0.5$、且有"绝对凉区"表现；阴阳两虚以寒热错杂的代谢热结构图为主。本条为特征性敏感指标。

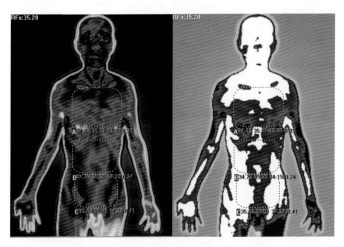

图 8-72　中、下焦高代谢中温差气化热结构图（阴虚）

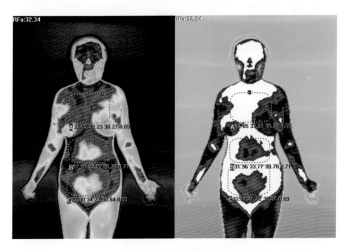

图 8-73　中、下焦低代谢中温差气化热结构图（阳虚）

2. 四肢小、大关节气血气化代谢热结构图失去典型的横行或两点一线，呈不规则或梭形样代谢热结构图，代谢热值 $\Delta F > 0.3$（如图 8-74、8-75）或 $\Delta F < -0.3$（如图 8-76、8-77）。

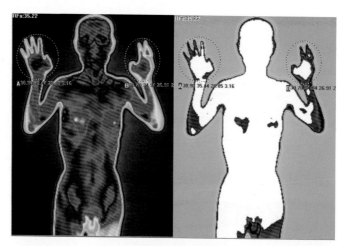

图 8-74　小（双手指）关节不规则高代谢气化热结构图

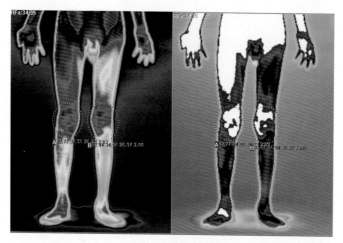

图 8-75　大（双膝）不规则高代谢气化热结构图

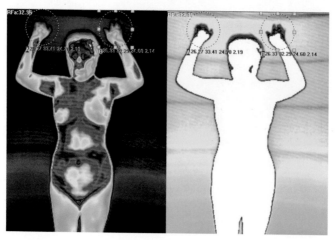

图 8-76　小（双手指）关节不规则低代谢气化热结构图

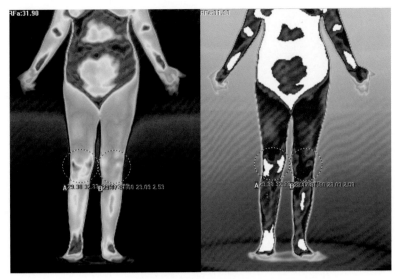

图 8-77　大（左膝）不规则低代谢气化热结构图

3. 肾阴虚时，双侧或单侧肾区气血气化代谢热呈不均匀高代谢的中温差热结构图，代谢热值 $0.5 \leq \Delta F \leq 1.0$（如图 8-78）；肾阳虚时，双侧或单侧肾区气血气化代谢热呈均匀低代谢热结构图，代谢热值 $-0.2 < \Delta F < 0$（如图 8-79）；肝阴虚时，肝区呈均匀或不均匀高代谢的中温差热结构图，代谢热值 $0.5 \leq \Delta F < 1.5$（如图 8-80）。

4. 心阴虚时，心前区呈均匀或不均匀高代谢的中温差热结构图，代谢热值 $1.0 < \Delta F \leq 1.5$（如图 8-81）；心阳虚时，心前区气血气化代谢热呈均匀或不均匀低代谢的中温差热结构图，代谢热值 $\Delta F \leq 0$（如图 8-82）。

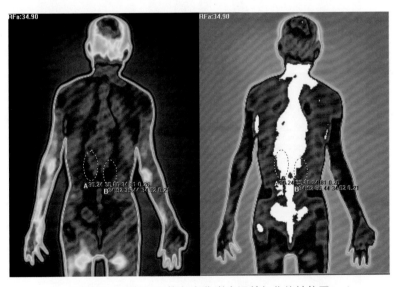

图 8-78　双肾区不均匀高代谢中温差气化热结构图

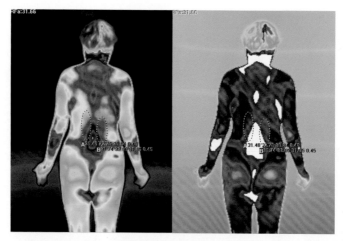

图 8-79　双肾区均匀低代谢气化热结构图

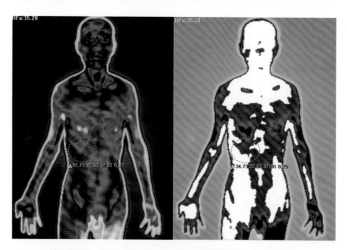

图 8-80　肝区不均匀高代谢中温差气化热结构图

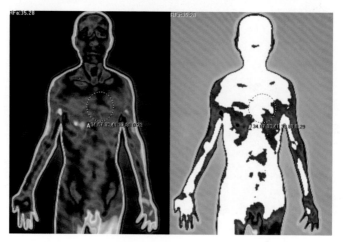

图 8-81　心前区不均匀高代谢中温差气化热结构图

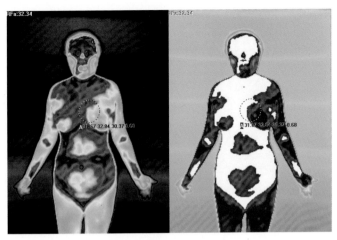

图 8-82　心前区不均匀低代谢中温差气化热结构图

5. 阴虚时，头面部呈以高代谢为主的中温差热结构图，尤以面颊部为要，大致对称（如图 8-83）；阳虚时，面颊部以低代谢为主的高温差热结构图（如图 8-84）。

6. 阴虚时，任脉代谢热呈高代谢为主中温差热结构图，平均代谢热值高于躯干区、代谢热值 $\Delta F \geqslant 0.5$（如图 8-85），或督脉代谢热升高、呈"脉冲"或"刀锋脉冲"表现（如图 8-86）、代谢热值 $\Delta F \geqslant 1.5$（阴虚阳亢）；阳虚时，督脉双向或下行、连续性差（如图 8-87），代谢热值 $\Delta F \leqslant 1.0$。

7. 阴虚时，舌质代谢热失去有序性，舌质整体高代谢（如图 8-88）；阳虚时，舌质代谢热失去有序性，舌质整体低代谢、边尖尤甚（如图 8-89）。

8. 阴虚时，手指代谢热呈阶梯状高代谢热结构图（如图 8-90）；阳虚时，手指代谢热呈明显低代谢热结构图（如图 8-91）。

9. 腹背阴阳气血气化代谢热值 $\Delta F_{上背-下腹} < 0.5$（如图 8-92、8-93）。

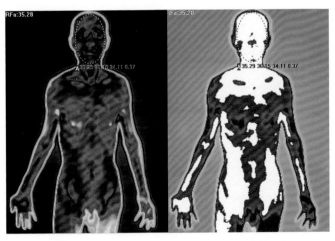

图 8-83　头面部高代谢中温差气化热结构图

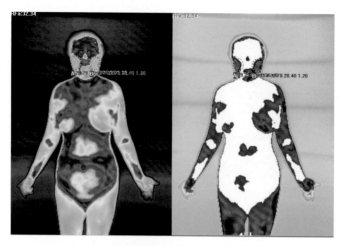

图 8-84　面颊部低代谢高温差气化热结构图

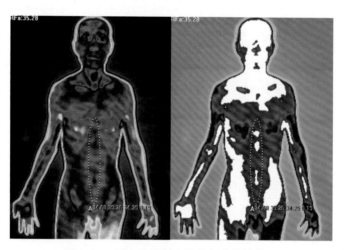

图 8-85　任脉高代谢中温差气化热结构图

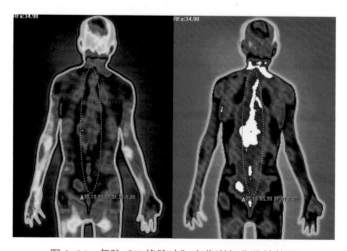

图 8-86　督脉"刀锋脉冲"高代谢气化热结构图

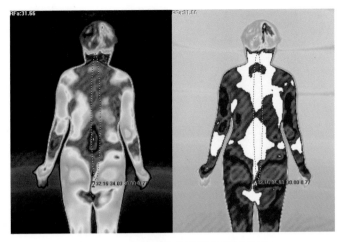

图 8-87　督脉双向表现气化热结构图

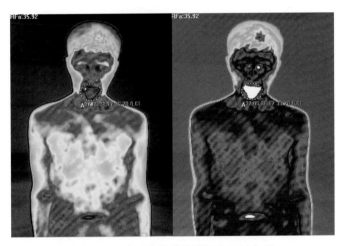

图 8-88　舌质整体高代谢气化热结构图

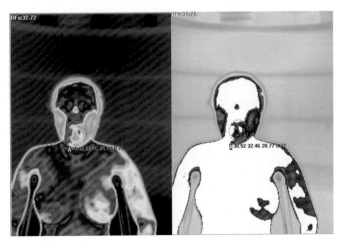

图 8-89　舌质整体低代谢气化热结构图

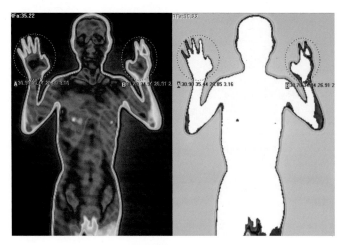

图 8-90　手指阶梯状高代谢气化热结构图

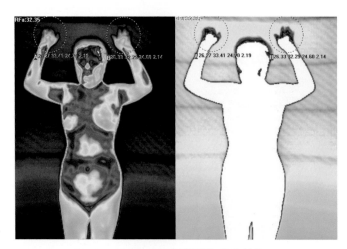

图 8-91　手指明显低代谢气化热结构图

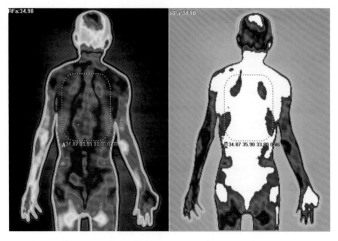

图 8-92　上背代谢热小于下腹气化热结构图

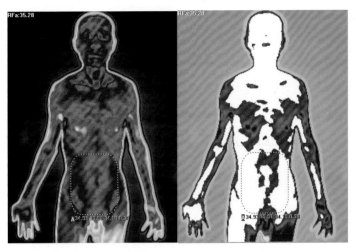

图 8-92　上背代谢热小于下腹气化热结构图（续）

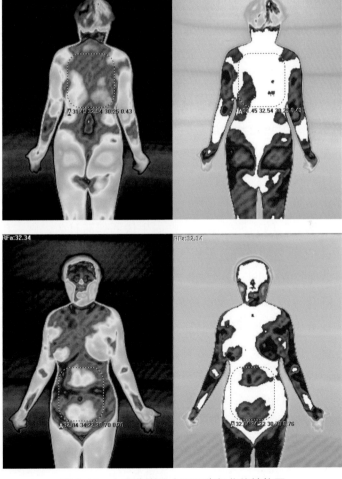

图 8-93　上背代谢热小于下腹气化热结构图

三、TTM 在诊治尪痹（类风湿关节炎）中的应用解析

（一）病因病机

尪痹总病机为命门"动气"不足而致心血亏虚，君、相火为病。

上中焦痹（气血两虚型），本类型微象如图 8-55 所示，究其病机为下焦肾命门相火不足，一方面肾水不能随相火上济养心火（君火），另一方面心火（君火）也不能随心血下潜暖肾水，而致"上热下寒"之"水火不济"之象；同时由于下焦命门相火不足，进而致中焦运化失司、生化无权，血不养心而致心失所养，加重了"上焦热、中焦寒"的微象之征。

中焦痹（寒湿痹阻型），本类型微象如图 8-18 所示，究其病机为中焦胃府命门相火不足（尤以少阳相火不足为主）而致脾不升清，胃不降浊，水湿内停，阻滞气机，停聚中焦，而呈"中焦寒"之微象。

中焦痹（湿热痹阻型），本类型微象如图 8-31 所示，究其病机为中焦胃府命门相火不足，运化失司，脾失健运，胃失和降，肝失疏泄、胆失清静，致中焦"受盛化物、泌别清浊"功能失调，中焦枢机不利，水湿中阻，郁而化热，故呈"中焦热"之微象。

三焦痹（痰瘀痹阻型），本类型微象如图 8-43 所示，上焦的功能是吐故纳新，布散精微，中焦的功能是受盛化物，泌别清浊，下焦的功能是闭藏精微，排泄废物，相火是三焦气化的动力，中焦是升降运动的枢机，左右是升降运动的通道，上下焦（心在上焦，肾在下交，心肾水火既济）是运化的征兆。相火的功能是"精化气，调整三焦"，公转是"气的转移过程"，自转是"炼精化气"的过程，三焦气化即为精气神的相互转化。今相火不足，精气互化不利，三焦郁滞，从而产生夹（邪）证，即"相火不足 - 三焦郁滞 - 伏邪"的病理机制产生，内生伏邪郁滞日久，则三焦气机不畅，气化失常，"闭其运行之机"而呈现"三焦气血气化代谢热差值减小"之微象，如若某一焦内生伏邪，则呈现差值减小且某一焦倒置之微象。

下中焦痹（肝肾亏虚型），本类型微象如图 8-72、8-73 所示，究其病机由于先天禀赋不足，后天饮食失调或治疗不当致肾命门相火不足，精气互化匮乏。一方面气不化精致肾精血亏虚，内热丛生，上扰心神；另一方面精不化气，气损及阳致下焦阳气不足，气化不利，虚寒内生；同时先天肾气亏损，不能奉生后天脾阳致生化无权，血亏气弱，肝肾失养，从而加重下、中焦痹。

（二）病位、病本、病性

寒湿痹阻型图像特征性敏感指标是以中焦不规则低代谢为主的中温差热结构图，四肢小、大关节气血气化代谢热结构图横行或两点一线，病本在中焦，病性属寒湿。

湿热痹阻型图像特征性敏感指标是以中焦不规则高代谢为主中温差热结构图，四

肢小、大关节气血气化代谢热结构图横行或两点一线，病本在中焦，病性属湿热。

痰瘀痹阻型图像特征性敏感指标是以三焦气血气化代谢热差值减小，局部代谢热呈点片状高代谢为主的中温差热结构图，四肢小、大关节气血气化代谢热结构图横行或两点一线，病位在关节，病本在三焦，病性属瘀热。

气血两虚型图像特征性敏感指标是上焦高代谢、中下焦低代谢的中温差热结构图，四肢小、大关节气血气化代谢热结构图横行或两点一线，病位在关节，病本在上、中焦，病性属寒热错杂。

肝肾亏虚型图像特征性敏感指标以下、中焦代谢热异常为主。其中阴虚呈高代谢为主的中温差热结构图，阳虚呈低代谢为主的中温差热结构图，四肢小、大关节气血气化代谢热结构图失去典型的横行或两点一线，而呈不规则或梭形样代谢热结构图，病位在关节，病本在下中焦，病性属虚热或虚寒。

（三）病理机转

从三焦气血气化代谢热角度来分析，尪痹急性期以"上中焦热"气血气化代谢热异常为主，缓解期以"中上焦"气血气化代谢热异常为主，慢性后遗症期以"下中焦"气血气化代谢热异常为主，其病理机转源于"中焦"，发于"上焦"，终于"下焦"，最终三焦俱病。

（四）治疗原则

据 TTM "寒热象"气血气化代谢热结构图像特征以及气血气化代谢热值，遵《黄帝内经》中"寒者热之，热者寒之"的原则来辨证施治，充分体现了借助 TTM 治疗尪痹的原则性及灵活性，为精准指导治疗（时间观念上的精确、空间位置上的准确、不同异性个体的非常）提供客观、可视、数据化的依据。

第二节　大偻（强直性脊柱炎）

大偻类似于西医学的强直性脊柱炎（AS），表现为腰骶、胯疼痛、僵直不舒，继而沿脊柱由下而上（少数可见由上而下）渐及胸椎、颈椎，或见脊柱生理弯曲消失、僵硬如柱、俯仰不能，或见腰弯背凸，或见关节肿痛、屈伸不利等。

TTM 从西医学观点锁定在"细胞新陈代谢"，从中医学观点锁定在"精气气血气化"上，并以"异常代谢热源"为着眼点来诊断疾病。我院应用 TTM 对大偻（强直性脊柱炎）进行临床实践观察，发现该技术对本病的诊断有其独特的信息标准，能提供特征影像表现，为临床诊治大偻、评估疗效以及反映病情的轻重提供客观的参考指标。

一、大偻（强直性脊柱炎）TTM 的图像特征

（一）局部关节观测指标

1. 颈、胸、腰椎气血气化代谢热

正常时，颈、胸、腰椎区自下而上有序出现，代谢热值 $1.0 \leq \Delta F \leq 1.5$；异常时，颈、胸、腰椎区出现无序的呈宽带样高或低代谢中温差热结构图，代谢热值 $\Delta F > 1.5$ 或 $\Delta F < 1.0$（如图 8-94）。

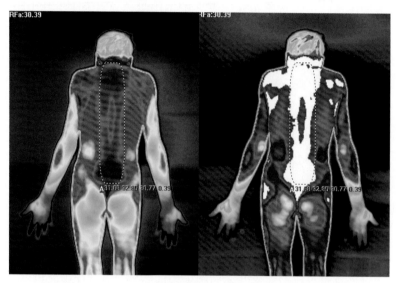

图 8-94　颈、胸、腰椎宽带样高代谢中温差气化热结构图

2. 骶髂关节气血气化代谢热

正常时，骶髂关节区无异常孤立热源出现，代谢热值 $0.5 \leq \Delta F \leq 1.0$；异常时，单侧（如图 8-95）或双侧骶髂关节区可见孤立高代谢热源，呈 "八字形" 或 "倒八字形"（如图 8-96），代谢热值 $1.0 < \Delta F \leq 2.0$。

3. 膝、踝关节气血气化代谢热

正常时，相应区域无孤立热源出现、代谢热值 $-0.5 \leq \Delta F \leq 0.5$；异常时，相应关节区域可见孤立两点一线高代谢或异常低代谢热源，代谢热值 $\Delta F > 0.5$ 或 $\Delta F < -0.5$（如图 8-97、8-98）。

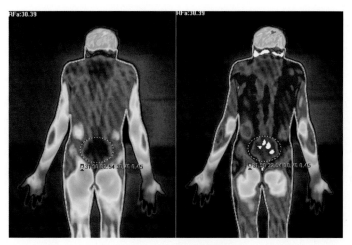

图 8-95　单侧骶髂关节区孤立高代谢气化热结构图

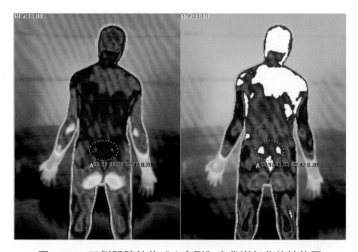

图 8-96　双侧骶髂关节"八字形"高代谢气化热结构图

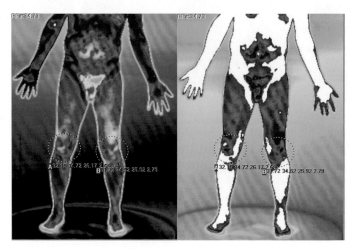

图 8-97　双膝关节孤立两点一线高代谢气化热结构图

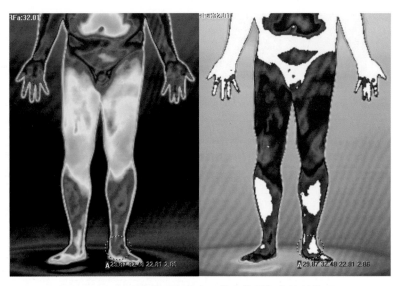

图 8-98　左踝关节孤立两点一线高代谢气化热结构图

（二）免疫系统观测指标

1. 脊柱气血气化代谢热

正常时，脊柱气血气化代谢热自下而上有序出现，显示一条代谢热值 $1.0 \leq \Delta F \leq 1.5$ 的连续代谢热升高区，整体脊柱代谢热等分为三段，且 $\Delta F_{\text{下段-中段}}=0.3$，$\Delta F_{\text{中段-上段}}=0.3$；异常时，脊柱代谢热呈"刀锋脉冲"或节段性表现并失去有序性，代谢热值 $\Delta F > 1.5$ 或 $\Delta F < 1.0$（如图 8-99）。

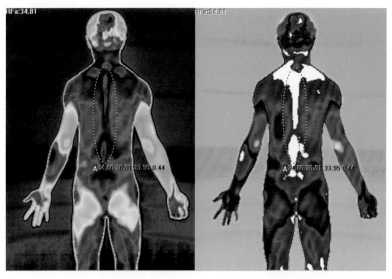

图 8-99　脊柱代谢热失去有序性，呈"刀锋脉冲"表现气化热结构图

2. 肝脾（解剖区）气血气化代谢热差值

正常时，肝区代谢热大于脾区代谢热，代谢热差值 $\Delta F_{MAX肝-MAX脾}=0.2$，且脾区无异常孤立热源出现；异常时，脾区出现斜下或竖下走行的孤立高代谢热源（如图 8-100），肝区代谢热小于脾区代谢热，代谢热差值 $\Delta F_{MAX肝-MAX脾} < 0.2$（如图 8-101），或肝区代谢热大于脾区代谢热，代谢热值 $\Delta F_{MAX肝-MAX脾} > 0.2$，提示免疫功能失调。

3. 髂骨翼反应

正常时双侧髂骨翼区无异常孤立热源出现；异常时单侧或双侧（如图 8-102）髂骨翼区出现镰刀状孤立高代谢热源，代谢热值 $0.5 < \Delta F < 1.0$。

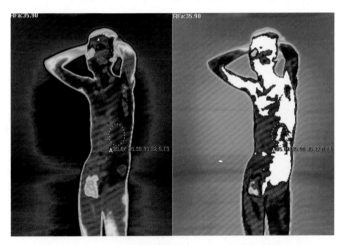

图 8-100　脾区斜下走行孤立高代谢气化热结构图

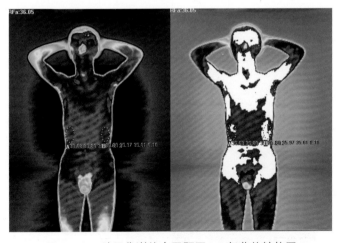

图 8-101　脾区代谢热大于肝区 0.2 气化热结构图

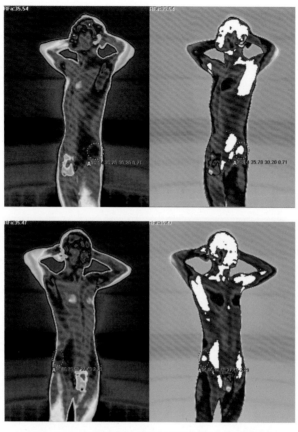

图 8-102　双侧髂骨翼孤立高代谢气化热结构图

（三）内分泌系统观测指标

1. 垂体平台

正常时，枕骨区平双耳连线区无异常孤立热源出现；异常时，本区出现非毛发下孤立异常热源，深度大于 3cm，代谢热值 $1.5 \leqslant \Delta F_{发旋热\,MAX-枕骨区孤立热\,MAX} \leqslant 3.0$（如图 8-103）。

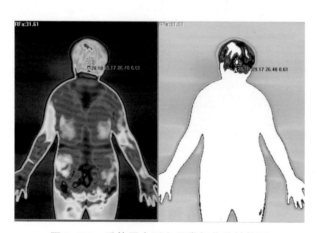

图 8-103　垂体平台孤立异常气化热结构图

2. 甲状腺平台

正常时，甲状腺区无异常孤立热源出现；异常时，单侧（如图 8-104）或双侧甲状腺区出现随甲状腺走行扩散的孤立热源，代谢热值 $0.3 < \Delta F \leq 0.5$。

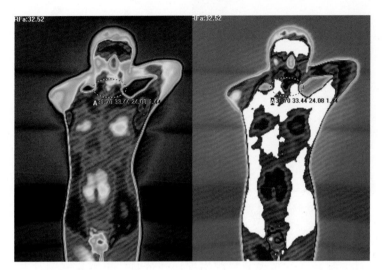

图 8-104　单侧甲状腺平台异常（甲状腺走行扩散孤立热源）气化热结构图

3. 胰腺平台

正常时，剑突下左区或背部胰腺区无异常孤立热源出现；异常时，剑突下左区连续断层呈角形，并凸向右下方的热源，平台代谢热值 $0.5 < \Delta F \leq 0.6$（如图 8-105），后位脊柱胰腺区出现凸向右下方的热源（如图 8-106）。

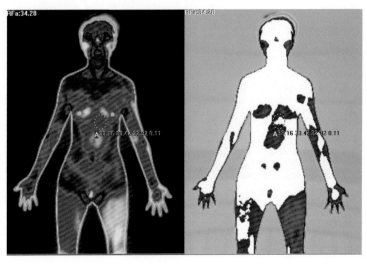

图 8-105　胰腺平台异常（剑突下左区呈角形凸向右下方热源）气化热结构图

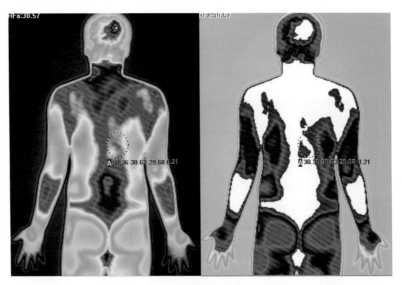

图 8-106　胰腺平台异常（背部胰腺区凸向右下方热源）气化热结构图

4. 肾上腺平台

正常时，肾上腺区无异常孤立热源出现；异常时，单侧或双侧肾上腺区可见"八字形"或"细条"状异常代谢高代谢热源，代谢热值 $0.4 < \Delta F \leq 0.5$（如图 8-107）。

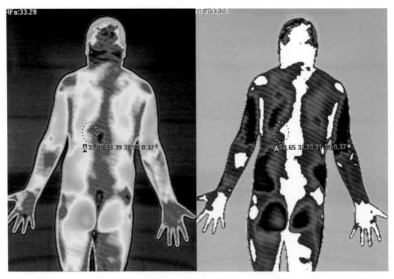

图 8-107　肾上腺平台异常（单侧肾上腺区细条状高代谢）气化热结构图

（四）心理压力观测指标

人的心理状况正常时，额头、手部无异常代谢热源出现；异常时，额头前部呈"M形"（如图 8-108）或"白帽子、绿手套形"热源（如图 8-109）。

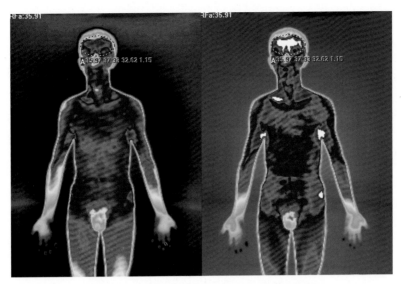

图 8-108　额头前部"M 形"气化热结构图

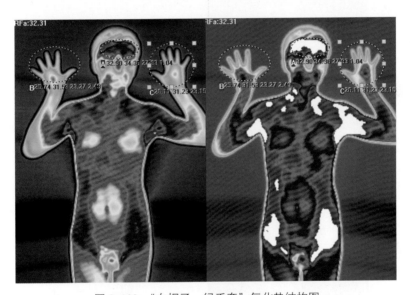

图 8-109　"白帽子、绿手套"气化热结构图

二、大偻（强直性脊柱炎）TTM 中医诊断分型的图像特征

（一）肾虚督寒（包括虚寒、寒湿）型

以下条件满足 4 条即可诊断。

1.肾区未见上升性脊柱（督脉）代谢热，脊柱代谢热不连续，呈分段融合状，代谢热值 $\Delta F < 1.0$（如图 8-110、8-111）；或肾区呈不均匀、不对称高代谢为主的低温差热结构图，代谢热值 $0.4 < \Delta F \leqslant 0.6$（如图 8-112）。本条为特征性敏感指标。

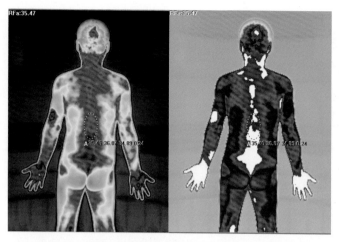

图 8-110　肾区（督脉）代谢热不连续气化热结构图

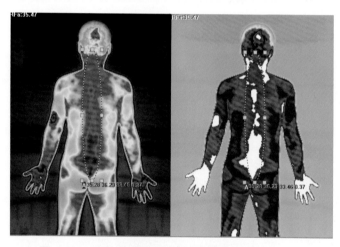

图 8-111　脊柱代谢热不连续分段融合气化热结构图

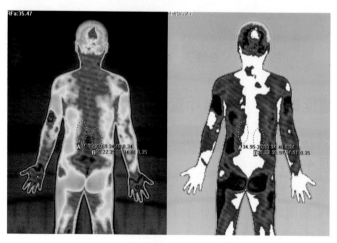

图 8-112　肾区不对称高代谢低温差气化热结构图

2.肺区呈以高代谢为主的中温差热结构图，代谢热值 $0.6 < \Delta F < 0.8$（如图 8-113）；升结肠或降结肠区出现长条形高代谢热源，代谢热值 $0.5 < \Delta F \leqslant 1.0$（正常值 $0 \leqslant \Delta F \leqslant 0.5$）（如图 8-114）。

3.三焦气血气化代谢热呈上焦高代谢，中、下焦低代谢为主的中温差热结构图，代谢热值 $\Delta F_{上焦-中焦} > 0.5$、$\Delta F_{中焦-下焦} > 0.5$、$\Delta F_{上焦-下焦} > 1.0$（如图 8-115）。

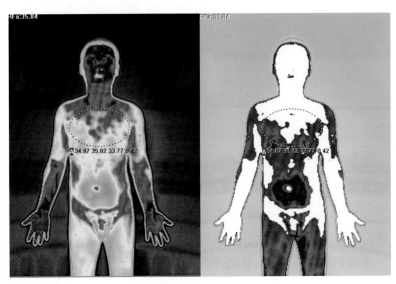

图 8-113　肺区以高代谢为主中温差气化热结构图

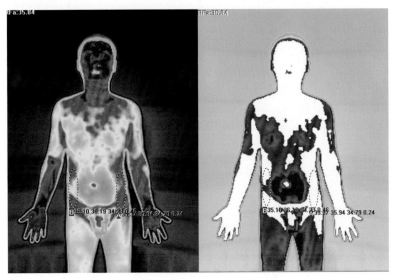

图 8-114　升结肠、降结肠区长条形高代谢气化热结构图

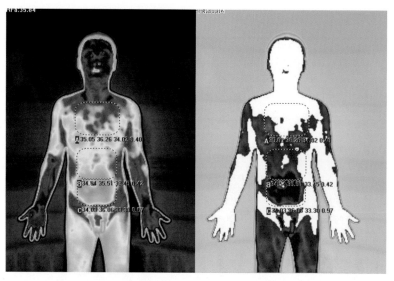

图 8-115 三焦呈上焦高代谢，中、下焦低代谢中温差气化热结构图

4.单侧或双侧骶髂关节区可见孤立高代谢低温差热结构图，双侧时呈"八字形"或"倒八字形"，代谢热值 $1.0 < \Delta F \leqslant 1.5$（如图 8-116）。本条为特征性敏感指标。

5.膝、踝关节区未见明显异常代谢热结构图。

6.脾胃（小肠区）可见形态不规则的低代谢热源，代谢热值 $\Delta F < -0.5$（如图 8-117）。

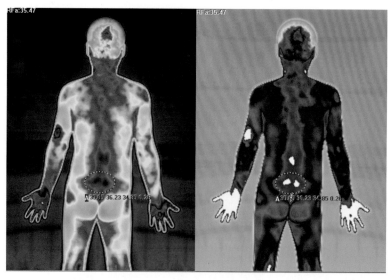

图 8-116 骶髂关节区孤立高代谢低温差气化热结构图

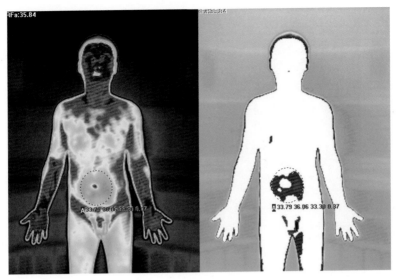

图 8-117　脾胃（小肠区）不规则低代谢气化热结构图

7.唇区低代谢，代谢热值 $\Delta F < -0.3$（如图 8-118）；或脐区高代谢，代谢热值 $2.0 \leqslant \Delta F \leqslant 3.0$（如图 8-119）；或命门穴区低代谢，代谢热值 $0.15 \leqslant \Delta F < 0.5$（如图 8-120）。

8.舌质代谢热失去有序性，且舌质呈舌尖高代谢、舌中间低代谢、舌两边高代谢热结构图（如图 8-121）。

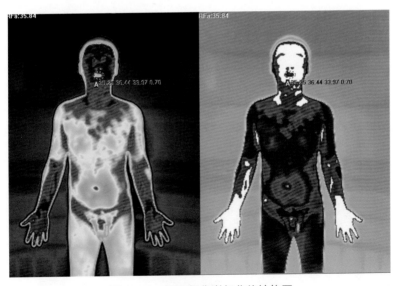

图 8-118　唇区低代谢气化热结构图

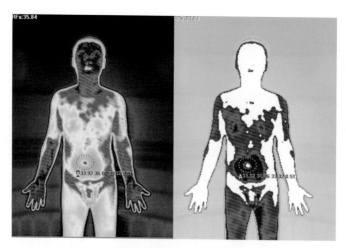

图 8-119　脐区高代谢气化热结构图

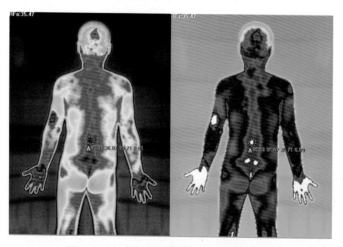

图 8-120　命门穴区低代谢气化热结构图

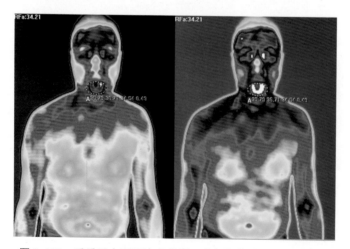

图 8-121　舌质舌尖及两边高代谢、中间低代谢气化热结构图

（二）肾虚督热（包括虚热、湿热）型

以下条件满足 5 条即可诊断。

1.肾区未见上升性脊柱（督脉）代谢热（如图 8-122），脊柱代谢热不连续，呈宽带样分段融合状，代谢热值 $\Delta F \geq 2.0$（如图 8-123）；或肾区呈不均匀、不对称高代谢为主的高温差热结构图，代谢热值 $\Delta F > 1.5$（如图 8-124）。本条为特征性敏感指标。

2.单侧或双侧骶髂关节区可见孤立高代谢，双侧时呈"八字形"或"倒八字形"，代谢热值 $2.0 < \Delta F \leq 2.5$（如图 8-125）。本条为特征性敏感指标。

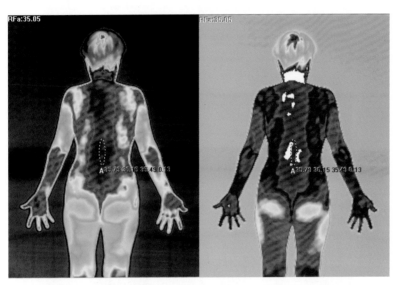

图 8-122　肾区未见上升性脊柱（督脉）代谢热气化热结构图

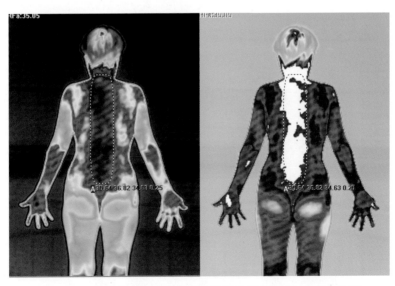

图 8-123　脊柱代谢热呈宽带样分段融合状高代谢气化热结构图

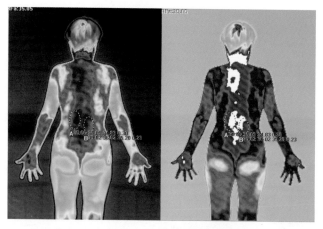

图 8-124　肾区不均匀、不对称高代谢气化热结构图

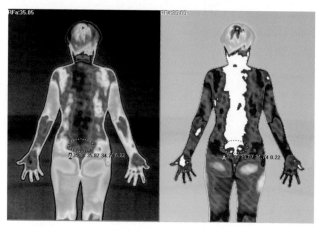

图 8-125　骶髂关节"八字形"气化热结构图

3. 三焦气血气化代谢热差值减小，呈中、下焦高代谢为主的中温差热结构图，代谢热值 $\Delta F_{上焦-中焦} < 0.5$、$\Delta F_{上焦-下焦} < 0.5$。（如图 8-126）

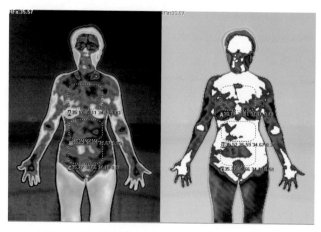

图 8-126　三焦代谢热差值减小，中、下焦高代谢中温差气化热结构图

4.肺区呈高代谢为主的中温差热结构图，代谢热值 ΔF ≥ 0.8（如图 8-127）；升结肠或降结肠区（如图 8-128）出现长条形高代谢热源，代谢热值 1.5 < ΔF ≤ 2.0。

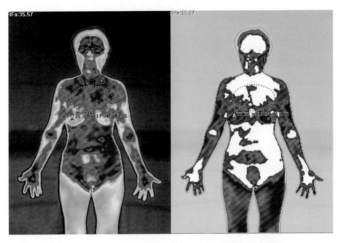

图 8-127　肺区高代谢中温差气化热结构图

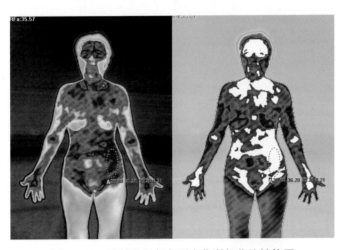

图 8-128　降结肠区长条形高代谢气化热结构图

5.膝或踝关节区可见孤立异常呈"两点一线"表现的高代谢热源，代谢热值 1.0 ≤ ΔF ≤ 2.5（如图 8-129）。

6.脾胃（小肠区）可见形态不规则的高代谢热源，代谢热值 ΔF > 1.5（如图 8-130）。

7.唇区高代谢，代谢热值 1.0 ≤ ΔF ≤ 3.0（如图 8-131）；或脐区高代谢，代谢热值 2.5 ≤ ΔF < 4.0（如图 8-132）；或命门穴区低代谢，代谢热值 0.15 ≤ ΔF < 0.5（如图 8-133）。

8.任脉下段或中段呈节段性或点线状高代谢，代谢热值高于躯干区平均代谢热值，ΔF ≥ 0.5 以上（如图 8-134）。

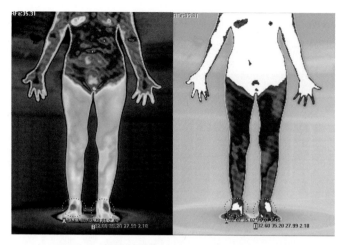

图 8-129 踝关节孤立异常高代谢气化热结构图

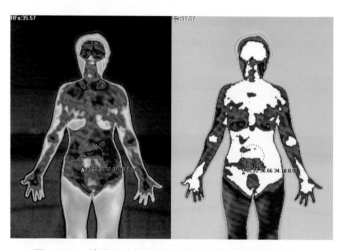

图 8-130 脾胃（小肠区）不规则高代谢气化热结构图

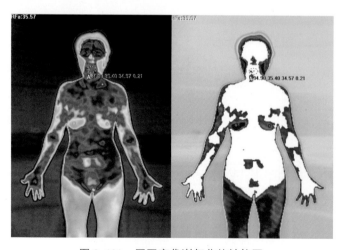

图 8-131 唇区高代谢气化热结构图

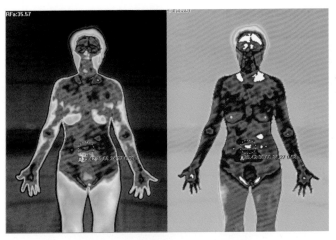

图 8-132　脐区高代谢气化热结构图

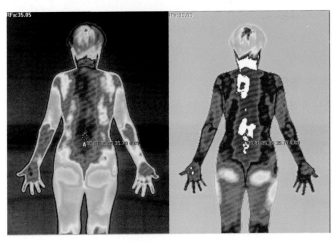

图 8-133　命门穴区低代谢气化热结构图

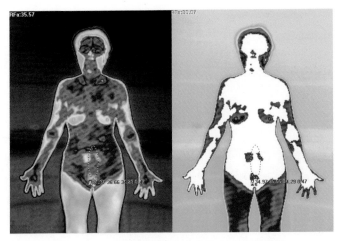

图 8-134　任脉下段线状高代谢气化热结构图

9.舌质代谢热失去有序性，且舌质整体高代谢热结构图（如图8-135）。

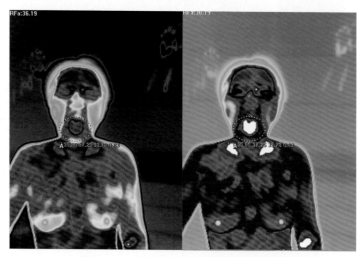

图8-135　舌质整体高代谢气化热结构图

（三）肾虚督瘀型

以下条件满足5条即可诊断。

1.肾区未见上升性脊柱（督脉）代谢热（如图8-136），脊柱代谢热不连续，呈分段融合状高代谢伴低代谢热结构图，代谢热值 $1.5 < \Delta F < 2.0$（如图8-137）；或肾区呈不均匀、不对称高代谢为主的中温差热结构图，代谢热值 $0.6 < \Delta F \leqslant 1.5$（如图8-138）。本条为特征性敏感指标。

2.肺区呈低代谢为主的"猫耳状"热结构图，局部伴有点片状不规则高代谢，代谢热值 $\Delta F < -0.5$（如图8-139）；升结肠或降结肠区出现长条形高代谢热源，代谢热值 $1.0 < \Delta F \leqslant 1.5$（如图8-140）。本条为特征性敏感指标。

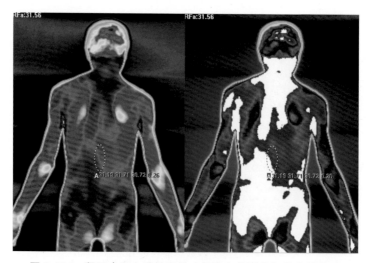

图8-136　肾区未见上升性脊柱（督脉）代谢热气化热结构图

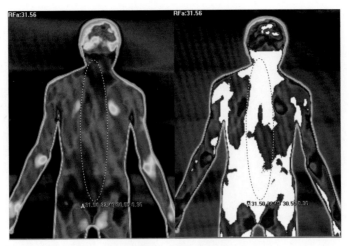

图 8-137　脊柱高代谢伴低代谢气化热结构图

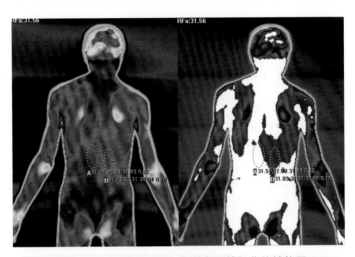

图 8-138　肾区不对称高代谢中温差气化热结构图

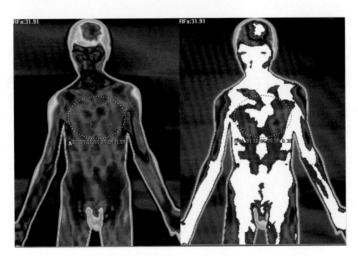

图 8-139　肺区低代谢为主"猫耳状"气化热结构图

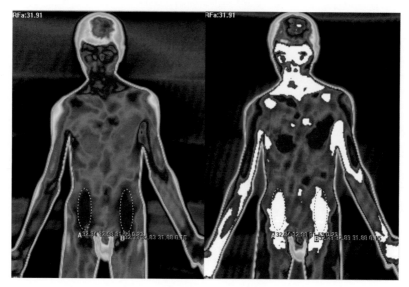

图 8-140　升结肠、降结肠区长条形高代谢气化热结构图

　　3. 单侧或双侧骶髂关节区可见孤立高代谢，双侧时呈"八字形"或"倒八字形"，代谢热值 $1.5 < \Delta F \leqslant 2.0$（如图 8-141）。本条为特征性敏感指标。

　　4. 三焦气血气化代谢热倒置，上焦低代谢（猫耳状），中、下焦高代谢为主的中高温差热结构图，代谢热值 $\Delta F_{上焦-中焦} < 0$、$\Delta F_{上焦-下焦} < 0$（如图 8-142）。

　　5. 膝、或踝关节区可见孤立异常呈"两点一线"高代谢热源，代谢热值 $0.5 < \Delta F < 1.0$（如图 8-143）。

　　6. 脾胃（小肠区）可见点片状高代谢热源，代谢热值 $0.5 < \Delta F \leqslant 1.5$（如图 8-144）。

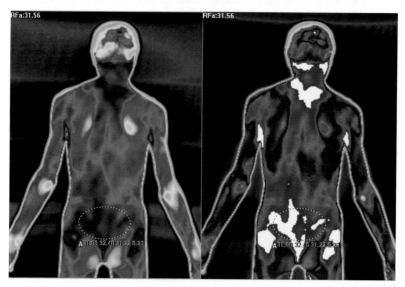

图 8-141　骶髂关节"倒八字形"气化热结构图

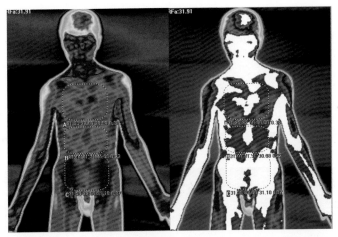

图 8-142　三焦代谢热倒置，上焦低代谢，中、下焦高代谢中温差气化热结构图

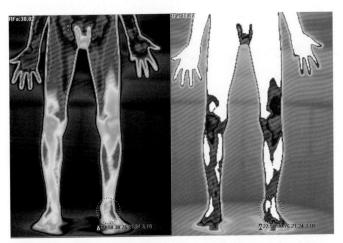

图 8-143　踝关节"两点一线"高代谢气化热结构图

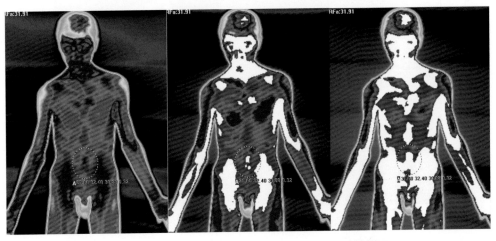

图 8-144　脾肾（小肠区）点片状高代谢气化热结构图

7. 唇区高代谢，代谢热值 $0.3 < \Delta F < 1.0$（如图 8-145）；或脐区低代谢，代谢热值 $1.5 \leq \Delta F < 1.8$（如图 8-146）；或命门穴区低代谢，代谢热值 $0.15 \leq \Delta F < 0.5$（如图 8-147）。

8. 任脉中段或下段呈节段性或点线状高代谢，代谢热值高于躯干区平均代谢热值 $\Delta F \geq 0.5$ 以上（如图 8-148）。

9. 舌质失去有序性，舌质呈舌尖低、两边高代谢代谢热结构图（如图 8-149）。

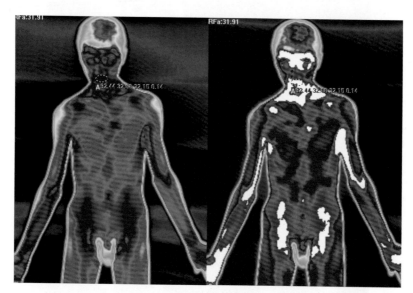

图 8-145　唇区高代谢气化热结构图

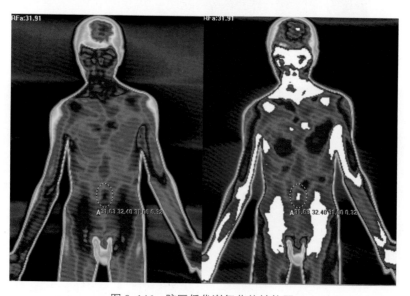

图 8-146　脐区低代谢气化热结构图

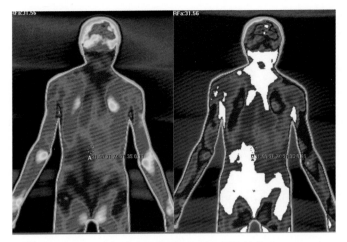

图 8-147　命门穴区低代谢气化热结构图

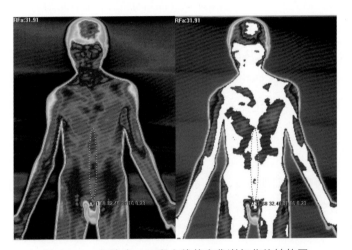

图 8-148　任脉中、下段点线状高代谢气化热结构图

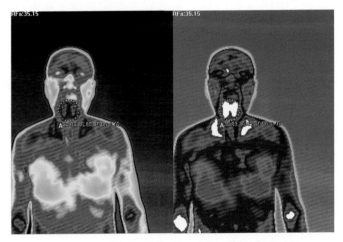

图 8-149　舌尖低代谢、两边高代谢气化热结构图

三、TTM 在诊治大偻（强直性脊柱炎）中的应用解析

（一）病因病机

大偻（强直性脊柱炎）总病机为命门"动气"不足而致肾督亏虚，督阳不充，不能布散与转输，湿、热、瘀、毒蕴于三焦，滞于局部而为病，属相火引动君火，故 TTM 可见特征性敏感指标表现。

1. 肾虚督寒型

本类型 TTM 微象如前所示，究其病因（机）为命门"动气"不足而致肾命门相火不足，"精－气"互化不利，肾督亏虚，督阳（气）不足，脾阳不振、脾失健运，寒从内生（或卫外不固，寒毒之邪乘虚而入），机体中、下焦气血气化代谢热降低。

肺金与肾水属五行"母子"关系，一方面肺金之清气不能越肩沿膀胱经下注到肾俞区入肾以生水；另一方面肾精血不能随相火经中焦、任脉上注于肺，终致上源水亏、下源断流，肺金燥、肾水亏，从而形成中、下焦以低代谢为主的中温差热结构图。

唇区低代谢、命门穴区低代谢，脐区高代谢，皆为肾督亏虚，相火不足，气化功能不利，代谢热降低或郁久化热而致。骶髂关节区高代谢热结构图为寒（湿）之邪郁久化热，瘀热内生。

2. 肾虚督热型

本类型 TTM 微象如前所示，究其病因（机）为命门"动气"不足而致肾命门相火不足，"气－精"互化不利，肾督亏虚，督阴（精）不充，脾阳不振，脾失健运，热（湿）内生（或卫外不固，感受湿热毒邪），机体中、下焦气血气化代谢热升高。

肺金与肾水属五行"母子"关系，肾精不足，精亏水涸，虚热内湿（或湿热），上泛肺金，致肺阴不足，阴损及阳（气），终致肺金气阴两虚，从而形成中、下焦热的 TTM 图像特征。

唇、脐、任脉下段或中段、骶髂、膝、踝高代谢，命门穴区低代谢，皆为肾命门相火不足，气不化精，肾督亏虚，精（阴）亏则内热（湿热）丛生，气化不利，郁久热邪加重所致，因而 TTM 呈现以高代谢或低代谢为主热结构图。

3. 肾虚督瘀型

本类型 TTM 微象如前所示，究其病因（机），为命门"动气"不足而致肾命门相火不足，气不生精，精不化气，精气互化不利；肾督亏虚，督阳不充，督阴不滋，脾阳不振，脾失健运，痰瘀热（湿）毒内生，气滞血瘀，痰毒瘀阻督脉、脊柱、关节，郁而化热。机体 TTM 表现为三焦气血气化代谢热倒置，上焦低代谢（猫耳状）、中、下焦高代谢为主的中高温差热结构图。

肺朝百脉，辅佐心以行血。由于痰瘀互阻于肺，致肺失宣降，郁（瘀）久气阴互损，瘀阻气道，寒热错杂，因而TTM呈现"猫耳肺"伴局部点片状不规则高代谢热结构图表现。

唇、脐、膝、踝、骶髂区呈高代谢，命门穴区低代谢，均为痰瘀互阻、郁久化热，阻滞经络，结于局部的图像特征。

（二）病位、病本、病性

肾虚督寒型TTM图像特征性敏感指标是肾区未见上升性督脉（脊柱）气血气化代谢热，督脉（脊柱）热不连续，呈分段融合状，肾区呈不均匀、不对称高代谢为主的低温差热结构图，肺区呈高代谢为主的中温差热结构图，骶髂关节高代谢，故病位在脊柱、关节，病本在肺、肾、督脉，病性属寒（虚寒或寒湿）。

肾虚督热型TTM图像特征性敏感指标是肾区未见上升性督脉（脊柱）代谢热，督脉（脊柱）热不连续，呈宽带样分段融合状，肾区呈不均匀、不对称高代谢为主的高温差热结构图，肺区呈高代谢为主的中温差热结构图，骶髂、膝或踝关节高代谢，故病位在脊柱、关节，病本在肺、肾、督脉，病性属热（虚热或湿热）。

肾虚督瘀型TTM图像特征性敏感指标是肾区未见上升性督脉（脊柱）气血气化代谢热，督脉（脊柱）热不连续，呈分段融合状高代谢伴低代谢热结构图，肾区呈不均匀、不对称高代谢为主的中温差热结构图，肺区呈低代谢为主的"猫耳状"热结构图，局部伴有点片状不规则高代谢，骶髂、膝或踝关节高代谢，故病位在脊柱、关节，病本在肺、肾、督，病性属瘀热。

（三）从三焦气化、公转、自转分析病理机转

大偻（强直性脊柱炎）TTM特征性敏感指标为肾区未见上升性脊柱气血气化代谢热，督脉（脊柱）热不连续；肾区气血气化代谢热不均匀、不对称；肺区可呈"猫耳肺"；小腹区可见形态不规则低代谢或高代谢。因此其病理机转源于下焦，继发于上焦，发展于中焦，终于下焦。金（肺）水（肾）不生，不能形成有效的"公转"，从而不能促进五行生克有序"自转"是其病因（机）的根本所在。

（四）治疗原则

根据TTM"寒热象"气血气化代谢热结构图像特征以及代谢热数值，遵《黄帝内经》"寒者热之、热者寒之"及侯丽萍教授"三焦气化"的一体之仁性为原则进行辨证论治。即着眼于下、上二焦"金水相生"的治疗为主，不忘中焦脾胃后天之本，同时注意寒、热、湿、瘀毒的祛除。

综上所述，大偻（强直性脊柱炎）患者在TTM上除了具有骶髂关节、脊柱关节、免疫、内分泌及心理异常外，还存在"肾肺"两虚、任督二脉不通、大肠传导失司的

TTM 影像学特征。

TTM 不但具有一般影像学的诊断功能，同时还有独特的优势，能一次性获得全身各脏腑的信息，从整体出发，抓特征性"敏感指标"的图像来寻求病因，发现病机，确定治疗方案，为大偻（强直性脊柱炎）诊治提供新的科学依据。

第三节　代谢综合征（眩晕、消渴、浊毒等）

代谢综合征（MS）是指生活方式因素及新出现的突发危险因素相互影响所产生的一种复合性疾病，包括向心性肥胖、糖耐量低减、高胰岛素血症、高血压致动脉硬化的脂代谢异常、高游离脂肪酸血症、高尿酸血症及血栓前血液状态。代谢综合征在中医学上目前尚无相对应的病名，可以将其归属于"眩晕""消渴""浊毒"等范畴。

TTM 是锁定人体细胞新陈代谢的功能医学影像技术，是研究中医气化理论的可视化"CT"，以"异常"气血气化代谢热为考察对象，对人体进行整体或局部的阴阳、虚实、表里、寒热等相互间的规律进行观察，发现该系统对本病的诊断有其独特的信息标准，能够提供特征性"敏感指标"影像表现，为临床诊治本病提供客观、可视化的象、数、理参考指标。

一、代谢综合征 TTM 的图像特征

（一）腹部气血气化代谢热

正常时，腹部呈均匀的代谢热结构图，代谢热值 $-0.5 \leq \Delta F \leq 0.5$（除脐、裤带位置）；异常时，腹部代谢热呈不均匀、不规则、肥满形状热结构图，代谢热值 $\Delta F > 0.5$ 或 $\Delta F < -0.5$（如图 8-150）。

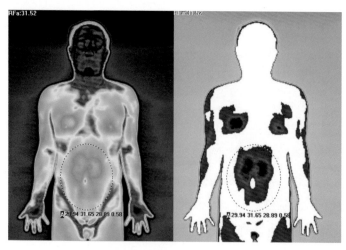

图 8-150　腹部不均匀、肥满形状气化热结构图

（二）头部气血气化代谢热

正常时，头部呈均匀、有序高代谢热结构图，额头最高代谢热值与胸部平均代谢热的差值 $1.0 < \Delta F_{\text{额头MAX-胸AV}} < 1.5$，且头部上半部正面、后面其左、右代谢热差值 $\Delta F < 0.2$；异常时，头部代谢热失去有序性，额头部代谢热呈"线形"高代谢，额头最高代谢热值与胸部平均代谢热的差值 $\Delta F_{\text{额头MAX-胸AV}} \geq 2.5$，且额头部左、右两侧代谢热值 $\Delta F > 0.2$，提示高血压或高血压反应（如图 8-151、8-152）。

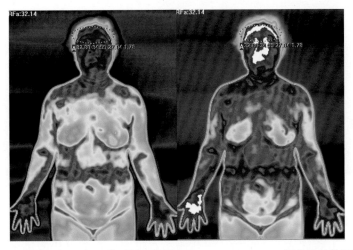

图 8-151 额头部"线形"高代谢 $\Delta F_{\text{额头MAX-胸AV}} \geq 2.5$ 气化热结构图

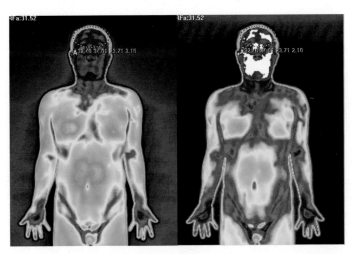

图 8-152 额头部双侧代谢热不对称 $\Delta F_{\text{额头MAX-胸AV}} \geq 2.5$ 气化热结构图

（三）四肢末梢气血气化代谢热

正常时，四肢代谢热由近端向远端辐射，且手指、足趾代谢热基本均匀、对称，手指、足趾间的平均代谢热差值 $\Delta F \leq 0.1$；异常时，四肢末梢代谢热失去有序性，且手指、足趾代谢热呈阶梯状分布，即大拇指代谢热值高于食指、食指代谢热值高于中指、中指代谢热值高于无名指、最低是小指，相邻指间代谢热差值均大于0.1，而且随着这种代谢热差值的增大，血脂、血糖、血黏度也随之增高（如图8-153）。

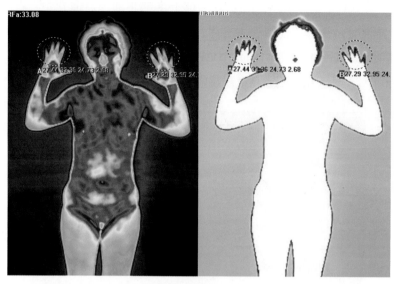

图 8-153　双手指代谢热失去有序性呈阶梯状气化热结构图

（四）胰腺平台区及胰腺区、指腹、双眼气血气化代谢热

正常时，左上腹部或背部胰腺区、指腹、双眼无异常孤立代谢热源出现；异常时，胰腺平台区左上腹区连续断层出现呈角形并凸向右下方的热源（如图8-154），或见后背脊柱中、下段出现凸向右下方的代谢热源（如图8-155），并伴见指腹高代谢（如图8-156）或低代谢、双眼内眦"腰果"样高代谢表现（如图8-157），以上均提示高血糖。

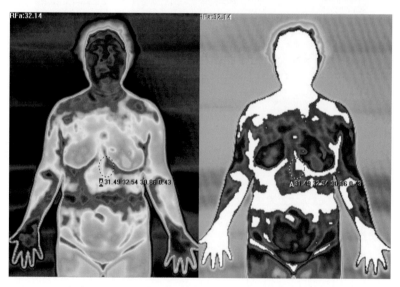

图 8-154　胰腺平台区左上腹区呈角形并凸向右下方代谢热源气化热结构图

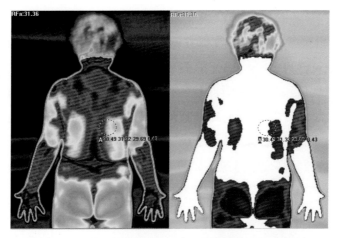

图 8-155　背部胰腺区凸向右下方代谢热源气化热结构图

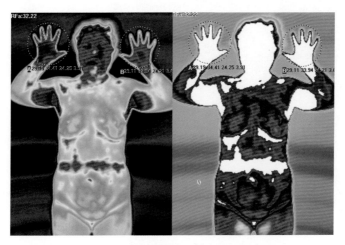

图 8-156　双手指腹高代谢气化热结构图

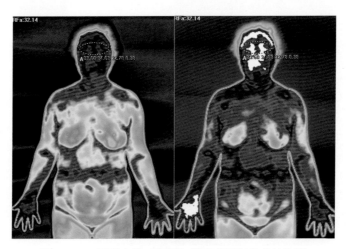

图 8-157　双眼内眦"腰果"样高代谢气化热结构图

（五）足跟、趾、踝关节气血气化代谢热

正常时，其相应各部位无异常孤立热源出现，足跟代谢热值 $-0.2 \leq \Delta F \leq 0.1$，趾关节代谢热值 $-0.3 \leq \Delta F \leq 0.3$，踝关节代谢热值 $-0.5 \leq \Delta F \leq 0.5$；当高尿酸血症时单侧或双侧足后跟处可见圆点状、孤立高代谢热源（如图 8-158），代谢热值 $0.5 < \Delta F_{足跟 MAX- 周围 AV} < 2.0$，同时在跖趾和跗趾关节处亦出现异常线条状高代谢热源（如图 8-159），代谢热值 $0.3 < \Delta F \leq 3.0$，其次在内、外踝（如图 8-160）或膝关节出现"两点一线"的腔状高代谢热源（如图 8-161），代谢热值 $0.5 < \Delta F \leq 3.0$，提示高尿酸血症。

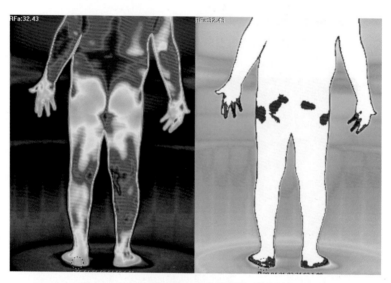

图 8-158　单侧足跟孤立高代谢气化热结构图

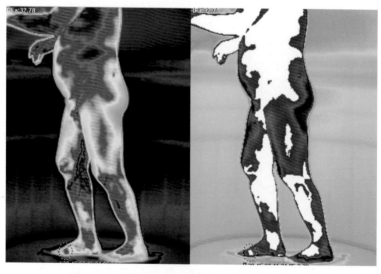

图 8-159　右跖趾异常条状高代谢气化热结构图

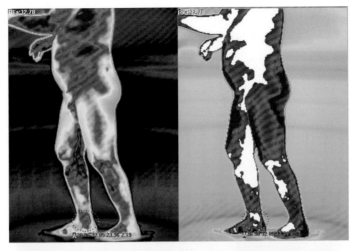

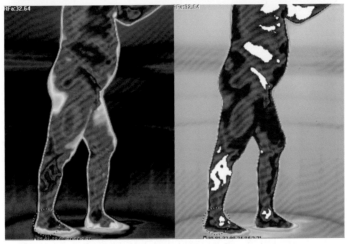

图 8-160　内、外踝关节"两点一线"腔状高代谢气化热结构图

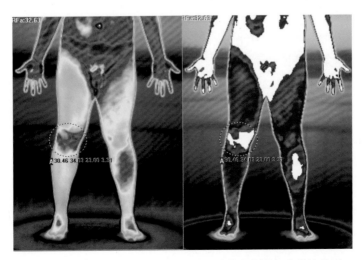

图 8-161　（右）膝关节"两点一线"腔状高代谢气化热结构图

（六）肝及右胸下部气血气化代谢热

正常时，肝区呈均匀的高代谢热结构图，代谢热值 $0.3 \leqslant \Delta F \leqslant 0.5$，右胸下部区呈均匀的高代谢或低代谢，代谢热值 $-0.5 \leqslant \Delta F \leqslant 0.5$（少数胸大肌发达者可达 $-0.8 \leqslant \Delta F \leqslant 1.0$）；脂肪代谢异常时，肝区呈不均匀低代谢或低代谢伴高代谢热结构图，代谢热值 $-1.5 < \Delta F < -0.5$，右胸下区亦呈低代谢为主的中温差热结构图，与左胸下区对应部位相比代谢热值较低，且伴有脾区高代谢热结构图，提示脂肪肝（如图 8-162）。

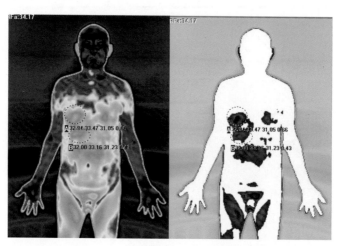

图 8-162　肝区及右胸下部均匀低代谢气化热结构图

二、代谢综合征 TTM 中医分型诊断的图像特征

（一）中焦热型

以下条件满足 3 条即可诊断。

1. 三焦气血气化代谢热：异常时，$\Delta F_{上焦-中焦} < 0.5$，$\Delta F_{中焦-下焦} > 0.5$，提示中焦热（如图 8-163）。本条为特征性敏感指标。

2. 命门穴区气血气化代谢热：正常时，命门穴区代谢热值 $0.5 \leqslant \Delta F \leqslant 1.0$；异常时，命门区代谢热值 $0.3 < \Delta F < 0.5$（如图 8-164）。本条为特征性敏感指标。

3. 督脉气血气化代谢热：正常时，督脉代谢热值 $1.0 \leqslant \Delta F \leqslant 1.5$，且呈现自下而上、连续性好的高代谢热结构图；异常时，督脉代谢热值 $\Delta F > 1.5$，且热源失去有序性、连续性，多以督脉中段为主（如图 8-165）。

4. 任脉气血气化代谢热：正常时，任脉循行区无异常代谢热；异常时，可见节段性或点线状高代谢热结构图，代谢热值高于躯干区平均代谢热值 $\Delta F \geqslant 0.5$ 以上（如图 8-166）。

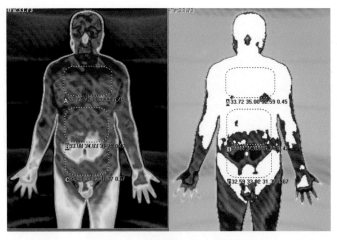

图 8-163　中焦热气化热结构图

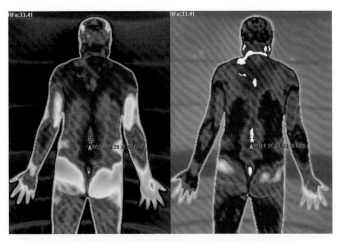

图 8-164　命门穴区低代谢热气化热结构图

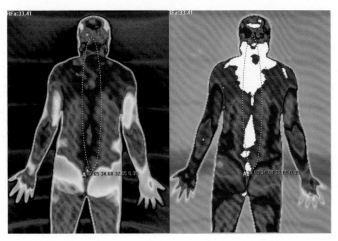

图 8-165　督脉高代谢热值 ΔF > 1.5 且热源中段失去连续性气化热结构图

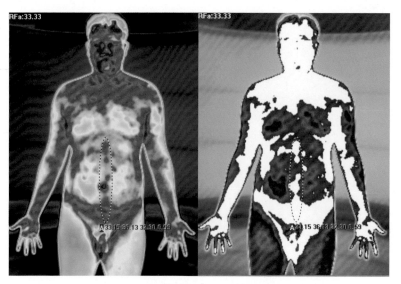

图 8-166　任脉点线状高代谢气化热结构图

5. 唇区、脐区气血气化代谢热：正常时，唇区代谢热值 $-0.3 \leq \Delta F \leq 0.3$，脐区代谢热值 $1.8 \leq \Delta F \leq 2.2$；异常时，唇区代谢热值 $\Delta F > 0.3$（如图 8-167），也可出现脐区代谢热值 $\Delta F < 1.8$ 或 $\Delta F > 2.2$（如图 8-168）。

6. 舌质气血气化代谢热：正常时，热源从舌根到舌尖均匀有序出现，即舌根→舌左边→舌右边→舌中→舌尖，且遵循中医舌与脏腑的全息关系；异常时，舌质代谢热较平和质升高，且失去有序性，舌质两边高代谢较早出现（如图 8-169）。

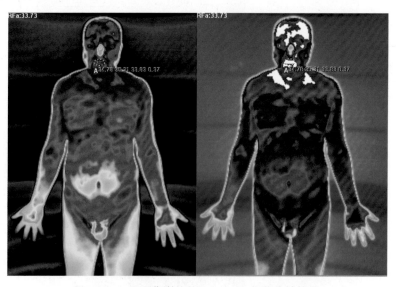

图 8-167　唇区代谢热值 $\Delta F > 0.3$ 气化热结构图

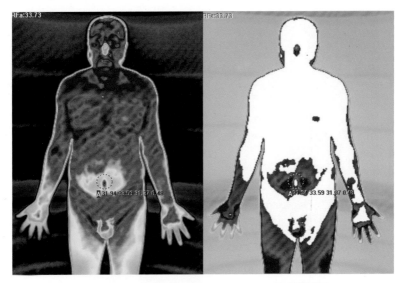

图 8-168 脐区代谢热值 ΔF > 2.2 气化热结构图

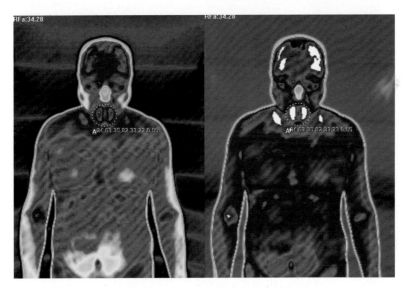

图 8-169 舌质两边高代谢气化热结构图

（二）中焦寒型

以下条件满足 3 条即可诊断。

1. 三焦气血气化代谢热：异常时，$\Delta F_{上焦-中焦} > 0.5$，$\Delta F_{中焦-下焦} < 0.5$，提示中焦寒（如图 8-170）。本条为特征性敏感指标。

2. 命门穴区气血气化代谢热：正常时，命门穴区代谢热值 $0.5 \leq \Delta F \leq 1.0$；异常时，命门穴区代谢热值 $0.2 < \Delta F < 0.4$（如图 8-171）。本条为特征性敏感指标。

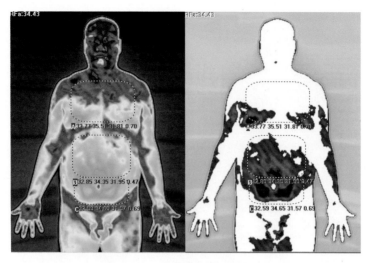

图 8-170　中焦寒气化热结构图

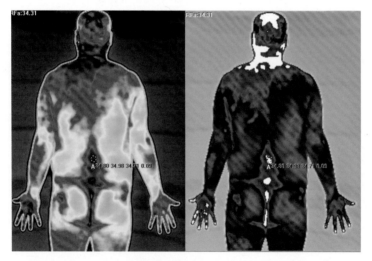

图 8-171　命门穴区代谢热值 0.2 < ΔF < 0.4 气化热结构图

3.督脉气血气化代谢热：正常时，督脉代谢热值 1.0 ≤ ΔF ≤ 1.5，且自下而上、连续性好的高代谢热结构图；异常时，督脉代谢热值 ΔF < 1.0，且热源失去有序性、连续性，多以督脉中段为主（如图 8-172）。

4.唇区、脐区气血气化代谢热：正常时，唇区代谢热值 -0.3 ≤ ΔF ≤ 0.3，脐区代谢热值 1.8 ≤ ΔF ≤ 2.2；异常时，唇区代谢热值 ΔF < -0.3（如图 8-173），脐区代谢热值 ΔF > 2.2（如图 8-174）。

5.舌质气血气化代谢热：正常时，热源从舌根到舌尖均匀有序出现，即舌根→舌左边→舌右边→舌中→舌尖，且遵循中医舌与脏腑全息关系；异常时，舌质代谢热较平和质稍高，且失去有序性，舌质两边高代谢较早出现（如图 8-175），或呈整体低代谢热结构图（如图 8-176）。

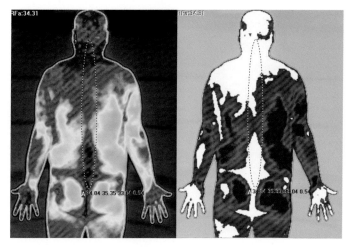

图 8-172　督脉代谢热值 ΔF < 1.0 且热源失去连续性气化热结构图

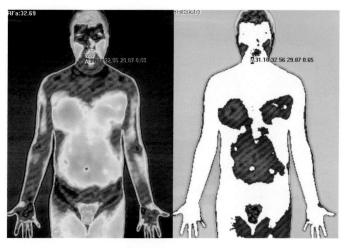

图 8-173　唇区代谢热值 ΔF < −0.3 气化热结构图

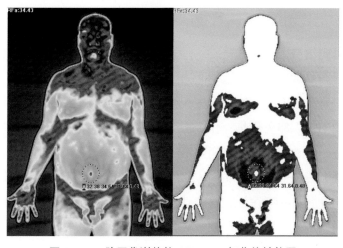

图 8-174　脐区代谢热值 ΔF > 2.2 气化热结构图

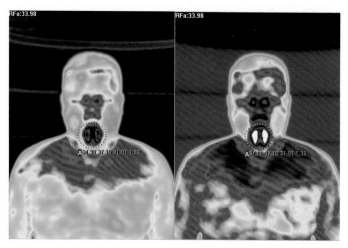

图 8-175　舌质两边高代谢气化热结构图

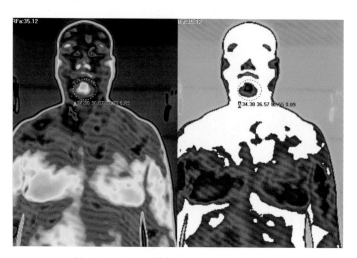

图 8-176　舌质整体低代谢气化热结构图

三、TTM 在诊治代谢综合征中的应用解析

（一）病因病机

代谢综合征的总病因（机）为命门相火不足而致"中焦"气血气化代谢热失调，郁久浊瘀互阻，属于相火为病。其中中焦热型病因（机）为胃府命门相火不足，运化失司，转化功能不强，郁久化热；任、督二脉不通，而致公转不畅，体现了机体能量的输布障碍；唇、脐区气血气化代谢热高（或低）、舌质两边高代谢，提示经络不通，经气有余，循经上传。中焦寒型病因（机）为胃府命门相火不足，脾阳不振，运化失司，寒从内生；督脉失去有序性、连续性，以低代谢为主，提示督阳不充，不能布散与转输而致公转不畅，自转失常；脐区高代谢、唇区低代谢、舌质两边高代谢较早出现或呈低代谢热结构图提示脾肾命门相火不足，生化无权。

总之，命门相火不足，中焦气化不利是其发病的内因，饮食不节、情志所伤是其发病的外因。

（二）病位、病本、病性

代谢综合征 TTM 特征性"敏感指标"为命门穴区气血气化代谢热低、代谢热值 ΔF < 1.0，且伴有中焦寒或中焦热气血气化代谢热异常，故其病位在胃府命门不足而致中焦气化失常，病本在命门相火不足，病性属"本虚标实"的寒热错杂证。

（三）病理机转

代谢综合征 TTM 特征性"敏感指标"为命门穴区低代谢、代谢热值 ΔF < 1.0，中焦区气血气化代谢热异常，呈高代谢或低代谢热结构图为主，并伴见上、下焦及任、督二脉气血气化代谢热异常。因此其病理机转源于命门相火不足，继发于中焦胃府命门相火不足、气化不利，终致三焦气化不利，痰瘀交阻，浊毒内生，弥漫三焦而疾病丛生。

（四）治疗原则

根据以上 TTM 图像特征，应以补命门相火、调中焦、畅气机、化浊毒为原则进行辨证论治。

综上所述，TTM 可以帮助医生观察和测量人体失衡状况及程度，健康的人体五脏六腑、气血经络、三焦等气血气化代谢热应处于动态平衡状态，动态平衡破坏，人体就会出现亚健康问题甚至疾病。TTM 客观、可视、数据化地体现了代谢综合征的病机，证实了侯丽萍教授"三焦气化"及"君相火"理论适用于代谢综合征的治疗，为临床辨证论治、调整机体气血气化代谢热动态平衡提供了科学依据。

第四节　痛痹（痛风）

西医学认为痛风是一组嘌呤代谢紊乱所致的慢性疾病，主要临床特点是体内尿酸产生过多或肾脏排泄尿酸过少，引起血尿酸升高，形成高尿酸血症以及反复发作的痛风性关节炎。中医学认为痛风包括了中医学的痛痹、历节、脚气、热痹等，与西医学所讲的和血尿酸相关的痛风症状相似。因此，现代中医把西医"痛风"列为"痛痹"之一来辨证论治。侯丽萍教授根据《中医病证诊断疗效标准》，结合临床实际，将痛风分为寒湿痹阻型、湿热蕴结型、痰瘀痹阻型、肝肾亏虚型。

TTM 可应用于早期痛风诊断和预防的研究。其方法是用 TTM 技术测定人体相应发病部位的气血气化代谢热值和形态作为定性参数，并对各重要的脏腑、三焦发病相关性进行分析评估，同时从三焦气化角度整体探讨痛风与高血压、高血脂、高血黏度及高血糖的相关性。TTM 作为崭新的功能影像学，能在其尚未发病或有发病趋势和先兆的情况下，及时发现并结合临床给出相应的提示。

一、痛痹（痛风）TTM 的图像特征

（一）足后跟气血气化代谢热

正常时，足后跟无异常孤立热源、呈均匀低代谢为主的热结构图，代谢热值 $-0.2 \leqslant \Delta F_{足跟\,MAX-\,周围\,AV} \leqslant 0.1$，异常时，足后跟处可见双侧或单侧点状孤立高代谢热源，代谢热值 $0.5 < \Delta F_{足跟\,MAX-\,周围\,AV} < 2.0$（如图 8-177）。

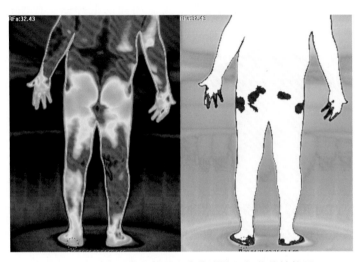

图 8-177　左足跟点状孤立高代谢热源气化热结构图

（二）跖趾关节气血气化代谢热

正常时，跖趾关节区无异常孤立热源出现，代谢热值 $-0.3 \leqslant \Delta F \leqslant 0.3$；异常时，跖趾关节呈双侧或单侧孤立线条状热源，代谢热值 $0.3 < \Delta F \leqslant 3.0$（如图 8-178）。

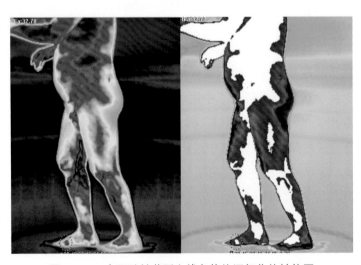

图 8-178　右跖趾关节孤立线条状热源气化热结构图

（三）内踝关节气血气化代谢热

正常时，内踝关节区无异常孤立热源出现，代谢热值 $-0.5 \leq \Delta F \leq 0.5$；异常时，内踝关节呈单侧或双侧孤立点状或腔状热源，代谢热值 $0.5 < \Delta F \leq 3.0$（如图 8-179）。

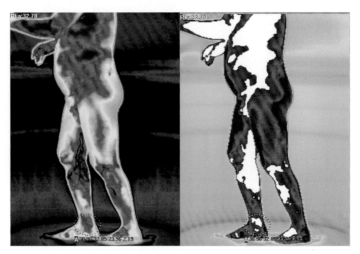

图 8-179　右侧内踝关节孤立点状热源气化热结构图

（四）外踝关节气血气化代谢热

正常时，外踝关节区无异常孤立热源出现，代谢热值 $-0.5 \leq \Delta F \leq 0.5$；异常时，外踝关节呈双侧或单侧孤立点状或腔状热源，代谢热值 $0.5 < \Delta F \leq 3.0$（如图 8-180）。

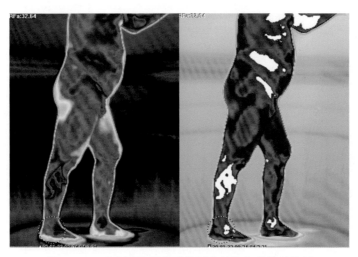

图 8-180　右侧外踝关节腔状孤立热源气化热结构图

（五）膝关节气血气化代谢热

正常时，膝关节关节区无异常孤立热源出现，代谢热值 $-0.5 \leq \Delta F \leq 0.5$；异常时，膝关节区呈双侧或单侧孤立点状、线条状或腔状热源，代谢热值 $0.5 < \Delta F \leq 3.0$（如图 8-181）。

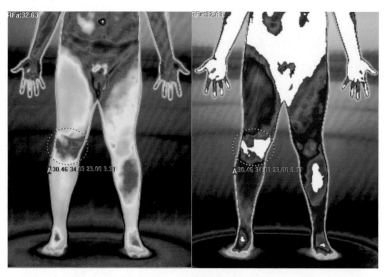

图 8-181　右侧膝关节呈腔状热源气化热结构图

（六）肝脾（解剖区）气血气化代谢热差值

正常时，肝区代谢热大于脾区代谢热、代谢热差值 $\Delta F_{MAX肝-MAX脾}=0.2$，且脾区无异常孤立热源出现；异常时，脾区出现斜下或竖下走行的孤立高代谢热源（如图 8-182），肝区代谢热小于脾区代谢热、代谢热差值 $\Delta F_{MAX肝-MAX脾}<0.2$（如图 8-183），或肝区代谢热大于脾区代谢热、代谢热值 $\Delta F_{MAX肝-MAX脾}>0.2$，提示免疫功能失调。

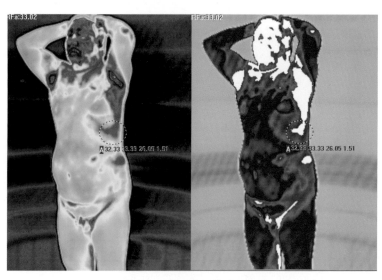

图 8-182　脾区出现斜下走行高代谢气化热结构图

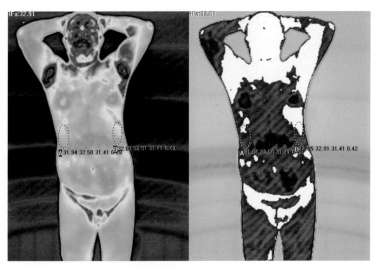

图 8-183　肝区代谢热小于脾区代谢热气化热结构图

（七）四肢末梢气血气化代谢热

正常时，四肢代谢热由近端向远端辐射，且手指、足趾代谢热基本均匀、对称，手指、足趾间的平均代谢热差值 $\Delta F \leqslant 0.1$；异常时，四肢末梢代谢热失去有序性，且手指、足趾代谢热呈阶梯状分布，即大拇指代谢热值高于食指、食指代谢热值高于中指、中指代谢热值高于无名指、小指最低，相邻指间代谢热差值均大于 0.1 以上，而且随着这种代谢热差值的增大，血脂、血糖、血黏度也随之增高（如图 8-184）。

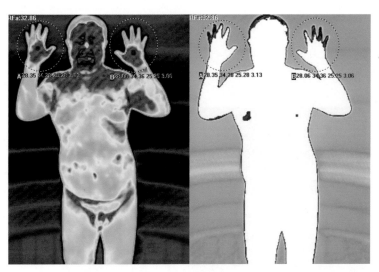

图 8-184　双手指末梢呈阶梯状分布气化热结构图

（八）肾区气血气化代谢热

正常时，肾区呈均匀的高代谢热结构图，代谢热值 $0.2 \leqslant \Delta F \leqslant 0.4$；异常时，单侧或双侧肾区可见孤立点片状高代谢热源，代谢热值 $0.3 \leqslant \Delta F \leqslant 0.5$（如图 8-185）。

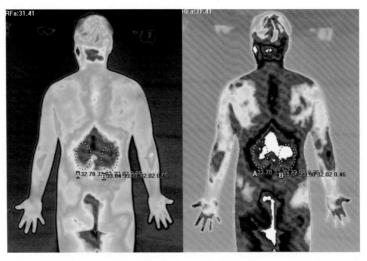

图 8-185 双侧肾区呈孤立点片状高代谢气化热结构图

二、痛痹（痛风）中医分型诊断的 TTM 图像特征

（一）寒湿痹阻型

以下条件满足 3 条即可诊断。

1. 三焦气血气化代谢热：异常时，$\Delta F_{上焦-中焦} > 0.5$，$\Delta F_{中焦-下焦} < 0.5$，提示中焦寒（如图 8-186）。本条为特征性敏感指标。

2. 下肢关节气血气化代谢热：正常时，足后跟、跖趾、踝、膝关节无孤立高代谢热源；异常时，各部位可出现孤立高代谢热源，代谢热值分别为足跟 $0.5 < \Delta F \leq 0.7$（如图 8-187），跖趾 $0.3 < \Delta F \leq 1.0$（如图 8-188），踝关节 $0.5 < \Delta F \leq 1.0$（如图 8-189），膝关节 $0.5 < \Delta F \leq 1.0$。

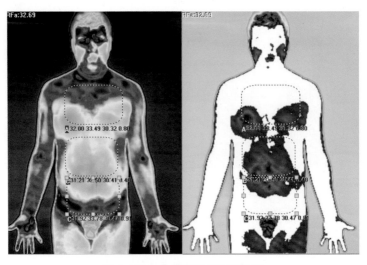

图 8-186 中焦寒气化热结构图

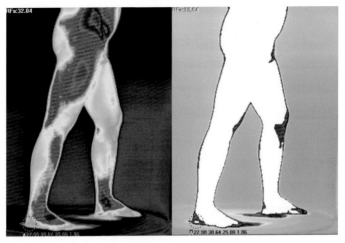

图 8-187　右足后跟孤立高代谢热源气化热结构图

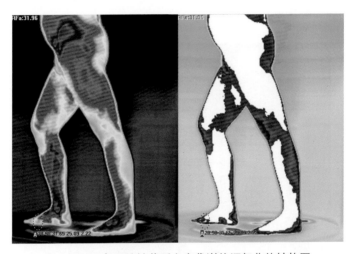

图 8-188　右跖趾关节孤立高代谢热源气化热结构图

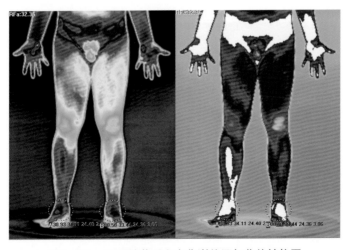

图 8-189　双踝关节孤立高代谢热源气化热结构图

3. 命门穴区气血气化代谢热：正常时，命门穴区代谢热值 $0.5 \leqslant \Delta F \leqslant 1.0$；异常时，命门穴区代谢热值 $\Delta F < 0.5$（如图 8-190）。

4. 督脉气血气化代谢热：正常时，督脉代谢热值 $1.0 \leqslant \Delta F \leqslant 1.5$，且呈自下而上、连续性好的高代谢热结构图；异常时，督脉代谢热值 $\Delta F < 1.0$，且热源失去有序性、连续性，多以督脉中、下段为主（如图 8-191）。

5. 唇区、脐区气血气化代谢热：正常时，唇区代谢热值 $-0.3 \leqslant \Delta F \leqslant 0.3$，脐区代谢热值 $1.8 \leqslant \Delta F \leqslant 2.2$；异常时，唇区代谢热值 $\Delta F < -0.3$（如图 8-192），脐区代谢热值为 $\Delta F > 2.2$（如图 8-193）。

6. 舌质气血气化代谢热：正常时，热源从舌根到舌尖均匀有序出现，即舌根→舌左边→舌右边→舌中→舌尖，且遵循中医舌与脏腑全息关系规律；异常时，舌质代谢热较平和质升高，且失去有序性，舌质两边高代谢较早出现（如图 8-194）或呈整体低代谢热结构图（如图 8-195）。

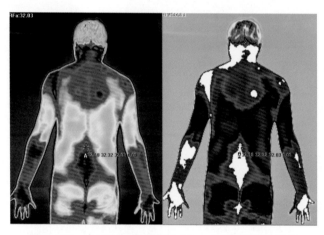

图 8-190　命门穴区代谢热值 $\Delta F < 0.5$ 气化热结构图

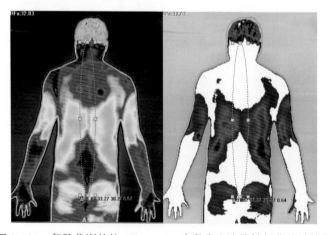

图 8-191　督脉代谢热值 $\Delta F < 1.0$，中段失去连续性气化热结构图

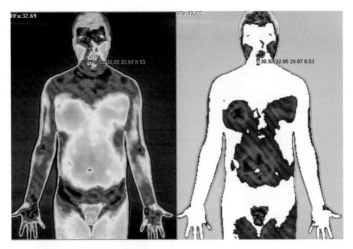

图 8-192　唇区代谢热值 ΔF < -0.3 气化热结构图

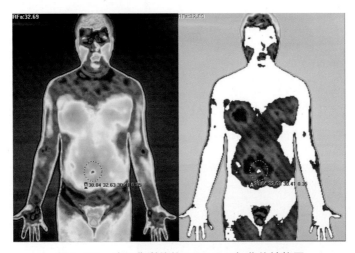

图 8-193　脐区代谢热值 ΔF > 2.2 气化热结构图

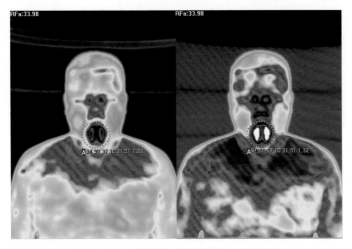

图 8-194　舌质两边高代谢气化热结构图

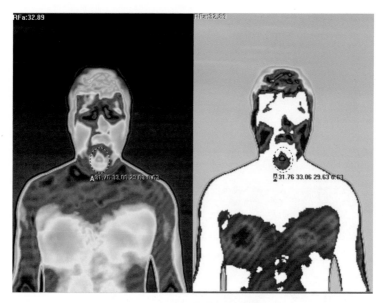

图 8-195　舌质低代谢气化热结构图

（二）湿热蕴结型

以下条件满足 3 条即可诊断。

1. 三焦气血气化代谢热：异常时，$\Delta F_{上焦-中焦} < 0.5$，$\Delta F_{中焦-下焦} > 0.5$，提示中焦热（如图 8-196）。本条为特征性敏感指标。

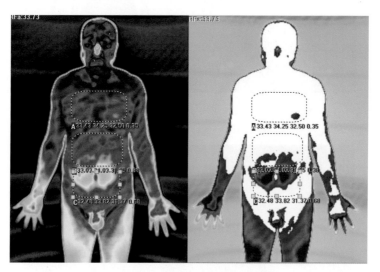

图 8-196　中焦热气化热结构图

2. 下肢关节气血气化代谢热：正常时，足后跟、跖趾、踝、膝关节无孤立高代谢热源；异常时，各部位可出现孤立高代谢热源，代谢热值分别为足跟 $0.7 < \Delta F \leqslant 2.0$（如图 8-197），跖趾 $1.0 < \Delta F \leqslant 3.0$（如图 8-198），踝关节 $1.0 < \Delta F \leqslant 3.0$（如图 8-199），膝关节 $1.0 < \Delta F \leqslant 3.0$（如图 8-200）。

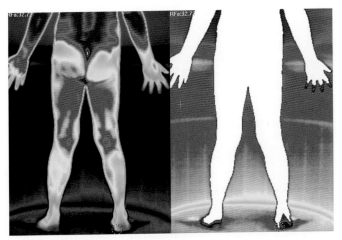

图 8-197　右足后跟孤立高代谢热源气化热结构图

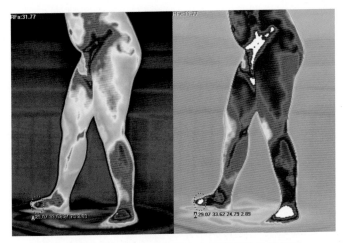

图 8-198　右足跖趾关节孤立高代谢气化热结构图

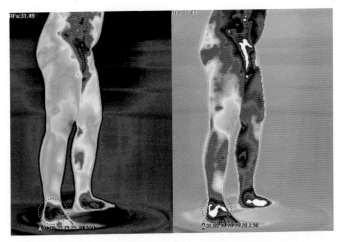

图 8-199　右踝关节孤立高代谢气化热结构图

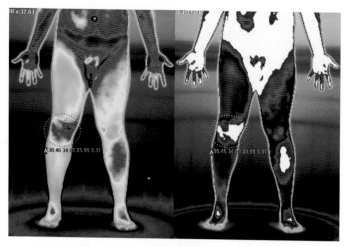

图 8-200　右侧膝关节孤立高代谢气化热结构图

3. 命门穴区气血气化代谢热：正常时，命门穴区代谢热值 $0.5 \leq \Delta F \leq 1.0$；异常时，命门区代谢热值 $0.3 < \Delta F < 0.5$（如图 8-201）。

4. 督脉气血气化代谢热：正常时，督脉代谢热值 $1.0 \leq \Delta F \leq 1.5$，且呈自下而上、连续性好的高代谢热结构图；异常时，督脉代谢热值 $\Delta F > 1.5$，且热源失去有序性、连续性，多以督脉中段为主（如图 8-202）。

5. 唇区、脐区气血气化代谢热：正常时，唇区代谢热值 $-0.3 \leq \Delta F \leq 0.3$，脐区代谢热值 $1.8 \leq \Delta F \leq 2.2$；异常时，唇区代谢热值 $\Delta F > 0.3$（如图 8-203），或脐区代谢热值 $\Delta F < 1.8$ 或 $\Delta F > 2.2$（如图 8-204）。

6. 舌质气血气化代谢热：正常时，热源从舌根到舌尖均匀有序出现，即舌根→舌左边→舌右边→舌中→舌尖，且遵循中医舌与脏腑全息关系规律；异常时，舌质代谢热较平和质升高，且失去有序性，舌质两边高代谢较早出现（如图 8-205）。

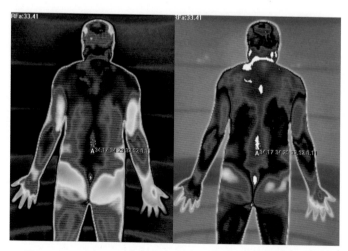

图 8-201　命门穴区代谢热值 $0.3 < \Delta F < 0.5$ 气化热结构图

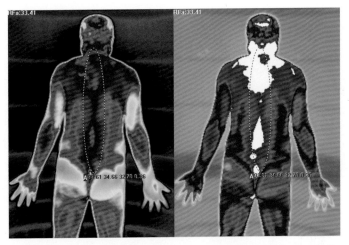

图 8-202　督脉代谢热热值 ΔF > 1.5，中段失去连续性气化热结构图

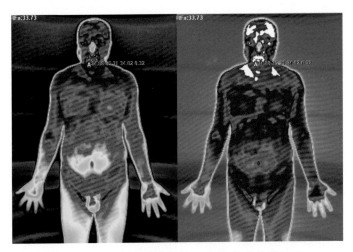

图 8-203　唇区代谢热值 ΔF > 0.3 气化热结构图

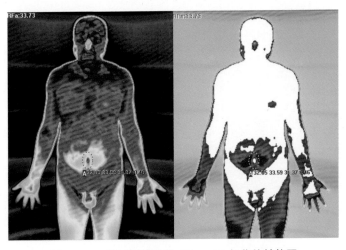

图 8-204　脐区代谢热值 ΔF > 2.2 气化热结构图

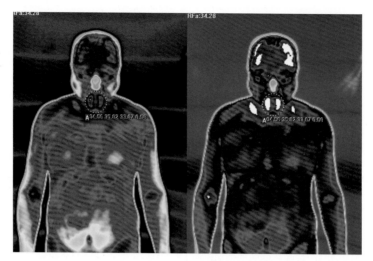

图 8-205　舌质两边高代谢气化热结构图

（三）痰瘀痹阻型

以下条件满足 3 条即可诊断。

1. 三焦气血气化代谢热：异常时，三焦代谢热差值减小，上、中焦代谢热呈"花斑"状高代谢为主的中温差热结构图，且中焦"花斑"偏于右侧，代谢热值 $\Delta F_{上焦-中焦}$ ＜ 0.5、$\Delta F_{中焦-下焦}$ ＜ 0.5、$\Delta F_{上焦-下焦}$ ＜ 1.0。属于三焦痹（如图 8-206）。本条为特征性敏感指标。

2. 下肢关节气血气化代谢热：正常时，足后跟、跖趾、踝、膝关节无孤立高代谢热源；异常时，各部位可出现孤立高代谢热源，代谢热值分别为足跟 0.6 ＜ ΔF ≤ 2.0（如图 8-207），跖趾 1.0 ＜ ΔF ＜ 2.0（如图 8-208），踝关节 1.0 ＜ ΔF ＜ 2.0（如图 8-209），膝关节 1.0 ＜ ΔF ＜ 2.0（如图 8-210）。

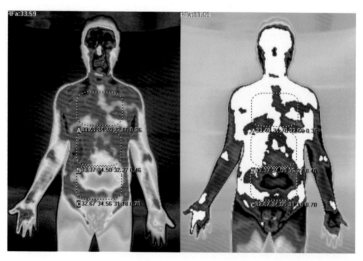

图 8-206　上、中焦代谢热呈"花斑"状高代谢中温差气化热结构图

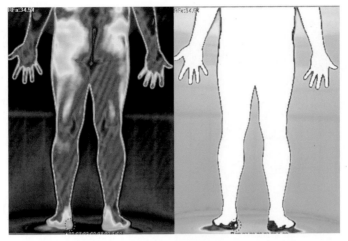

图 8-207　左足后跟孤立高代谢热源气化热结构图

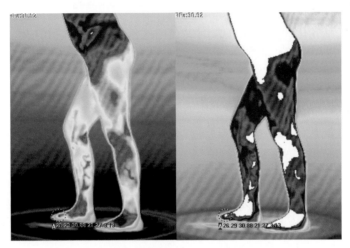

图 8-208　右跖趾关节孤立高代谢热源气化热结构图

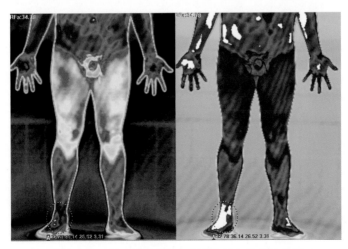

图 8-209　右踝关节孤立高代谢热源气化热结构图

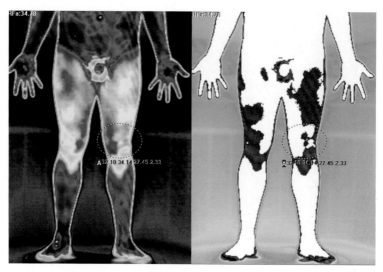

图 8-210　左膝关节孤立高代谢热源气化热结构图

3. 命门区气血气化代谢热：正常时，命门区气化代谢热值 $0.5 \leqslant \Delta F \leqslant 1.0$；异常时，命门区代谢热值 $\Delta F < 0.5$（如图 8-211）。

4. 督脉气血气化代谢热：正常时，督脉代谢热值 $1.0 \leqslant \Delta F \leqslant 1.5$，且呈自下而上、连续性好的高代谢热结构图。异常时，督脉代谢热值 $\Delta F > 1.5$，且热源失去有序性，呈上 1/3、下 1/3 高代谢热结构图，代谢热值 $\Delta F > 1.5$；中 1/3 低代谢热结构图，代谢热值 $\Delta F < 1.0$（如图 8-212）。

5. 唇区、脐区气血气化代谢热：正常时，唇区气血气化代谢热值 $-0.3 \leqslant \Delta F \leqslant 0.3$，脐区气血气化代谢热值 $1.8 \leqslant \Delta F \leqslant 2.2$；异常时，唇区气血气化代谢热值 $\Delta F > 0.3$（如图 8-213），脐区气血气化代谢热值 $\Delta F > 2.2$（如图 8-214）。

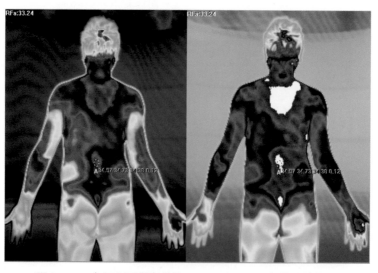

图 8-211　命门穴区代谢热值 $0.3 < \Delta F < 0.5$ 气化热结构图

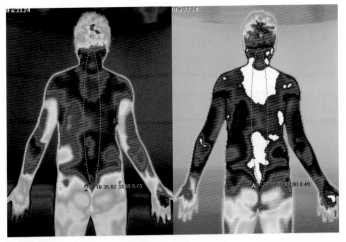

图 8-212 督脉代谢热上 1/3、下 1/3 高代谢，中 1/3 低代谢气化热结构图

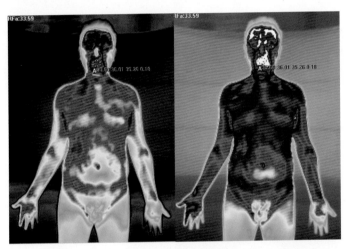

图 8-213 唇区代谢热值 ΔF > 0.3 气化热结构图

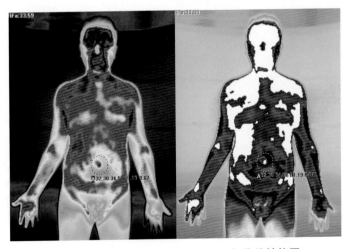

图 8-214 脐区代谢热值 ΔF > 2.2 气化热结构图

6.舌质气血气化代谢热：正常时，舌质代谢热源从舌根到舌尖均匀有序出现，即舌根→舌左边→舌中→舌尖，且遵循中医舌与脏腑全息关系规律；异常时，舌质代谢热两边与舌尖区高代谢热结构图较早出现（如图8-215）或舌质整体高代谢。

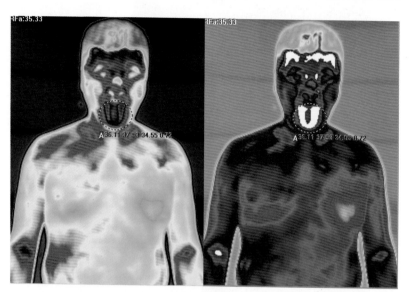

图 8-215　舌质两边与舌尖区高代谢气化热结构图

（四）肝肾亏虚型

以下条件满足3条即可诊断。

1.三焦气血气化代谢热结构图倒置以下焦热，中、上焦寒为主，提示脾气（阳）虚衰（如图8-216）。

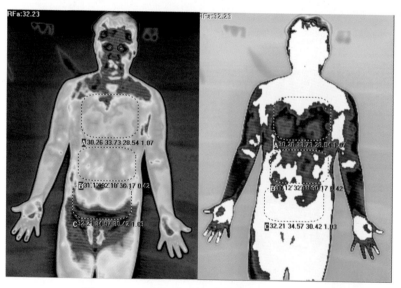

图 8-216　下焦热，中、上焦寒气化热结构图

三焦气血气化代谢热结构图以上、下焦热，中焦寒表现为主，心前区呈高代谢热结构图，提示心肾不交，君火上炎（如图8-217）。

三焦气血气化代谢热结构图以中焦寒热错杂表现为主，提示中焦胃府命门相火不足，枢机不利，气化失常（如图8-218）。

三焦气血气化代谢热差值减小、倒置且下焦呈"花斑"样高代谢热结构图时，提示痰瘀内生，阻滞三焦（如图8-219）。属于下焦痹。本条为特征性敏感指标。

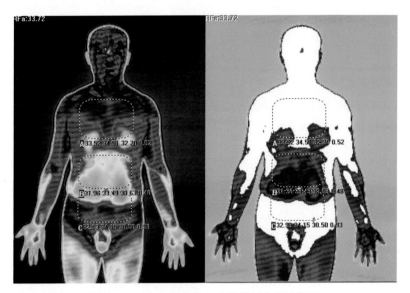

图 8-217　上、下焦热，中焦寒气化热结构图

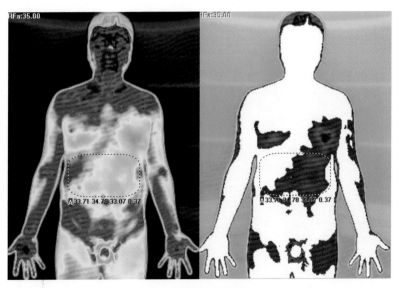

图 8-218　中焦寒热错杂气化热结构图

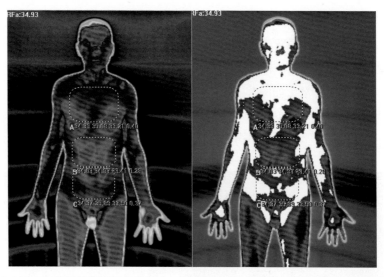

图 8-219　三焦气化代谢热值差减小、倒置且下焦"花斑"样高代谢气化热结构图

2. 下肢关节气血气化代谢热：正常时，足后跟、跖趾、踝、膝关节无孤立高代谢热源；异常时，各部位可出现孤立高代谢热源，代谢热值分别为足跟 $0.6 < \Delta F \leqslant 2.0$（如图 8-220），跖趾 $1.0 < \Delta F < 2.0$（如图 8-221），踝关节 $1.0 < \Delta F < 2.0$（如图 8-222），膝关节 $1.0 < \Delta F < 2.0$（如图 8-223）。

3. 肾区气血气化代谢热：脾肾阳虚时，双侧或单侧肾区气血气化代谢热呈均匀低代谢中温差热结构图，代谢热值 $-0.2 < \Delta F < 0$（如图 8-224）；肾阴虚时，双侧或单侧肾区气血气化代谢热呈均匀或不均匀高代谢的中温差热结构图，代谢热值 $0.5 \leqslant \Delta F \leqslant 1.0$（如图 8-225）；肝阴虚时，肝区呈均匀或不均匀高代谢的中温差热结构图，代谢热值 $0.5 \leqslant \Delta F < 1.5$（如图 8-226）。

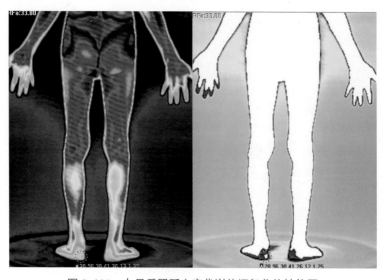

图 8-220　左足后跟孤立高代谢热源气化热结构图

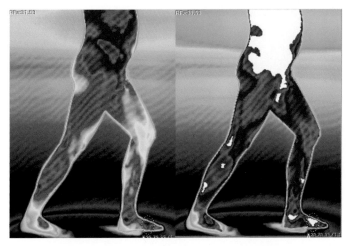

图 8-221　左跖趾关节孤立高代谢热源气化热结构图

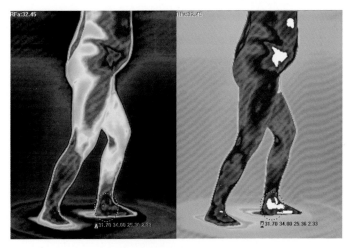

图 8-222　左踝关节孤立高代谢热源气化热结构图

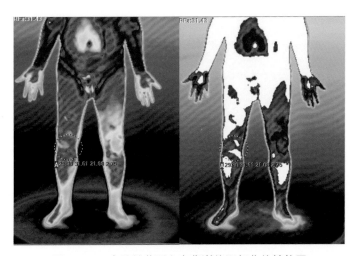

图 8-223　右膝关节孤立高代谢热源气化热结构图

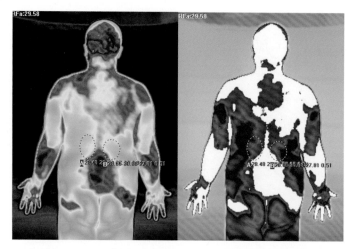

图 8-224　双侧肾区均匀低代谢中温差气化热结构图

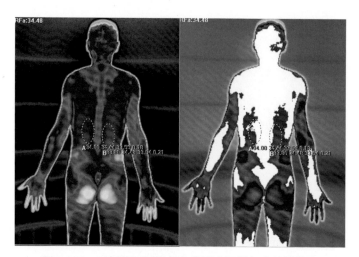

图 8-225　双侧肾区不均匀高代谢中温差气化热结构图

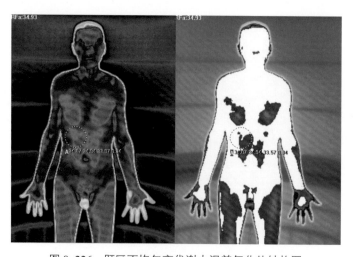

图 8-226　肝区不均匀高代谢中温差气化热结构图

4.督脉气血气化代谢热：肾元阳亏损时，肾区未见上升性督脉代谢热且督脉代谢热呈分段融合状或下行，代谢热值 $\Delta F < 1.0$（如图 8-227）；肝肾阴亏时，肾区督脉代谢热呈"脉冲"或"刀锋脉冲"状，代谢热值 $\Delta F > 1.5$（如图 8-228）。

5.舌质气血气化代谢热：正常时，舌质代谢热源从舌根到舌尖均匀有序出现，即舌根→舌左边→舌中→舌尖，且遵循中医舌与脏腑全息关系规律；脾肾阳虚时，舌质整体低代谢热（如图 8-229），舌尖尤甚；肝肾阴虚时，舌质整体高代谢且舌质两边高代谢热较早出现（如图 8-230）。

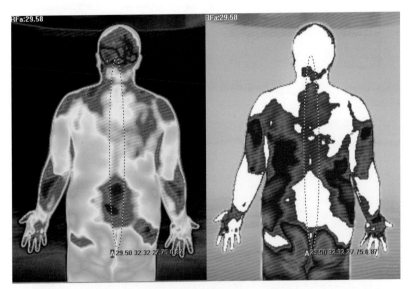

图 8-227　肾区未见上升性督脉代谢热，督脉代谢热分段融合状气化热结构图

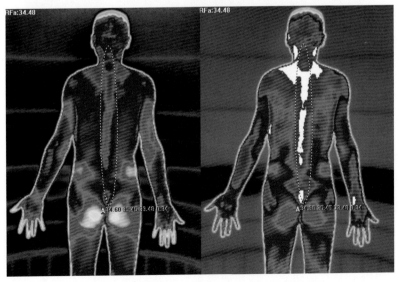

图 8-228　督脉呈"刀锋脉冲"状气化热结构图

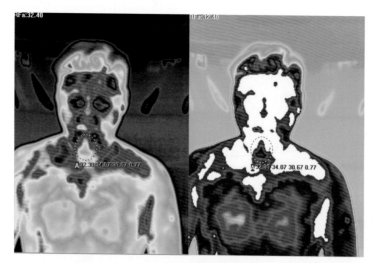

图 8-229　舌质整体低代谢气化热结构图

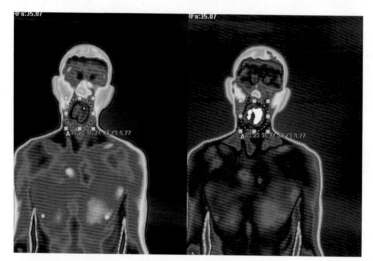

图 8-230　舌质整体高代谢且两边高代谢较早出现气化热结构图

三、TTM 在诊治痛痹（痛风）中的应用解析

（一）病因病机

痛风多由先天禀赋命门相火不足、七情劳倦及饮食不洁等因素导致中焦郁滞，湿浊毒瘀内阻，三焦气化不利。本病属于"内伤火病"，均是"相火"为病。中焦胃府命门相火不足对痛风的病因病机尤为重要。

（二）病位、病本、病性

痛风的病位在肾与关节，好发于足部关节，可伴发高血压、高血糖、高血脂、高血黏度、心肌供血不足、胃炎、肾功能受损、免疫功能失调；病本在"肾命门相火"与"胃府命门相火"不足；病性属本虚标实。

（三）病理机转

痛风四种证型临床上经过治疗可以相互转化（如图8-231）：

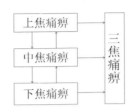

图8-231　痛风四种证型相互转化图

其转化决定于医生对痛风证候演变及用药的准确性，也决定于患者的依从性、机体的修复能力、康复调理等方面。其主要证型为湿热蕴结型。

（四）治疗原则

根据TTM图像特征，治疗应以调补中焦胃府命门相火与下焦肾命门相火、化"湿浊瘀毒"、畅三焦气机为原则，进行辨证论治。

总之，在临床实践中，除少数人自述有痛风症状外，大部分患者的临床症状不明显，而TTM技术能够早期发现痛风先兆，给予明确提示，提醒人们高度重视自身健康，减少并发症发生；同时，TTM能客观、可视、数据化进行临床辨证施治，从而减少误判，提高疗效。

第五节　腰痛痹（腰椎间盘突出症）

腰椎间盘突出症是最常见的腰腿疼痛疾病之一，又称腰椎间盘纤维环破裂髓核突出症，常因腰椎间盘发生退行性变，外力作用使纤维环破裂，髓核突出刺激或压迫神经根而引起，以腰痛及下肢坐骨神经放射性疼痛为特征。本病属于中医学的腰痛痹范畴。侯丽萍教授根据国家《中医病证诊断疗效标准》，结合临床实际，将腰痛痹分为四型，即寒湿痹阻型、湿热蕴结型、气滞血瘀型、肝肾亏虚型。

TTM通过吸收人体气血气化代谢热客观反映人体气血运行的功能状态，气血气化代谢热是反映人体生理、病理状态的重要参数之一，这种变化通过TTM气血气化代谢热结构图及代谢热值进行定性、定量分析，为本病的诊断、辨证分型、疗效评估提供了客观依据及指导性辨证治疗。

一、腰痛痹（腰椎间盘突出症）TTM的图像特征

1.正常时，腰椎（腰部）TTM图像特征以L4、L5为中心，腰骶部呈菱形展开，且大致均匀分布，左右对称，上下直立，L4、L5区域的气血气化代谢热最高，代谢热

值 $1.0 \leqslant \Delta F_{MAX-AV\,周围正常} \leqslant 2.0$（如图 8-232）；异常时腰部菱形高代谢区扩大，或呈长条形片状或小团块状，弯向一侧，或正三角形，或腰部局部图像"缺失"，形成断续状高代谢伴低代谢热结构图，代谢热值 $2.0 < \Delta F_{MAX-AV\,周围正常} \leqslant 4.0$（如图 8-233、8-234）。

2. 正常时，双下肢后侧气血气化代谢热平均值差值 $0 < \Delta F_{AV\,高温侧-AV\,低温侧} \leqslant 0.2$（如图 8-235）；异常时，双下肢后侧气血气化代谢热值不对称，代谢热平均值差值 $\Delta F_{AV\,高温侧-AV\,低温侧} > 0.2$（如图 8-236）。

3. 正常时，双腘窝生理性气血气化代谢热区呈类圆形，且左右气血气化代谢热最高值差值 $0 < \Delta F_{MAX\,高温侧-MAX\,低温侧} \leqslant 0.2$（如图 8-237）；异常时，双腘窝气血气化代谢热不对称，且形态不规则，代谢热差值为 $\Delta F_{MAX\,高温侧-MAX\,低温侧} > 0.2$（如图 8-238）。

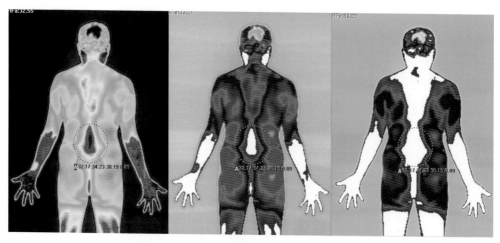

图 8-232　正常腰椎 TTM 图像

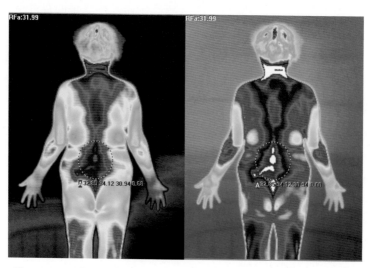

图 8-233　腰部小团状弯向一侧，断续高代谢伴低代谢气化热结构图

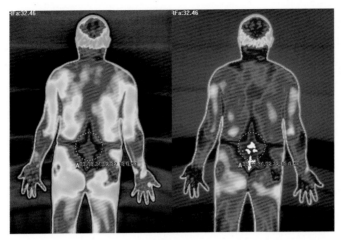

图 8-234 腰部正三角形、小团状，断续高代谢伴低代谢气化热结构图

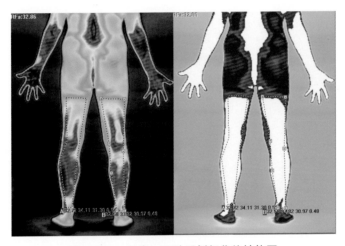

图 8-235 正常双下肢后侧气化热结构图

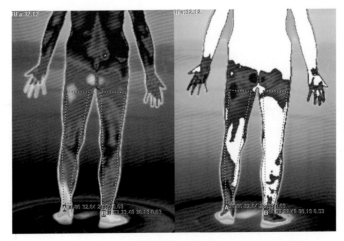

图 8-236 双下肢后侧代谢热不对称气化热结构图

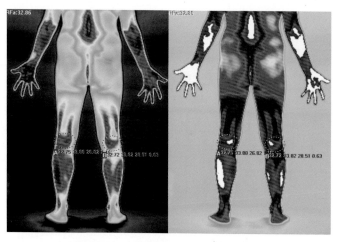

图 8-237　正常双腘窝气化热结构图

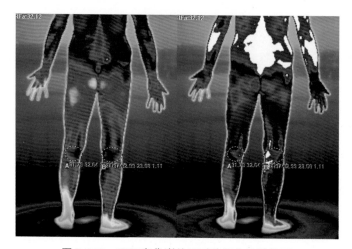

图 8-238　双腘窝代谢热不对称气化热结构图

二、腰痛痹（腰椎间盘突出症）TTM 中医分型诊断的图像特征

（一）寒湿痹阻型

以下条件满足 4 条即可诊断。

1.腰部气血气化代谢热结构图呈缺失样、长条形或团块状改变，代谢热以高代谢为主，代谢热值 $2.0 < \Delta F_{MAX-AV\,周围正常} \leq 2.5$（如图 8-239）。本条为特征性敏感指标。

2.双下肢后侧气血气化代谢热不对称，双侧代谢热差值 $0.2 < \Delta F_{AV\,高温侧-AV\,低温侧} \leq 0.4$。（如图 8-240）。本条为特征性敏感指标。

3.三焦气血气化代谢热以中焦寒为主，局部代谢热呈不规则低代谢为主的中温差热结构图（如图 8-241），代谢热值 $\Delta F_{上焦-中焦} > 0.5$、$\Delta F_{中焦-下焦} < 0.5$。本条为特征性敏感指标。

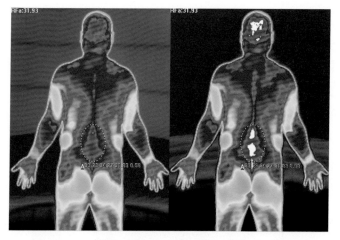

图 8-239　腰部缺失样、长条形高代谢气化热结构图

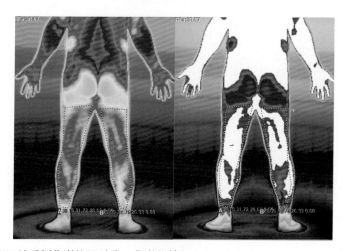

图 8-240　双下肢后侧代谢热不对称、代谢热差值 0.2 < $\Delta F_{AV\,高温侧 - AV\,低温侧}$ ≤ 0.4 气化热结构图

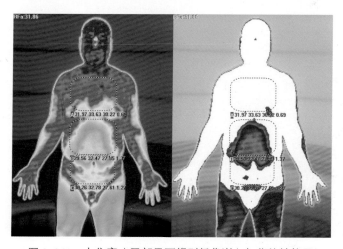

图 8-241　中焦寒（局部呈不规则低代谢）气化热结构图

4. 双腘窝气血气化代谢热不对称，且形态不规则，代谢热差值 $0.2 < \Delta F_{\text{MAX 高温侧 -MAX 低温侧}} \leq 0.4$（如图 8-242）。

5. 命门穴区气血气化代谢热：命门穴区气血气化代谢热呈低代谢、代谢热值 $\Delta F < 0.5$（如图 8-243），或双侧肾区气血气化代谢热结构图呈不均匀、不对称高代谢为主的低温差热结构图（如图 8-244），代谢热值 $0.4 < \Delta F \leq 0.6$，脊柱气血代谢热不连贯，呈分段融合状（如图 8-245）。

6. 脐区气血气化代谢热值升高，代谢热值 $3.5 < \Delta F \leq 5.0$（如图 8-246）。

7. 舌质代谢热失去有序性，舌质整体低代谢（如图 8-247）。

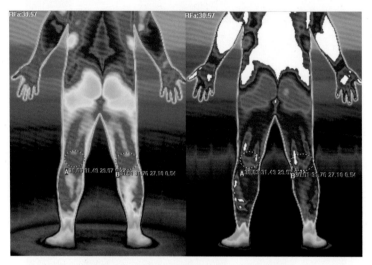

图 8-242　双腘窝代谢热不对称且形态不规则、
代谢热差值 $0.2 < \Delta F_{\text{MAX 高温侧 -MAX 低温侧}} \leq 0.4$ 气化热结构图

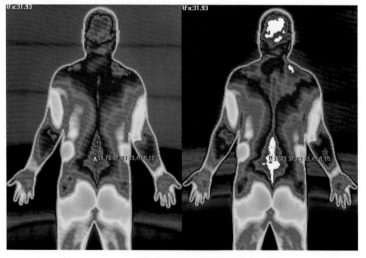

图 8-243　命门穴区低代谢气化热结构图

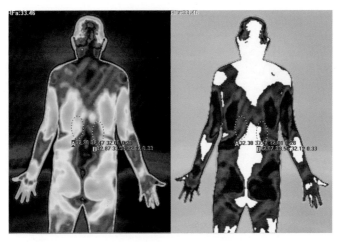

图 8-244 双肾区不对称高代谢低温差气化热结构图

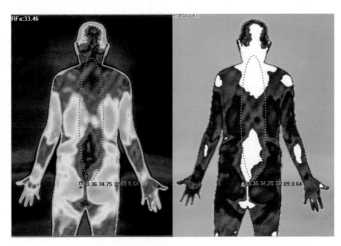

图 8-245 脊柱代谢热不连贯分段融合状气化热结构图

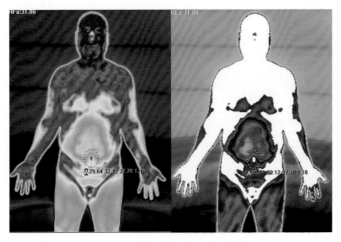

图 8-246 脐区高代谢气化热结构图

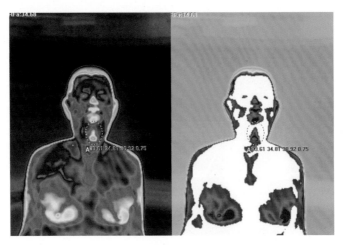

图 8-247　舌质整体低代谢气化热结构图

（二）湿热蕴结型

以下条件满足 4 条即可诊断。

1. 腰部气血气化代谢热呈菱形（如图 8-248）或呈正三角形（如图 8-249）高代谢热扩张，代谢热值 $3.5 < \Delta F_{MAX-AV \, 周围正常} \leqslant 4.0$。本条为特征性敏感指标。

2. 双下肢后侧气血气化代谢热不对称，且双侧气血气化代谢热差值 $0.8 < \Delta F_{AV \, 高温侧 -AV \, 低温侧} \leqslant 1.0$（如图 8-250）。本条为特征性敏感指标。

3. 三焦气血气化代谢热以中焦热为主，局部代谢热呈不规则高代谢为主的中温差热结构图（如图 8-251），代谢热值为 $\Delta F_{上焦-中焦} < 0.5$、$\Delta F_{中焦-下焦} > 0.5$。本条为特征性敏感指标。

4. 双腘窝气血气化代谢热不对称，且形态不规则，代谢热差值 $0.8 < \Delta F_{MAX \, 高温侧 -MAX \, 低温侧} \leqslant 1.0$（如图 8-252）。

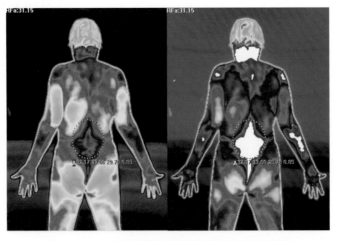

图 8-248　腰部呈菱形高代谢扩张气化热结构图

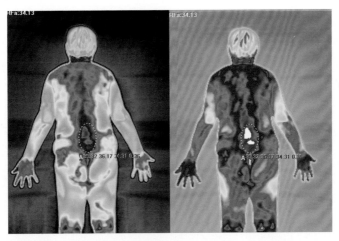

图 8-249　腰部呈正三角形高代谢扩张气化热结构图

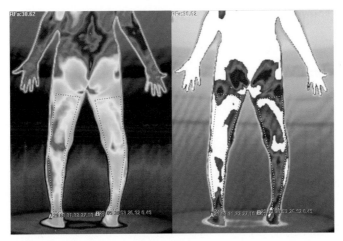

图 8-250　双下肢后侧代谢热不对称、代谢热差值 $0.8 < \Delta F_{AV \text{高温侧} - AV \text{低温侧}} \leqslant 1.0$ 气化热结构图

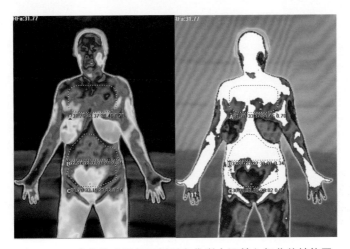

图 8-251　中焦热（局部不规则高代谢中温差）气化热结构图

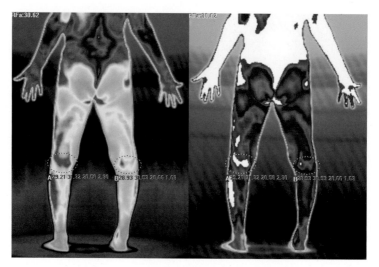

图 8-252　双腘窝代谢热不对称且形态不规则、
代谢热差值 $0.8 < \Delta F_{\text{MAX 高温侧 -MAX 低温侧}} \leqslant 1.0$ 气化热结构图

　　5. 命门穴区气血气化代谢热呈低代谢、代谢热值 $\Delta F < 0.5$（如图 8-253），或双侧肾区气血气化代谢热结构图呈不均匀、不对称高代谢为主的高温差热结构图、代谢热值 $1.0 < \Delta F \leqslant 1.5$（如图 8-254），脊柱代谢热不连贯，呈分段融合状（如图 8-255）。

　　6. 脐区气血气化代谢热值升高，代谢热值 $2.2 < \Delta F < 4.0$（如图 8-256）。

　　7. 腹股沟区气血气化代谢热"倒八字形"提早出现且代谢热值 $1.6 < \Delta F \leqslant 2.0$（如图 8-257）。

　　8. 舌质气血气化代谢热失去有序性，舌质整体高代谢，且舌质两边高代谢热较早出现（如图 8-258）。

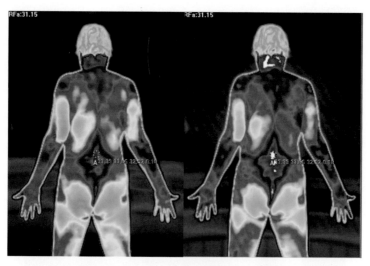

图 8-253　命门穴区低代谢气化热结构图

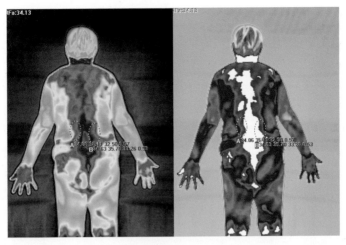

图 8-254　双肾区不对称高代谢为主高温差气化热结构图

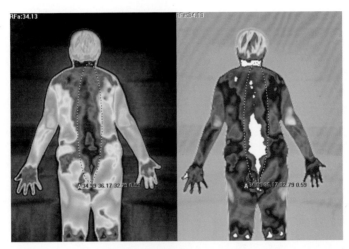

图 8-255　脊柱代谢热不连贯呈分段融合气化热结构图

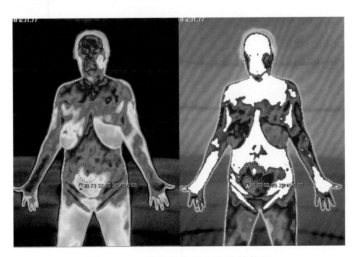

图 8-256　脐区高代谢气化热结构图

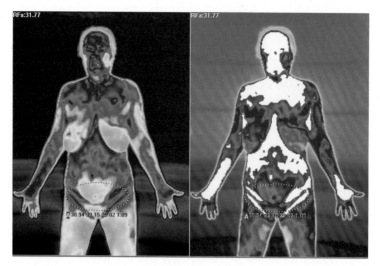

图 8-257 腹股沟区代谢热"倒八字形"气化热结构图

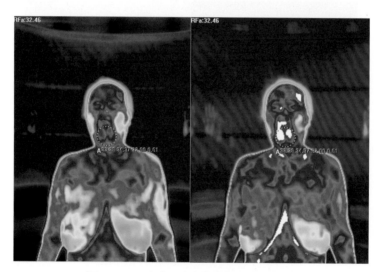

图 8-258 舌质两边高代谢气化热结构图

（三）气滞血瘀型

以下条件满足 4 条即可诊断。

1. 腰部气血气化代谢热呈菱形或正三角形高代谢热扩张，代谢热值 $2.5 < \Delta F_{MAX-AV\,周围正常} \leqslant 3.0$（如图 8-259）。本条为特征性敏感指标。

2. 三焦气血气化代谢热以下焦热为主，局部代谢热呈点片状高代谢为主的中温差热结构图，代谢热值 $\Delta F_{上焦-下焦} < 1.0$、$\Delta F_{中焦-下焦} < 0.5$（如图 8-260）。本条为特征性敏感指标。

3. 双下肢后侧气血气化代谢热不对称，且双侧气血气化代谢热差值 $0.4 < \Delta F_{AV\,高温侧-AV\,低温侧} \leqslant 0.6$（如图 8-261）。本条为特征性敏感指标。

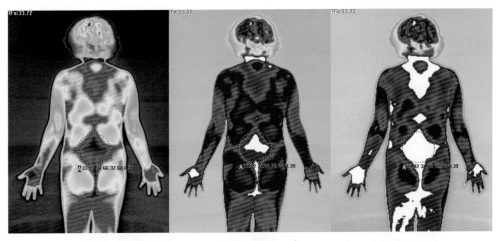

图 8-259　腰部呈正三角形、菱形高代谢扩张气化热结构图

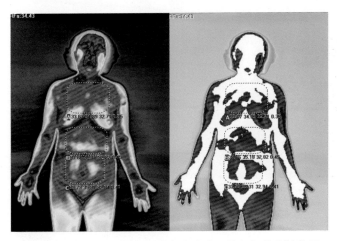

图 8-260　下焦热（局部片状高代谢中温差）气化热结构图

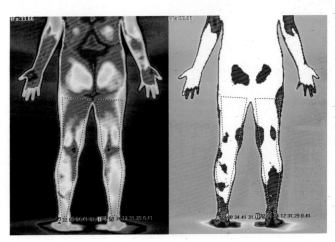

图 8-261　双下肢后侧代谢热不对称，
且双侧代谢热差值 $0.4 < \Delta F_{AV\,高温侧-AV\,低温侧} \leqslant 0.6$ 气化热结构图

4. 双腘窝气血气化代谢热不对称，且形态不规则，代谢热差值 $0.4 < \Delta F_{MAX高温侧-MAX低温侧} \leqslant 0.6$（如图 8-262）。

5. 命门穴区气血气化代谢热呈高代谢，代谢热值 $1.0 < \Delta F \leqslant 1.2$（如图 8-263），或双侧肾区气血气化代谢热结构图呈不均匀、不对称高代谢为主的中温差热结构图，代谢热值 $0.8 < \Delta F \leqslant 1.0$（如图 8-264），脊柱气血气化代谢热不连贯，呈分段融合状（如图 8-265）。

6. 脐区气血气化代谢热升高，代谢热值 $2.2 < \Delta F \leqslant 3.0$（如图 8-266）。

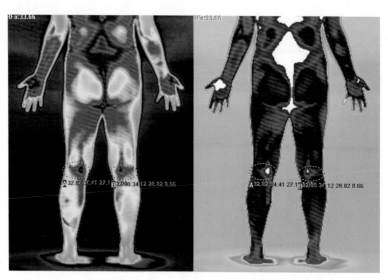

图 8-262　双腘窝代谢热不对称，且形态不规则，
代谢热差值 $0.4 < \Delta F_{MAX高温侧-MAX低温侧} \leqslant 0.6$ 气化热结构图

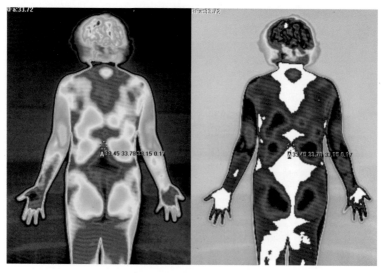

图 8-263　命门穴区高代谢气化热结构图

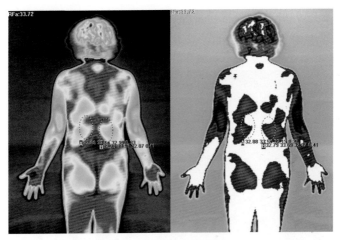

图 8-264　双肾区不对称高代谢中温差气化热结构图

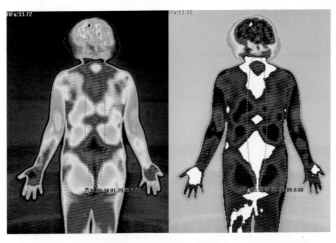

图 8-265　脊柱代谢热不连贯呈分段融合状气化热结构图

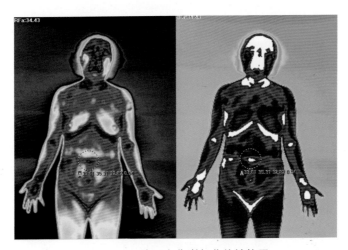

图 8-266　脐区高代谢气化热结构图

7.腹部（偏肝区）可见团块状异常高代谢热源（如图 8-267），肺上段及鼻孔区以高代谢为主且较早出现（如图 8-268、8-269）。

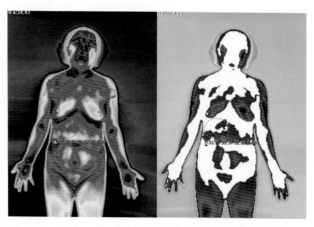

图 8-267　腹部（偏肝区）团块状异常高代谢气化热结构图

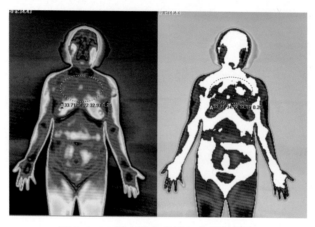

图 8-268　肺上段高代谢气化热结构图

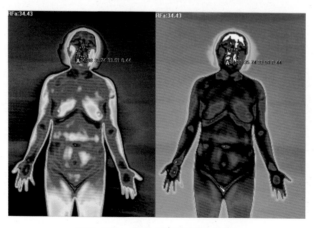

图 8-269　鼻孔区高代谢结构图

8.舌质气血气化代谢热失去有序性，舌质整体高代谢且舌质右边高代谢热较早出现（如图 8-270）。

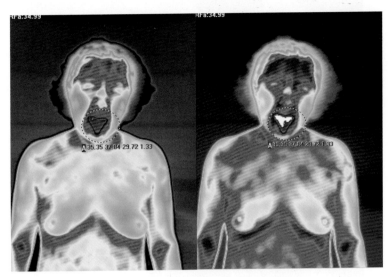

图 8-270　舌质右边高代谢气化热结构图

（四）肝肾亏虚型

以下条件满足 4 条即可诊断。

1.腰部气血气化代谢热结构图呈缺失样长条形（如图 8-271）或团块状改变（如图 8-272）代谢热值 $3.0 < \Delta F_{MAX-AV 周围正常} \leqslant 3.5$。本条为特征性敏感指标。

2.双下肢后侧气血气化代谢热不对称，且双侧气血气化代谢热差值 $0.2 < \Delta F_{AV 高温侧 -AV 低温侧} \leqslant 0.8$（如图 8-273、8-274）。本条为特征性敏感指标。

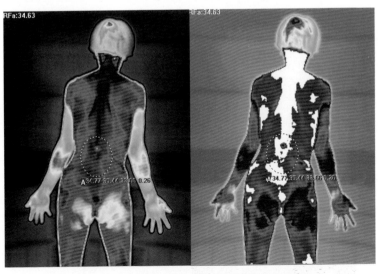

图 8-271　腰部呈缺失样长条形气化热结构图

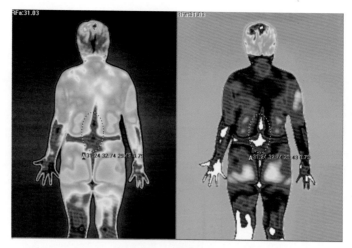

图 8-272　腰部呈缺失样团块状气化热结构图

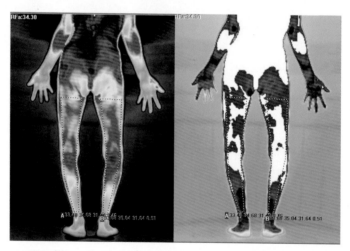

图 8-273　双下肢后侧代谢热不对称气化热结构图（阴虚）

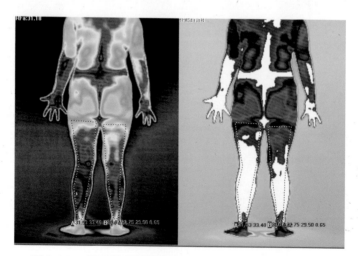

图 8-274　双下肢后侧代谢热不对称气化热结构图（阳虚）

3. 双腘窝气血气化代谢热不对称，形态不规则，代谢热差值 $0.2 < \Delta F_{MAX高温侧-MAX低温侧} \leq 0.8$（如图 8-275、8-276）。

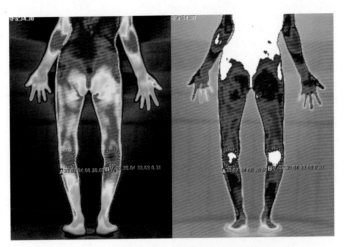

图 8-275　双腘窝代谢热不对称气化热结构图

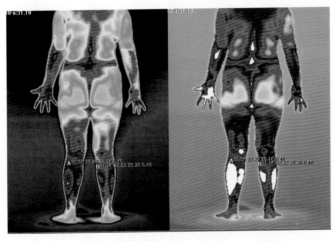

图 8-276　双腘窝代谢热不对称气化热结构图

4. 三焦气血气化代谢热：肝肾阴虚时，三焦代谢热整体偏高、倒置，以下焦热为主，局部代谢热呈均匀高代谢为主的中温差热结构图，代谢热值 $\Delta F_{上焦-下焦} < 1.0$、$\Delta F_{中焦-下焦} < 0.5$（如图 8-277）；肾阳虚时，三焦代谢热整体偏低，以下焦寒为主，局部代谢热呈均匀低代谢为主的中、高温差热结构图，代谢热值 $\Delta F_{上焦-下焦} > 1.0$、$\Delta F_{中焦-下焦} > 0.5$（如图 8-278）。本条为特征性敏感指标。

5. 命门穴区呈高代谢，代谢热值 $1.2 < \Delta F \leq 1.5$（如图 8-279），或双侧肾区气血气化代谢热结构图呈不均匀、不对称高代谢为主的低温差气化热结构图（如图 8-280），代谢热值 $0.6 < \Delta F \leq 0.8$，肾区未见上升性脊柱热（如图 8-281），脊柱代谢热不连贯，呈分段融合状（如图 8-282）。

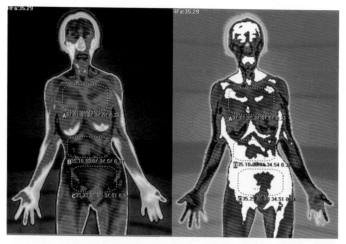

图 8-277 三焦代谢热整体偏高、倒置，以下焦热为主气化热结构图

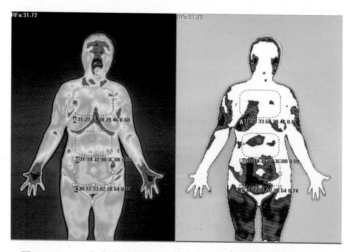

图 8-278 三焦代谢热整体偏低，以下焦寒为主气化热结构图

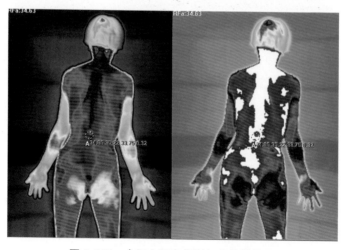

图 8-279 命门穴区高代谢气化热结构图

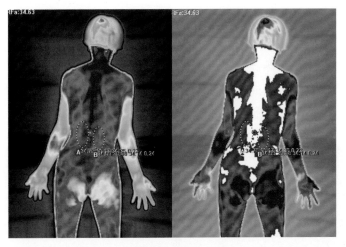

图 8-280　双肾区不对称高代谢为主、低温差气化热结构图

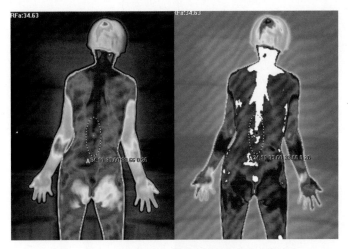

图 8-281　肾区未见上升性脊柱热气化热结构图

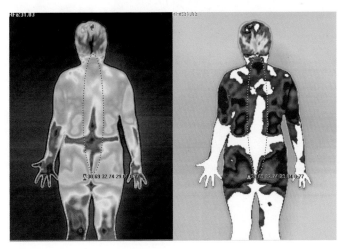

图 8-282　脊柱代谢热不连贯呈分段融合状气化热结构图

6.脐区气血气化代谢热升高,肝肾阴虚时,$1.0 < \Delta F < 1.8$(如图8-283);肾阳虚时,代谢热值 $2.5 < \Delta F < 3.5$(如图8-284)。

7.舌质气血气化代谢热:肝肾阴虚时,舌质代谢热失去有序性,舌质整体高代谢且舌质两边高代谢热较早出现(如图8-285);肾阳虚时,舌质代谢热失去有序性,舌质整体低代谢,舌尖尤甚(如图8-286)。

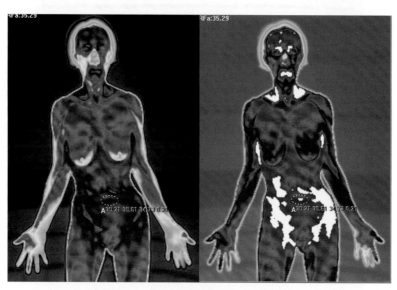

图 8-283　肾阴虚脐区高代谢气化热结构图

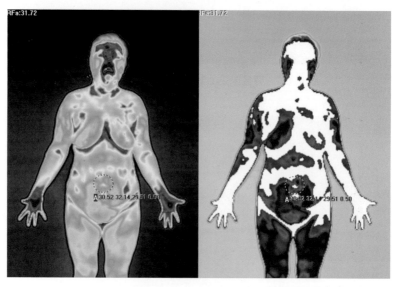

图 8-284　肾阳虚脐区高代谢气化热结构图

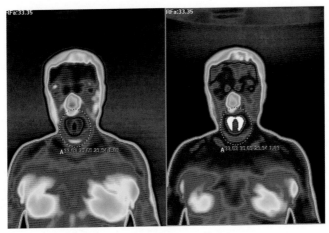

图 8-285　舌质两边高代谢气化热结构图

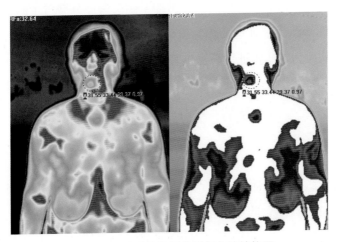

图 8-286　舌质整体低代谢气化热结构图

三、TTM 在诊治腰痛痹（腰椎间盘突出症）中的应用解析

（一）腰痛痹总病因、病机

腰痛痹总因肾命门相火不足，精血亏虚，封藏不力，加之外来之邪的侵袭而致筋骨脉络痹阻不通，失却濡养，腰椎发生退行性改变或突出而发病。

从 TTM 图像分析可知，腰痛痹（腰椎间盘突出症）的病因、病机虽各不相同，但总以"本虚标实"为主。本虚为肾精血亏虚，封藏不力，气化失常，筋骨脉络失却濡养，标实为寒凝（包括内、外之邪）、湿热（内、外之邪）、气滞血瘀。同时由于脉络痹阻，导致腘窝、下肢发生相应的气血气化代谢热改变。

（二）病位、病本、病性

腰痛痹（腰椎间盘突出症）其病位在腰、下肢，病本为肾精亏虚，筋骨脉络失却濡养，病性属"本虚标实"之寒热错杂证。

（三）病理机转

腰痛痹（腰椎间盘突出症）TTM 特征性敏感指标为腰部以 L3、L4 为中心高代谢为主的异常代谢热，双下肢后侧不对称以均匀低代谢为主的异常代谢热结构图。四型之间腰部气血气化代谢热均以高代谢热结构图为主，但代谢热值不等。双下肢后侧四型之间代谢热值不等，从低至高依次为：寒湿痹阻证＜气滞血瘀证＜肝肾亏虚证＜湿热蕴结证。四个证型之间可以相互转化、重叠存在，为临床诊治带来许多棘手问题。

（四）治疗原则

根据 TTM 气血气化代谢热"寒热象"之图像特征，本病应以调补命门、补虚泻实、疏通经络为治疗原则。

总之，TTM 可以辅助诊断腰痛痹（腰椎间盘突出症），还可以对疗效评价提供客观依据，同时也说明腰痛痹（腰椎间盘突出症）中医辨证分型与 TTM 之间有一定的对应关系，可以辅助诊断中医证型，较为准确地判断出腰痛痹（腰椎间盘突出症）属于寒证还是热证，从而为临床辨证用药提供客观依据。

第六节　产后痹（产后风）

产后痹亦称"产后风""产后身痛""产后关节痛"等，是产后百日内特别是产褥期内发生的以肢体、关节疼痛、重着、麻木或功能轻度受限的常见疾病，若施治不当，病程可迁延数月甚至数年。此类患者辅助检查一般无明显异常，运用抗生素、止痛药及激素等治疗缓解不明显。目前西医对该病的认识不足，中医对该病有一定的认识，但无明确的辅助支持检查。

TTM 通过对机体气血气化代谢热的分析，以脑、三焦、唇、脐、命门系、任脉、督脉以及体质气血气化代谢热为切入点对产后痹患者进行观察，发现该技术对产后痹诊断具有独特的优势。本病根本原因在产后精血亏损，百脉空虚，加之外感风寒之邪，加之焦虑或抑郁，从而出现产后痹的自觉症状，TTM 表现为"脑命门"气血气化代谢热异常。

一、产后痹（产后风）TTM 的图像特征

1.四肢气血气化代谢热：正常时，四肢气血气化代谢热从近端向远端均匀分布；异常时，四肢局部气血气化代谢热呈低代谢（如图 8-287）或高代谢热结构图（如图 8-288、8-289），代谢热值大于或小于周围正常组织 0.2，即 $\Delta F > 0.2$ 或 $\Delta F < -0.2$。

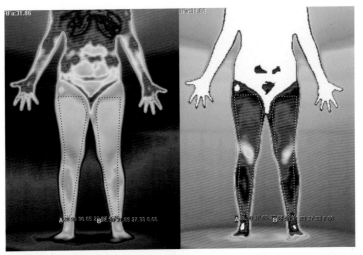

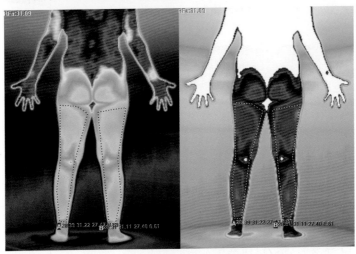

图 8-287　双下肢整体呈低代谢气化热结构图

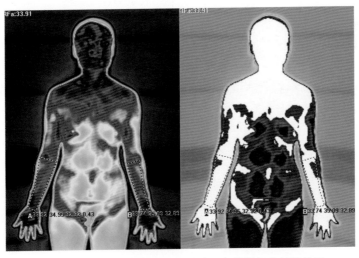

图 8-288　双上肢伸侧及背侧远端呈高代谢气化热结构图

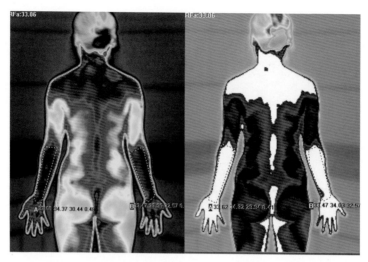

图 8-288　双上肢伸侧及背侧远端呈高代谢气化热结构图（续）

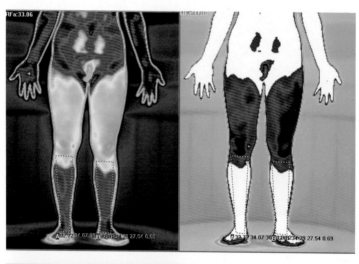

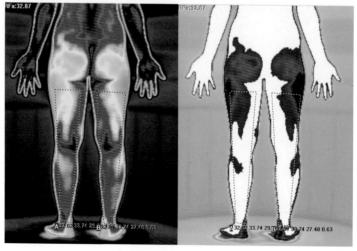

图 8-289　双下肢前侧远端及后侧呈高代谢气化热结构图

2. 四肢关节气血气化代谢热：正常时，四肢关节气血气化代谢热无异常孤立热源出现，小关节代谢热值 $-0.3 \leq \Delta F \leq 0.3$，大关节代谢热值 $-0.5 \leq \Delta F \leq 0.5$；异常时，四肢关节区气血气化代谢热可见孤立横行高代谢或低代谢热源，小关节代谢热值 $\Delta F > 0.3$（如图 8-290）或 $\Delta F < -0.3$（如图 8-291），大关节代谢热值 $\Delta F > 0.5$ 或 $\Delta F < -0.5$。

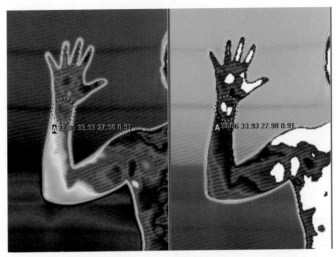

图 8-290 右腕关节孤立横行高代谢气化热结构图

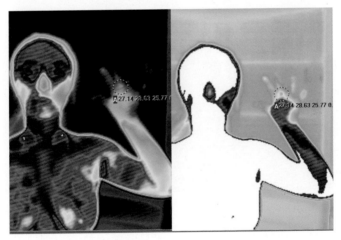

图 8-291 左手第 3 掌指关节孤立低代谢气化热结构图

3. 肝脾（解剖区）气血气化代谢热差值：正常时，肝区代谢热大于脾区代谢热、代谢热差值 $\Delta F_{MAX肝-MAX脾}=0.2$，且脾区无异常孤立热源出现；异常时，脾区出现斜下或竖下走行的孤立高代谢热源（如图 8-292），肝区代谢热小于脾区代谢热、代谢热差值 $\Delta F_{MAX肝-MAX脾} < 0.2$，或肝区代谢热大于脾区代谢热、代谢热值 $\Delta F_{MAX肝-MAX脾} > 0.2$（如图 8-293），提示免疫功能失调。

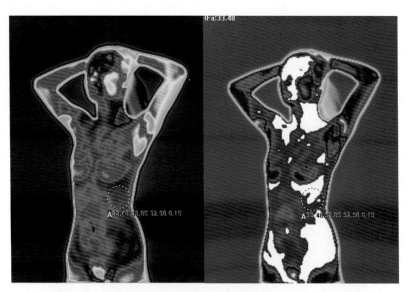

图 8-292　脾区斜下走行孤立高代谢气化热结构图

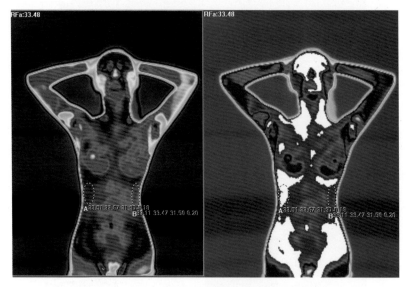

图 8-293　肝区代谢热大于脾区代谢热气化热结构图

4. 髂骨翼反应：正常时，双侧髂骨翼区无异常孤立热源出现；异常时，单侧或双侧髂骨翼区出现团块状或镰刀状、孤立高代谢热源（如图 8-294），代谢热值 $0.5 < \Delta F < 1.0$，提示贫血或贫血先兆。本条为特征性敏感指标。

5. 垂体平台：正常时，枕骨区平双耳连线区无异常孤立热源出现；异常时，本区出现非毛发下孤立异常热源，深度大于 3cm，代谢热值 $1.5 \leqslant \Delta F_{发旋热MAX-枕骨区孤立热MAX} \leqslant 3.0$（如图 8-295）。

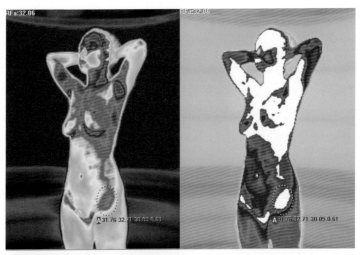

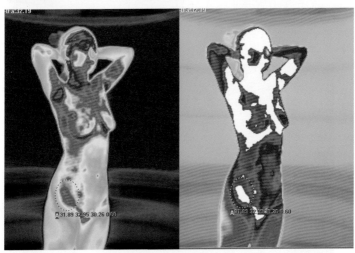

图 8-294　双侧髂骨翼区镰刀状孤立高代谢气化热结构图

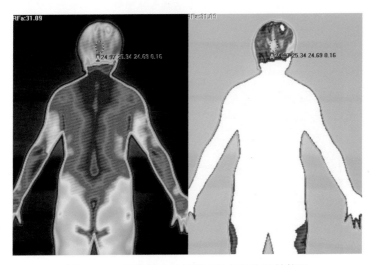

图 8-295　垂体平台异常孤立热源气化热结构图

6.甲状腺平台：正常时，甲状腺区无异常孤立热源出现，代谢热值 $0.1 \leqslant \Delta F \leqslant$ 0.3；异常时，单侧或双侧甲状腺区出现随甲状腺走行扩散的孤立异常热源，代谢热值 $0.3 < \Delta F \leqslant 0.5$（如图 8–296）。

7.胰腺平台：正常时，剑突下左区或背部胰腺区无异常孤立热源出现；异常时，剑突下左区连续断层呈角形并凸向右下方的热源，平台代谢热值 $0.5 < \Delta F \leqslant 0.6$（如图 8–297），后位脊柱胰腺区出现凸向右下方的热源（如图 8–298）。

8.肾上腺平台：正常时，肾上腺区无异常孤立热源出现；异常时，单侧或双侧肾上腺区可见"八字形"或"细条"状的异常热源，代谢热值 $0.4 < \Delta F \leqslant 0.5$（如图 8–299）。

9.胸、背（上）区气血气化代谢热：胸、背（上）区气血气化代谢热呈低代谢、高代谢、低代谢伴高代谢或高代谢伴低代谢热结构图，且低代谢热结构图范围或高代谢热结构图范围分别超过胸或背（上）部的 40% 以上（如图 8–300、8–301）。本条为特征性敏感指标。

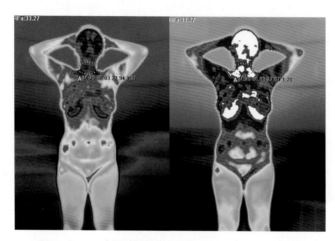

图 8–296　双侧甲状腺区异常孤立热源气化热结构图

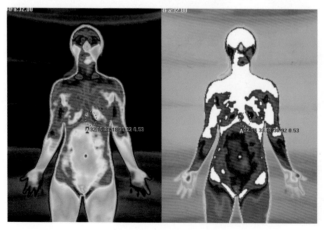

图 8–297　胰腺平台（剑突下左区）呈角形凸向右下方热源气化热结构图

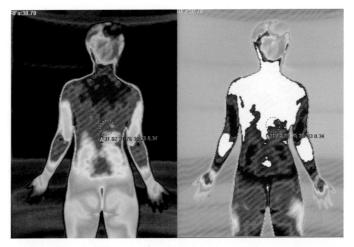

图 8-298　胰腺平台（后位）凸向右下方热源气化热结构图

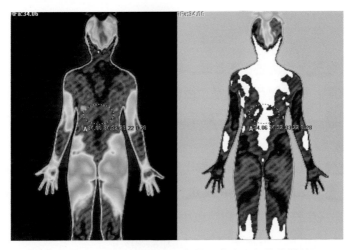

图 8-299　左侧肾上腺平台细条状异常热源气化热结构图

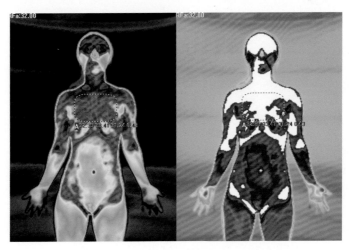

图 8-300　胸部区高代谢气化热结构图

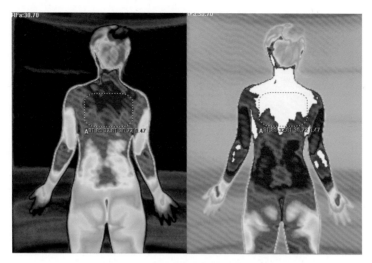

图 8-301　背（上）区高代谢气化热结构图

二、产后痹（产后风）TTM 中医辨证的图像特征

1. 额头部气血气化代谢热：正常时，额头部气血气化代谢热呈均匀、对称高代谢热结构图；异常时，额头部代谢热呈"白帽子"或"M形"（如图 8-302），同时伴有一条或两条睡眠线，手部代谢热呈"绿手套"表现（如图 8-303）。本条为特征性敏感指标。

2. 三焦气血气化代谢热：正常三焦代谢热值 30 ～ 60 岁为 30 ～ 32，30 岁以下为 31 ～ 33，$\Delta F_{上焦} > \Delta F_{中焦} > \Delta F_{下焦}$，$\Delta F_{上焦-中焦}=0.5$，$\Delta F_{中焦-下焦}=0.5$，$\Delta F_{上焦-下焦}=1.0$；异常时，三焦气血气化代谢热以中焦寒伴上焦热、下焦寒为主（如图 8-304），其次为以中焦热兼上焦热、下焦寒为主（如图 8-305）。

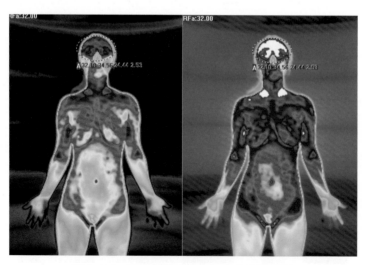

图 8-302　额头部呈"M形"气化热结构图

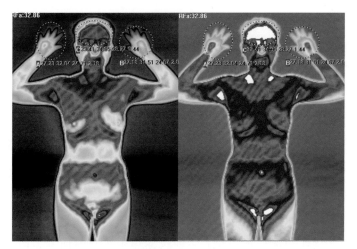

图 8-303　"白帽子""绿手套"气化热结构图

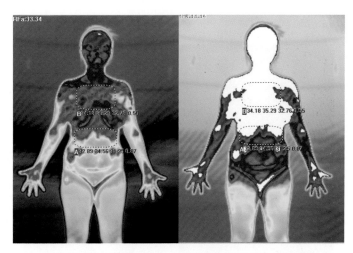

图 8-304　中焦寒伴上焦热、下焦寒气化热结构图

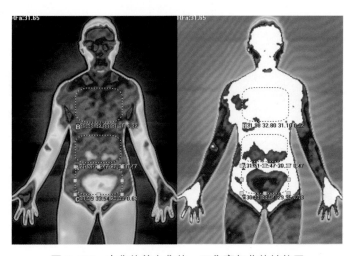

图 8-305　中焦热兼上焦热、下焦寒气化热结构图

3.唇、脐、命门穴区气血气化代谢热：正常时，唇区气血气化代谢热值 $-0.3 \leqslant \Delta F \leqslant 0.3$，脐区气血气化代谢热值 $1.8 \leqslant \Delta F \leqslant 2.2$，命门穴区气血气化代谢热值 $0.5 \leqslant \Delta F \leqslant 1.0$；异常时，唇区气血气化代谢热值 $\Delta F < -0.3$（如图 8-306）或 $\Delta F > 0.3$（如图 8-307），脐区气血气化代谢热值 $\Delta F < 1.8$ 或 $\Delta F > 2.2$（如图 8-308），命门穴区气血气化代谢热值 $\Delta F < 0.5$（如图 8-309）或 $\Delta F > 1.0$。

4.督脉气血气化代谢热：正常时，督脉气血气化代谢热值 $1.0 \leqslant \Delta F \leqslant 1.5$，且呈自下而上、连续性好的高代谢热结构图；异常时，督脉代谢热气血气化呈双向（如图 8-310）、下行（如图 8-311）或连续性差（如图 8-312）表现，代谢热值 $\Delta F < 1.0$ 或 $\Delta F > 1.5$。

5.舌质气血气化代谢热：正常时，舌质代谢热源从舌根到舌尖均匀有序出现，即舌根→舌左边→舌中→舌尖，且遵循中医舌与脏腑全息关系规律；异常时，舌质代谢热失去有序性，舌质以舌中间低代谢为主或高代谢为主（如图 8-313）。

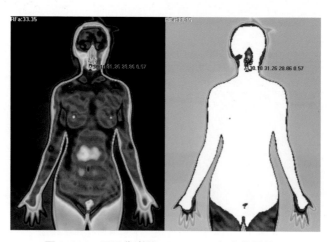

图 8-306　唇区代谢热 $\Delta F < -0.3$ 气化热结构图

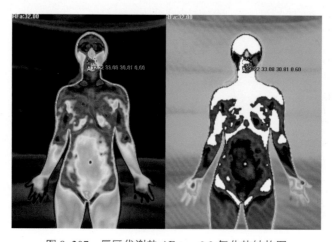

图 8-307　唇区代谢热 $\Delta F > -0.3$ 气化热结构图

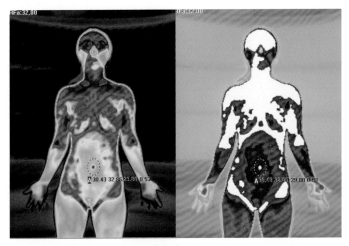

图 8-308　脐区代谢热值 ΔF > 2.2 气化热结构图

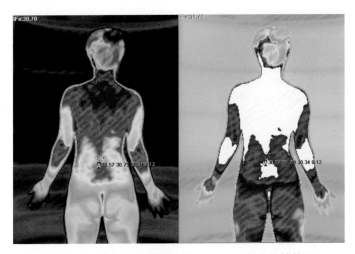

图 8-309　命门穴区代谢热值 ΔF < 0.5 气化热结构图

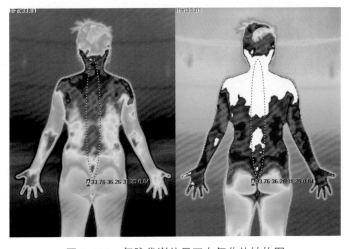

图 8-310　督脉代谢热呈双向气化热结构图

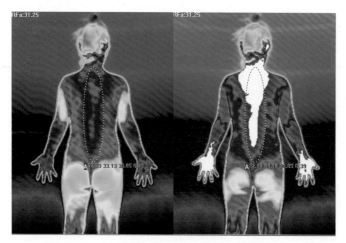

图 8-311　督脉代谢热呈下行气化热结构图

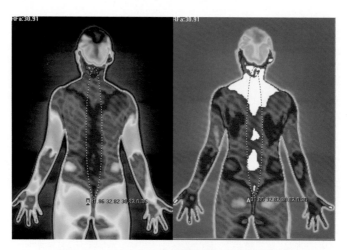

图 8-312　督脉代谢热连续性差气化热结构图

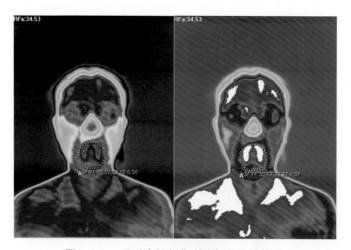

图 8-313　舌质中间低代谢热气化热结构图

6. 肝区气血气化代谢热：正常时，肝区气血气化代谢热呈均匀高代谢，代谢热值 $0.3 \leqslant \Delta F \leqslant 0.5$；异常时，肝区局部代谢热呈点片状低代谢或高代谢，代谢热值 $\Delta F < 0.3$（如图 8-314）或 $0.5 < \Delta F < 1.5$（如图 8-315），且伴有双侧或单侧胁区较早出现的带状高代谢热源，左右两侧代谢热差值 $\Delta F > 0.2$（如图 8-316），或单侧代谢热值大于周围正常组织 0.5（如图 8-317）。

7. 眼、咽喉部气血气化代谢热：正常时，眼、咽喉部气血气化代谢热无异常热源出现；异常时，眼部呈异常高代谢热（如图 8-318），咽喉部出现高代谢或低代谢异常热源（如图 8-319）。

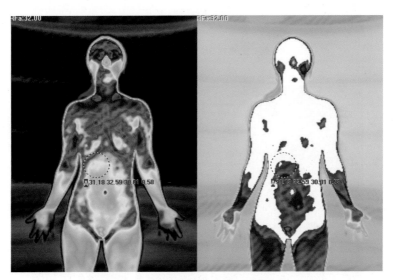

图 8-314　肝区点片状低代谢气化热结构图

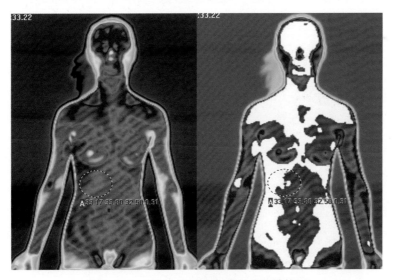

图 8-315　肝区点片状高代谢气化热结构图

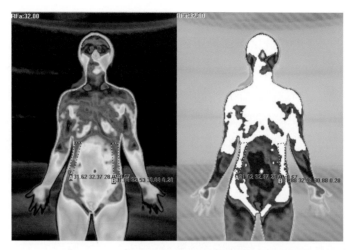

图 8-316 双胁区带状高代谢气化热结构图

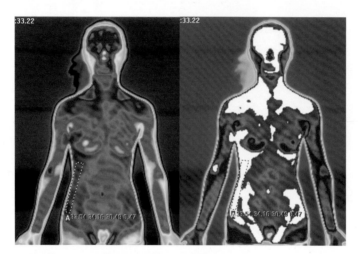

图 8-317 单侧胁区代谢热大于周围正常组织气化热结构图

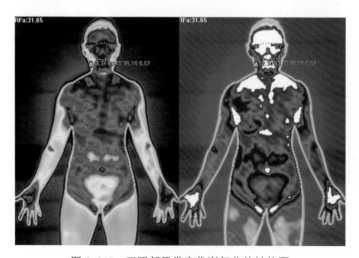

图 8-318 双眼部异常高代谢气化热结构图

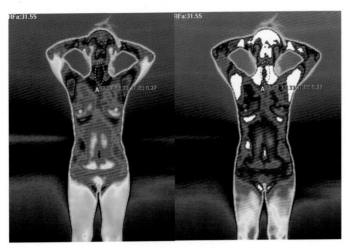

图 8-319　咽喉部异常低代谢气化热结构图

三、TTM 在诊治产后痹（产后风）中的应用解析

（一）病因、病机

产后痹（产后风）总因产后精血（气）亏损，加之情志不畅，外感风寒湿之邪而致命门系相火不足，心神失养，元神不宁，经络阻滞，营卫不和。

（二）病位、病本、病性

产后痹（产后风）病位在心、脑，病本在命门系，病性属"本虚标实"证。

（三）病理机转

从 TTM 气血气化代谢热结构图分析，产后痹（产后风）病理机转为产后命门系相火不足而致营阴亏虚，卫气不行，进而使心君失养，髓海空虚，终致脑命门相火不足，元神不宁，经脉阻滞。

（四）治疗原则

根据 TTM 图像特征，治疗应安养气血，调补脑命门相火，调和营卫。

总之，产后精血亏虚，神志失常是本病发病的主要内在因素；产后调摄不慎、情志不畅、风寒湿之邪乘虚而入为本病的主要外在因素；产后中焦胃府命门相火不足是本病发病的关键；命门造化之动气不足而致君相火失调，三焦气化不利是本病主要病理生理基础。TTM 可直观、可视、数据化地体现产后痹（产后风）的病机，为临床辨证提供了更直观的指导，也为临床治疗指明了方向。

第九章 TTM 在中医其他疾病领域的应用

第一节 不寐（失眠）TTM 的可视化诊断

随着社会的发展，不寐（失眠）在人群中出现的比例越来越高，不仅影响个人的躯体和精神健康，还影响人的心理及工作、学习效率，积极评估人的睡眠是十分必要的。我们对患者不寐情况进行调查，结合 TTM，对图像进行分析研究，从而总结出 TTM "睡眠线"[1] 与不寐的程度和病情有密切的关联性，并且有客观、准确、快速的特点。

一、不寐（失眠）的 TTM 观测指标

1. 正常无失眠时，头部气血气化代谢热呈均匀自上而下的高代谢热结构图；异常时，在头部图像断层过程中从眼部内眦处向额头伸展的白色条状热源较早出现，TTM 称之为"睡眠线"。此条为特征性敏感指标。

2. 内眦处较早出现一条非密实向额头伸展的白色条状"睡眠线"代谢热时，提示短时间内（1 周左右）（可疑）失眠（如图 9-1）。

3. 内眦处较早出现一条密实向额头伸展的白色条状"睡眠线"代谢热时，提示在短期内（1 周至 1 个月左右）（可疑）失眠（如图 9-2）。

4. 内眦处较早出现两条非密实向额头伸展的白色条状"睡眠线"代谢热时，提示较长时间内（1 个月至 2 个月）（可疑）失眠（如图 9-3）。

---

[1] 刘忠奇 . 热断层扫描成像诊断标准 .1998 年 5 月 .

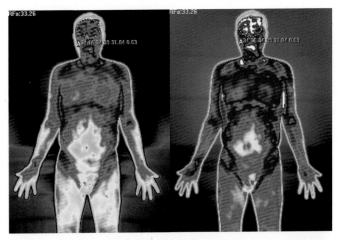

图 9-1 内眦处一条非密实白色条状"睡眠线"气化热结构图

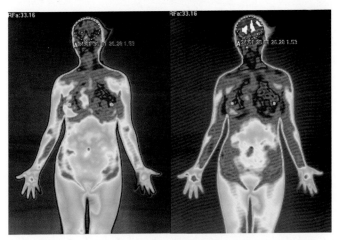

图 9-2 内眦处一条密实白色条状"睡眠线"气化热结构图

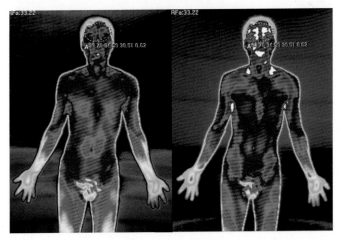

图 9-3 内眦处两条非密实白色条状"睡眠线"气化热结构图

5. 内眦处较早出现两条密实向额头伸展的白色条状"睡眠线"代谢热时，提示长时间内（2 个月至 6 个月）失眠（如图 9-4）。

6. 内眦处较早出现两条交叉的白色条状"睡眠线"代谢热时，提示顽固性失眠（时间 6 个月以上）（如图 9-5）。

7. 正常头部气血气化代谢热 $0.5 \leqslant \Delta F_{\text{AV-MIN}} \leqslant 1.0$，当头部代谢热值 $1.0 < \Delta F_{\text{AV-MIN}} \leqslant 3.0$ 时，提示睡眠差（不寐），伴有心理状态异常。

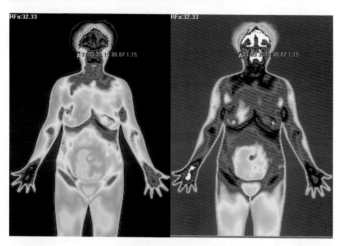

图 9-4　内眦处两条密实白色条状"睡眠线"气化热结构图

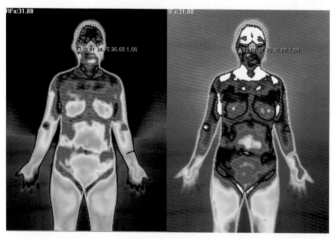

图 9-5　内眦处两条交叉的白色条状"睡眠线"气化热结构图

二、不寐（失眠）TTM 图像特征及临床意义

1. "睡眠线"一侧或双侧出现，伴头面部（尤以面颊部为要）高代谢，代谢热值 $1.0 < \Delta F_{\text{AV-MIN}} \leqslant 3.0$（如图 9-6），单侧或双侧手心热（如图 9-7），腰椎两侧呈高代谢为主的中温差热结构图（如图 9-8），肝区呈均匀高代谢热结构图（如图 9-9），三焦气血气

化代谢热较平和质升高（如图 9-10），提示肝肾阴虚，肝阳上亢，热扰心神而不寐。

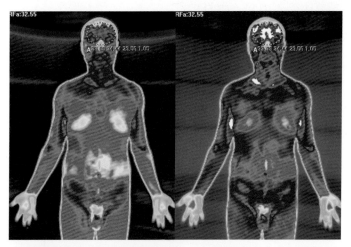

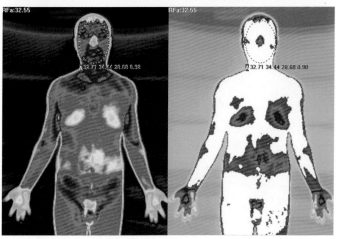

图 9-6　双侧"睡眠线"伴头面部高代谢气化热结构图

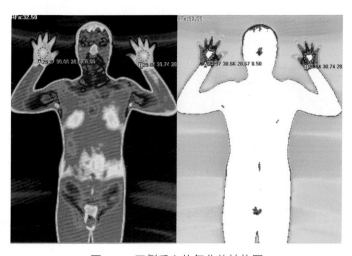

图 9-7　双侧手心热气化热结构图

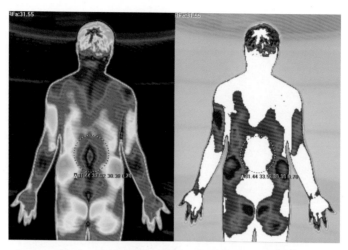

图 9-8　腰椎两侧高代谢中温差气化热结构图

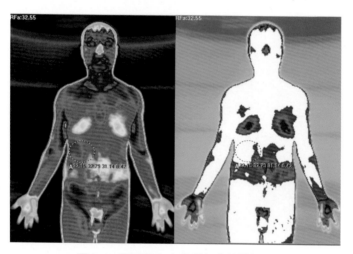

图 9-9　肝区均匀高代谢气化热结构图

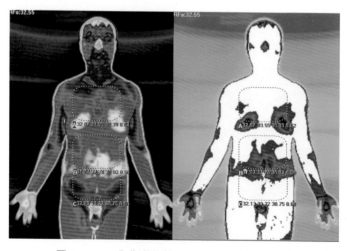

图 9-10　三焦代谢热较平和质高气化热结构图

2."睡眠线"一侧或双侧出现,伴见桡动脉气血气化代谢热低于同侧掌心(如图9-11),鼻区低代谢(如图9-12),心前区以低代谢为主热结构图(如图9-13),脐周气血气化代谢热以低代谢为主热结构图(如图9-14),胸椎区气血气化代谢热不清楚或较晚出现(如图9-15),脑部气血气化代谢热不均匀(如图9-16),三焦气血气化代谢热以中、上焦寒为主(如图9-17),提示心脾两虚,心神失养,阳不入阴而不寐。

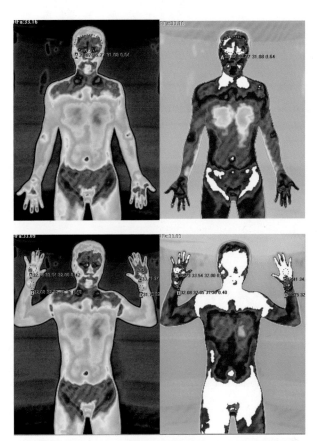

图9-11 一侧"睡眠线"伴桡动脉代谢热低于同侧掌心气化热结构图

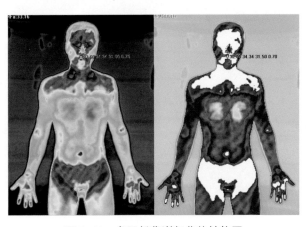

图9-12 鼻区低代谢气化热结构图

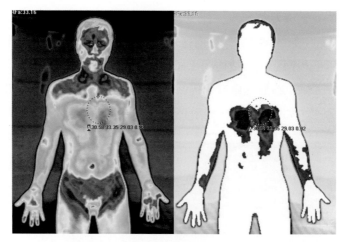

图 9-13　心前区低代谢气化热结构图

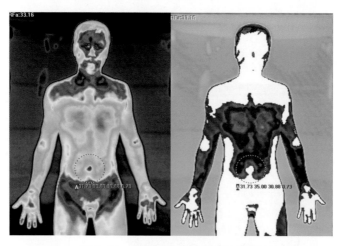

图 9-14　脐周低代谢气化热结构图

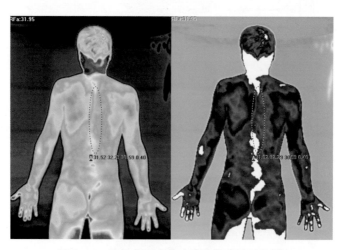

图 9-15　胸椎代谢热较晚出现气化热结构图

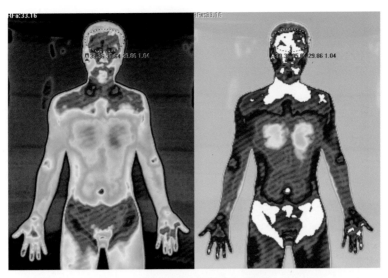

图 9-16　脑部代谢热不均匀气化热结构图

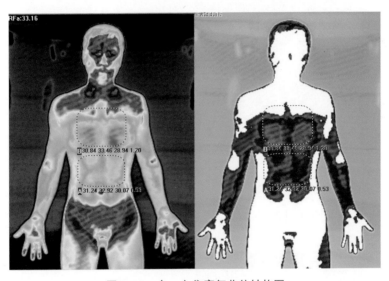

图 9-17　中、上焦寒气化热结构图

3."睡眠线"一侧或双侧出现,伴见眼部或面部高代谢热结构图(如图 9-18),额头部呈"白帽子"(如图 9-19)或"M 形"代谢热结构图,单侧或双侧手心呈高代谢热结构图(如图 9-20),肝区气血气化代谢热早于脾区气血气化代谢热且肝区可见多个团块状异常高代谢热源(如图 9-21),提示肝郁化火,扰动心神,阳不入阴而不寐。

4."睡眠线"一侧或双侧出现,伴肾区不均匀、不对称高代谢(如图 9-22),关元穴区呈高代谢,心前区呈高代谢热结构图(如图 9-23),单侧或双侧手心呈高代谢热结构图(如图 9-24),脊柱气血气化代谢热呈分段融合状(如图 9-25),胃区呈以低代谢为主的热结构图(如图 9-26),提示心肾不交,心神失养,阳不入阴而不寐。

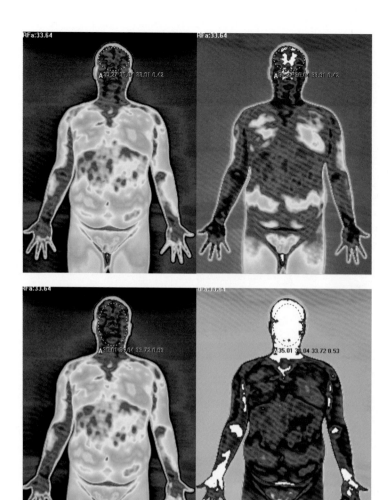

图 9-18 两侧"睡眠线"伴面部高代谢气化热结构图

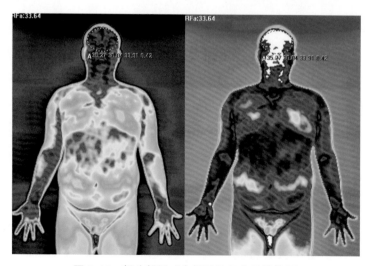

图 9-19 额头部呈"白帽子"气化热结构图

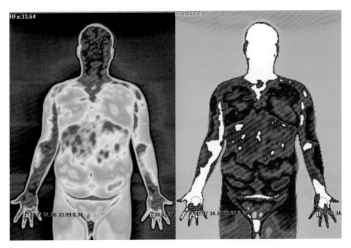

图 9-20　双侧手心高代谢气化热结构图

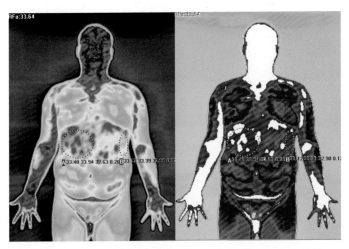

图 9-21　肝区团块状异常高代谢早于脾区代谢热气化热结构图

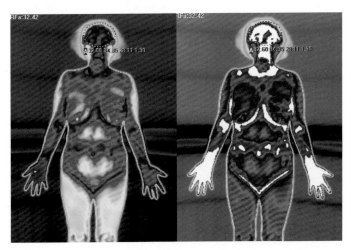

图 9-22　一侧 "睡眠线" 伴肾区不对称高代谢气化热结构图

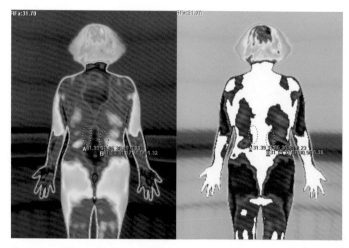

图 9-22　一侧"睡眠线"伴肾区不对称高代谢气化热结构图（续）

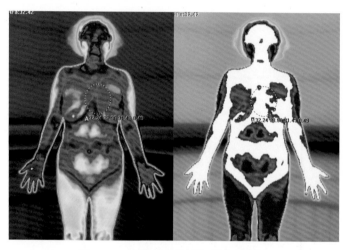

图 9-23　心前区高代谢气化热结构图

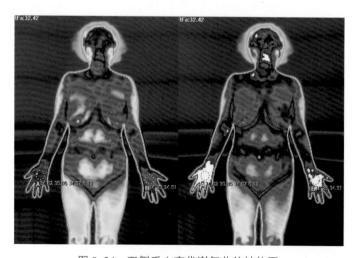

图 9-24　双侧手心高代谢气化热结构图

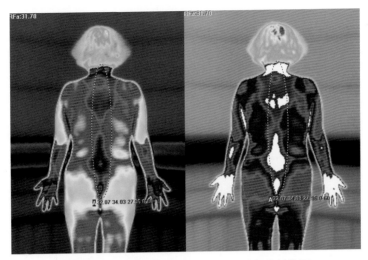

图 9-25　脊柱代谢热呈分段融合状气化热结构图

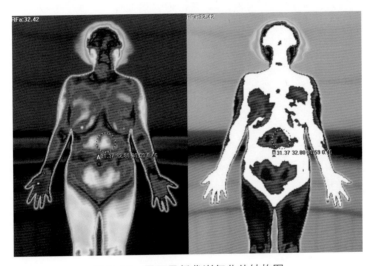

图 9-26　胃区呈低代谢气化热结构图

5. "睡眠线"一侧或双侧出现，伴见上焦热，中、下焦寒（脾气虚）（如图 9-27），鼻区或鼻孔呈高代谢热结构图（如图 9-28），胸椎区气血气化代谢热较早出现（如图 9-29），胆囊区气血气化代谢热呈"线性斜向左下方"的高代谢热结构图（如图 9-30），脑部气血气化代谢热不均匀（如图 9-31），提示痰火上扰，心神不宁，阳不入阴而不寐。

6. "睡眠线"一侧或双侧出现，伴见头面部高代谢（如图 9-32），脾胃（小肠区）呈低代谢为主热结构图（如图 9-33），肾区未见上升性督脉气血气化代谢热（如图 9-34），命门穴区代谢热值 $\Delta F < 0.5$（如图 9-35），督脉（脊柱）气血气化代谢热不连贯、呈分段融合状（如图 9-36），桡动脉气血气化代谢热低于同侧掌心（如图 9-37），提示阳虚阳浮，虚阳上扰，扰动心神，阳不入阴而不寐。

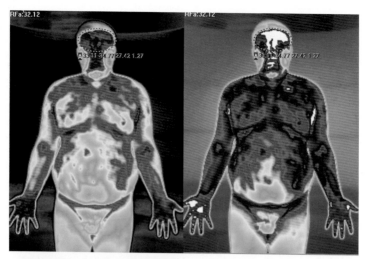

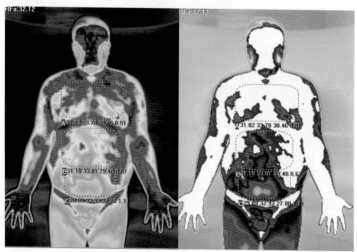

图 9-27　双侧"睡眠线"伴上焦热，中、下焦寒气化热结构图

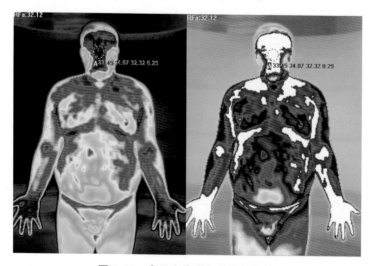

图 9-28　鼻区高代谢气化热结构图

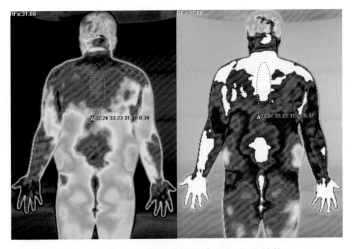

图 9-29　胸椎区代谢热较早出现气化热结构图

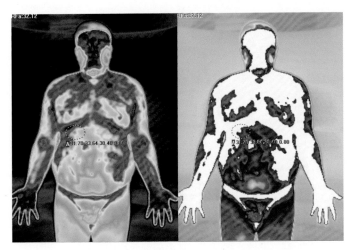

图 9-30　胆囊区呈"线性斜向左下方"高代谢气化热结构图

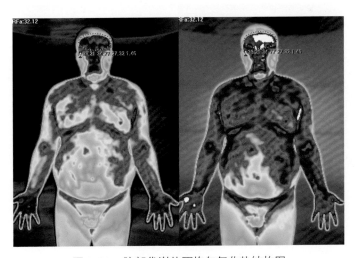

图 9-31　脑部代谢热不均匀气化热结构图

第九章　TTM 在中医其他疾病领域的应用 ┃ 443

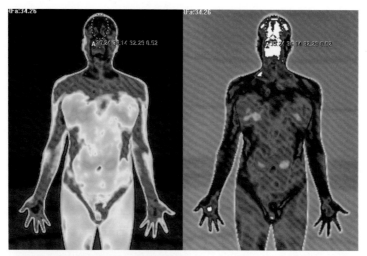

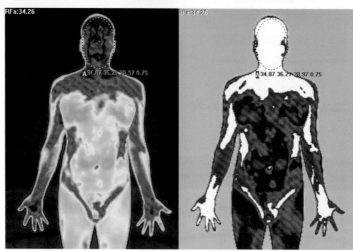

图 9-32 双侧"睡眠线"伴头面部高代谢气化热结构图

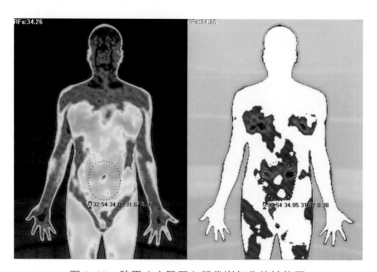

图 9-33 脾胃（小肠区）低代谢气化热结构图

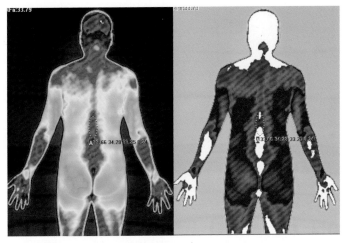

图 9-34　肾区未见上升性督脉代谢热气化热结构图

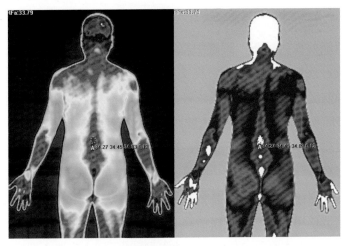

图 9-35　命门穴区代谢热值 ΔF < 0.5 气化热结构图

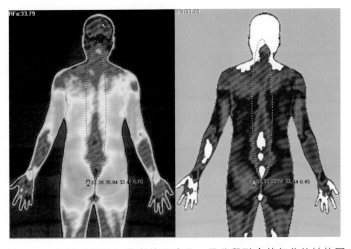

图 9-36　督脉（脊柱）代谢热不连贯、呈分段融合状气化热结构图

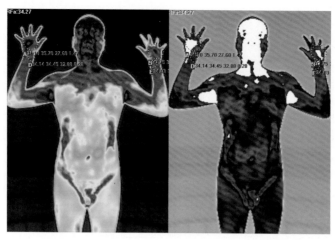

图 9-37　桡动脉代谢热低于同侧掌心气化热结构图

三、不寐（失眠）TTM"睡眠线"产生的机理

医学上对睡眠的探讨始于"睡眠中枢"，当前认为与睡眠有关的解剖部位相当广泛，至少包括额叶底部、眶部皮质、视交叉上核、中脑盖部巨细胞区、蓝斑缝际核、延髓网状结构抑制区以及上行网状系统等，涉及多种神经递质。其中边缘叶是主要由扣带回、海马旁回和海马组成的位于大脑内侧的一个呈马蹄形的脑回。边缘叶及岛叶、隔区、颞极等皮质部分和隔核、下丘脑、丘脑前核、中脑中央灰质及被盖等皮质下中枢两部分共同形成以纤维为纽带的边缘系，其中边缘叶是边缘系的核心功能区。边缘系的主要功能：①它与个体保存（寻食和防御）和种族保存（生殖行为）有关；②它对内脏活动有调节作用；③它与情绪活动有关；④它还参与脑的记忆活动。引起睡眠障碍的病因很多，如躯体原因（如内脏功能失调和疼痛）、精神心理因素、环境因素和药物因素。通过神经纤维联系以后，最后都会影响边缘叶的生理代谢[1]。

综上所述，TTM上"睡眠线"的本质，我们认为是以边缘叶为核心的边缘系的细胞新陈代谢热的反映，基于该技术，可以对不寐和心脑的气血气化代谢热进行简单、快速、准确的评估，具有直观、实用的特点。应用该技术对不寐（失眠）的中医辨证及治疗用药的疗效观察可进行实时、动态评估，还可指导治疗方案优化，实为TTM技术应用于不寐等精神障碍性疾病的发展方向之一。

第二节　郁证（抑郁症、焦虑症、癔症等）的可视化诊断

郁证（抑郁症、焦虑症、癔症等）主要是由气机不畅、情志不舒而引起的。临床

───────────────

［1］邱淑华.正常人体解剖学［M］.上海：上海科技出版社.1989.

上以情志不宁、心烦抑郁、心中烦闷、胸胁胀满、咽中有异物、善怒、易哭为主要特征。郁证病名最早出现于《医学正传》，中医有广义和狭义之分，广义的郁证是因为外感、饮食、内伤引起的脏腑功能失调导致的气机不利；狭义的郁证单指情志不舒引起的郁证。西医中的抑郁症、焦虑症、癔症等都属于中医的郁证范畴。人体在应答各种外界刺激时，有度的发泄是一种正常的状态，有利于气血的调和。若情绪过于激动或持续不解，就会造成肝气郁结，脏腑气机失调。郁证（抑郁症、焦虑症、癔症等）的发生就是因为肝气郁结所致的，肝气郁结会出现肝气郁滞，肝郁化火。郁证（抑郁症、焦虑症、癔症等）初期属于实证，日久可以影响心、脾、肾、肺，引起心脾两虚、心神失养、心肾阴虚等症状。因此，临床上要结合个人的具体情况，据 TTM 可视化的图像特征去辨证论治。

一、郁证（抑郁症、焦虑症、癔症等）TTM 观测指标

以下条件满足 4 条即可诊断。

1. 额头部气血气化代谢热：额头部气血气化代谢热呈高代谢热结构图或出现单侧或双侧"睡眠线"（如图 9-38），或额头部气血气化代谢热呈"M 形"高代谢热结构图（如图 9-39）。本条为特征性敏感指标。

2. 额头部与手指气血气化代谢热：额头部气血气化代谢热呈"白帽子"，双手指气血气化代谢热呈"绿手套"（如图 9-40）。本条为特征性敏感指标。

3. 胸、背（上）区气血气化代谢热：胸、背（上）区气血气化代谢热呈低代谢、高代谢、低代谢伴高代谢或高代谢伴低代谢热结构图，且低代谢热结构图范围或高代谢热结构图范围分别超过胸或背（上）部各自区域的 40% 以上（如图 9-41、9-42）。本条为特征性敏感指标。

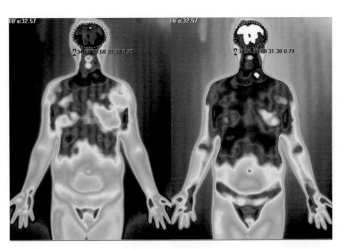

图 9-38　额头部高代谢伴双侧"睡眠线"气化热结构图

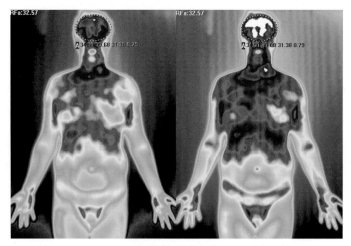

图 9-39 额头部呈"M形"高代谢气化热结构图

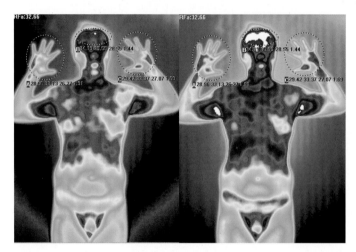

图 9-40 额头部呈"白帽子"、双手指呈"绿手套"气化热结构图

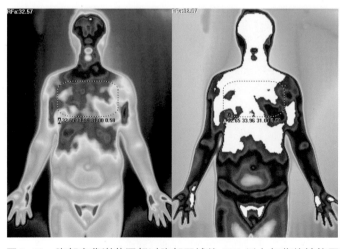

图 9-41 胸部高代谢范围超过胸部区域的 40% 以上气化热结构图

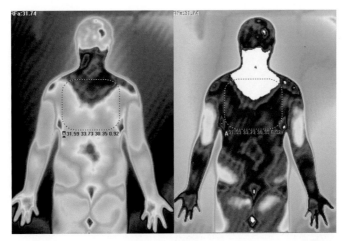

图 9-42　背（上）区低代谢范围超过背部区域的 40% 以上气化热结构图

4.肝区气血气化代谢热：肝区可见团块状异常高代谢热源，呈不均匀分布（如图 9-43）。

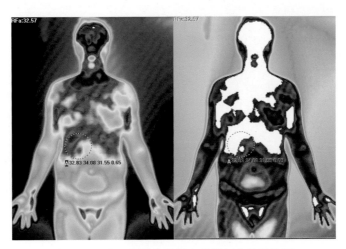

图 9-43　肝区团块状异常高代谢气化热结构图

5.肝经及循行区相应脏腑、孔窍气血气化代谢热（满足 3 条即可）

（1）眼部或面部呈高代谢热结构图（如图 9-44），单侧或双侧手心热（如图 9-45）。

（2）乳头、乳晕呈高代谢热结构图，乳房个点区可见点片状高代谢热结构图，严重者可伴见从乳房走向乳头的条形高代谢异常热源（如图 9-46、9-47）。

（3）双侧或单侧胁肋区异常气血气化条状高代谢热较早出现，且左右两侧代谢热值差 $\Delta F > 0.2$（如图 9-48）。

（4）少腹区较早出现"倒八字形"高代谢热源（如图 9-49），代谢热值 $1.6 < \Delta F \leqslant 2.0$，卵巢或前列腺区较早出现异常高代谢热源。

（5）面部三角区（如图9-50）或胸部出现点片状高代谢异常热源（如图9-51）。

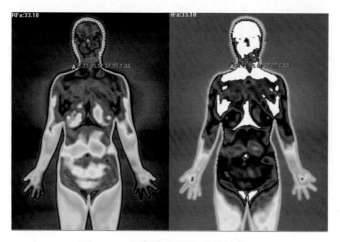

图9-44　面部高代谢气化热结构图

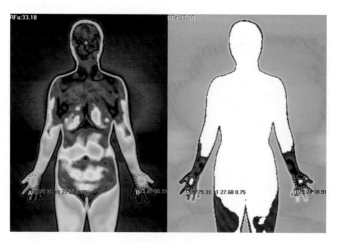

图9-45　双侧手心热气化热结构图

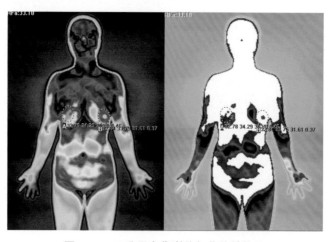

图9-46　双乳晕高代谢热气化热结构图

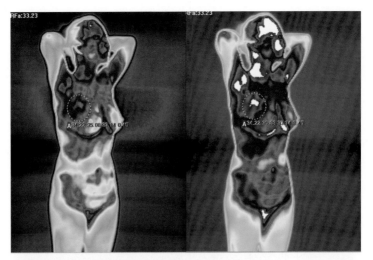

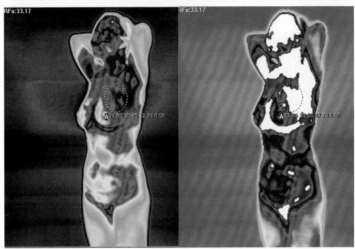

图 9-47　乳房外上限区点片状高代谢气化热结构图

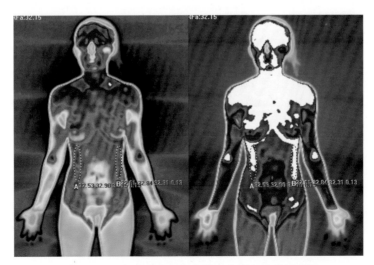

图 9-48　双侧胁肋区异常条状高代谢气化热结构图

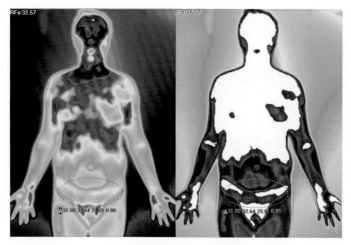

图 9-49　少腹区 "倒八字形" 高代谢气化热结构图

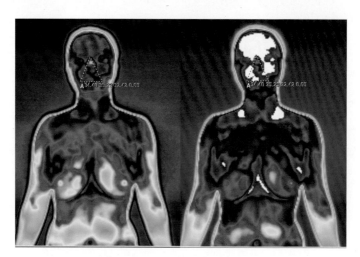

图 9-50　面部三角区点片状异常高代谢气化热结构图

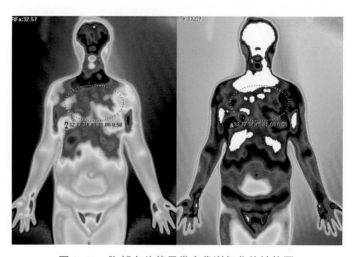

图 9-51　胸部点片状异常高代谢气化热结构图

6. 肝脾（解剖区）气血气化代谢热差值：正常时，肝区代谢热大于脾区代谢热、代谢热值 $\Delta F_{MAX肝-MAX脾}=0.2$；异常时，肝区代谢热小于脾区代谢热、代谢热值 $\Delta F_{MAX肝-MAX脾}<0.2$，或肝区代谢热大于脾区代谢热、代谢热值 $\Delta F_{MAX肝-MAX脾}>0.2$（如图9-52），提示免疫功能失调。

7. 三焦气血气化代谢热：三焦气血气化代谢热差值减小，代谢热值 $\Delta F_{上焦-中焦}<0.5$、$\Delta F_{中焦-下焦}<0.5$、$\Delta F_{上焦-下焦}<1.0$（如图9-53）。

8. 躯干与四肢末梢气血气化代谢热：躯干气血气化代谢热呈高代谢热结构图，四肢末梢呈低代谢热结构图。（如图9-54）

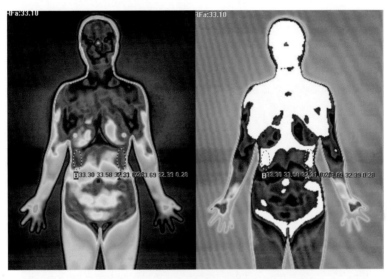

图 9-52　肝区代谢热大于脾区代谢热气化热结构图

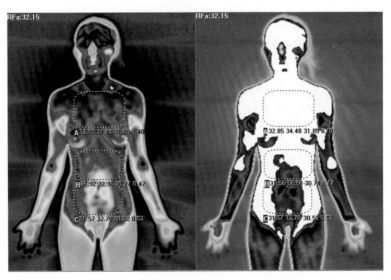

图 9-53　三焦代谢热差值减小气化热结构图

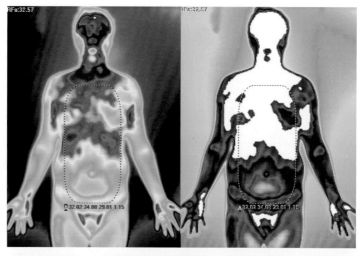
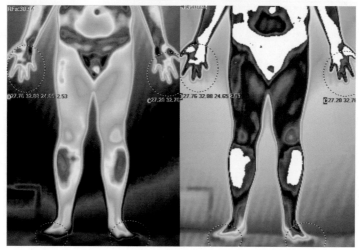

图 9-54　躯干高代谢、四肢末梢低代谢气化热结构图

二、郁证（抑郁症、焦虑症、癔症等）TTM 图像特征及临床意义

1. 郁证"特征性敏感指标"是额头部。额头部呈"白帽子""M 形"或出现单侧或双侧"睡眠线"，提示心神不宁，情志不畅，精神紧张，睡眠障碍。

2. 从"体病"相关角度分析，郁证病理性功能改变的体质为气郁质。

3. 当头、胸、背部气血气化代谢热以高代谢热结构图为主时，提示以焦虑症为主；当头、胸、背部气血气化代谢热以低代谢热结构图为主时，提示以抑郁症为主；当头、胸、背部气血气化代谢热以高代谢伴低代谢或低代谢伴高代谢热结构图为主时，提示焦虑症与抑郁症共存。

总之，利用 TTM 观察郁证患者，寻找中医郁证患者的可视化诊断，能为今后中医证型的可视化诊断提供一种途径。

第三节　TTM 鉴别诊断肿瘤良恶性质的中西医探讨

肿瘤是一个全身性的疾病，其从细胞代谢热的改变（气血气化代谢热改变）开始到形成能被 CT、MRI、B 超、X 线和肿瘤标记物、病理组织检查诊断的过程，通常需要数年。TTM 诊断肿瘤是一个全身评估的过程。首先是评估机体的肿瘤环境，其次也针对病灶本身的代谢热值和形态进行监测，其动态鉴别肿块的良恶性质具有无损伤、实时、动态和活体的特点。因此，TTM 对肿瘤的诊断和恶性肿瘤转移灶的发现可以比其他方式更早、更快，这对良恶性质肿瘤的早期诊断具有积极意义及一定的优势。

一、TTM 动态鉴别肿瘤良恶性质干预方法的选择

据病灶所在器官组织的特性选择恰当的干预方法。干预方法的选择直接关系数据分析的难易和结论的准确性。临床通用的原则如下[1]。

1. 肺脏、食道、结肠、直肠、胰腺选用维 C 银翘片 4 片，20 分钟舌下含化；口服常规剂量的抗生素（如头孢类）作用 20 分钟；菊花、银花、连翘、黄连等份制成 300 目微粉，2 克，舌下含化。三种方法具有等效性。

2. 颈部淋巴结：同上述第 1 条用药，使用方法为局部冷敷 10 分钟。四种方法具有等效性。

3. 肝脏、鼻咽部：牛黄解毒片 4 片或天然牛黄 0.5 克，20 分钟舌下含化。两种方法具有等效性。

4. 乳腺、甲状腺：小金丸 6 克冲服，作用 30 分钟，或冷敷 10 分钟。两种方法具有等效性。

二、TTM 动态鉴别诊断肿瘤良恶性质的要点

1. 观察特异性热源是否存在

即观察被考察部位是否存在异常代谢热源，如为阴性则恶性可能性小。

2. 病灶代谢热值分析

若异常代谢热源代谢热值 $2.0 \leqslant \Delta F_{MAX-周围正常\,AV} \leqslant 3.0$ 时，恶性的可疑性增大。

---

[1] 周从全，等.基于 TTM 技术鉴别诊断肿块良恶性质研究［C］.世界生物医学技术科学院（WABT）第 15 届年会论文集.2011：167–171.

3. 病灶热源深度分析[1]

病灶热源的功能深度是动态鉴别的另一主要方面。在药物干预或物理干预后，恶性病灶在功能深度上通常没有明显的变化，而感染病灶通常变得明显地表浅，血管性病灶和钙化病灶通常在功能深度上无明显变化。

4. 病灶热源形态分析

病灶热源功能形态是良恶性肿瘤鉴别诊断的极其重要方面。一般异常代谢热源为不规则"毛刺状"高代谢或不规则"毛刺状"高代谢伴低代谢热形态时，恶性诊断的可能性增大；如动态鉴别，服用干预药物 20、40、60 分钟以后，异常代谢热源形态由"规则"变成"不规则"或由"不规则"变成"异常不规则"（或无明显变化）时，恶性诊断的可能性增大；若异常代谢热源的形态由"不规则"变得"规则"时，恶性诊断的可能性减小。

5. 病灶热源与对应淋巴结代谢热关系分析

一方面，观察病灶区域异常代谢热源与对应淋巴结代谢热联系是否紧密；另一方面采用干预动态观察代谢热值 ΔF= 病灶 MAX － 淋巴结 MAX。炎性病灶时 ΔF 常表现为负向增大；恶性肿瘤时，ΔF 常表现为正向增大；钙化灶、血管性病灶通常无明显的改变。

6. 观察内分泌平台

即观察患者垂体、甲状腺、肾上腺、性腺（卵巢、前列腺）平台是否为阳性（异常），特别是观察垂体、甲状腺、肾上腺平台，若内分泌平台为阴性，则恶性的可能性小。

7. 观察免疫系统

（1）观察脊柱气血气化代谢热

正常时，脊柱气血气化代谢热自下而上有序出现，显示一条气血气化代谢热值 $1.0 \leqslant \Delta F \leqslant 1.5$ 的连续代谢热升高区，整体脊柱代谢热等分为三段且 $\Delta F_{\text{下段-中段}}=0.3$、$\Delta F_{\text{中段-上段}}=0.3$；在高风险病变早期，脊柱气血气化代谢热呈"脉冲"或"刀锋脉冲"表现并失去有序性，代谢热值 $\Delta F > 1.5$；在高风险病变晚期，脊柱气血气化代谢热连续性差、呈分段融合状，甚至不见上升性代谢热，代谢热值 $\Delta F < 1.0$。

（2）观察肝脾（解剖区）气血气化代谢热差值

正常时，脾区无异常孤立热源出现，且肝区代谢热大于脾区代谢热、代谢热差值 $\Delta F_{\text{MAX肝-MAX脾}}=0.2$。异常时，脾区出现斜下或竖下走行的孤立高代谢热源，肝区代谢热小于脾区代谢热、代谢热差值 $\Delta F_{\text{MAX脾-MAX肝}} > 0.5$，提示脾功能亢进；肝区代谢热大

---

［1］周从全，等．基于 TTM 技术鉴别诊断肿块良恶性质研究［C］．世界生物医学技术科学院（WABT）第 15 届年会论文集．2011：167–171.

于脾区代谢热、代谢热值 $\Delta F_{MAX\text{肝}-MAX\text{脾}} > 0.5$，提示脾功能低下。

（3）观察髂骨翼反应区气血气化代谢热

若单侧或双侧髂骨翼反应区出现团块状或镰刀状孤立热源，代谢热值 $0.5 < \Delta F < 1.0$，提示血细胞或免疫功能异常；若无异常则恶性的可能性减小。

8. 三焦俞穴区气血气化代谢热分析

正常时，第1腰椎旁开1.5寸区域无孤立异常代谢热源出现；异常时，该区域较早出现浅表异常高代谢热源，代谢热值 $0.3 < \Delta F < 0.5$。

9. 唇、脐、命门穴区气血气化代谢热分析

恶性肿瘤早、中期，唇区气血气化代谢热呈现以高代谢为主的正平衡，代谢热值 $0.4 \leq \Delta F \leq 4.0$；恶性肿瘤晚期，唇区气血气化代谢热常呈现以低代谢为主的负平衡，代谢热值 $-4.0 \leq \Delta F \leq -0.4$。

恶性肿瘤早、中期脐区气血气化代谢热以高代谢为主，代谢热值 $\Delta F > 2.2$；恶性肿瘤晚期，脐区气血气化代谢热以低代谢为主，代谢热值 $\Delta F < 1.0$。

恶性肿瘤早、中、晚期命门穴区气血气化代谢热均以低代谢为主，代谢热值 $\Delta F < 0.5$，且随着病情发展，命门穴区气血气化代谢热值呈降低趋势。

10. 交感神经节反应区气血气化代谢热分析

正常时，后背脊柱第7颈椎下、胸椎上段、胸椎中下段分别为胃、肺、肝交感神经节反应区，无异常孤立热源出现；早期高风险病变时，以上交感神经节反应区出现异常孤立高代谢热源，进展期随着免疫功能下降，多无异常。

11. 病灶代谢热值动态数据分析[1]

病灶代谢热值动态数据分析是肿瘤鉴别诊断的核心指标。在经药物干预后，非恶性占位的病灶代谢热值通常出现典型的先连续下降，后迅速上升表现，热值折线拐点明显；恶性肿瘤的代谢热值通常与此相反，连续折线上升后迅速下降，热值折线拐点不明显；当恶性肿瘤伴有感染时，可出现不规则的热值折线，通常表现为略下降后连续波动上升，而后出现下降拐点；钙化病灶、血管性病灶通常无明显改变。

冷敷物理干预时，主要分析病灶与周围正常组织代谢热值的下降与恢复的快慢差异。炎性组织下降快，恢复也快；恶性占位下降慢，恢复也慢。冷敷主要用于浅表性占位，可协助药物干预动态数据不明显时的动态鉴别。

总之，利用TTM技术评估机体和病灶代谢热的变化，从而判别肿瘤的良恶性质是TTM技术在临床上的应用之一，并且TTM在诊断肿瘤性质和发现恶性肿瘤转移灶的时间上可以比病理学更早，具有明显的优势性。

---

[1] 周从全，等.基于TTM技术鉴别诊断肿块良恶性质研究［C］.世界生物医学技术科学院（WABT）第15届年会论文集.2011：167-171.

第四节　恶性肿瘤高风险病变 TTM 的观测指标、图像特征及诊断标准

一、肺高风险病变

（一）观测指标及图像特征

1. 肺、胸、背部气血气化代谢热值及功能形态特征（主要指标）

肺部高风险病变早期，肺、胸、背部可出现异常不规则毛刺状高代谢热源，代谢热值 $\Delta F \geqslant 3.0$；中晚期时，可出现异常"包裹状"高代谢伴低代谢的不规则热源，代谢热值 $\Delta F < -0.8$（如图 9-55）。

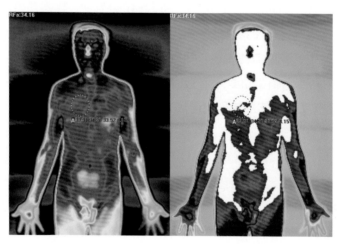

图 9-55　右肺部"包裹状"高代谢伴低代谢不规则热源气化热结构图

2. 对应淋巴结代谢热（次要指标）

（1）颈部淋巴结代谢热：正常时，颈部淋巴结代谢热值 $0 < \Delta F < 0.2$，左右对称，双侧代谢热差值 $\Delta F < 0.2$；异常时，颈部淋巴结代谢热值 $\Delta F \geqslant 3.0$[1]，左、右两侧不对称，个数不相等，代谢热差值 $0.6 < \Delta F < 0.8$，且肺部异常代谢热源与对应的淋巴结代谢热源二者联系紧密。中晚期随着免疫功能下降，淋巴结代谢热反应反而不明显。

（2）锁骨上窝淋巴结代谢热：正常时，锁骨上窝淋巴结代谢热值 $0 < \Delta F < 0.2$，左右对称，双侧代谢热差值 $\Delta F < 0.2$；异常时，锁骨上窝淋巴结代谢热值 $\Delta F \geqslant 2.5$[6]，双侧不对称，个数不相等，代谢热差值 $0.6 < \Delta F < 0.8$，且肺部异常代谢热源与相对应的淋巴结代谢热源二者联系紧密（如图 9-56）。中晚期随着免疫功能下

［1］刘忠奇. 热断层扫描成像诊断标准.1998 年 5 月.

降，淋巴结代谢热反应反而不明显。

（3）腋下淋巴结代谢热：正常时，腋下淋巴结代谢热 $0 < \Delta F < 0.2$，左右对称，双侧代谢热差值 $\Delta F < 0.2$；异常时，双侧腋下淋巴结代谢热值 $\Delta F \geq 2.5$，双侧不对称，个数不相等，代谢热差值 $0.6 < \Delta F < 0.8$，且肺部异常代谢热源与相对应的淋巴结代谢热源二者联系紧密（如图 9-57）。中晚期，随着免疫功能下降，淋巴结代谢热反应反而不明显。

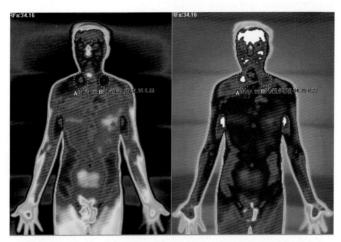

图 9-56　右侧锁骨上窝淋巴结代谢热大于左侧气化热结构图

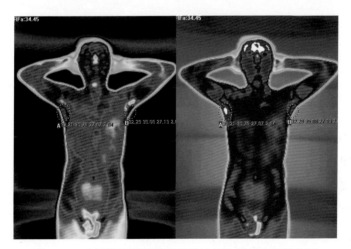

图 9-57　右侧腋下淋巴结代谢热大于左侧气化热结构图

3.内分泌平台指标及图像特征（主要指标，≥ 2 条即符合）

（1）垂体平台：正常时，枕骨区平双耳连线区无异常孤立热源出现；阳性时，本区出现非毛发下孤立异常热源，深度大于 3cm，代谢热值 $1.5 \leq \Delta F_{发旋热 MAX- 枕骨区孤立热 MAX} \leq 3.0$（如图 9-58）。

（2）甲状腺平台：正常时，甲状腺区无异常孤立热源出现，代谢热值 $0.1 \leq \Delta F$

≤ 0.3；阳性时，单侧或双侧甲状腺区出现随甲状腺走行扩散的以高代谢为主的孤立热源，代谢热值 0.3 < ΔF ≤ 0.5（如图 9-59）。

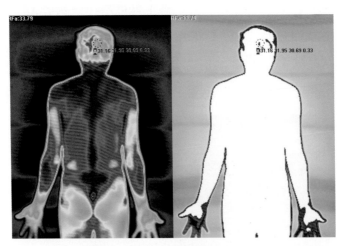

图 9-58　垂体平台阳性气化热结构图

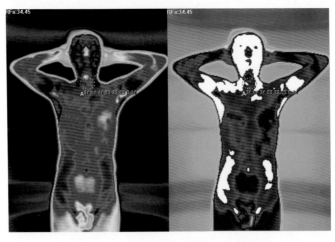

图 9-59　甲状腺平台阳性气化热结构图

（3）肾上腺平台：正常时，肾上腺区无异常孤立热源出现；阳性时，双侧或单侧肾上腺区可见"八字形"或"细条"状异常高代谢热源，代谢热值 0.4 < ΔF ≤ 0.5（如图 9-60）。

（4）胰腺平台：正常时，剑突下左区或背部胰腺区无异常孤立热源出现；异常时，剑突下左区出现连续断层呈角形并突向右下方的热源、平台代谢热值 0.5 < ΔF ≤ 0.6（如图 9-61），后位脊柱胰腺区出现凸向右下方的热源。

（5）性腺平台：正常时性腺（卵巢、前列腺）区无异常孤立热源出现；阳性时，少腹区"倒八字形"异常代谢热源较早出现，代谢热值 1.6 < ΔF ≤ 2.0，同时伴见卵巢区（女）或前列腺区（男）有孤立异常高代谢热源（如图 9-62）。

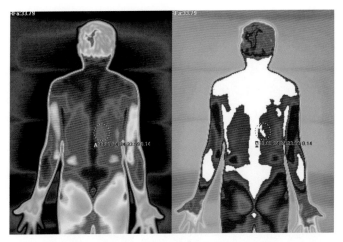

图 9-60　肾上腺平台阳性气化热结构图

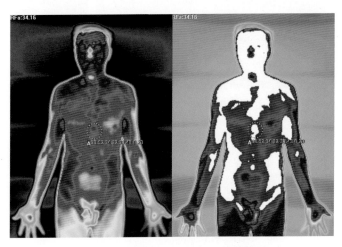

图 9-61　胰腺平台阳性气化热结构图

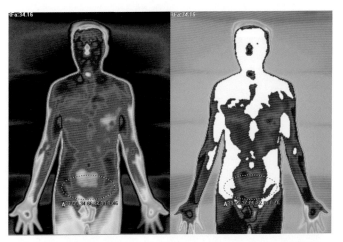

图 9-62　性腺平台阳性（少腹区"倒八字形"）气化热结构图

4. 免疫系统（主要指标，≥ 2 条即符合）

（1）脊柱气血气化代谢热

在肺高风险病变早期，脊柱气血气化代谢热呈"脉冲"或"刀锋脉冲"表现并失去有序性，代谢热值 $\Delta F > 1.5$（如图 9-63）；在肺高风险病变晚期，脊柱气血气化代谢热连续性差、呈分段融合状、甚或未见上升性代谢热，代谢热值 $\Delta F < 1.0$。

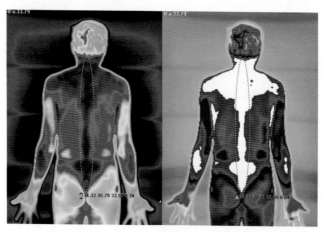

图 9-63　脊柱代谢热呈"刀锋脉冲"表现气化热结构图

（2）肝脾（解剖区）气血气化代谢热差值

脾区出现斜下或竖下走行的孤立高代谢热源（如图 9-64），肝区代谢热小于脾区代谢热，代谢热差值 $\Delta F_{MAX脾 -MAX肝} > 0.5$，提示脾功能亢进。肝区代谢热大于脾区代谢热，代谢热值 $\Delta F_{MAX肝 -MAX脾} > 0.5$（如图 9-65），提示脾功能低下。

（3）髂骨翼反应区气血气化代谢热

单侧或双侧髂骨翼反应区出现团块状或镰刀状孤立热源，代谢热值 $0.5 < \Delta F < 1.0$。提示血细胞异常或免疫功能异常（如图 9-66）。

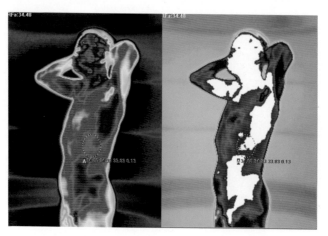

图 9-64　脾区斜下走行高代谢气化热结构图

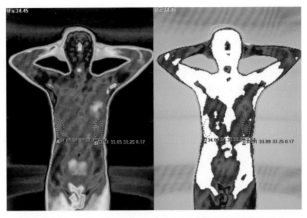

图 9-65　肝区代谢热大于脾区代谢热气化热结构图

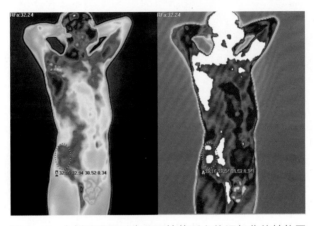

图 9-66　右侧髂骨翼反应区团块状孤立热源气化热结构图

5. 三焦俞穴区气血气化代谢热（主要指标）

正常时，第 1 腰椎旁开 1.5 寸区域无孤立异常代谢热源出现；异常时，该区域较早出现浅表异常高代谢热源，代谢热值 $0.3 < \Delta F < 0.5$（如图 9-67）。

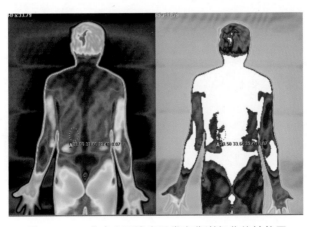

图 9-67　三焦俞穴区浅表异常高代谢气化热结构图

6. 唇、脐、命门穴区气血气化代谢热分析（次要指标）

肺高风险病变早、中期，唇区气血气化代谢热呈现高代谢为主的正平衡，代谢热值 $0.4 \leq \Delta F \leq 4.0$（如图 9-68）；晚期，唇区气血气化代谢热常呈现以低代谢为主的负平衡，代谢热值 $-4.0 \leq \Delta F \leq -0.4$。

肺高风险病变早、中期，脐区气血气化代谢热以高代谢为主，代谢热值 $\Delta F > 2.2$（如图 9-69）；晚期，脐区气血气化代谢热以低代谢为主，代谢热值 $\Delta F < 1.0$。

肺高风险病变早、中、晚期，命门穴区气血气化代谢热均以低代谢为主，代谢热值 $\Delta F < 0.5$（如图 9-70），且随着病情发展，命门穴区气血气化代谢热值呈降低趋势。

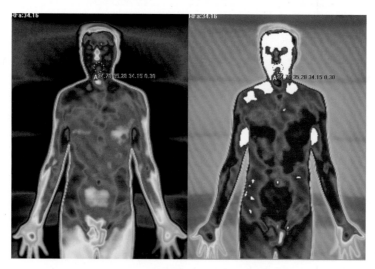

图 9-68　唇区高代谢气化热结构图

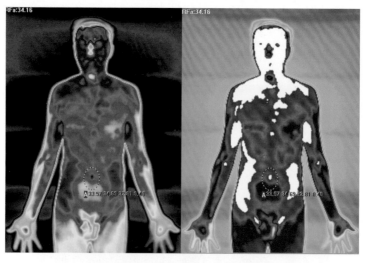

图 9-69　脐区高代谢气化热结构图

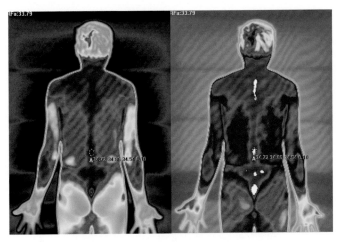

图 9-70　命门穴区低代谢气化热结构图

7. 肺交感神经节反应区代谢热（次要指标）

正常时，脊柱胸椎上段肺交感神经节反应区无异常孤立热源出现；异常时，肺交感神经节代谢热反应区早期出现高代谢热，进展期随着免疫功能下降，多无异常（如图 9-71）。

8. 鼻孔代谢热（主要指标）

双侧或单侧鼻孔呈高代谢热结构图表现（如图 9-72）。

9. 大肠区气血气化代谢热（次要指标）

正常时，大肠区（升结肠、降结肠、横结肠）正常代谢热值 $0 \leq \Delta F \leq 0.5$（除脐、裤腰带部位）；异常时，大肠区（升结肠、降结肠、横结肠）观测到 $2.5 < \Delta F < 3.0$ 的异常代谢热值区，且热源为大于 3cm 的深部热源（如图 9-73）。

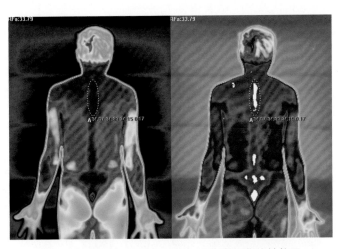

图 9-71　肺交感神经节反应区高代谢气化热结构图

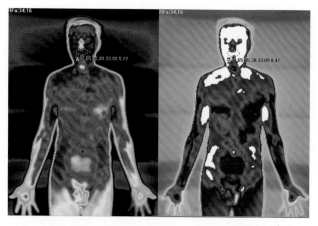

图 9-72　双侧鼻孔呈高代谢气化热结构图

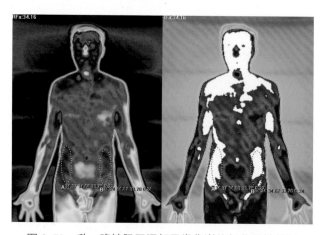

图 9-73　升、降结肠区深部异常代谢热气化热结构图

10. 纵隔区气血气化代谢热（次要指标）

正常时，胸部纵隔区无孤立异常代谢热源出现；异常时，胸部纵隔区较早出现孤立、类圆形或方形异常高代谢热源，代谢热值 $\Delta F \geq 0.6$（如图 9-74）。

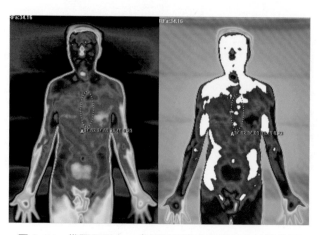

图 9-74　纵隔区孤立、类圆形异常高代谢气化热结构图

11. 肺部异常代谢热动态数据分析（主要指标）

动态数据观测是 TTM 判断恶性肿瘤的"金标准"，具体见本章第三节"TTM 对肿瘤良恶性质动态鉴别干预方法的选择"部分。

（二）诊断标准

1. 临床初步诊断：前 10 项中有主要指标 3 ～ 4 项兼次要指标 2 项以上，则可行"临床初步诊断"，即"需除外肺部高风险病变"。

2. 临床疑似诊断：前 10 项中有主要指标 2 ～ 3 项兼次要指标 2 项以上，则可行"临床疑似诊断"，即"疑似肺部高风险病变？"。

3. 临床确诊：符合临床初步诊断，且动态数据定性支持者，则可行"临床诊断"，即"肺部高风险病变"。

4. 临床可疑：前 10 项中有主要指标 2 ～ 3 项，且动态数据定性不确定者，则可行"临床可疑诊断"，即"可疑肺部高风险病变？"。

5. 炎性病变或其他：前 10 项中有主要指标 1 ～ 2 项，且内分泌定性为阴性者，则可行"临床诊断肺部炎性病变或其他"。

二、胃高风险病变

（一）观测指标及图像特征

1. 胃部病变区代谢热值及功能形态特征（主要指标）

胃部病变区出现边界不规则异常代谢热源，早期为高代谢，代谢热值 $\Delta F > 2.5$；中晚期随着肿瘤不断增大，血液不足以供应变异细胞生长的需要，肿瘤会出现坏死区，在 TTM 上表现为"热包凉"，而肿瘤周边的变异细胞不断向周围组织浸润，故在 TTM 图像中多表现为高代谢与低代谢相互交织，分布不均匀，边界毛刺状、不清晰，代谢热值反而降低（如图 9–75、9–76）。背部胃区出现大片低代谢热区，中间夹杂着部分高代谢热，形态不规则，边界不清晰（如图 9–77）。

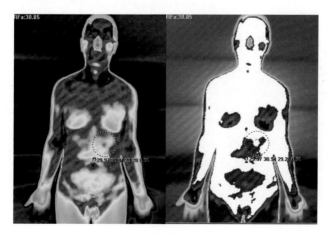

图 9–75　前位胃区异常边界不规则低代谢伴高代谢气化热结构图

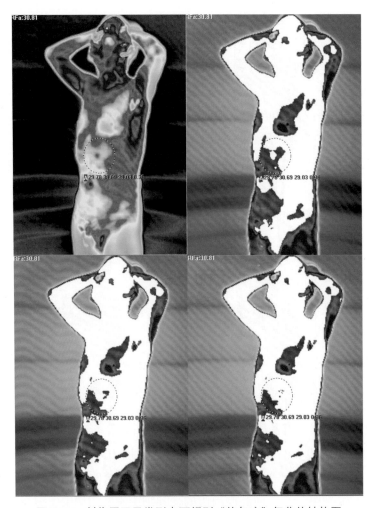

图 9-76　斜位胃区异常形态不规则"热包凉"气化热结构图

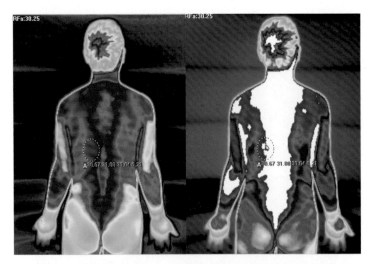

图 9-77　背位胃区异常形态不规则低代谢伴高代谢气化热结构图

2. 对应淋巴结代谢热（次要指标）

（1）左侧腋下淋巴结代谢热：正常时，腋下淋巴结代谢热值 $0 < \Delta F < 0.2$，左右侧淋巴结对称，双侧代谢热差值 $\Delta F < 0.2$；异常时，早期胃高风险病变左侧腋下淋巴结代谢热值 $\Delta F \geqslant 2.5$，左右个数不相等（如图 9-78），代谢热差值 $0.6 < \Delta F_{MAX左-MAX右} < 0.8$，胃区异常代谢热源与左侧腋下淋巴结代谢热源二者联系紧密。中晚期，随着免疫功能下降，淋巴结代谢热反应反而不明显。

（2）左侧锁骨上窝淋巴结代谢热：正常时，锁骨上窝淋巴结代谢热值 $0 < \Delta F < 0.2$，左右侧对称，双侧代谢热差值 $\Delta F < 0.2$；异常时，左侧锁骨上窝淋巴结代谢热值 $\Delta F \geqslant 2.5$，个数不相等（如图 9-79），代谢热差值 $0.6 < \Delta F_{MAX左-MAX右} < 0.8$。中晚期，免疫功能下降，淋巴结代谢热反应反而不明显。

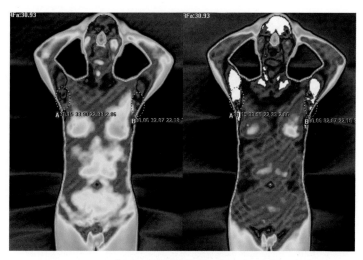

图 9-78　双侧腋下淋巴结个数不相等气化热结构图

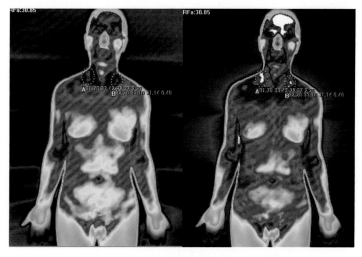

图 9-79　双侧锁骨上窝淋巴结个数不相等气化热结构图

3. 内分泌平台阳性（主要指标，≥2条即符合）

（1）垂体平台：正常时，枕骨区平双耳连线区无异常孤立热源出现；阳性时，本区出现非毛发下孤立异常热源，深度大于3cm，代谢热值 $1.5 \leqslant \Delta F_{发旋热MAX-枕骨区孤立热MAX} \leqslant 3.0$。

（2）甲状腺平台：正常时，甲状腺区无异常孤立热源出现，代谢热值 $0.1 \leqslant \Delta F \leqslant 0.3$；阳性时，单侧或双侧甲状腺区出现随甲状腺走行扩散的以高代谢为主的孤立热源，代谢热值 $0.3 < \Delta F \leqslant 0.5$（如图9-80）。

（3）肾上腺平台：正常时，肾上腺区无异常孤立热源出现；阳性时，双侧或单侧肾上腺区可见"八字形"或"细条"状异常高代谢热源，代谢热值为 $0.4 < \Delta F \leqslant 0.5$（如图9-81）。

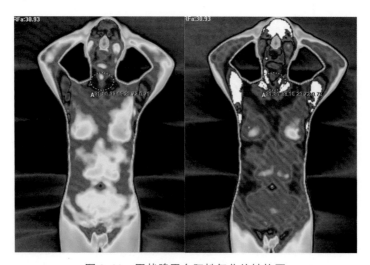

图9-80　甲状腺平台阳性气化热结构图

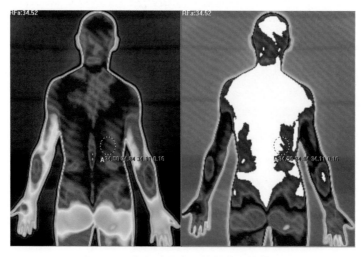

图9-81　肾上腺平台阳性气化热结构图

（4）胰腺平台：正常时，剑突下左区或背部胰腺区无异常孤立热源出现；异常时，剑突下左区出现连续断层呈角形并突向右下方的热源，平台代谢热值 $0.5 < \Delta F \leqslant 0.6$（如图9-82），后位脊柱胰腺区出现凸向右下方的热源。

（5）性腺平台：正常时性腺（卵巢、前列腺）区无异常孤立热源出现；阳性时少腹区"倒八字形"异常代谢热源较早出现（如图9-83），代谢热值 $1.6 < \Delta F \leqslant 2.0$，同时伴见卵巢区（女）或前列腺区（男）有孤立异常高代谢热源（如图9-84）。

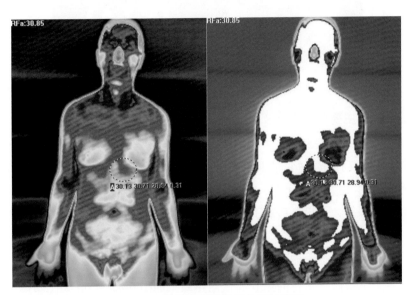

图 9-82　胰腺平台阳性气化热结构图

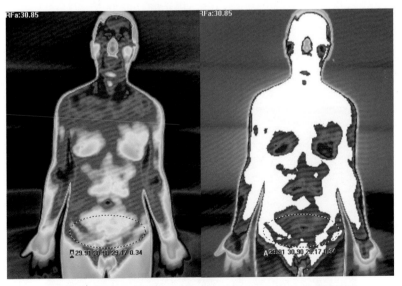

图 9-83　性腺平台阳性（少腹区"倒八字形"）气化热结构图

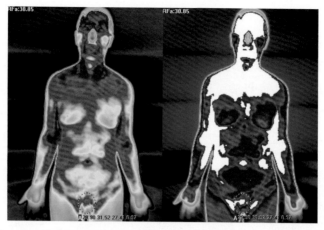

图 9-84　性腺平台阳性（前列腺区孤立异常高代谢）气化热结构图

4. 免疫系统（主要指标，≥ 2 条即符合）

（1）脊柱气血气化代谢热

正常时，在胃高风险病变早期，脊柱气血气化代谢热呈"脉冲"或"刀锋脉冲"表现（如图 9-85）并失去有序性，代谢热值 $\Delta F > 1.5$；在胃高风险病变晚期，脊柱气血气化代谢热连续性差，呈分段融合状（如图 9-86），甚或未见上升性代谢热，代谢热值 $\Delta F < 1.0$。

（2）肝脾（解剖区）气血气化代谢热差值

脾区出现斜下或竖下走行的孤立高代谢热源（如图 9-87），肝区代谢热小于脾区代谢热，代谢热差值 $\Delta F_{MAX脾-MAX肝} > 0.5$，提示脾功能亢进。肝区代谢热大于脾区代谢热（如图 9-88），代谢热值 $\Delta F_{MAX肝-MAX脾} > 0.5$，提示脾功能低下。

（3）髂骨翼反应区气血气化代谢热

单侧或双侧髂骨翼反应区出现团块状或镰刀状孤立热源，提示血细胞异常或免疫功能异常，代谢热值 $0.5 < \Delta F < 1.0$（如图 9-89）。

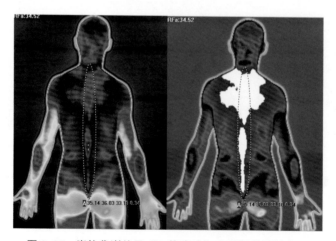

图 9-85　脊柱代谢热呈"刀锋脉冲"表现气化热结构图

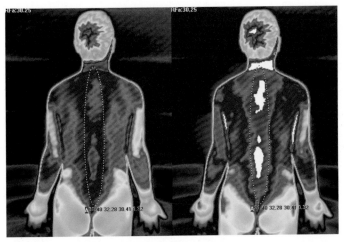

图 9-86　脊柱代谢热连续性差、呈分段融合状气化热结构图

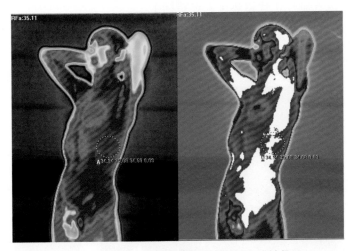

图 9-87　脾区斜下走行孤立高代谢气化热结构图

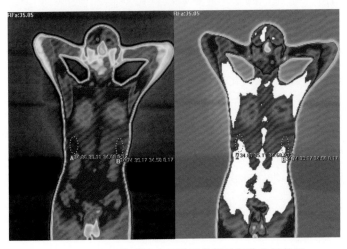

图 9-88　肝区代谢热大于脾区代谢热气化热结构图

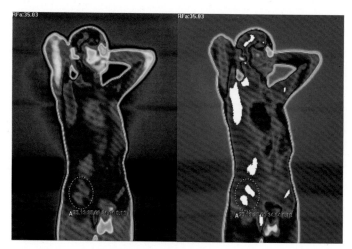

图 9-89　右侧髂骨翼反应区团块状孤立热源气化热结构图

5. 三焦俞穴区气血气化代谢热（主要指标）

正常时，第 1 腰椎旁开 1.5 寸区域无孤立异常代谢热源出现；异常时，该区域较早出现浅表性异常高代谢热源，代谢热值 $0.3 < \Delta F < 0.5$（如图 9-90）。

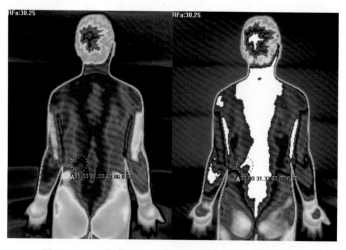

图 9-90　三焦俞穴区浅表异常高代谢气化热结构图

6. 唇、脐、命门穴区气血气化代谢热分析（次要指标）

胃高风险病变早、中期，唇区气血气化代谢热呈现以高代谢为主的正平衡，代谢热值 $0.4 \leqslant \Delta F \leqslant 4.0$（如图 9-91）；晚期，唇区气血气化代谢热常呈现以低代谢为主的负平衡，代谢热值 $-4.0 \leqslant \Delta F \leqslant -0.4$。

胃高风险病变早、中期，脐区气血气化代谢热以高代谢为主，代谢热值 $\Delta F > 2.2$（如图 9-92）；晚期，脐区气血气化代谢热以低代谢为主，代谢热值 $\Delta F < 1.0$。

胃高风险病变早、中、晚期，命门穴区气血气化代谢热均以低代谢为主，代谢热值 $\Delta F < 0.5$（如图 9-93），且随着病情发展，命门穴区气血气化代谢热值呈降低趋势。

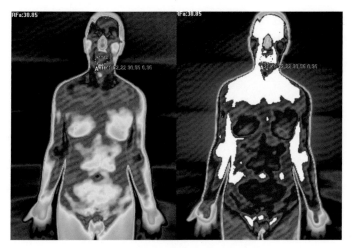

图 9-91　唇区高代谢气化热结构图

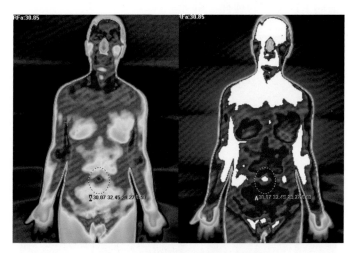

图 9-92　脐区高代谢气化热结构图

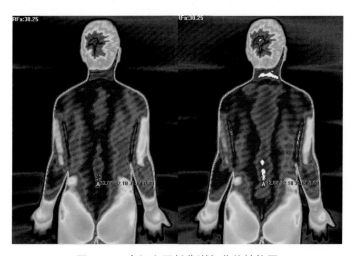

图 9-93　命门穴区低代谢气化热结构图

7. 胃交感神经节反应区代谢热（次要指标）

正常时，脊柱第 7 颈椎下面胃交感神经节反应区无异常孤立热源出现；异常时，胃交感神经节反应区代谢热早期出现高代谢热，进展期随着免疫功能下降，多无异常（如图 9-94）。

8. 胃的穴位反应点（次要指标）

正常时，胸骨上窝区（天突穴区）及合谷穴区无异常孤立代谢热源出现；异常时，早期胃高风险病变胸骨上窝（天突穴区）较早出现孤立类圆形高代谢热源（如图 9-95），或合谷穴区较早出现类圆形浅表热源（如图 9-96），代谢热值 $0.3 < \Delta F < 0.5$；随着病情发展，代谢热反应性降低，胃的穴位反应点多无异常。

9. 胃部异常代谢热动态数据分析（主要指标）

动态数据观察是 TTM 判断恶性肿瘤的"金标准"，具体见本章第三节"TTM 对肿瘤良恶性质动态鉴别干预方法的选择"部分。

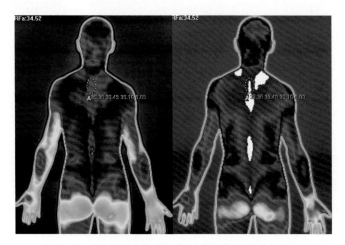

图 9-94　胃交感神经节反应区高代谢气化热结构图

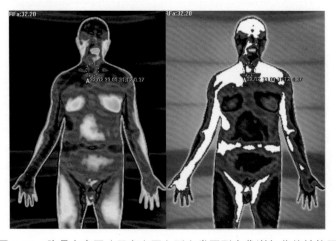

图 9-95　胸骨上窝区（天突穴区）孤立类圆形高代谢气化热结构图

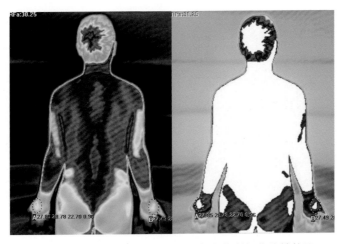

图 9-96　双侧合谷穴区类圆形浅表高代谢气化热结构图

（二）诊断标准

1. 临床初步诊断：前 8 项中有主要指标 2～3 项兼次要指标 1 项以上，则可行"初步诊断"，即"需除外胃高风险病变"。

2. 临床疑似诊断：前 8 项中有主要指标 1～2 项兼次要指标 1 项以上，则可行"临床疑似诊断"，即"疑似胃高风险病变？"。

3. 临床确诊：符合临床初步诊断，且动态数据定性支持者，则可行"临床诊断"，即"胃高风险病变"。

4. 临床可疑诊断：前 8 项中有主要指标 2～3 项，且动态数据定性不确定者，则可行"临床可疑诊断"，即"可疑胃高风险病变？"。

5. 炎性病变或其他：前 8 项中有主要指标 1～2 项，且内分泌定性为阴性者，则可行"临床诊断胃炎性病变或其他"。

三、肝高风险病变

（一）观测指标及图像特征

1. 肝病变区功能形态特征及代谢热值（主要指标）

肝病变区早期出现小块状较均匀密实的异常代谢热源，边界不规则（如图 9-97），代谢热值 ΔF > 2.5；中晚期，随着肿瘤不断增大，血液不足以供应变异细胞生长的需要，肿瘤会出现坏死区域，在 TTM 上表现为"热包凉"，而肿瘤周边的变异细胞不断向周围组织浸润，故在 TTM 图像中多表现为高代谢与低代谢相互交织，分布不均匀，边界毛刺状、不清晰，代谢热值反而降低，背部肝区出现大片低代谢热区，中间夹杂着部分高代谢热，形态不规则，边界不清晰（如图 9-98）。

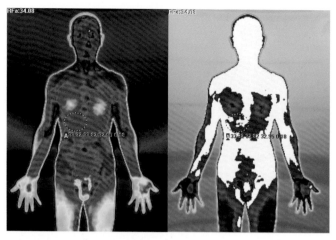

图 9-97　前位肝区异常小块状较均匀密实、边界不规则代谢热气化热结构图

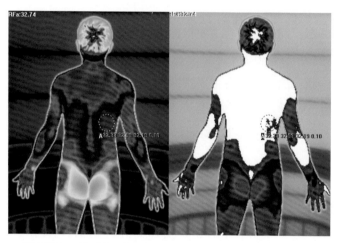

图 9-98　背位肝区异常形态不规则、边界不清晰低代谢伴高代谢气化热结构图

2. 对应淋巴结代谢热（次要指标）

（1）右侧腋下淋巴结代谢热：正常时，右侧腋下淋巴结代谢热值 $0 < \Delta F < 0.2$，左右侧淋巴结对称，双侧代谢热差值 $\Delta F < 0.2$；异常时，早期肝高风险病变右腋下淋巴结代谢热值 $\Delta F \geqslant 2.5$，左右侧淋巴结不对称（如图 9-99），个数不相等，代谢热差值 $0.6 < \Delta F_{MAX右-MAX左} < 0.8$，肝区异常代谢热源与右侧腋下淋巴结代谢热源二者联系紧密。中晚期，随着免疫功能下降，淋巴反应反而不明显。

（2）右侧锁骨上窝淋巴结代谢热：正常时，右侧锁骨上窝淋巴结代谢热值 $0 < \Delta F < 0.2$，左右侧淋巴结对称，双侧代谢热差值 $\Delta F < 0.2$；异常时，右侧锁骨上窝淋巴结代谢热值 $\Delta F \geqslant 2.5$，双侧淋巴结不对称（如图 9-100），个数不相等，代谢热值 $0.6 < \Delta F_{MAX右-MAX左} < 0.8$。中晚期，随着病情进展，免疫功能下降，淋巴反应反而不明显。

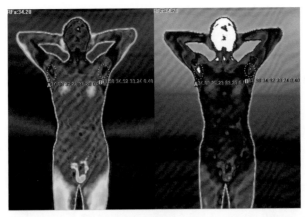

图 9-99　右侧腋下淋巴结代谢热大于左侧气化热结构图

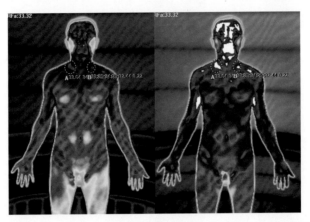

图 9-100　右侧锁骨上窝淋巴结代谢热大于左侧气化热结构图

3. 内分泌平台阳性（主要指标，≥ 2 条即符合）

（1）垂体平台：正常时，枕骨区平双耳连线区无异常孤立热源出现；阳性时，本区出现非毛发下孤立异常热源，深度大于 3cm，代谢热值 $1.5 \le \Delta F_{发旋热\,MAX-\,枕骨区孤立热\,MAX} \le 3.0$（如图 9-101）。

（2）甲状腺平台：正常时，甲状腺区无异常孤立热源出现，代谢热值 $0.1 \le \Delta F \le 0.3$；阳性时，单侧或双侧甲状腺区出现随甲状腺走行扩散的孤立热源，代谢热值 $0.3 < \Delta F \le 0.5$（如图 9-102）。

（3）肾上腺平台：正常时，肾上腺区无异常孤立热源出现；阳性时，双侧或单侧肾上腺区可见"八字形"或"细条"状异常代谢高代谢热源，代谢热值 $0.4 < \Delta F \le 0.5$。

（4）胰腺平台：正常时，剑突下左区或背部胰腺区无异常孤立热源出现；异常时，剑突下左区出现连续断层呈角形并突向右下方的热源，平台代谢热值 $0.5 < \Delta F \le 0.6$，后位脊柱胰腺区出现凸向右下方的热源。

（5）性腺平台：正常时性腺（卵巢、前列腺）区无异常孤立热源出现；阳性时少腹区"倒八字形"异常代谢热源较早出现，代谢热值 $1.6 < \Delta F \leq 2.0$，同时伴见卵巢区（女）或前列腺区（男）有孤立异常高代谢热源（如图 9-103）。

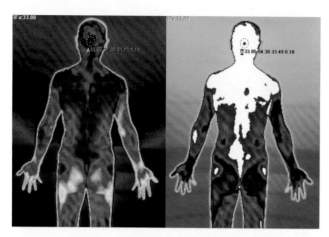

图 9-101　垂体平台阳性气化热结构图

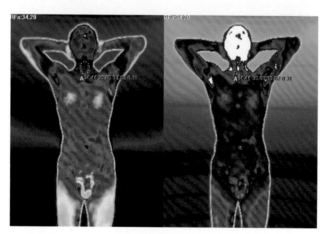

图 9-102　甲状腺平台阳性气化热结构图

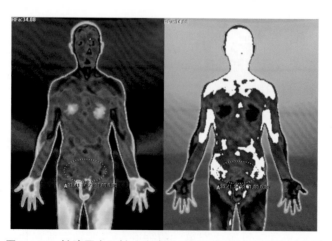

图 9-103　性腺平台阳性（少腹区"倒八字形"）气化热结构图

4. 免疫系统（主要指标，≥ 2 条即符合）

（1）脊柱气血气化代谢热

在肝高风险病变早期，脊柱气血气化代谢热呈"脉冲"或"刀锋脉冲"表现并失去有序性，代谢热值 $\Delta F > 1.5$（如图 9–104）；在肝高风险病变晚期，脊柱气血气化代谢热连续性差，呈分段融合状，甚或未见上升性代谢热，代谢热值 $\Delta F < 1.0$。

（2）肝脾（解剖区）气血气化代谢热差值

脾区出现斜下或竖下走行的孤立高代谢热源（如图 9–105），肝区代谢热小于脾区代谢热，代谢热差值 $\Delta F_{MAX脾-MAX肝} > 0.5$，提示脾功能亢进（如图 9–106）。肝区代谢热大于脾区代谢热，代谢热值 $\Delta F_{MAX肝-MAX脾} > 0.5$，提示脾功能低下。

（3）髂骨翼反应区气血气化代谢热

单侧或双侧髂骨翼反应区出现团块状或镰刀状孤立热源，代谢热值 $0.5 < \Delta F < 1.0$，提示血细胞异常或免疫功能异常（如图 9–107）。

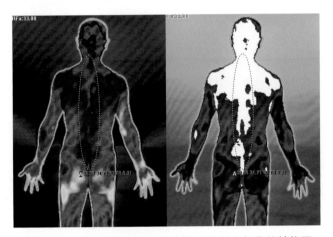

图 9–104　脊柱代谢热失去有序性（下行）气化热结构图

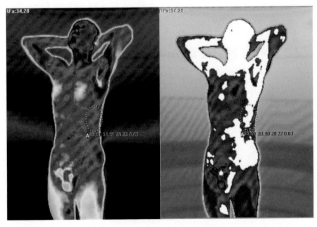

图 9–105　脾区斜下走行孤立高代谢气化热结构图

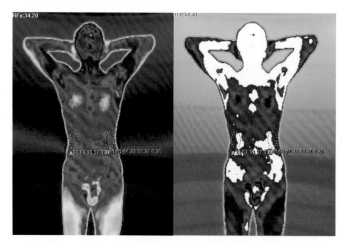

图 9-106 肝区代谢热小于脾区代谢热气化热结构图

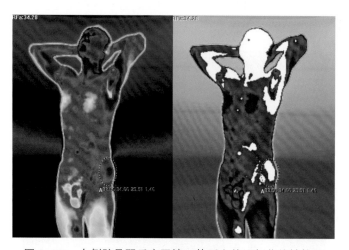

图 9-107 左侧髂骨翼反应区镰刀状孤立热源气化热结构图

5. 三焦俞穴区气血气化代谢热（主要指标）

正常时，第 1 腰椎旁开 1.5 寸区域无孤立异常代谢热源出现；异常时，该区域较早出现浅表性异常高代谢热源，代谢热值 $0.3 < \Delta F < 0.5$。

6. 唇、脐、命门穴区气血气化代谢热分析（次要指标）

肝高风险病变早、中期，唇区气血气化代谢热呈现以高代谢为主的正平衡，代谢热值 $0.4 \leqslant \Delta F \leqslant 4.0$（如图 9-108）；晚期，唇区气血气化代谢热常呈现以低代谢为主的负平衡，代谢热值 $-4.0 \leqslant \Delta F \leqslant -0.4$。

肝高风险病变早、中期，脐区气血气化代谢热以高代谢为主，代谢热值 $\Delta F > 2.2$（如图 9-109）；晚期，脐区气血气化代谢热以低代谢为主，代谢热值 $\Delta F < 1.0$。

肝高风险病变早、中、晚期，命门穴区气血气化代谢热均以低代谢为主，代谢热值 $\Delta F < 0.5$（如图 9-110），且随着病情发展，命门穴区气血气化代谢热值呈降低趋势。

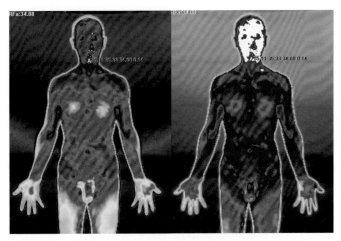

图 9-108　唇区高代谢气化热结构图

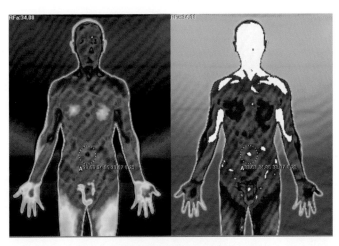

图 9-109　脐区高代谢气化热结构图

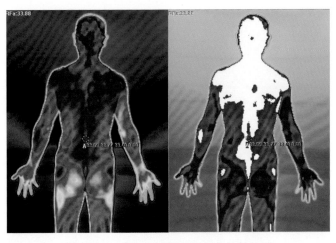

图 9-110　命门穴区低代谢气化热结构图

7. 肝交感神经节反应区代谢热（次要指标）

正常时，脊柱胸椎中下段肝交感神经节反应区无异常孤立竖条形高代谢热源出现；异常时，肝交感神经节反应区代谢热早期出现竖条形高代谢热源（如图 9–111），进展期随着免疫功能下降，多无异常热源反应。

8. TTM 特有表现（次要指标）

双眼呈弥漫性高代谢，或见额头部代谢热呈"白帽子"或"M 形"，出现一条或两条睡眠线（如图 9–112），抑或见单侧或双侧手心及小鱼际区代谢热呈高代谢热结构图（如图 9–113）。

9. 肝部异常代谢热动态数据分析（主要指标）

动态数据观察是 TTM 判断恶性肿瘤的"金标准"，具体见本章第三节"TTM 对肿瘤良恶性质动态鉴别干预方法的选择"部分。

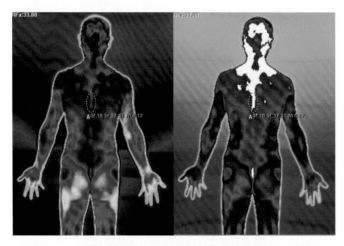

图 9–111　肝交感神经节反应区竖条状高代谢气化热结构图

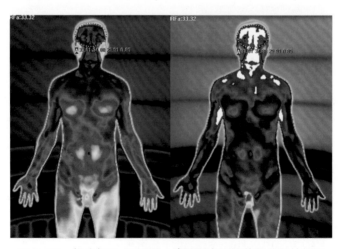

图 9–112　额头部呈"M 形"，出现两条睡眠线气化热结构图

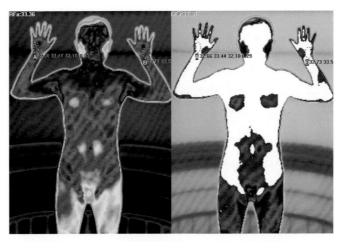

图 9-113　双侧小鱼际区高代谢气化热结构图

（二）诊断标准

1. 临床初步诊断：前 8 项中有主要指标 2～3 项兼次要指标 1 项以上，则可行"初步诊断"，即"需除外肝高风险病变"。

2. 临床疑似诊断：前 8 项中有主要指标 1～2 项兼次要指标 1 项以上，则可行"临床疑似诊断"，即"疑似肝高风险病变？"。

3. 临床确诊：符合临床初步诊断，且动态数据定性支持者，则可行"临床诊断"，即"肝高风险病变"。

4. 临床可疑诊断：前 8 项中有主要指标 2～3 项，且动态数据定性不确定者，则可行"临床可疑诊断"，即"可疑肝高风险病变？"。

5. 炎性病变或其他：前 8 项中有主要指标 1～2 项，且内分泌定性为阴性者，则可行"临床诊断肝炎性病变或其他"。

四、乳腺高风险病变

（一）观测指标及图像特征

1. 乳腺区异常代谢热源功能深度（主要指标）

正常时，乳腺区无明显异常孤立代谢热源出现，代谢热值 $-0.5 < \Delta F < 0.5$，双侧乳头代谢热差值 $0.3 < \Delta F < 0.5$。异常时，乳腺区出现异常孤立热源，若功能深度为 $0.7 \sim 2.0cm$，提示为良性肿块；若功能深度为 $1.0 \sim 3.0cm$，提示为恶性肿块。

2. 乳腺区异常代谢热源的代谢热值（主要指标）

乳腺区异常代谢热源的代谢热值大小与肿块的性质密切相关。当代谢热值 $0.5 \leqslant \Delta F \leqslant 1.0$ 时，为轻度炎症；当 $1.0 < \Delta F \leqslant 1.5$ 时，为中度炎症；当 $1.5 < \Delta F \leqslant 2.0$ 时，为重度炎症；当 $\Delta F > 2.0$ 以上时，疑似为早期恶性肿块。

3. 乳腺区异常代谢热源的功能形态特征（主要指标）

若乳腺区异常肿块代谢热边界不规则、结构密实（良性肿块结构较松散），提示早期乳腺高风险病变（如图 9-114、9-115）；中晚期，随着肿瘤不断增大，血液不足以供应变异细胞生长的需要，肿瘤会出现坏死区域，在 TTM 上表现为"热包凉"，而肿瘤周边的变异细胞不断向周围组织浸润，故在 TTM 图像中多表现为高代谢与低代谢相互交织，分布不均匀，边界毛刺状、不清晰，代谢热值反而降低，应特别注意结合临床和其他诊断结论，予以鉴别是否有转移灶，一般能找到转移部位的高代谢热区。

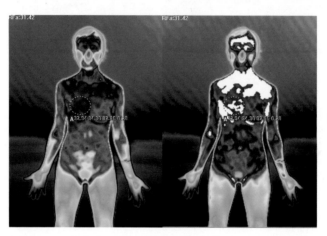

图 9-114　右乳腺区边界不规则异常代谢热源气化热结构图

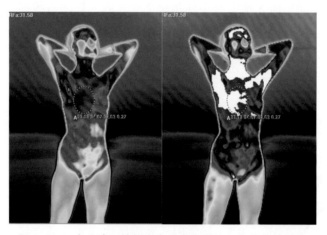

图 9-115　右乳腺区结构密实异常代谢热源气化热结构图

4. 乳头、乳晕、乳下积存热代谢热（次要指标）

正常时，乳头、乳晕代谢热以低代谢为主，即为凉区；异常时，乳头区高代谢，代谢热值 ΔF > 1.0（如图 9-116），乳晕区呈圆圈形高代谢热结构图，且在断层过程中圆圈形高代谢热源从开始到封口功能深度小于 0.5cm（如图 9-117），双侧乳下积存热代谢热差值 ΔF > 0.4（如图 9-118）。

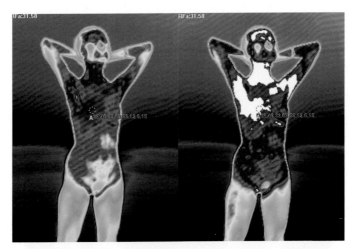

图 9-116 右乳头区高代谢气化热结构图

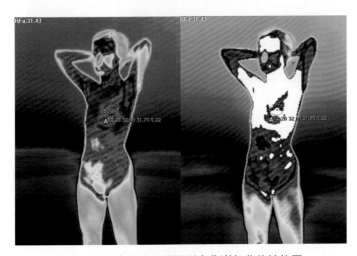

图 9-117 左乳晕区圆圈形高代谢气化热结构图

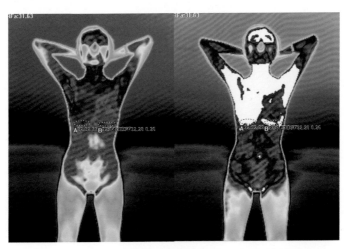

图 9-118 右侧乳下积存热代谢热大于左侧气化热结构图

5. 对应淋巴结代谢热（次要指标）

正常时，双腋下淋巴结代谢热 $0 < \Delta F < 0.2$，且左右对称，双侧代谢热差值 $\Delta F < 0.2$；异常时，早期患侧腋下淋巴结代谢热值 $\Delta F \geq 2.5$，且左右不对称，个数不相等，代谢热差值 $0.6 < \Delta F_{患侧-正常} < 0.8$（如图 9-119），乳腺区异常代谢热源与同侧腋下淋巴结代谢热源二者联系紧密。中晚期，随着免疫功能下降，淋巴反应反而不明显。

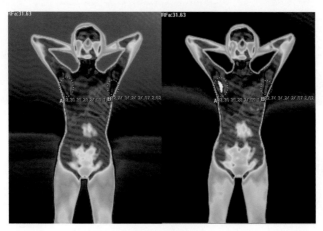

图 9-119　右侧腋下淋巴结代谢热大于左侧气化热结构图

6. 内分泌平台阳性（主要指标，≥2 条即符合）

（1）垂体平台：正常时，枕骨区平双耳连线区无异常孤立热源出现；阳性时，本区出现非毛发下孤立异常热源，深度大于 3cm，代谢热值 $1.5 \leq \Delta F_{发旋热MAX-枕骨区孤立热MAX} \leq 3.0$。

（2）甲状腺平台：正常时，甲状腺区无异常孤立热源出现，代谢热值 $0.1 \leq \Delta F \leq 0.3$；阳性时，单侧或双侧甲状腺区出现随甲状腺走行扩散的孤立热源，代谢热值 $0.3 < \Delta F \leq 0.5$（如图 9-120）。

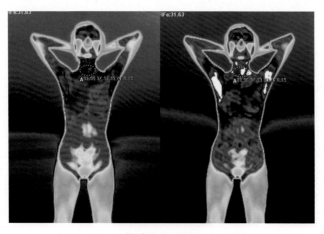

图 9-120　甲状腺平台阳性气化热结构图

（3）肾上腺平台：正常时，肾上腺区无异常孤立热源出现；阳性时，双侧或单侧肾上腺区可见"八字形"或"细条"状异常代谢高代谢热源，代谢热值 $0.4 < \Delta F \leqslant 0.5$（如图 9-121）。

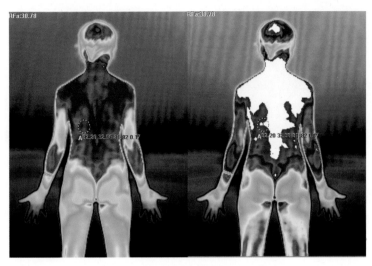

图 9-121　肾上腺平台阳性气化热结构图

（4）胰腺平台：正常时，剑突下左区或背部胰腺区无异常孤立热源出现；异常时，剑突下左区出现连续断层呈角形并突向右下方的热源，平台代谢热值 $0.5 < \Delta F \leqslant 0.6$（如图 9-122），后位脊柱胰腺区出现凸向右下方的热源。

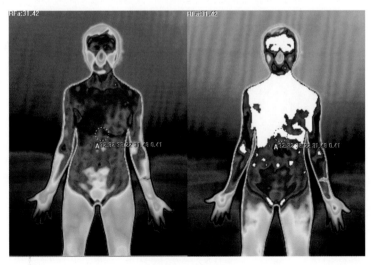

图 9-122　胰腺平台阳性气化热结构图

（5）性腺平台：正常时性腺（卵巢）区无异常孤立热源出现；阳性时少腹区"倒八字形"异常代谢热源较早出现，代谢热值 $1.6 < \Delta F \leqslant 2.0$，同时伴见卵巢区（女）有孤立异常高代谢热源（如图 9-123）。

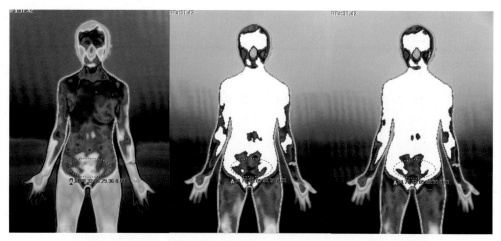

图 9-123　性腺平台阳性（卵巢区孤立异常高代谢、少腹区"倒八字形"）气化热结构图

7. 免疫系统（主要指标，≥ 2 条即符合）

（1）脊柱气血气化代谢热

在乳腺高风险病变早期，脊柱气血气化代谢热呈"脉冲"或"刀锋脉冲"表现，并失去有序性，代谢热值 $\Delta F > 1.5$（如图 9-124）；在乳腺高风险病变晚期，脊柱气血气化代谢热连续性差，呈分段融合状，甚或未见上升性代谢热，代谢热值 $\Delta F < 1.0$。

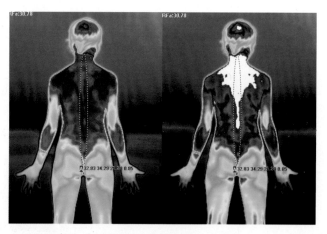

图 9-124　脊柱代谢热"刀锋脉冲"表现并失去有序性（下行）气化热结构图

（2）肝脾（解剖区）气血气化代谢热差值

脾区出现斜下或竖下走行的孤立高代谢热源（如图 9-125），肝区代谢热小于脾区代谢热，代谢热差值 $\Delta F_{MAX脾-MAX肝} > 0.5$，提示脾功能亢进。肝区代谢热大于脾区代谢热，代谢热值 $\Delta F_{MAX肝-MAX脾} > 0.5$（如图 9-126），提示脾功能低下。

（3）髂骨翼反应区气血气化代谢热

单侧或双侧髂骨翼反应区出现团块状或镰刀状孤立热源，代谢热值 $0.5 < \Delta F < 1.0$，提示血细胞异常或免疫功能异常（如图 9-127）。

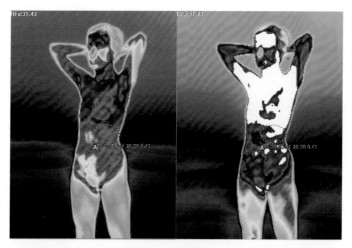

图 9-125　脾区斜下走行孤立高代谢气化热结构图

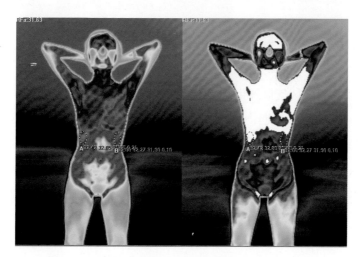

图 9-126　肝区代谢热大于脾区代谢热气化热结构图

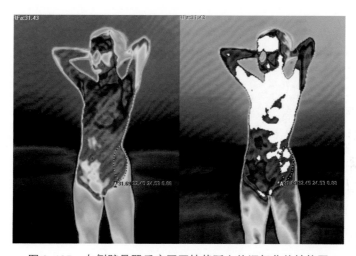

图 9-127　左侧髂骨翼反应区团块状孤立热源气化热结构图

8. 三焦俞穴区气血气化代谢热（主要指标）

正常时，第一腰椎旁开 1.5 寸区无异常孤立代谢热源出现；异常时，该区域较早出现浅表性异常高代谢热源，代谢热值 $0.3 < \Delta F < 0.5$（如图 9-128）。

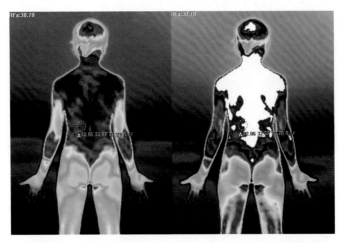

图 9-128　三焦俞穴区浅表异常高代谢气化热结构图

9. 唇、脐、命门穴区气血气化代谢热分析（次要指标）

乳腺高风险病变早、中期，唇区气血气化代谢热呈现以高代谢为主的正平衡，代谢热值 $0.4 \leqslant \Delta F \leqslant 4.0$（如图 9-129）；晚期，唇区气血气化代谢热常呈现以低代谢为主的负平衡，代谢热值 $-4.0 \leqslant \Delta F \leqslant -0.4$。

乳腺高风险病变早、中期，脐区气血气化代谢热以高代谢为主，代谢热值 $\Delta F > 2.2$（如图 9-130）；晚期，脐区气血气化代谢热以低代谢为主，代谢热值 $\Delta F < 1.0$。

乳腺高风险病变早、中、晚期，命门穴区气血气化代谢热均以低代谢为主，代谢热值 $\Delta F < 0.5$（如图 9-131），且随着病情发展，命门穴区气血气化代谢热值呈降低趋势。

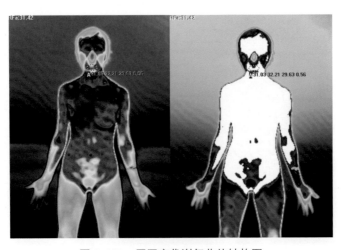

图 9-129　唇区高代谢气化热结构图

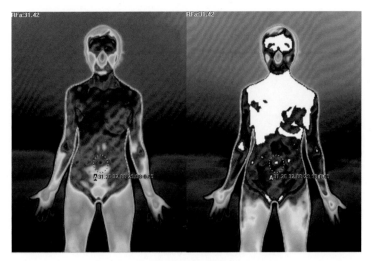

图 9-130　脐区高代谢气化热结构图

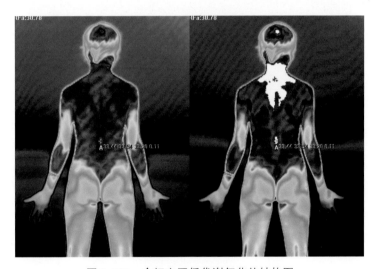

图 9-131　命门穴区低代谢气化热结构图

10. 额头部气血气化代谢热（次要指标）

正常时，额头部及内眦无异常代谢热源出现；异常时，额头部呈"白帽子"（如图9-132）或"M形"，内眦睡眠线呈两条实线或两条相交（如图9-133）。

11. 全身郁结点（次要指标）

正常时，全身气血气化代谢热均匀有序出现；异常时，全身或两胁部可见孤立、表面异常高代谢郁结点出现（如图9-134），这些代谢热源无半功率点。

12. 乳腺区异常代谢热动态数据分析（主要指标）

动态数据观察是TTM判断恶性肿瘤的"金标准"，具体见本章第三节"TTM对肿瘤良恶性质动态鉴别干预方法的选择"部分。

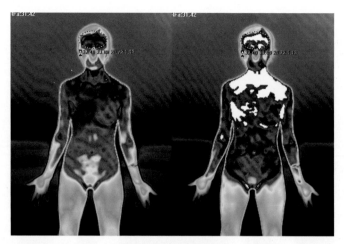

图 9-132 额头部呈"白帽子"气化热结构图

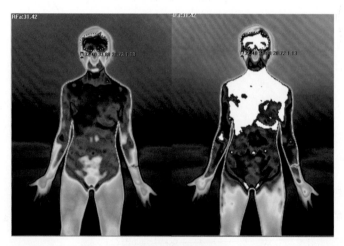

图 9-133 额头部两条相交睡眠线气化热结构图

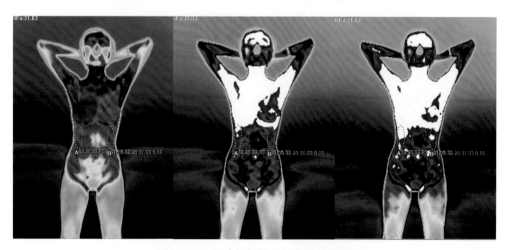

图 9-134 两胁部郁结点气化热结构图

（二）诊断标准

1. 临床初步诊断：前 11 项中有主要指标 3～4 项兼次要指标 2 项以上，则可行"初步诊断"，即"需除外乳腺高风险病变"。

2. 临床疑似诊断：前 11 项中有主要指标 2～3 项兼次要指标 2 项以上，则可行"临床疑似诊断"，即"疑似乳腺高风险病变？"。

3. 临床确诊：符合临床初步诊断，且动态数据定性支持者，则可行"临床诊断"，即"乳腺高风险病变"。

4. 临床可疑诊断：前 11 项中有主要指标 2～3 项，且动态数据定性不确定者，则可行"临床可疑诊断"，即"可疑乳腺高风险病变？"。

5. 炎性病变或其他：前 11 项中有主要指标 1～2 项，且内分泌定性为阴性者，则可行"临床诊断"，即"乳腺炎性病变或其他"。

总之，在乳腺疾病发生前或发生时，其组织细胞代谢热异常的生理、病理即发生了变化，在 TTM 上一定会表现出代谢热的异常。随着疾病的发展，其功能形态结构也随之改变，故从乳腺代谢热的功能特点如形态、结构、深度、代谢热值以及异常热源的分布规律等方面能实时、动态地做出定性、定量诊断及鉴别诊断。

五、甲状腺高风险病变

（一）观测指标及图像特征

1. 甲状腺区异常代谢热源功能深度（主要指标）

正常时，甲状腺区无明显异常孤立代谢热源出现，代谢热值 $0.1 \leqslant \Delta F \leqslant 0.3$；异常时，甲状腺区可见功能深度为 1～2cm 的异常代谢热源。

2. 甲状腺区异常代谢热源的代谢热值（主要指标）

甲状腺区异常代谢热源的代谢热值大小与肿块的性质密切相关。当代谢热值 $0.6 \leqslant \Delta F \leqslant 1.5$ 时，为中度炎症（如图 9-135）；当 $1.5 < \Delta F \leqslant 2.5$ 时，为重度炎症；当 $2.5 < \Delta F \leqslant 3.0$ 时，要尽快治疗以防恶化；当 $\Delta F > 3.0$ 时，提示甲状腺高风险病变。随着病情的发展，局部异常代谢热值反而降低。

3. 甲状腺区异常代谢热源的功能形态特征（主要指标）

甲状腺区早期高风险病变时，异常肿块代谢热源边界不规则，结构密实（良性肿块结构较松散），以高代谢热为主（如图 9-136）；中晚期，随着肿瘤不断增大，血液不足以供应变异细胞生长的需要，肿瘤会出现坏死区域，在 TTM 上表现为"热包凉"，而肿瘤周边的变异细胞不断向周围组织浸润，故在 TTM 图像中多表现为高代谢与低代谢相互交织，分布不均匀，边界毛刺状、不清晰，代谢热值反而降低，此时应特别注意结合临床和其他诊断结论，予以鉴别是否有转移灶。

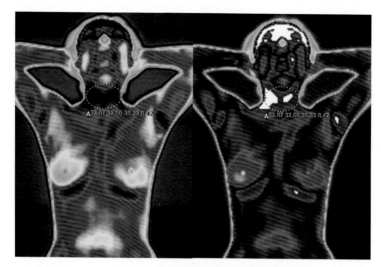

图 9-135 甲状腺中度炎症气化热结构图

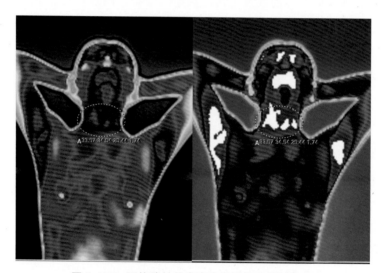

图 9-136 甲状腺结构密实高代谢气化热结构图

4. 对应淋巴结代谢热（次要指标）

正常时，双侧锁骨上窝淋巴结代谢热 $0 < \Delta F < 0.2$，且左右对称，双侧代谢热差值 $\Delta F < 0.2$；异常时，早期病变侧锁骨上窝淋巴结代谢热值 $\Delta F \geqslant 3.5$，且左右不对称（如图 9-137），个数不相等（如图 9-138），代谢热差值 $0.6 < \Delta F_{患侧-正常} < 0.8$，甲状腺区异常孤立代谢热源与同侧锁骨上窝淋巴结代谢热源联系紧密。中晚期，随着免疫功能下降，淋巴反应反而不明显。

5. 甲状腺区异常代谢热与淋巴结代谢热值（次要指标）

正常时，锁骨上窝淋巴结代谢热值大于甲状腺代谢热值；异常时，甲状腺区异常孤立高代谢热值高于锁骨上窝淋巴结代谢热值（如图 9-139）。

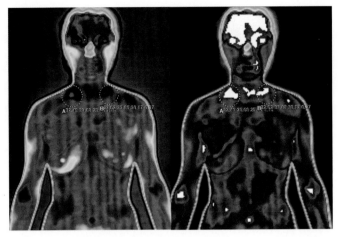

图 9-137　双侧锁骨上窝淋巴结代谢热不对称气化热结构图

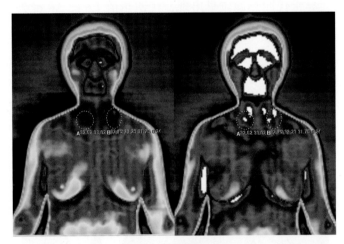

图 9-138　双侧锁骨上窝淋巴结代谢热个数不相等气化热结构图

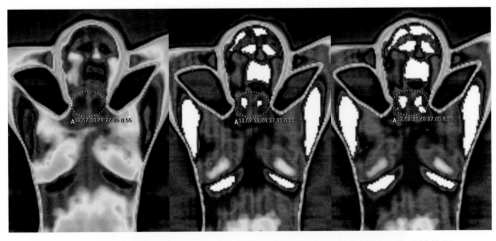

图 9-139　甲状腺区异常孤立高代谢热高于锁骨上窝淋巴结代谢热气化热结构图

6. 内分泌平台阳性（主要指标，≥ 2 条即符合）

（1）垂体平台：正常时，枕骨区平双耳连线区无异常孤立热源出现；阳性时，本区出现非毛发下孤立异常热源，深度大于 3cm，代谢热值 $1.5 \leq \Delta F_{\text{发旋热 MAX– 枕骨区孤立热 MAX}} \leq 3.0$（如图 9-140）。

（2）肾上腺平台：正常时，肾上腺区无异常孤立热源出现；阳性时，双侧或单侧肾上腺区可见"八字形"或"细条"状异常代谢高代谢热源，代谢热值 $0.4 < \Delta F \leq 0.5$（如图 9-141）。

（3）胰腺平台：正常时，剑突下左区或背部胰腺区无异常孤立热源出现；异常时，剑突下左区出现连续断层呈角形并突向右下方的热源，平台代谢热值 $0.5 < \Delta F \leq 0.6$（如图 9-142），后位脊柱胰腺区出现凸向右下方的热源。

（4）性腺平台：正常时性腺（卵巢、前列腺）区无异常孤立热源出现；阳性时少腹区"倒八字形"异常代谢热源较早出现，代谢热值 $1.6 < \Delta F \leq 2.0$（如图 9-143），同时伴见卵巢区（女）或前列腺区（男）有孤立异常高代谢热源（如图 9-144）。

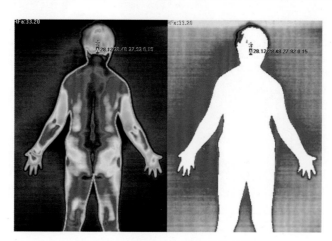

图 9-140　垂体平台阳性气化热结构图

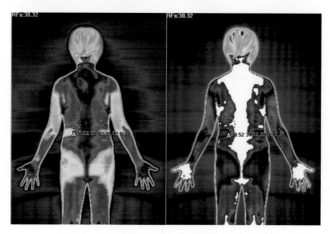

图 9-141　肾上腺平台阳性气化热结构图

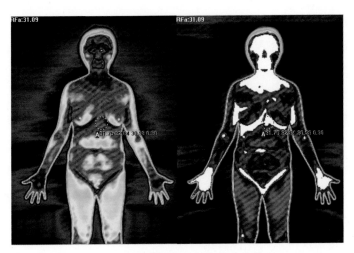

图 9-142　胰腺平台阳性气化热结构图

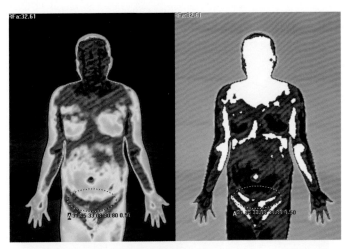

图 9-143　性腺平台阳性（少腹区"倒八字形"）气化热结构图

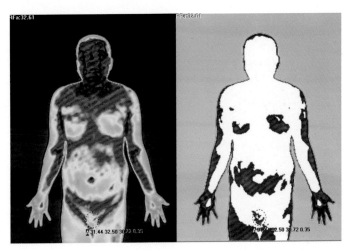

图 9-144　性腺平台阳性（前列腺区孤立异常高代谢）气化热结构图

7. 免疫系统（主要指标，≥2条即符合）

（1）脊柱气血气化代谢热

在甲状腺高风险病变早期，脊柱气血气化代谢热呈"脉冲"或"刀锋脉冲"表现，并失去有序性，代谢热值 $\Delta F > 1.5$（如图 9-145）；在甲状腺高风险病变晚期，脊柱气血气化代谢热连续性差，呈分段融合状，甚或未见上升性代谢热，代谢热值 $\Delta F < 1.0$。

（2）肝脾（解剖区）气血气化代谢热差值

脾区出现斜下或竖下走行的孤立高代谢热源（如图 9-146），肝区代谢热小于脾区代谢热，代谢热差值 $\Delta F_{MAX脾-MAX肝} > 0.5$，提示脾功能亢进。肝区代谢热大于脾区代谢热，代谢热值 $\Delta F_{MAX肝-MAX脾} > 0.5$（如图 9-147），提示脾功能低下。

（3）髂骨翼反应区气血气化代谢热

单侧或双侧髂骨翼反应区出现团块状或镰刀状孤立热源，代谢热值 $0.5 < \Delta F < 1.0$，提示血细胞异常或免疫功能异常（如图 9-148）。

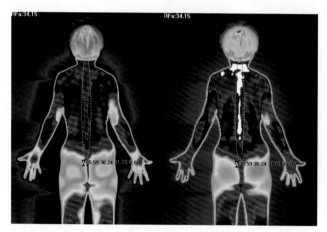

图 9-145　脊柱代谢热"刀锋脉冲"表现气化热结构图

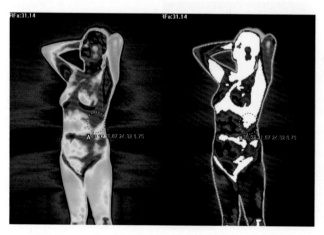

图 9-146　脾区斜下走行孤立高代谢气化热结构图

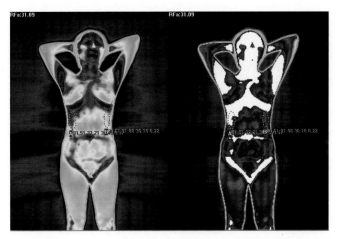

图 9-147　肝区代谢热大于脾区代谢热气化热结构图

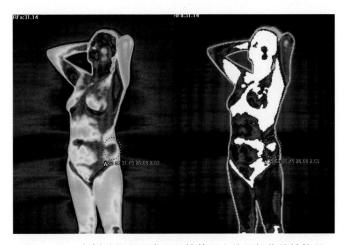

图 9-148　左侧髂骨翼反应区团块状孤立热源气化热结构图

8. 三焦俞穴区气血气化代谢热（主要指标）

正常时，第 1 腰椎旁开 1.5 寸区域无孤立异常代谢热源出现；异常时，该区域较早出现浅表性异常高代谢热源，代谢热值 $0.3 < \Delta F < 0.5$（如图 9-149）。

9. 唇、脐、命门穴区气血气化代谢热分析（次要指标）

甲状腺高风险病变早、中期，唇区气血气化代谢热呈现以高代谢为主的正平衡，代谢热值 $0.4 \leqslant \Delta F \leqslant 4.0$（如图 9-150）；晚期，唇区气血气化代谢热常呈现以低代谢为主的负平衡，代谢热值 $-4.0 \leqslant \Delta F \leqslant -0.4$。

甲状腺高风险病变早、中期，脐区气血气化代谢热以高代谢为主，代谢热值 $\Delta F > 2.2$（如图 9-151）；晚期，脐区气血气化代谢热以低代谢为主，代谢热值 $\Delta F < 1.0$。

甲状腺高风险病变早、中、晚期，命门穴区气血气化代谢热均以低代谢为主，代谢热值 $\Delta F < 0.5$（如图 9-152），且随着病情发展，命门穴区气血气化代谢热值呈降低趋势。

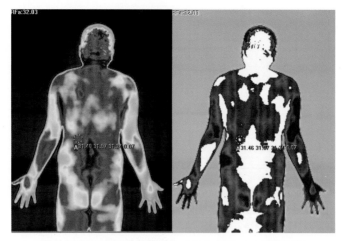

图 9-149　三焦俞穴区浅表异常高代谢气化热结构图

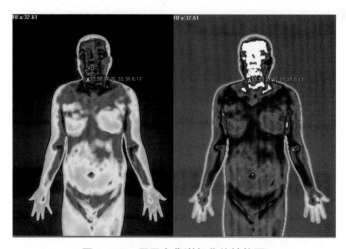

图 9-150　唇区高代谢气化热结构图

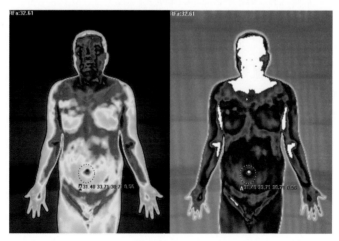

图 9-151　脐区高代谢气化热结构图

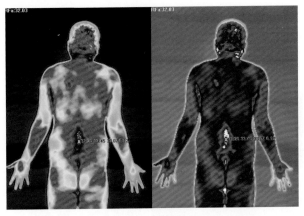

图 9-152　命门穴区低代谢气化热结构图

10. 额头部气血气化代谢热（次要指标）

正常时，额头部及内眦无异常代谢热源出现；异常时，额头部呈"白帽子"（如图 9-153）或"M 形"，内眦睡眠线呈两条实线（如图 9-154）或两条相交。

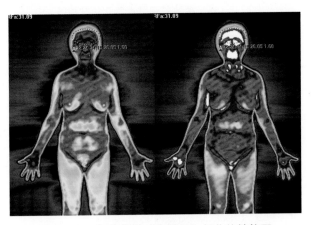

图 9-153　额头部呈"白帽子"气化热结构图

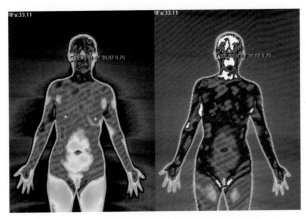

图 9-154　额头部两条睡眠线气化热结构图

11. 郁结点（次要指标）

正常时，全身代谢热均匀有序出现；异常时，全身或两胁部可见孤立、表面异常高代谢郁结点出现，这些代谢热源无半功率点（如图9-155）。

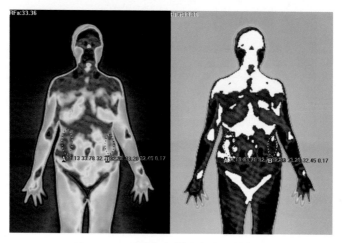

图9-155　两胁部郁结点气化热结构图

12. 甲状腺区异常代谢热动态数据分析（主要指标）

动态数据观察是TTM判断恶性肿瘤的"金标准"，具体见本章第三节"TTM对肿瘤良恶性质动态鉴别干预方法的选择"部分。

（二）诊断标准

1. 临床初步诊断：前11项中有主要指标3～4项兼次要指标2项以上，则可行"初步诊断"，即"需除外甲状腺高风险病变"。

2. 临床疑似诊断：前11项中有主要指标2～3项兼次要指标2项以上，则可行"临床疑似诊断"，即"疑似甲状腺高风险病变？"。

3. 临床确诊：符合临床初步诊断，且动态数据定性支持者，则可行"临床诊断"，即"甲状腺高风险病变"。

4. 临床可疑诊断：前11项中有主要指标2～3项，且动态数据定性不确定者，则可行"临床可疑诊断"，即"可疑甲状腺高风险病变？"。

5. 炎性病变或其他：前11项中有主要指标1～2项，且内分泌定性为阴性者，则可行"临床诊断"，即"甲状腺炎性病变或其他"。

总之，中医学认为本病的发生与肝、脾关系密切，在诸多因素作用下，气血痰相互凝结产生气滞、痰凝、血瘀，邪毒与气血相搏结，结于颈部而发病。由于甲状腺位置表浅，肿块供血丰富，因此TTM可早期、敏感地对病变区细胞代谢热进行捕捉，此时可能无临床症状、体征，甚至有的临床诊断技术都不能发现，但可被TTM捕捉到异常代谢热源。

对于本病的常规检查，彩超的阳性率高，而 TTM 诊断的阳性率更高，因此 TTM 对甲状腺疾病的诊断具有敏感性价值。

六、宫颈高风险病变

（一）观测指标及图像特征

1. 宫颈区异常代谢热源的代谢热值（主要指标）

宫颈区异常代谢热源的代谢热值大小与肿块的性质密切相关。宫颈区正常代谢热值 $0 \leqslant \Delta F \leqslant 0.5$。宫颈炎或宫颈糜烂时，其孤立异常代谢热值 $0.5 < \Delta F \leqslant 1.0$；人乳头状瘤病毒（HPV）阳性时，其宫颈区异常代谢热值 $1.0 < \Delta F \leqslant 2.5$；宫颈区高风险病变时，其宫颈区异常代谢热值 $\Delta F > 2.5$。中晚期，局部异常代谢热值反而降低。

2. 宫颈区异常代谢热源功能深度（主要指标）

正常时，宫颈区无孤立代谢热源出现，正常代谢热值 $0 \leqslant \Delta F \leqslant 0.5$；异常时，宫颈区可见孤立高代谢热源出现，代谢热功能深度一般大于 3cm（如图 9-156）。

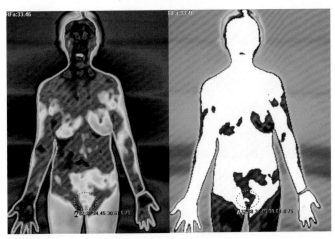

图 9-156　宫颈区深度大于 3cm、孤立高代谢气化热结构图

3. 宫颈区异常代谢热源的功能形态特征（主要指标）

宫颈区孤立异常代谢热的功能形态与其性质密切相关。宫颈炎时，宫颈区可见条状高代谢热源，以横条状为主（如图 9-157），部分呈竖条状（和宫颈管的结构相关）；宫颈糜烂时，宫颈区可见条索状高代谢热源，代谢热分布不均匀，结构较松散，范围较大（如图 9-158）；HPV 阳性时，宫颈区可见条索状高代谢热源，代谢热分布不均匀，结构较松散，形态较不规则，高代谢热区夹杂低代谢热区（如图 9-159）；宫颈区肿块为高风险病变时，早期异常肿块代谢热源边界不规则，结构密实（良性肿块结构较松散），以高代谢热为主；中晚期，随着肿瘤不断增大，血液不足以供应变异细胞生长的需要，肿瘤会出现坏死区域，在 TTM 图像上表现为"热包凉"，而肿瘤周边的变异细

胞不断向周围组织浸润，故在 TTM 图像中多表现为高代谢与低代谢相互交织，分布不均匀，边界毛刺状、不清晰，代谢热值反而降低（如图 9-160），此时应特别注意结合临床和其他诊断结论，予以鉴别是否有转移灶。

4. 对应淋巴结代谢热（次要指标）

正常时，双侧腹股沟淋巴结代谢热值 0 < ΔF < 0.2，且左右对称，双侧代谢热差值 ΔF < 0.2；异常时，一般炎症淋巴结代谢热值 1.0 < ΔF < 1.5，早期高风险病变时淋巴结代谢热差值 ΔF ≥ 2.5，且左右代谢热值不对称（如图 9-161），双侧代谢热差值 0.6 < ΔF < 0.8，或个数不相等，宫颈区异常孤立代谢热源与腹股沟淋巴结代谢热源联系密切。中晚期，随着免疫功能下降，淋巴结反应反而不明显；当宫颈高风险病变转移至腹股沟淋巴结时，其淋巴代谢热值 ΔF ≥ 3.0。

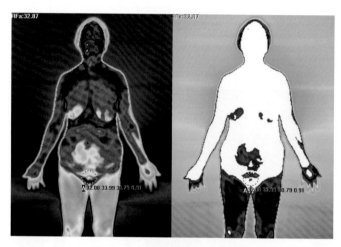

图 9-157　宫颈炎气化热结构图

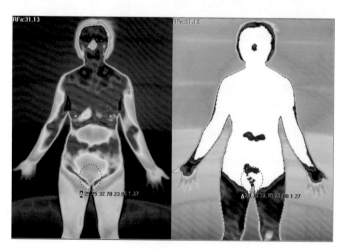

图 9-158　宫颈糜烂气化热结构图

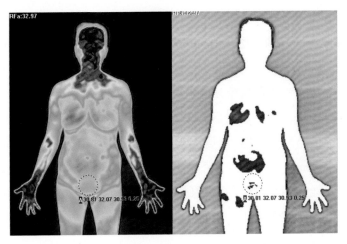

图 9-159　宫颈区 HPV 阳性气化热结构图

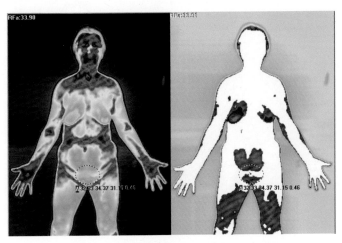

图 9-160　宫颈区中晚期病变高风险气化热结构图

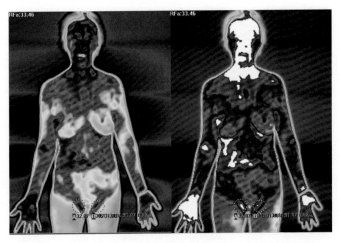

图 9-161　双侧腹股沟淋巴结代谢热不对称气化热结构图

5. 宫颈区异常代谢热与腹股沟淋巴结代谢热值（次要指标）

正常时，腹股沟淋巴结代谢热值大于宫颈区代谢热；异常时，宫颈区异常孤立高代谢热值大于腹股沟淋巴结代谢热值。

6. 内分泌平台阳性（主要指标，≥2条即符合）

（1）垂体平台：正常时，枕骨区平双耳连线区无异常孤立热源出现；阳性时，本区出现非毛发下孤立异常热源，深度大于3cm，代谢热值 $1.5 \leqslant \Delta F_{发旋热MAX-枕骨区孤立热MAX} \leqslant 3.0$（如图9-162）。

（2）甲状腺平台：正常时，甲状腺区无异常孤立热源出现，代谢热值 $0.1 \leqslant \Delta F \leqslant 0.3$；阳性时，单侧或双侧甲状腺区出现随甲状腺走行扩散的孤立热源，代谢热值 $0.3 < \Delta F \leqslant 0.5$（如图9-163）。

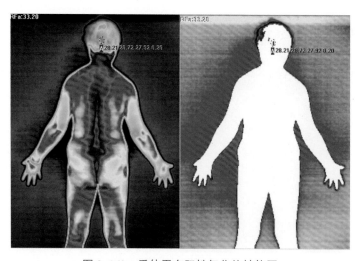

图 9-162　垂体平台阳性气化热结构图

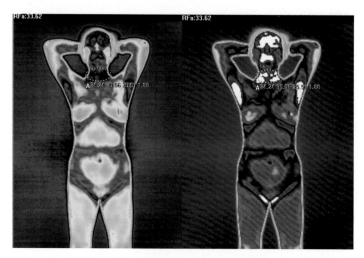

图 9-163　甲状腺平台阳性气化热结构图

（3）肾上腺平台：正常时，肾上腺区无异常孤立热源出现；阳性时，双侧或单侧肾上腺区可见"八字形"或"细条"状异常代谢高代谢热源，代谢热值 $0.4 < \Delta F \leq 0.5$（如图 9-164）。

（4）胰腺平台：正常时，剑突下左区或背部胰腺区无异常孤立热源出现；异常时，剑突下左区出现连续断层呈角形并突向右下方的热源，平台代谢热值 $0.5 < \Delta F \leq 0.6$（如图 9-165），后位脊柱胰腺区出现凸向右下方的热源。

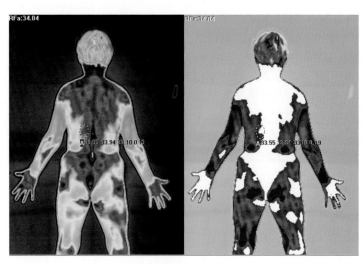

图 9-164　肾上腺平台阳性气化热结构图

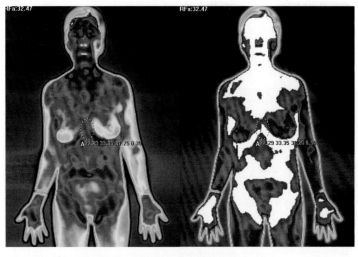

图 9-165　胰腺平台阳性气化热结构图

7. 免疫系统（主要指标，≥ 2 条即符合）

（1）脊柱气血气化代谢热

在宫颈高风险病变早期，脊柱气血气化代谢热呈"脉冲"或"刀锋脉冲"表现，并失去有序性，代谢热值 $\Delta F > 1.5$（如图 9-166）；在宫颈高风险病变晚期，脊柱气血气化代谢热连续性差，呈分段融合状，甚或未见上升性代谢热，代谢热值 $\Delta F < 1.0$。

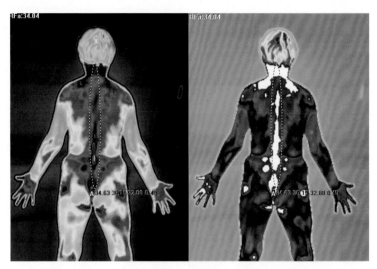

图 9-166　脊柱代谢热"刀锋脉冲"表现气化热结构图

（2）肝脾（解剖区）气血气化代谢热差值

脾区出现斜下或竖下走行的孤立高代谢热源（如图 9-167），肝区代谢热小于脾区代谢热，代谢热差值 $\Delta F_{MAX脾-MAX肝} > 0.5$，提示脾功能亢进。肝区代谢热大于脾区代谢热，代谢热值 $\Delta F_{MAX肝-MAX脾} > 0.5$（如图 9-168），提示脾功能低下。

（3）髂骨翼反应区气血气化代谢热

单侧或双侧髂骨翼反应区出现团块状或镰刀状孤立热源，代谢热值 $0.5 < \Delta F < 1.0$，提示血细胞异常或免疫功能异常（如图 9-169）。

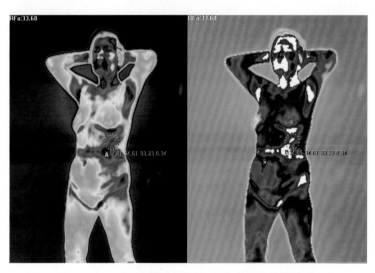

图 9-167　脾区斜下走行孤立高代谢气化热结构图

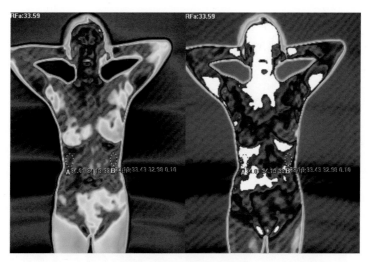

图 9-168　肝区代谢热大于脾区代谢热气化热结构图

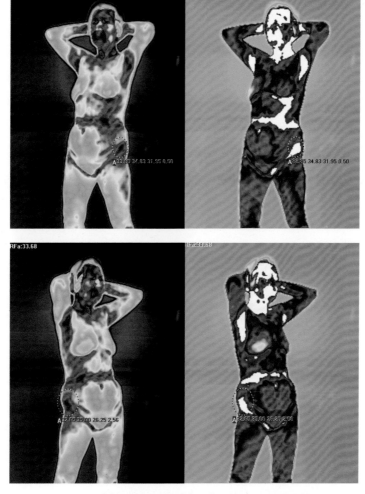

图 9-169　双侧髂骨翼反应区镰刀状孤立热源气化热结构图

8. 三焦俞穴区气血气化代谢热（主要指标）

正常时，第 1 腰椎旁开 1.5 寸区域无异常代谢热源出现；异常时，该区域较早出现浅表性异常高代谢热源，代谢热值 $0.3 < \Delta F < 0.5$（如图 9-170）。

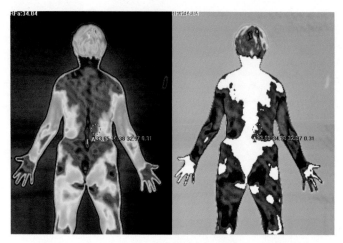

图 9-170　三焦俞穴区浅表异常高代谢气化热结构图

9. 唇、脐、命门穴区气血气化代谢热分析（次要指标）

宫颈高风险病变早、中期，唇区气血气化代谢热呈现以高代谢为主的正平衡，代谢热值 $0.4 \leqslant \Delta F \leqslant 4.0$（如图 9-171）；晚期，唇区气血气化代谢热常呈现以低代谢为主的负平衡，代谢热值 $-4.0 \leqslant \Delta F \leqslant -0.4$。

宫颈高风险病变早、中期，脐区气血气化代谢热以高代谢为主，代谢热值 $\Delta F > 2.2$（如图 9-172）；晚期，脐区气血气化代谢热以低代谢为主，代谢热值 $\Delta F < 1.0$。

宫颈高风险病变早、中、晚期，命门穴区气血气化代谢热均以低代谢为主，代谢热值 $\Delta F < 0.5$（如图 9-173），且随着病情发展，命门穴区气血气化代谢热值呈降低趋势。

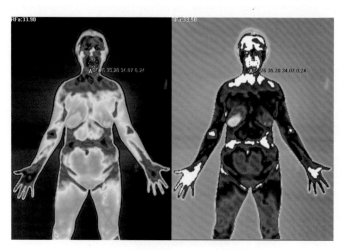

图 9-171　唇区高代谢气化热结构图

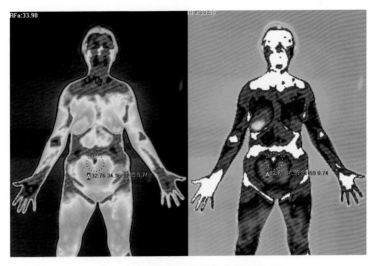

图 9-172　脐区高代谢气化热结构图

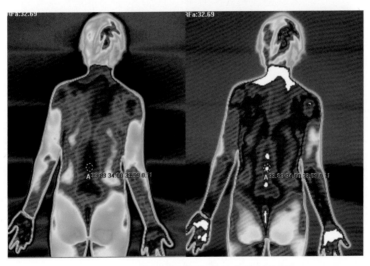

图 9-173　命门穴区低代谢气化热结构图

10. 臀部异常气血气化代谢热（主要指标）

正常时，臀部呈均匀低代谢热结构图；异常时，臀部外下方可见孤立的异常高代谢热源，代谢热较密实或不规则，代谢热值 $1.5 \leqslant \Delta F \leqslant 2.0$（如图 9-174）。

11. "倒八字形"气血气化代谢热（次要指标）

正常时，"倒八字形"气血气化代谢热显示在腹股沟上方，一般代谢热值 $0.5 \leqslant \Delta F \leqslant 1.6$[1]；异常时，"倒八字形"代谢热较早出现，且代谢热值 $1.6 < \Delta F \leqslant 2.0$（如图 9-175）。

---

[1] 刘忠奇 . 热断层扫描成像诊断标准 .1998 年 5 月 .

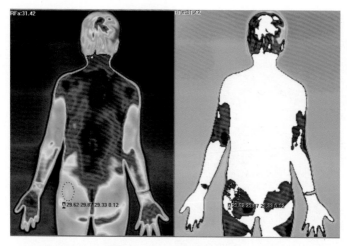

图 9-174　左臀部外下方孤立异常高代谢气化热结构图

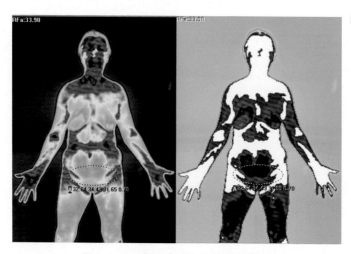

图 9-175　"倒八字形"气化热结构图

12. 官颈区异常代谢热动态数据分析（主要指标）

动态数据观察是 TTM 判断恶性肿瘤的"金标准"，具体方法见本章第三节 TTM 对肿瘤良恶性质动态鉴别干预方法选择。

（二）诊断标准

1. 临床初步诊断：前 11 项中有主要指标 3 ～ 4 项兼次要指标 2 项以上，则可行"初步诊断"，即"需除外宫颈高风险病变"。

2. 临床疑似诊断：前 11 项中有主要指标 2 ～ 3 项兼次要指标 2 ～ 3 项以上，则可行"临床疑似诊断"，即"疑似宫颈高风险病变？"。

3. 临床确诊：符合临床初步诊断，且动态数据定性支持者，则可行"临床诊断"，即"宫颈高风险病变"。

4. 临床可疑诊断：前 11 项中有主要指标 2 ～ 3 项，且动态数据定性不确定者，则可行"临床可疑诊断"，即"可疑宫颈高风险病变？"。

5.炎性病变或其他：前11项中有主要指标1～2项，且内分泌定性为阴性者，则可行"临床诊断"，即"宫颈炎性病变或其他"。

总之，宫颈高风险病变是妇科肿瘤发病率最高的恶性肿瘤，且发病率有明显上升趋势，宫颈炎、宫颈糜烂、人乳头状瘤病毒（HPV）感染是宫颈高风险病变的重要诱发因素，所以妇科疾病的早期筛查越来越受到重视。

TTM主要是根据宫颈发生炎症和组织形态学发生改变时所致局部组织气血气化代谢热发生异常，特别是炎性反应，会产生局部病变与机体较明显的气血气化代谢热变化。阳性检出敏感度较临床常规检查高，尤其对于早期病变及恢复期病变，这一"精标准"，较其他形态学检查手段具有一定的优势，所以TTM检查宫颈区高风险病变与临床传统检查方法联合使用，可提高宫颈区病变的检出率，降低漏诊、误诊率。

综上所述，目前TTM是世界唯一能直接实时、动态、原位、无损伤观察人体细胞新陈代谢强度的功能医学影像学，它不仅可以诊断疾病，还可以监控在形成1mm肿瘤之前的这个漫长变化过程，通过观察细微病变，鉴别肿瘤的性质，起到在"早早期"预警疾病的作用。这对于疾病的早期筛查、早期诊断和尽快治疗具有重要意义[1]。随着TTM技术的不断积累，其必将以技术快捷、方便、无创伤、无辐射的优势，在疾病筛查和诊断方面发挥重要的临床价值，为临床医生提供标准数据，使患者得到及时的干预和治疗，为人类的健康做出贡献。

---

［1］侯秀玉，肖素华，刘明远等.热扫描成像系统在监测肿瘤转移中价值的探讨［J］.中国医学影像技术.1997，（05）：52-54.

第十章　案例对比分析

第一节　尪痹（类风湿关节炎）案

一、治疗前患者病历情况

（一）病史介绍

患者刘某，女，57岁。

入院时间：2011年6月11日。

发病节气：立春。

主诉：四肢关节对称性肿痛伴活动不利5年。

现病史：患者于2006年无明显诱因出现双手指关节疼痛，局部肿胀，数天后渐累及双肘、双肩、双膝、双足趾关节，症见疼痛，局部肿胀，晨僵持续时间约1小时，就诊于当地医院诊断为"类风湿关节炎"。曾口服蚂蚁丸，用药时间约1年，因胃痛而停服，后改服芬必得，1片/次，2次/日，服药期间病情时轻时重。患者于2007年出现双手指、右肘关节活动受限，2010年冬天改口服黑玉丹10粒/次，2次/日；骨痛康胶囊3粒/次，2次/日。为进一步控制病情，经人介绍来我院就诊，于今日收住院。入院时患者双手指、右肘、右肩关节疼痛，双膝关节肿痛，晨僵＞1小时，活动不利，遇阴雨天关节肿痛加重，左下肢怕凉，如置冰中，无发热、口干、眼干、皮疹、脱发等，精神一般，食欲较好，夜间睡眠可，大小便正常，体重无明显增减。

既往史：2008年在当地医院行"胆囊切除术"。

体格检查：慢性病容，痛苦表情，拄拐步入病房。舌体正常，舌质淡，苔黄厚腻，脉滑。双手指握拳不紧，右肘关节伸 –30°，右肩关节前屈上举90°、外展上举170°、后伸45°，双膝关节Ⅲ度肿胀，皮温高，浮髌试验（＋），屈90°、伸 –45°，双足趾屈曲变形，余关节未见异常。

实验室检查（如图10-1、10-2）:ESR 109mm/h↑, RF 176.609IU/mL↑, CRP 78.330mg/L↑, ASO ＜ 95.7IU/mL, WBC 7.3X10^9/L, RBC 3.4.X10^{12}/L↓, Hb 89g/L↓, PLT 543×10^9/L↑,

ALB（白蛋白）31.7g/L↓，GLB（球蛋白）35.40g/L↓。

彩超检查（如图10-3）：①脂肪肝 ②胆囊切除术后。

X线检查：右肘关节正侧位（如图10-4）、左肘关节正位侧位（如图10-5）、双膝关节正位（如图10-6）、双膝关节侧位（如图10-7）均符合类风湿关节炎病变表现。

中医诊断：尪痹（湿热痹阻型）

西医诊断：类风湿关节炎；脂肪肝

太原市类风湿病医院检验报告单〖住院〗

行	项目名称	检验结果		单位	参考范围	实验方法
1	红细胞沉降率（ESR）	109	↑	mm/h	0~20	仪器法
2	抗链O（ASO）	<95.7		IU/mL	<200	散射比浊法
3	类风湿因子（RF）	176.609	↑	IU/mL	<50	散射比浊法
4	C反应蛋白（CRP）	78.330	↑	mg/L	<5	散射比浊法

图10-1 风湿四项检查报告单

太原市类风湿病医院检验报告单〖住院〗

行	项目名称	检验结果		单位	参考范围	实验方法
1	白细胞（WBC）	7.3		×10^9/L	4.0~10.0	
2	红细胞（RBC）	3.4	↓	×10^12/L	3.5~5.5	
3	血红蛋白（HGB）	89	↓	g/L	110~160	
4	红细胞压积（HCT）	0.282	↓	L/L	0.37~0.49	
5	平均红细胞体积（MCV）	82.0		fL	80~92	
6	平均血红蛋白量（MCH）	25.8	↓	Pg	27~31	
7	平均血红蛋白浓度（MCHC）	314	↓	g/L	320~360	
8	红细胞分布宽度（RDW）	16.6	↑	%	11.5~14.5	
9	血小板（PLT）	543	↑	×10^9/L	100~300	
10	平均血小板体积（MPV）	8.7		fL	5.0~11.0	
11	血小板压积（PCT）	0.471		10^-2/L	0.1~0.5	
12	血小板分布宽度（PDW）	13.2		fL	10~18	
13	淋巴细胞百分比（LYM%）	28.6		%	20~60	
14	淋巴细胞（LYM）	2		×10^9/L	1.2~4	
15	单核细胞百分比（MON%）	5		%	3.00~10.00	
16	单核细胞（MON）	0.3		10^9/L	0.10~0.80	
17	粒细胞百分比（GRA%）	66.4		%	43~72	
18	粒细胞（GRA）	5.0		10^9/L	1.2~7	

图10-2 血细胞分析报告单

太原市类风湿病医院
彩超诊断报告单

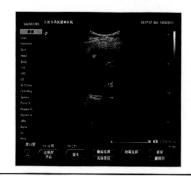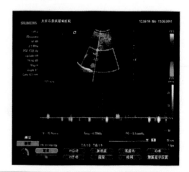

超声所见：

　　肝脏：形态正常，被膜光整，肝右叶最大斜径约12.5cm，实质回声细密增强，肝内管道结构显示尚清晰，门静脉主干内径约0.9cm，为入肝血流，流速17.0cm/s。

　　胆囊：未探及（手术切除）。总胆管内径约0.5cm。

　　脾：位置形态正常，大小肋间厚径约2.7cm，长径约9.8cm，脾静脉不扩张。

　　胰：轮廓清晰，位置、形态及大小正常，实质内未见明显异常回声，主胰管未见扩张。

　　双肾：位置、形态及大小正常，各切面未及明显异常回声，CDFI示：肾内可见血流信号。

超声诊断：

　　1.脂肪肝

　　2.胆囊切除术后

　　3.脾、胰、双肾未见明显异常。

图 10-3　腹部彩超诊断报告单

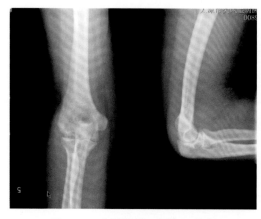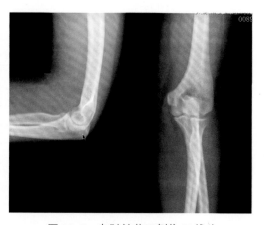

图 10-4　右肘关节正侧位 X 线片　　　　　图 10-5　左肘关节正侧位 X 线片

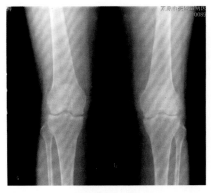
图 10-6 双膝关节正位 X 线片

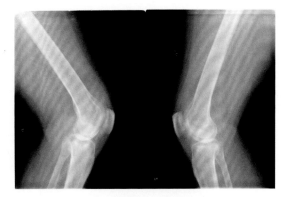
图 10-7 双膝关节侧位 X 线片

（二）治疗前 TTM 表现

1.关节炎表现：右肘关节代谢热值 $\Delta F=3.80$（如图 10-8），右肩关节代谢热值 $\Delta F=1.34$（如图 10-9），左膝关节代谢热值 $\Delta F=3.78$（如图 10-10），右膝关节代谢热值 $\Delta F=1.99$（如图 10-10）。以上提示重度关节炎。

2.免疫功能表现：脊柱气血气化代谢热连续性差，呈节段性高代谢，代谢热值 $\Delta F=1.55$；脾区可见孤立、斜下高代谢热源，肝脾（解剖区）气血气化代谢热差值 $\Delta F_{MAX肝-MAX脾}=0.48$。以上提示免疫功能异常（如图 10-11）。

3.三焦气血气化代谢热表现：$\Delta F_{上焦-中焦}=-0.63$，$\Delta F_{中焦-下焦}=1.29$，$\Delta F_{上焦-下焦}=0.66$。提示中焦热（如图 10-12）。

4.胃区高代谢，代谢热值 $\Delta F=2.15$（如图 10-13）；脾胃（小肠区）高代谢，代谢热值 $\Delta F=1.55$（如图 10-14）；肝胆区高代谢，代谢热值 $\Delta F=1.76$（如图 10-15）；唇区低代谢，代谢热值 $\Delta F=-0.57$（如图 10-16）；中脘穴区、双天枢区高代谢（如图 10-17）。以上提示中焦胃府命门相火不足，中阳不振，脾失健运，肝失疏泄，水湿内停，郁久化热。

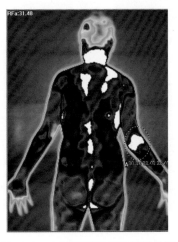
图 10-8 右肘关节炎气化热结构图

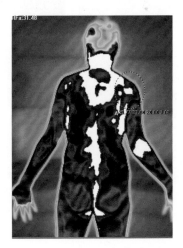
图 10-9 右肩关节炎气化热结构图

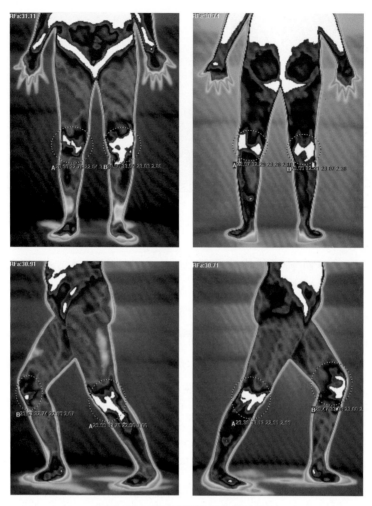

图 10-10　双膝关节炎气化热结构图

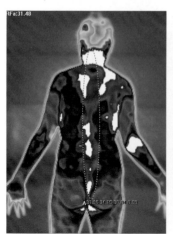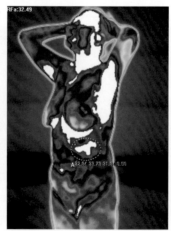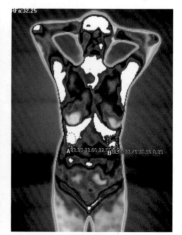

图 10-11　免疫功能异常气化热结构图

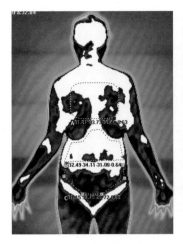

图 10-12　中焦热气化热
结构图

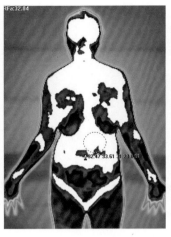

图 10-13　胃区高代谢气化热
结构图

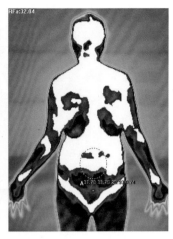

图 10-14　脾胃（小肠区）
高代谢气化热结构图

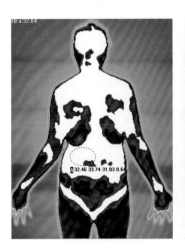

图 10-15　肝胆区高代谢
气化热结构图

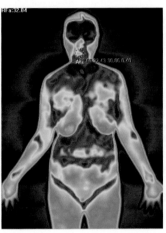

图 10-16　唇区低代谢气化热
结构图

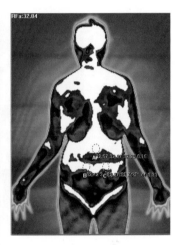

图 10-17　中脘穴区、
双天枢区高代谢气化热结构图

5. 左侧肾区呈结晶样高代谢，代谢热值 $\Delta F=0.87$（如图 10-18），脐区代谢热值 $\Delta F=2.7$（如图 10-19）。以上提示肾命门元气亏虚。

6. 腹背阴阳表现：代谢热差值 $\Delta F_{背-腹}=-0.18$（如图 10-20），提示三焦相火不足。

综上 TTM 表现，该患者符合湿热痹阻型尪痹，其三焦气血气化病机为肾命门元气亏虚，中焦胃府命门相火不足，中阳不振，脾失健运，肝失疏泄，水湿内停，郁久化热，流注关节；水湿上泛，痹阻胸阳，肺失宣降，心失所养，进而形成公转不畅，自传失和的表现；病理性功能改变的体质特征为气血（阴）两虚兼有湿热内蕴，以中焦湿热为主。

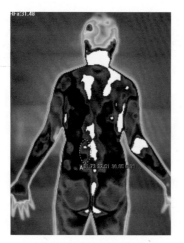
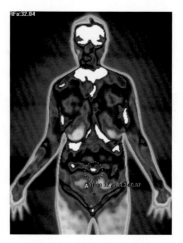

图 10-18 左侧肾区结晶样 　　　　图 10-19 脐区高代谢气化热
高代谢气化热结构图 　　　　　　　　结构图

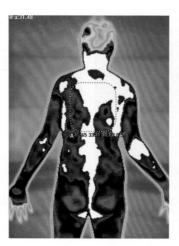
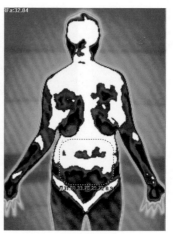

图 10-20 腹背阴阳代谢热差值减小气化热结构图

二、治疗方案

（一）治则

急则治其标，缓则治其本。

（二）治法

急性期：本中土，养心血，宣化渗，通脉络。

缓解期：补肾填精，调中益阳，通化三焦。

（三）方药

1. 急性期

（1）本院自制中药：清热消肿止痛药酒 15mL/ 次、3 次 / 日口服，消肿止痛合剂

20mL/ 次、3 次 / 日口服；通络止痛胶囊 5 粒 / 次、3 次 / 日口服。

（2）为尽快在短时间内控制疾病，保护关节功能，提高生活质量，采用中西医结合的方法。泼尼松 20mg/ 次、1 次 / 日晨服，来氟米特 20mg/ 次、1 次 / 日口服，洛索洛芬钠 60mg/ 次、2 次 / 日口服。

（3）静脉点滴舒血宁注射液。

（4）体质疗法：清热消肿止痛药酒离子导入、募疗调息[1]、俞疗养脏[2]、放血疗法、火针。

2. 缓解期

（1）清热消肿止痛药酒 15mL/ 次，3 次 / 日口服；消肿止痛合剂 20mL/ 次，3 次 / 日口服；益气健脾散 3g/ 次，3 次 / 日口服。

（2）来氟米特 20mg/ 次，1 次 / 日口服，逐渐减撤泼尼松、洛索洛芬钠。

三、治疗 35 天、3 个月后病情

1. 体格检查

治疗 35 天时，患者右肘、右肩关节疼痛明显好转，双膝关节肿痛明显好转，活动功能均改善。右肘伸 –20°，右肩关节前屈上举 120°，外展上举 170°，后伸 45°，双手指握拳稍不紧，双膝关节 I 度肿胀，皮温稍高，浮髌试验（–），屈 100°，伸 –25°。舌体正常，舌质淡，苔黄腻，脉滑。

治疗 3 个月时，患者右肘、右肩关节疼痛减轻，双膝关节肿胀疼痛减轻，右肘伸 –10°，右肩关节前屈上举 160°，外展上举 170°，后伸 45°，双手指握拳便利，双膝关节肿胀不明显，浮髌试验（–），屈 130°，伸 0°，下蹲较便利。舌体正常，舌质淡，苔白，脉细。

2. 实验室检查（第 35 天）（如图 10–21）（第 3 个月未化验）

ESR 4mm/h，RF 120.044IU/mL↑，CRP 1.116mg/L，ASO ＜ 95.7IU/mL。

---

[1] 募疗调息：募，即募穴，位于胸腹部，又称"腹募穴"，偏重于治疗相关脏腑的阳性病证。"息"不单指呼吸之气，更重要的是生命之气。调息就是通过调整呼吸，以后天呼吸之气调动命门系之气，从而调和阴阳，协调脏腑，疏通经络。募穴是脏腑之气输注和汇聚的部位，解剖上与对应的脏腑相近，生理上与脏腑之气直接相通。腹部不仅是募穴所在地，还以任脉为中线，两侧有足阳明胃经等经脉循行，五脏除心肺外皆藏于腹中，而心肺又与腹中的大小肠通过经络络属，互为表里。由此可"腑通脏赢"，三焦气化正常。

[2] 俞疗养脏：俞疗养脏法是以《灵枢·背腧》"背腧……按其处，应化中而痛解"等论述为依据，以督脉和足太阳膀胱经所在的皮部为主，应用具有舒筋活络、祛风散寒消瘀功效的黄芥疏通油，并施以闪罐，以激发命门相火，调整脏腑功能，最终达到命门系 – 君相火 – 三焦气化和合。背俞穴是脏腑之气所输注、结聚于背部的穴位，与脏腑有密切关系，是阴病行阳的重要场所。

行	项目名称	检验结果	单位	参考范围	实验方法
1	红细胞沉降率(ESR)	4	mm/h	0—20	仪器法
2	抗链O(ASO)	<95.7	IU/ml	<200	散射比浊法
3	类风湿因子(RF)	120.044 ↑	IU/ml	<50	散射比浊法
4	C反应蛋白(CRP)	1.116	mg/L	<5	散射比浊法

图 10-21　治疗 35 天风湿四项检查报告单

3. TTM 表现

（1）关节表现：右肘关节代谢热值 $\Delta F_{前}$=3.80、$\Delta F_{35 天}$=1.90、$\Delta F_{3 个月}$=0.69（如图 10-22）；右肩关节代谢热值 $\Delta F_{前}$=1.34、$\Delta F_{35 天}$=1.05、$\Delta F_{3 个月}$=0.51（如图 10-23）；左膝关节代谢热值 $\Delta F_{前}$=3.78、$\Delta F_{35 天}$=1.83、$\Delta F_{3 个月}$=0.83（如图 10-24）；右膝关节代谢热值 $\Delta F_{前}$=1.99、$\Delta F_{35 天}$=1.42、$\Delta F_{3 个月}$=0.56（如图 10-24）。以上提示治疗 35 天后关节炎症明显减轻，治疗 3 个月后关节炎症基本缓解。

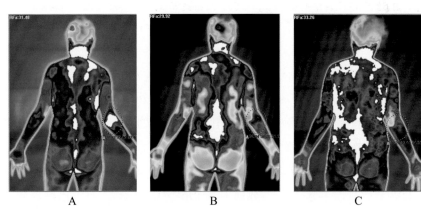

A　　　　　　　　B　　　　　　　　C

图 10-22　右肘关节代谢热治疗前后对比

（A. 治疗前右肘关节 $\Delta F_{前}$=3.80 气化热结构图；B. 治疗 35 天右肘关节 $\Delta F_{35 天}$=1.90 气化热结构图；

C. 治疗 3 个月右肘关节 $\Delta F_{3 个月}$=0.69 气化热结构图）

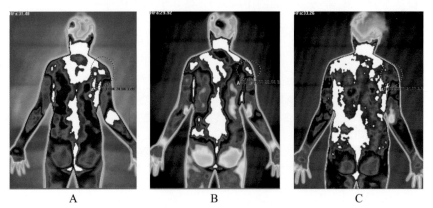

A　　　　　　　　B　　　　　　　　C

图 10-23　右肩关节代谢热治疗前后对比

（A. 治疗前右肩关节 $\Delta F_{前}$=1.34 气化热结构图；B. 治疗 35 天右肩关节 $\Delta F_{35 天}$=1.05 气化热结构图；

C. 治疗 3 个月右肩关节 $\Delta F_{3 个月}$=0.51 气化热结构图）

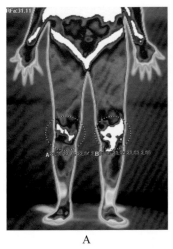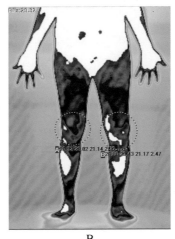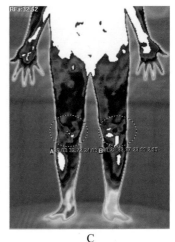

$$图 10\text{-}24 \quad 左、右膝关节代谢热治疗前后对比$$

（A.治疗前左膝关节 $\Delta F_{前}$=3.78、右膝关节 $\Delta F_{前}$=1.99 气化热结构图；

B.治疗 35 天左膝关节 $\Delta F_{35天}$=1.83、右膝关节 $\Delta F_{35天}$=1.42 气化热结构图；

C.治疗 3 个月左膝关节 $\Delta F_{3个月}$=0.83、右膝关节 $\Delta F_{3个月}$=0.56 气化热结构）

（2）免疫功能表现：脊柱气血气化代谢热治疗 35 天后仍呈连续性差、节段性高代谢，治疗 3 个月后连续性较前改善，代谢热值 $\Delta F_{前}$=1.55、$\Delta F_{35天}$=2.09、$\Delta F_{3个月}$=0.99（如图 10-25）；脾区仍可见孤立、斜下高代谢热源，肝脾（解剖区）气血气化代谢热差值 $\Delta F_{（MAX肝-MAX脾）前}$=0.48、$\Delta F_{（MAX肝-MAX脾）35天}$=0.35、$\Delta F_{（MAX肝-MAX脾）3个月}$=0.21（如图 10-25）。以上提示治疗 35 天后免疫功能异常无改善，治疗 3 个月后免疫功能较治疗前明显改善。

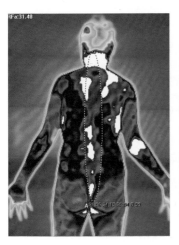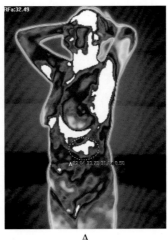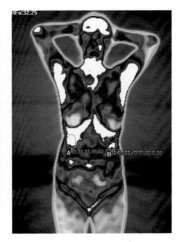

A

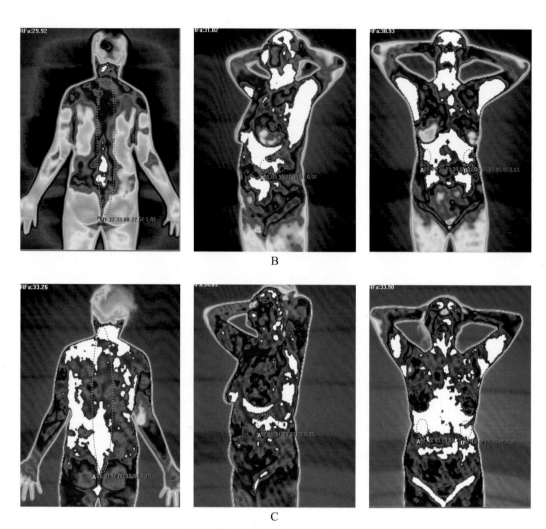

图 10-25　脊柱气血气化代谢热治疗前后对比

（A. 治疗前脊柱代谢热 $\Delta F_{前}$=1.55、脾区斜下高代谢、肝脾（解剖区）代谢热差值 $\Delta F_{(MAX肝-MAX脾)前}$=0.48 气化热结构图；B. 治疗 35 天脊柱代谢热 $\Delta F_{35天}$=2.09、脾区斜下高代谢、肝脾（解剖区）代谢热差值 $\Delta F_{(MAX肝-MAX脾)35天}$=0.35 气化热结构图；C. 治疗 3 个月脊柱代谢热 $\Delta F_{3个月}$=0.99、脾区斜下高代谢、肝脾（解剖区）代谢热差值 $\Delta F_{(MAX肝-MAX脾)3个月}$=0.21 气化热结构图）

（3）三焦气血气化代谢热表现：治疗前 $\Delta F_{上焦-中焦}$=-0.63、$\Delta F_{中焦-下焦}$=1.29、$\Delta F_{上焦-下焦}$=0.66；治疗 35 天 $\Delta F_{上焦-中焦}$=-0.82、$\Delta F_{中焦-下焦}$=1.55、$\Delta F_{上焦-下焦}$=0.73；治疗 3 个月 $\Delta F_{上焦-中焦}$=-0.43、$\Delta F_{中焦-下焦}$=0.77、$\Delta F_{上焦-下焦}$=0.34（如图 10-26）。以上提示治疗 35 天后中焦热仍无明显改善，治疗 3 个月后中焦热较治疗前改善。

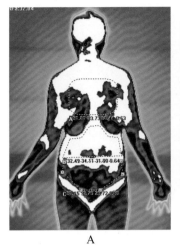 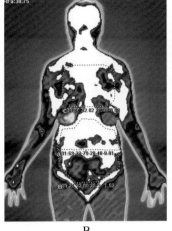 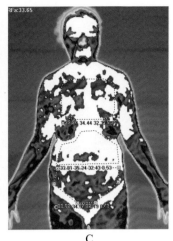

图 10-26　三焦气血气化代谢热治疗前后对比

（A.治疗前三焦代谢热气化热结构图；B.治疗 35 天三焦代谢热气化热结构图；

C.治疗 3 个月三焦代谢热气化热结构图）

（4）胃区代谢热值 $\Delta F_{前}$ =2.15、$\Delta F_{35天}$ =1.87、$\Delta F_{3个月}$ =0.73（如图 10-27）；脾胃（小肠区）代谢热值 $\Delta F_{前}$ =1.55、$\Delta F_{35天}$ =1.27、$\Delta F_{3个月}$ =0.56（如图 10-28）；肝胆区代谢热值 $\Delta F_{前}$ =1.76、$\Delta F_{35天}$ =2.13、$\Delta F_{3个月}$ =1.04（如图 10-29）；唇区代谢热值 $\Delta F_{前}$ =-0.57、$\Delta F_{35天}$ =2.37、$\Delta F_{3个月}$ =2.01（如图 10-30）。以上提示治疗 35 天后中焦胃府命门的功能无改善，治疗 3 个月后中焦胃府命门功能较治疗前改善。

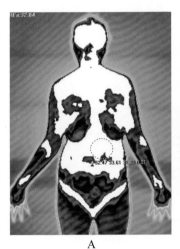 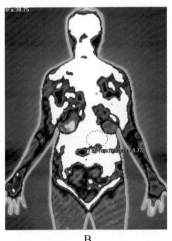 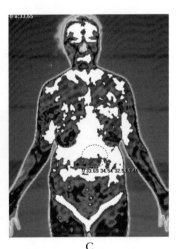

图 10-27　胃区代谢热治疗前后对比

（A.治疗前胃区代谢热 $\Delta F_{前}$ =2.15 气化热结构图；B.治疗 35 天胃区代谢热 $\Delta F_{35天}$ =1.87 气化热结构图；

C.治疗 3 个月胃区代谢热 $\Delta F_{3个月}$ =0.73 气化热结构图）

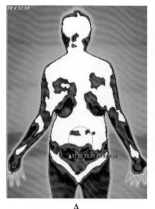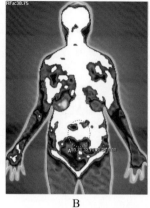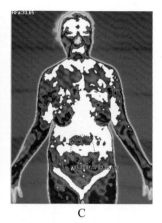

A   B   C

图 10-28　脾胃（小肠区）代谢热治疗前后对比

（A. 治疗前脾胃（小肠区）代谢热 $\Delta F_{前}$=1.55 气化热结构图；B. 治疗 35 天脾胃（小肠区）代谢热；$\Delta F_{35天}$=1.27 气化热结构图；C. 治疗 3 个月脾胃（小肠区）代谢热 $\Delta F_{3个月}$=0.56 气化热结构图）

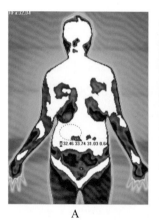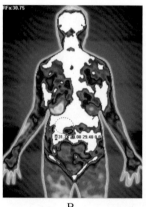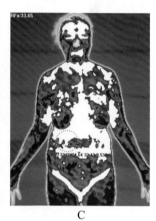

A   B   C

图 10-29　肝胆区代谢热治疗前后对比

（A. 治疗前肝胆区代谢热 $\Delta F_{前}$=1.76 气化热结构图；B. 治疗 35 天肝胆区代谢热 $\Delta F_{35天}$=2.13 气化热结构图；C. 治疗 3 个月肝胆区代谢热 $\Delta F_{3个月}$=1.04 气化热结构图）

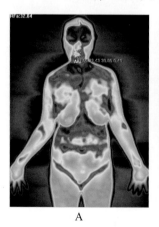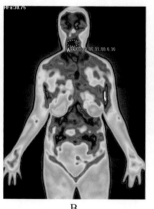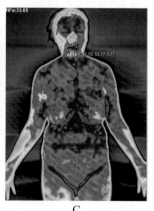

A   B   C

图 10-30　唇区代谢热治疗前后对比

（A. 治疗前唇区代谢热 $\Delta F_{前}$=-0.57 气化热结构图；B. 疗 35 天唇区代谢热 $\Delta F_{35天}$=2.37 气化热结构图；C. 治疗 3 个月唇区代谢热 $\Delta F_{3个月}$=2.01 气化热结构图）

（5）左侧肾区仍呈结晶样高代谢，代谢热值 $\Delta F_{前}=0.87$、$\Delta F_{35天}=1.01$、$\Delta F_{3个月}=$ 0.68（如图 10-31）；脐区代谢热值 $\Delta F_{前}=2.70$、$\Delta F_{35天}=3.28$、$\Delta F_{3个月}=2.48$（如图 10-32）。提示治疗 35 天后肾命门元气亏虚无改善，治疗 3 个月后肾命门元气亏虚较治疗前改善。

（6）腹背阴阳代谢热差值 $\Delta F_{前（背-腹）}=-0.18$、$\Delta F_{35天（背-腹）}=-0.89$、$\Delta F_{3个月（背-腹）}=$ 0.01（如图 10-33），提示治疗 35 天后三焦相火不足无改善，治疗 3 个月后三焦相火较前升高，即全身阳气布散、周流功能较治疗前改善。

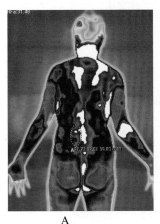 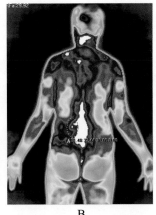 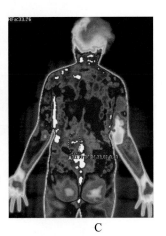

A   B   C

图 10-31　左侧肾区代谢热治疗前后对比

（A. 治疗前左侧肾区结晶样高代谢、代谢热 $\Delta F_{前}=0.87$ 气化热结构图；

B. 治疗 35 天左侧肾区结晶样高代谢、代谢热 $\Delta F_{35天}=1.01$ 气化热结构图；

C. 治疗 3 个月左侧肾区结晶样高代谢、代谢热 $\Delta F_{3个月}=0.68$ 气化热结构图）

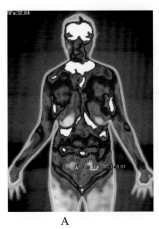 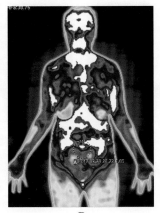 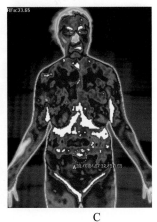

A   B   C

图 10-32　脐区代谢热治疗前后对比

（A. 治疗前脐区代谢热 $\Delta F_{前}=2.70$ 气化热结构图；B. 治疗 35 天脐区代谢热 $\Delta F_{35天}=3.28$ 气化热结构图；

C. 治疗 3 个月脐区代谢热 $\Delta F_{3个月}=2.48$ 气化热结构图）

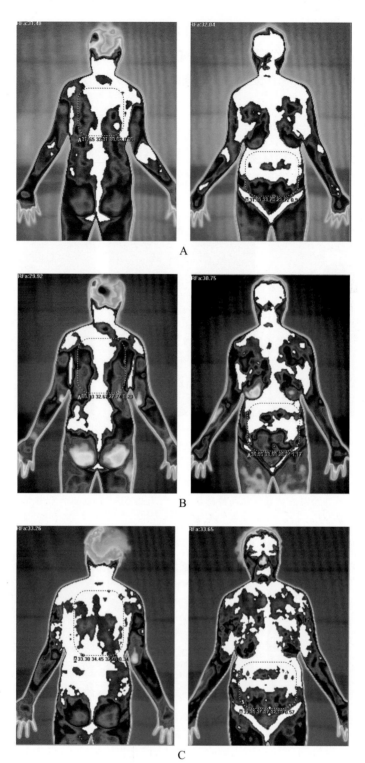

图 10-33　腹背阴阳代谢热差值治疗前后对比

（A. 治疗前腹背阴阳代谢热差值 $\Delta F_{前（背-腹）}=-0.18$ 气化热结构图；

B. 治疗 35 天腹背阴阳代谢热差值 $\Delta F_{35天（背-腹）}=-0.89$ 气化热结构图；

C. 治疗 3 个月腹背阴阳代谢热差值 $\Delta F_{3个月（背-腹）}=0.01$ 气化热结构图）

综上 TTM 对比分析可知，治疗 35 天后，四肢关节气血气化代谢热数值显著下降，提示关节炎症明显改善；免疫功能异常仍存在；命门系的 TTM 气血气化代谢热值改善不明显，提示命门系相火仍不足，仍以中焦胃府命门相火、下焦肾命门元气不足为主，且病理性功能改变的体质特征及三焦气化无明显改善。这些指标均体现了湿热痹阻型尪痹病机的复杂性和病情的缠绵性，因而命门系及三焦气化的本质在短时间内难以改善。

治疗 3 个月后，四肢关节气血气化代谢热数值明显下降，提示关节炎症基本缓解；脊柱气血气化代谢热连续性较前改善、肝脾（解剖区）气血气化代谢热差值较前下降，提示免疫功能较前改善；肾命门元气较前改善；命门系相火较前升高，全身阳气布散、周流的气化功能较前明显改善；中焦胃府命门相火的功能较前改善；病理性功能改变的体质特征气血（阴）两虚、湿热内蕴仍然存在，但较前改善，尤以中焦改善明显。

四、治疗前后对比

1. TTM 可对尪痹（类风湿关节炎）进行数据分析

应用 TTM 可以客观、可视、数据化地对尪痹（类风湿关节炎）患者关节部位的气血气化代谢热进行测量，以数据的方式来衡量炎症的轻重、缓急，病情发展的先后，从而确定用药量的大小，并进行疗效观察，为临床提供可靠依据。

2. 应用 TTM 可以观察尪痹（类风湿关节炎）患者脏腑与关节、三焦气化与关节之间的联系

侯丽萍教授认为，"湿毒"是导致尪痹（类风湿关节炎）最主要的原因。首先，通过 TTM 观测上焦肺的宣化、中焦脾的运化、下焦肾的司化和三焦的气化，可以分析水液代谢的病理；其次，通过 TTM 观测五脏自转过程中的营卫分布和任督二脉公转的气血气化分布，可以帮助我们寻求病因、探讨病机、评估体质、确定治疗方案、观测疗效。

3. TTM 可对尪痹（类风湿关节炎）进行正气即免疫功能评估

通过观测肝脾（解剖区）气血气化代谢热差值、脾区及脊柱气血气化代谢热的异常形态，可以评估免疫功能异常，从而为临床应用激素治疗提供帮助，同时更好地指导我们用侯丽萍教授诊疗体系的药物平稳地撤减激素，防止激素的副作用发生。

4. 应用 TTM 可以观察尪痹（类风湿关节炎）患者整体体质特征

中医体质是指人体生命过程中，在先天禀赋和后天获得基础上形成的形态结构、生理功能和心理状态方面综合的、相对稳定的固有特性，是人类在生长发育过程中所形成的与自然、社会环境相适应的人体个性特征。

侯丽萍教授三焦气化理论认为，三焦是指化生气血、输布津液、排泄废物的空间和通道（包括气街、腠理），是一个多层次、多角度、多方位的空间立体三焦，通过公转（任督二脉能量的输布）和自转（五脏能量的回流）在各焦命门系相火的作用下，营卫之气协调、有序地完成气化功能。

TTM可以观测三焦气化的生理及病理，从而为临床探讨侯丽萍教授的三焦气化功能提供可视化的依据。

5. TTM 可对尪痹（类风湿关节炎）进行命门系的分析

命门为相火之原，三焦为相火之气所注，并分布命门元气。侯丽萍教授认为，命门系包括脑命门、包络命门、胃府命门、肾命门，其间各命门所蕴藏的具有造化机能的精微物质是三焦气化的原动力。因此通过客观、可视地观察机体各命门系病理性功能改变的图像特征可以使辨证与辨病更加精准。

6. TTM 可对尪痹（类风湿关节炎）进行三焦气化的分析评估

尪痹（类风湿关节炎）患者虽然以四肢关节红肿热痛为主要临床症状，但其病本在脏腑三焦气化失常，因此通过TTM三焦气血气化代谢热结构图像分析，可以客观地研判机体内部脏腑三焦气机的升降、出入、聚散，精准把握三焦气化失常的部位、性质、程度，为临床诊治疾病提供可靠中医影像资料。

7. TTM 可对尪痹（类风湿关节炎）的病因病机进行整体化认识

尪痹（类风湿关节炎）是一种自身免疫性疾病，但多年来通过TTM对本病的分析发现，它不仅与自身免疫有关，同时几乎都存在命门系代谢功能失调，并伴有心理（神经）功能的失常，这也进一步印证了现代医学模式"自然－生物－心理－社会医学模式"的整体观医学模式，体现了本病病因、病机的整体性、复杂性，揭示了侯丽萍教授君相火、三焦气化学术思想的痹病内涵，从而为临床诊治另辟蹊径。

第二节　郁证案

一、治疗前患者病历情况

1. 临床症状及四诊摘要

门诊患者张某，男，21岁。情绪低落，兴趣下降，反应迟钝，入睡困难、早醒且多梦，食少纳呆，胸闷，全身乏力，多汗，伴见紧张不安、急躁易怒，体胖，舌苔白腻，脉弦细涩，较数。

2. 中医诊断：郁证（肝郁脾虚型）

3. 治疗前 TTM 表现

（1）额头部气血气化代谢热：额头部气血气化代谢热呈"M 形"高代谢热结构图，且伴两条相交"睡眠线"（如图 10-34）。

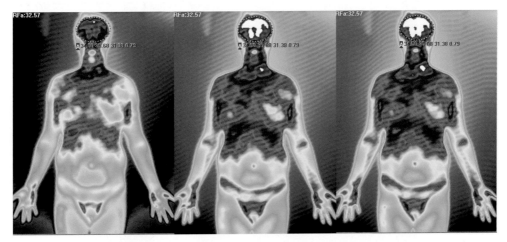

图 10-34　额头部呈"M 形"高代谢伴两条相交"睡眠线"气化热结构图

（2）额头部与手指气血气化代谢热：额头部气血气化代谢热呈"白帽子"，双手指气血气化代谢热呈"绿手套"（如图 10-35）。

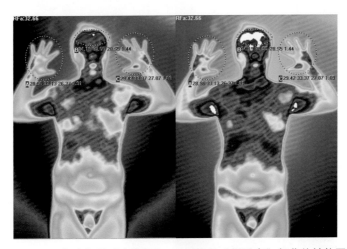

图 10-35　额头部呈"白帽子"、双手指呈"绿手套"气化热结构图

（3）胸、背（上）区气血气化代谢热：胸区气血气化代谢热呈高代谢为主的中温差热结构图（如图 10-36），背（上）区气血气化代谢热呈低代谢为主的中温差热结构图（如图 10-37），且二者气血气化代谢热结构图范围分别超过各自区域的 40% 以上。

（4）肝区气血气化代谢热：肝区气血气化代谢热呈团块状不均匀分布（如图 10-38）。

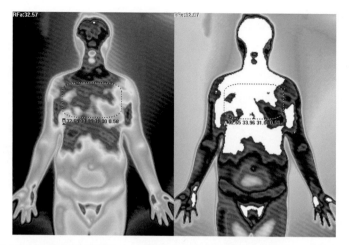

图 10-36　胸区高代谢为主中温差（超过本区域的 40%）气化热结构图

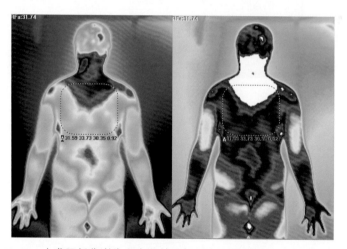

图 10-37　上背区低代谢为主中温差（超过本区域的 40%）气化热结构图

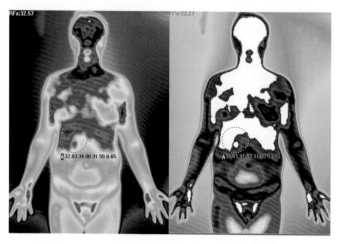

图 10-38　肝区团块状不均匀分布气化热结构图

（5）肝经及循行区相应脏腑、孔窍气血气化代谢热：右眼区高代谢（如图 10-39），少腹区较早出现"倒八字形"高代谢热源（如图 10-40），胸部点片状高代谢热源较早出现（如图 10-41）。

（6）肝脾（解剖区）气血气化代谢热差值：肝区代谢热大于脾区代谢热，$\Delta F_{MAX 肝 - MAX 脾} = 0.42$（如图 10-42）。

（7）三焦气血气化代谢热：$\Delta F_{上焦 - 中焦} = 0.15$、$\Delta F_{中焦 - 下焦} = 1.91$、$\Delta F_{上焦 - 下焦} = 2.06$（如图 10-43）。

（8）躯干与四肢末梢气血气化代谢热：躯干气血气化代谢热呈高代谢热结构图，四肢末梢呈低代谢热结构图（如图 10-44）。

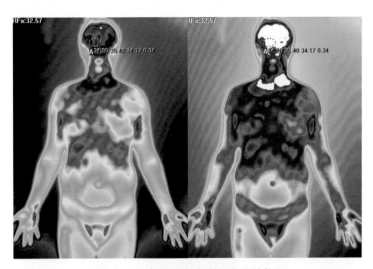

图 10-39　右眼区高代谢气化热结构图

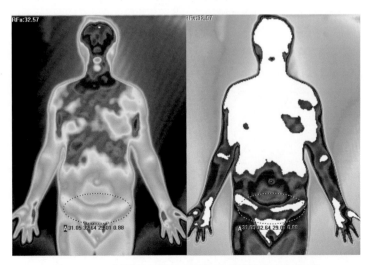

图 10-40　少腹区"倒八字形"高代谢气化热结构图

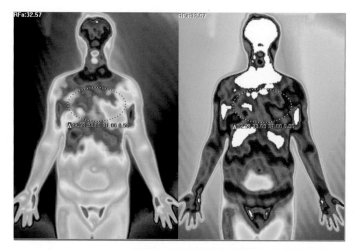

图 10-41　胸部点片状高代谢气化热结构图

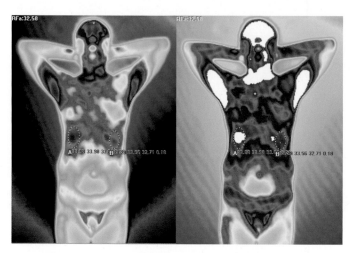

图 10-42　肝区代谢热大于脾区代谢热气化热结构图

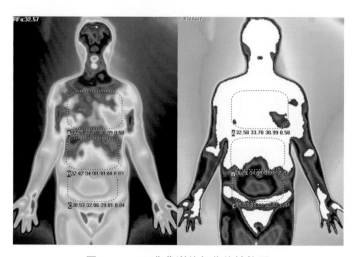

图 10-43　三焦代谢热气化热结构图

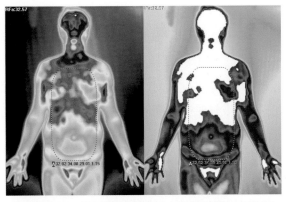

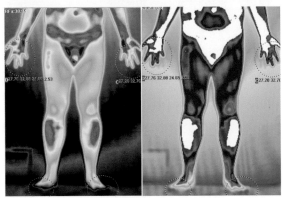

图 10-44　躯干高代谢、四肢末梢低代谢气化热结构图

综上 TTM 表现可知，该患者符合郁证肝郁脾虚型阳虚证的病机表现，即胸区气血气化代谢热呈高代谢为主的中温差热结构图，上背区气血气化代谢热呈低代谢为主的中温差热结构图，且二者气血气化代谢热结构图范围分别超过各自区域的 40%，但整体以低代谢为主，故该患者临床表现以抑郁症为主，伴有焦虑症。

二、治疗方案

（一）治则
治病求本，先其本因，疏通三焦。

（二）治法
疏肝解郁，健脾养心，化浊醒脑，通化三焦。急性期：疏肝健脾，温通阳气，化浊醒脑。缓解期：补肝肾，调中阳，通化三焦。

（三）方药
1. 募疗调息

（1）操作方法

①患者提前半小时服用募疗汤。②嘱患者排空二便后仰卧于床上，两手放在身体两侧，头部垫起，大致与身体呈一平面，全身放松，体态自然。③通过 TTM 代谢热图及四

诊来判断患者脏腑的虚实盛衰、三焦气机气化失常情况。④辨证施术。对 TTM 及四诊综合收集的资料进行分析研判，辨清病因、病机、病位、病性，选择相应的穴位和手法。

（2）手法

①辨证选取梁门、期门、日月、京门、上脘、中脘、下脘、天枢、鸠尾、中府穴。②调息。行腹式呼吸三次（吸气时腹部隆起，将气引至丹田，呼气时腹壁回缩），胸式呼吸一次（吸气时胸廓抬起，腹壁回缩，呼气时相反）。③点按神曲穴。④完毕切腹、切脉，再次做 TTM 检查，与募疗之前对比并做记录。

（3）疗程

1 次 / 日，7 天一疗程，共治疗 3 个疗程。

2. 俞疗养脏

（1）操作方法

①患者取俯卧位，暴露背部和颈项部。②背诊：通过 TTM 代谢热图看背部代谢热寒热、虚实、浅深，望其有无丘疹、皮屑，高低对称与否。③重点通过 TTM 及叩诊看足太阳膀胱经区从大杼穴到八髎穴之穴位代谢热的寒热，并将 TTM 与叩诊相结合，寻找阿是穴，并加以标记。④在背部均匀涂抹黄芥俞疗油。

（2）手法

①以肝俞、胆俞、脾俞、胃俞、心俞、肺俞、大椎、至阳、命门为基本穴，辨证结合阿是穴部位选穴。②用闪火罐法在背部沿着膀胱经第一侧线、第二侧线自上而下，督脉自下而上，再沿上述经脉自内而外反复行闪罐法，每次连续闪 100～200 罐，以出痧为度。

（3）疗程

1 次 / 日，7 天一疗程，共治疗 3 个疗程。

3. 九宫回阳[1]

（1）操作方法

①患者排空二便后空腹扫 TTM，观察其腹部九宫区气血气化代谢热图，从而确定其穴位区代谢热之寒热虚实。②用切腹诊法，结合 TTM 判断腹部九宫区虚实（指下有浮云、结节、硬结、空虚、寒热之感觉）。③嘱患者仰卧于床上，两手放在身体两侧，头部垫起，大致与身体呈一平面，全身放松，体态自然，暴露腹部。④视人之肥瘦，取 1.5～2.5 寸毫针，于脐周取穴后，先行针刺得气，将针留在适当的深度。⑤在针柄上插一段长 2～3cm 的艾卷施灸或于针尾上搓捏少许艾绒点燃施灸。

（2）手法

①取双天枢、双梁门、双水道进行针刺，以泻法为主，调整肝郁脾虚。②取中脘、

---

[1] 九宫回阳："九宫" 是以神阙穴为中心的区域，是人体的真元所在。九宫回阳法就是以神阙穴为中心，选取任脉及足阳明胃经的九个穴位，对其进行针刺，辅以温针灸以涵养命门相火，促进三焦气化之方法。

关元二穴针灸并用，进行九宫区调脾固肾。③灸神阙、关元、中脘以益气养心补肾。

（3）疗程

1次/日，7天一疗程，共治疗3个疗程。

三、治疗 25 天后病情

1.临床症状及四诊摘要

患者表情喜悦，反应较前灵敏，双眼有神，入睡困难较前改善，急躁易怒明显缓解，且愿意与人主动交流，舌淡白，脉弦。

2.TTM 表现

（1）额头部：额头部气血气化代谢热"M 形"高代谢区域热结构图较前减小，"睡眠线"仍有两条相交但变细（如图 10-45）。

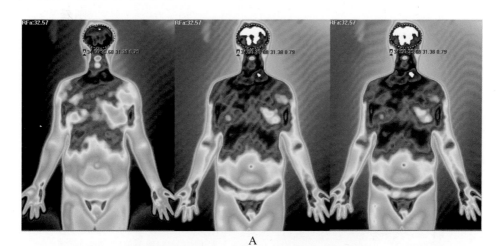

A

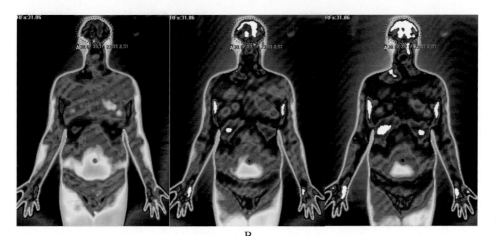

B

图 10-45　额头部气血气化代谢热治疗前后对比

（A.治疗前额头部呈"M 形"高代谢伴两条相交"睡眠线"气化热结构图；

B.治疗 25 天额头部"M 形"高代谢区域减小伴两条变细相交"睡眠线"气化热结构图）

（2）额头部与手指：额头部气血气化代谢热仍呈"白帽子"，双手指气血气化代谢热"绿手套"较前改善（如图10-46）。

（3）胸、背（上）区：胸区气血气化代谢热较前降低（如图10-47），背（上）区气血气化代谢热由低代谢变为高代谢热结构图（如图10-48）。

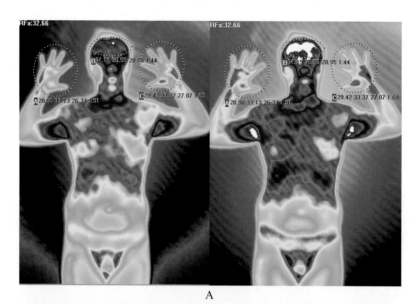

A

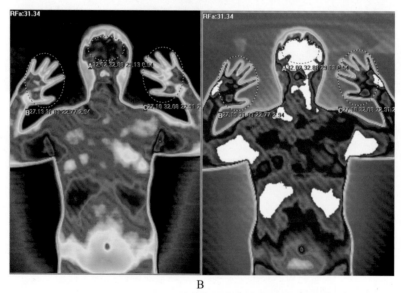

B

图10-46　额头部、双手指气血气化代谢热治疗前后
（A.治疗前额头部呈"白帽子"、双手指呈"绿手套"气化热结构图；
B.治疗25天额头部呈"白帽子"、双手指呈"绿手套"较前改善气化热结构图）

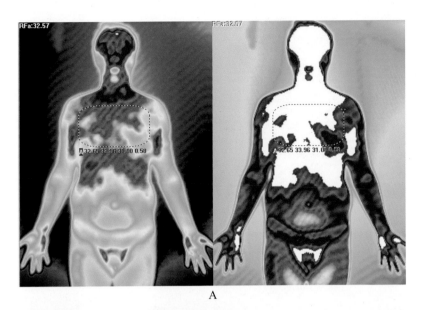

A

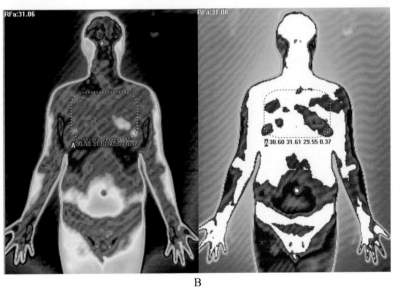

B

图 10-47　胸区气血气化代谢热治疗前后对比

(A. 治疗前胸区高代谢为主中温差（超过本区域的 40%）气化热结构图；

B. 治疗 25 天胸区高代谢下降气化热结构图)

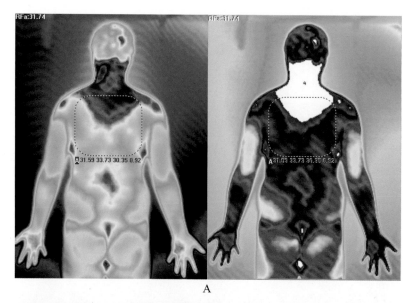

A

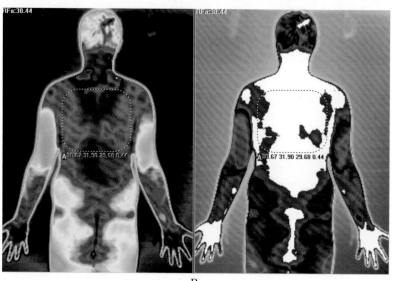

B

图 10-48 背区气血气化代谢热治疗前后对比
（A. 治疗前上背区低代谢为主中温差（超过本区域的 40%）气化热结构图；
B. 治疗 25 天上背区由低代谢变为高代谢气化热结构图）

（4）肝区：气血气化代谢热仍呈团块状不均匀分布（如图 10-49）。

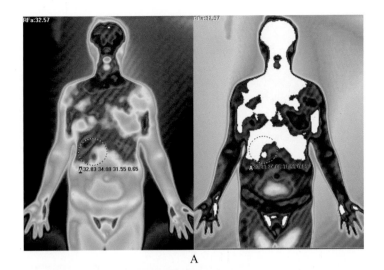

图 10-49　肝区气血气化代谢热治疗前后对比

（A. 治疗前肝区团块状不均匀分布气化热结构图；B. 治疗 25 天肝区团块状不均匀分布气化热结构图）

（5）肝经及循行区相应脏腑、孔窍：右眼区高代谢降低（如图 10-50），少腹区较早出现"倒八字形"高代谢热源仍存在（如图 10-51），胸部点片状高代谢热源较前减轻（如图 10-52）。

（6）肝脾（解剖区）：肝区代谢热大于脾区代谢热，$\Delta F_{治疗前（MAX肝-MAX脾）}$=0.42、$\Delta F_{治疗后（MAX肝-MAX脾）}$=0.14（如图 10-53），差值较前减小。

（7）三焦：$\Delta F_{治疗前（上焦-中焦）}$=0.15、$\Delta F_{治疗前（中焦-下焦）}$=1.91、$\Delta F_{治疗前（上焦-下焦）}$=2.06，$\Delta F_{治疗后（上焦-中焦）}$=-0.19、$\Delta F_{治疗后（中焦-下焦）}$=0.82、$\Delta F_{治疗后（上焦-下焦）}$=0.63（如图 10-54）。以上提示治疗后较治疗前中、下焦代谢热升高。

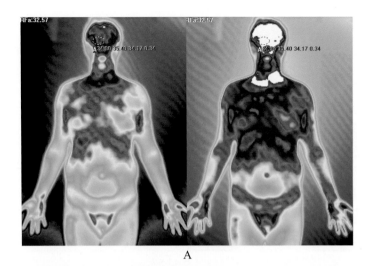

A

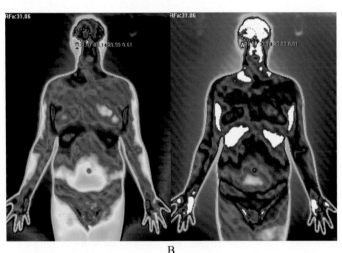

B

图 10-50　右眼区气血气化代谢热治疗前后对比
（A.治疗前右眼区高代谢气化热结构图；B.治疗 25 天右眼区高代谢降低气化热结构图）

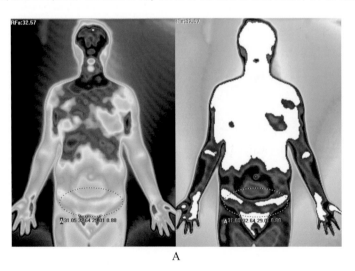

A

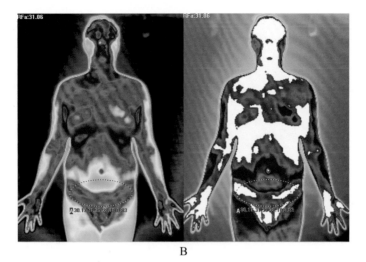

B

图 10-51　少腹区气血气化代谢热治疗前后对比
（A. 治疗前少腹区"倒八字形"高代谢气化热结构图；
B. 治疗 25 天少腹区"倒八字形"高代谢气化热结构图）

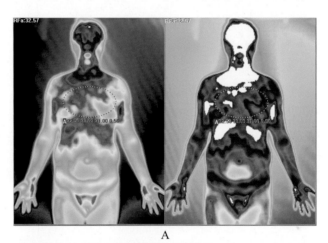

A

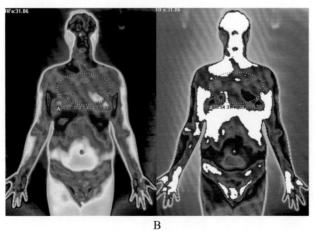

B

图 10-52　胸部气血气化代谢热治疗前后对比
（A. 治疗前胸部点片状高代谢气化热结构图；B. 治疗 25 天胸部点片状高代谢减轻气化热结构图）

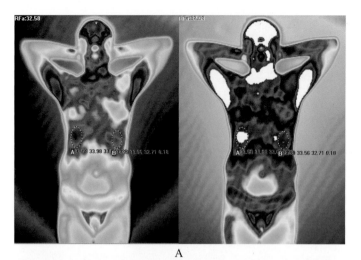

A

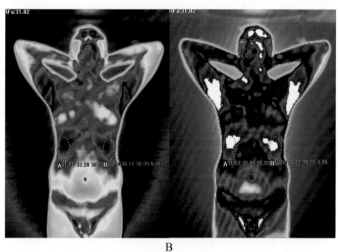

B

图 10-53 肝区与脾区代谢热差值治疗前后对比
（A. 治疗前肝区代谢热大于脾区代谢热气化热结构图；
B. 治疗 25 天肝区与脾区代谢热差值减小气化热结构图）

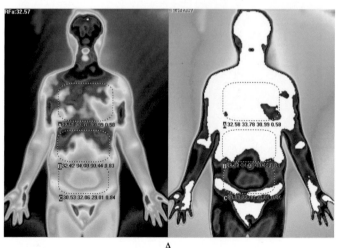

A

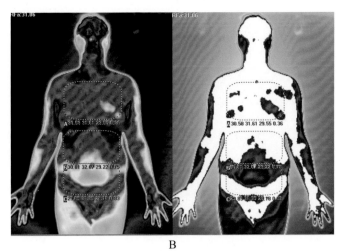

B

图 10-54　三焦代谢热治疗前后对比

（A. 治疗前三焦代谢热气化热结构图；B. 治疗 25 天中、下焦代谢热升高气化热结构图）

（8）躯干与四肢末梢：躯干上焦代谢热较前降低，中、下焦代谢热较前升高，四肢末梢较前明显升高（如图 10-55）。

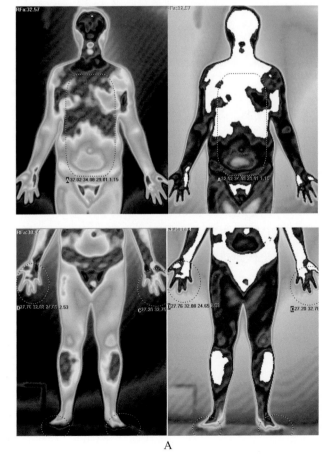

A

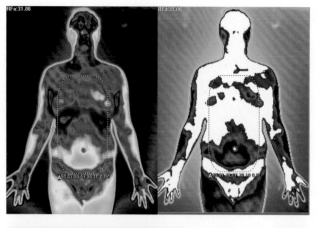

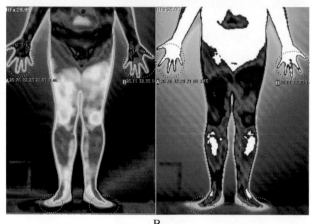

B

图 10-55　躯干、四肢代谢热治疗前后对比

（A. 治疗前躯干高代谢、四肢末梢低代谢气化热结构图；

B. 治疗 25 天躯干上焦代谢热降低，中、下焦代谢热升高，四肢末梢明显升高气化热结构图）

综上所述，治疗 25 天后额头部气血气化代谢热呈"M 形"高代谢热结构图较前减轻；双手指气血气化代谢热"绿手套"较前改善；胸区气血气化代谢热较前降低、背（上）区气血气化代谢热由低代谢变为高代谢；右眼区高代谢降低；胸部点片状高代谢热源较前减小；中、下焦代谢热较前升高；四肢末梢气血气化代谢热较前明显升高。但额头部气血气化代谢热仍呈"白帽子"，肝区气血气化代谢热仍呈团块状不均匀分布；"倒八字形"高代谢热源仍存在。提示该患者肝郁脾虚证型有效缓解，三焦气机升降出入较前有序，气化功能较前改善，因而患者抑郁、焦虑症状明显改善。

四、治疗前后对比

1. 从"体病"相关角度分析

郁证的体质为气郁质，其 TTM 气血气化代谢热结构图"特征性敏感指标"是额头部气血气化代谢热异常表现，即额头部呈"白帽子"或"M形"代谢热结构图、伴单侧或双侧睡眠线，提示心神不宁，情志不畅，精神紧张，睡眠障碍。

2. 从头胸背部 TTM 气血气化代谢热分析

当头胸背部气血气化代谢热以低代谢热结构图为主时，提示以抑郁症为主；当头胸背部气血气化代谢热以高代谢热结构图为主时，提示以焦虑症为主；当头胸背部气血气化代谢热以高代谢伴低代谢或低代谢伴高代谢热结构图为主时，提示焦虑症与抑郁症共存。

3. 从郁证病位阶段分析

通过 TTM 图像分析，郁证始发于肝，继发于心脑，失调于脾，终致三焦气机不畅，气化失常。

4. 从治疗阶段分析

通过侯丽萍教授创立的体质疗法综合调理，以募疗调息调枢机、畅气机、促气化，以俞疗养脏调和五脏六腑的功能，同时配合九宫回阳以补元气、调宗气、和卫气、通阳气，从而达到疏肝健脾，养血安神，醒脑开窍的目的，使三焦畅达，气化功能得到改善。这也客观证实了侯丽萍教授体质疗法的有效性及中医治病非"唯药是治"的内涵。

总之，TTM 是中西医功能影像学的完美组合，TTM 可使中、西医在理论上更好地汇通，治疗方案上有力地互补。同时也对侯丽萍教授三焦气化学术思想观有了新的拓展，为今后学习、研究、应用其体质疗法提供可视化、数据化依据。

第三节　案例对比图

一、大偻（强直性脊柱炎）贴脊治疗前后对比图

门诊患者卫某，男，30 岁，运用本院自制药贴脊治疗 3 次。

TTM 图像特征：贴脊后双肺整体气血气化代谢热较前升高，"猫耳肺"范围缩小（如图 10-56、10-57），提示肺功能改善；三焦气血气化代谢热值治疗前 $\Delta F_{上焦-中焦}=-0.09,\Delta F_{中焦-下焦}=-0.39,\Delta F_{上焦-下焦}=-0.48$（如图 10-58），治疗后 $\Delta F_{上焦-中焦}=0.18,\Delta F_{中焦-下焦}=-0.29,\Delta F_{上焦-下焦}=-0.11$（如图 10-59），提示三焦气血气化功能较前改善。

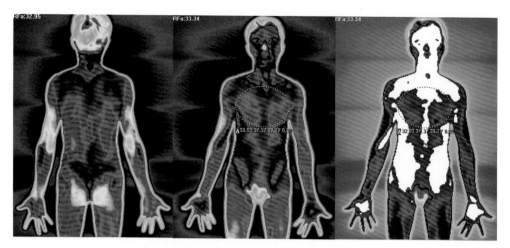

图 10-56 贴脊前胸部"猫耳肺"气化热结构图

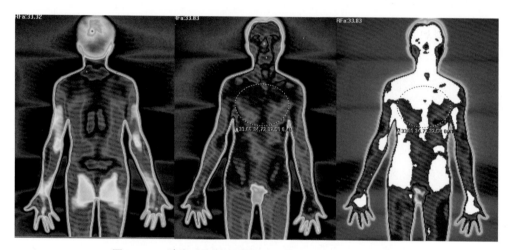

图 10-57 贴脊后胸部"猫耳肺"范围缩小气化热结构图

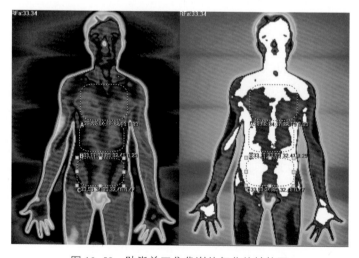

图 10-58 贴脊前三焦代谢热气化热结构图

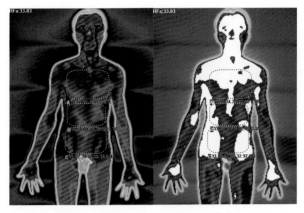

图 10-59　贴脊后三焦代谢热气化热结构图

二、代谢综合征治疗前后对比图

门诊患者胡某，男，53 岁，诊断为高血压、高血糖、高尿酸血症、脂肪肝。

治疗方法：募疗调息 5 次。

治疗前后对比如下（图 10-60、10-61、10-62、10-63、10-64、10-65、10-66、10-67、10-68、10-69、10-70）。

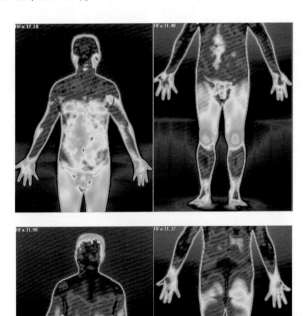

图 10-60　治疗前前位、后位原图

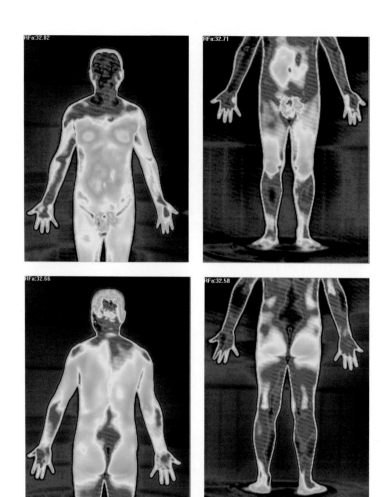

图 10-61 治疗后前位、后位原图

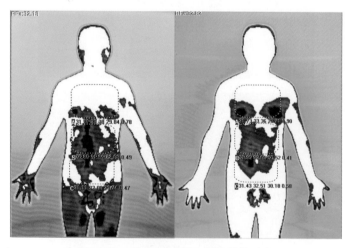

图 10-62 治疗前、后三焦代谢热对比

（三焦代谢热差值较前减小，上焦热、中焦寒

较前好转）

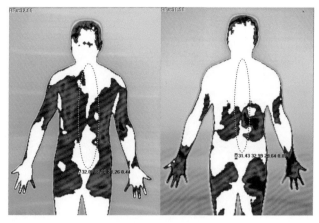

图 10-63　督脉代谢热对比

（督脉双向，以下行为主，连续性稍差
较前无改善）

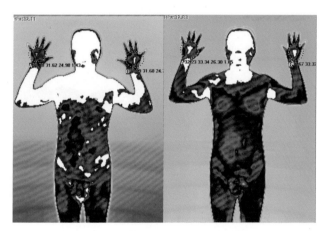

图 10-64　治疗前、后劳宫穴区代谢热对比

（治疗前左侧＞右侧 0.06，治疗后右侧＞左侧 0.04
较前明显好转）

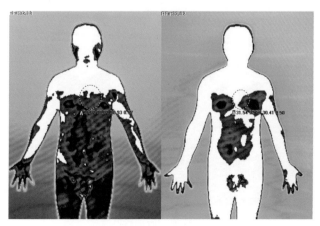

图 10-65　治疗前、后心脏代谢热对比

（心肌供血不足较前明显好转）

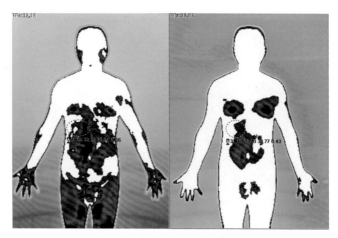

图 10-66　治疗前、后肝区代谢热对比

（脂肪肝较前好转）

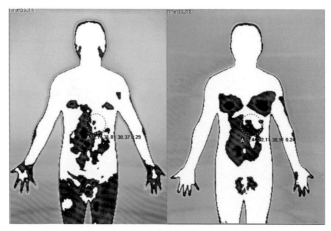

图 10-67　治疗前、后胃区代谢热对比

（慢性胃炎较前明显好转）

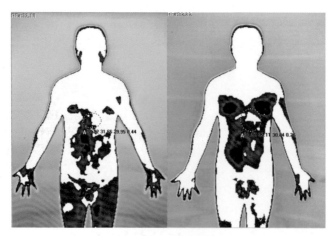

图 10-68　治疗前、后血糖代谢热对比

（高血糖较前好转）

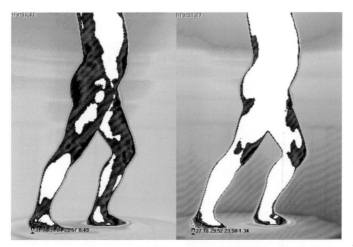

图 10-69　治疗前、后足跟区代谢热对比

（尿酸盐沉积较前消失）

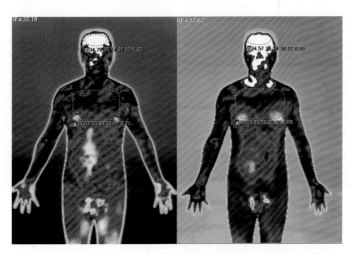

图 10-70　治疗前、后头胸部代谢热对比

（高血压较前无改善）

第十一章　TTM 临床应用典型图像汇总

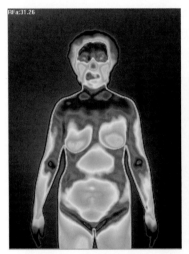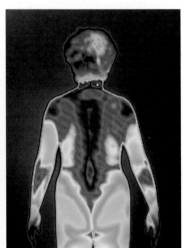

图 11-1　相对正常图

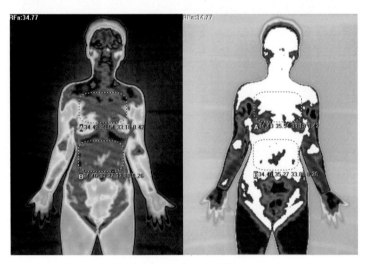

图 11-2　上、中焦热

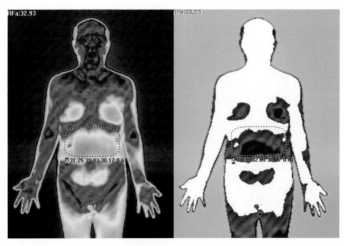

图 11-3　中焦寒

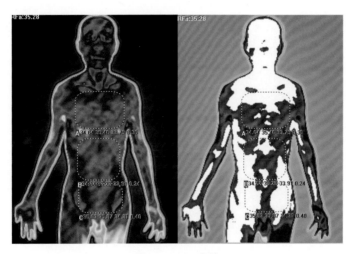

图 11-4　下焦热

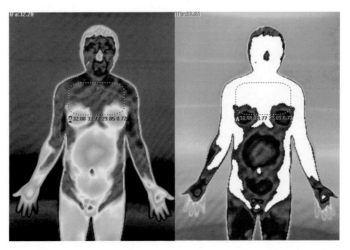

图 11-5　上焦区高代谢、后背太阳经区高代谢，提示公转不畅

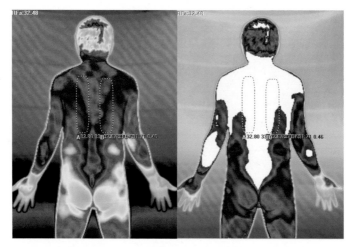

图 11-5　上焦区高代谢、后背太阳经区高代谢，提示公转不畅（续）

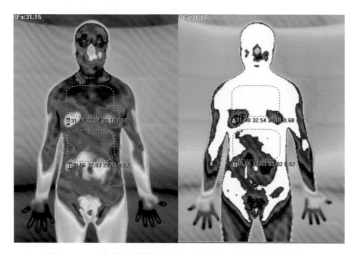

图 11-6　中焦区动力不足，难以推动上焦进行气化

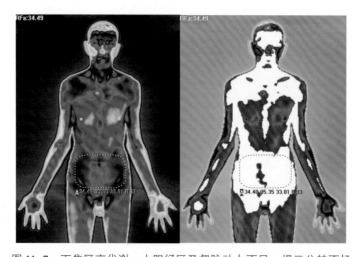

图 11-7　下焦区高代谢，太阳经区及督脉动力不足，提示公转不畅

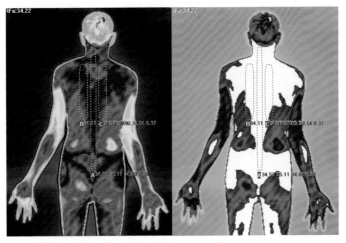

图 11-7 下焦区高代谢，太阳经区及督脉动力不足，提示公转不畅（续）

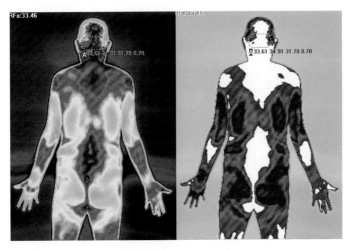

图 11-8 脑命门正平衡

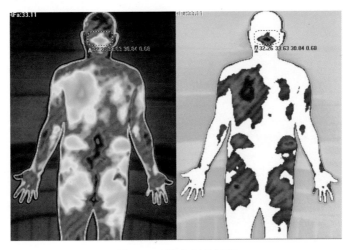

图 11-9 脑命门负平衡

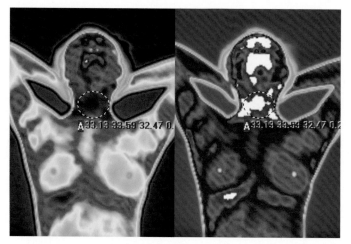

图 11-10　包络命门（甲状腺区）高代谢气化热结构图

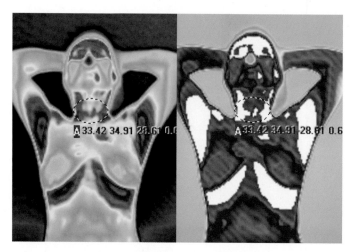

图 11-11　包络命门（甲状腺区）低代谢伴高代谢气化热结构图

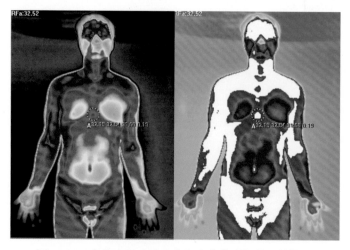

图 11-12　包络命门（膻中穴区）高代谢气化热结构图

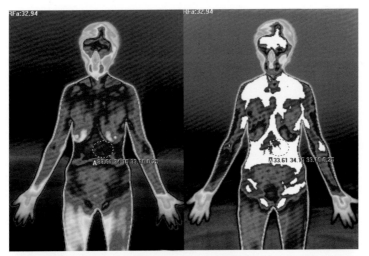

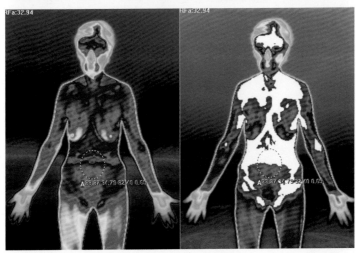

图 11-13　胃府命门（胃、脾、小肠区）高代谢气化热结构图

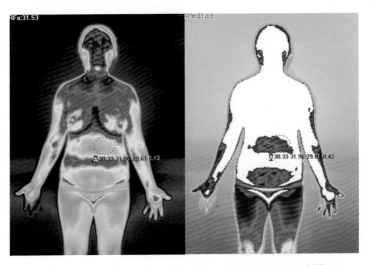

图 11-14　胃府命门（胃、脾、小肠区）低代谢气化热结构图

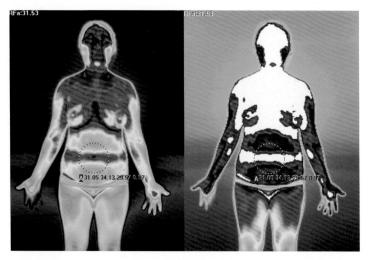

图 11-14　胃府命门（胃、脾、小肠区）低代谢气化热结构图（续）

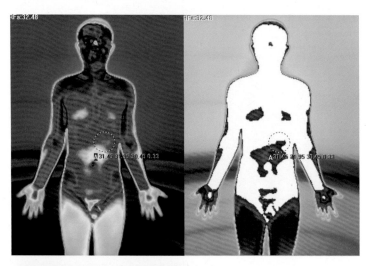

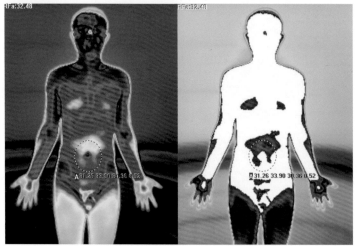

图 11-15　胃府命门（胃、脾、小肠区）高代谢伴低代谢气化热结构图

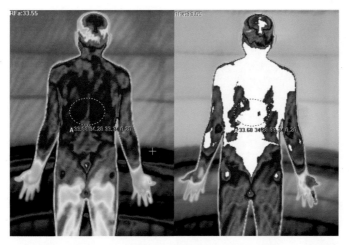

图 11-16　胃府命门（胰腺区）高代谢为主高温差气化热结构图

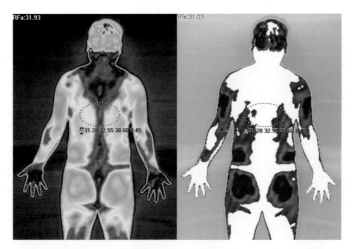

图 11-17　胃府命门（胰腺区）以高代谢为主的低温差气化热结构图

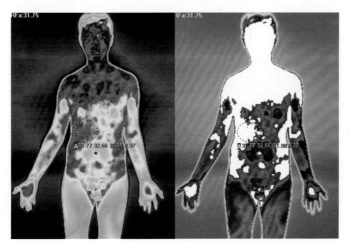

图 11-18　胃府命门（肝胆区）高代谢为主的高温差气化热结构图

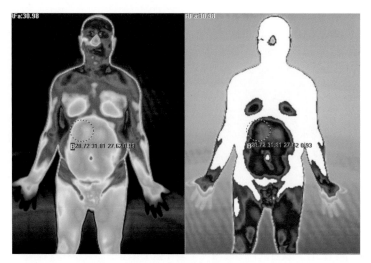

图 11-19　胃府命门（肝胆区）低代谢为主的中温差气化热结构图

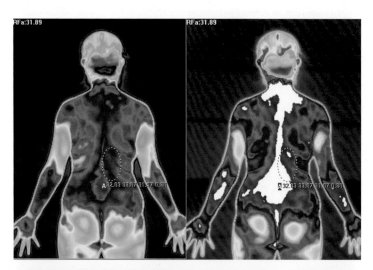

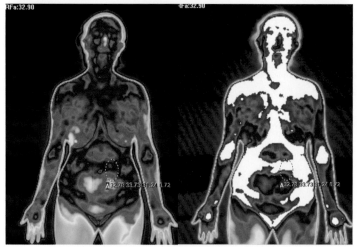

图 11-20　肾命门高代谢为主的低温差气化热结构图

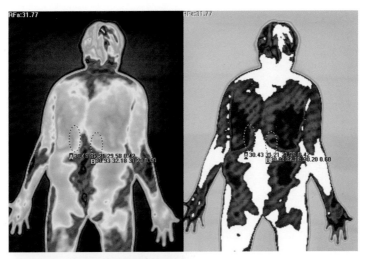

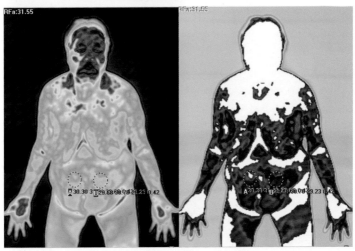

图 11-21　肾命门低代谢为主的低温差气化热结构图

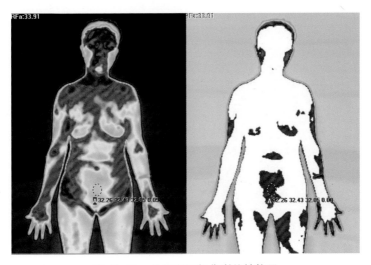

图 11-22　关元穴区低代谢热结构图

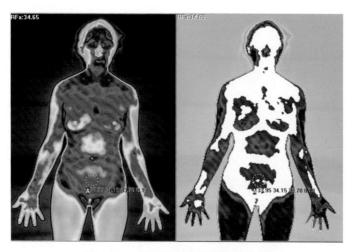
图 11-23　关元穴区高代谢热结构图

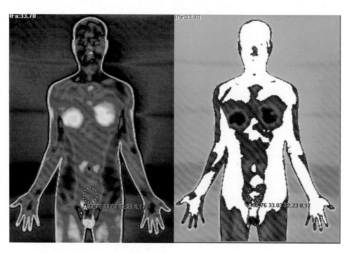
图 11-24　关元穴区高代谢伴低代谢中温差热结构图

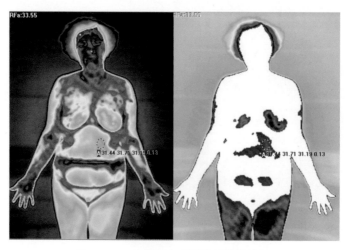
图 11-25　右梁门穴区低代谢热结构图

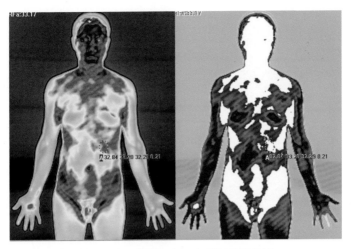

图 11-26　右梁门穴区高代谢热结构图

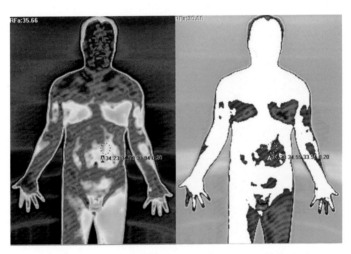

图 11-27　右梁门穴区低代谢伴高代谢热结构图

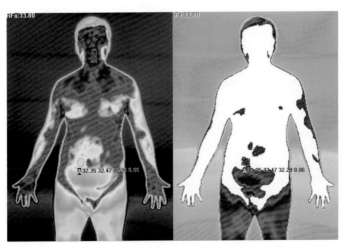

图 11-28　左天枢穴区低代谢热结构图

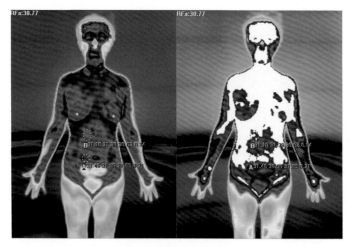

图 11-29　左天枢穴区高代谢伴胆囊区高代谢热结构图

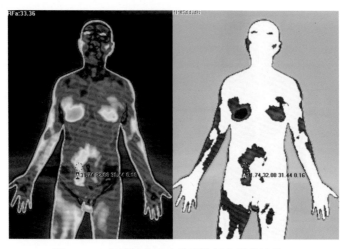

图 11-30　左天枢穴区高代谢伴低代谢热结构图

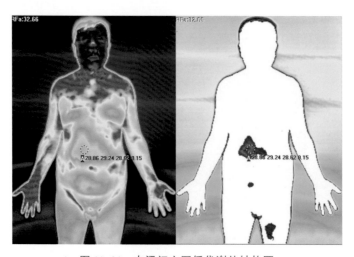

图 11-31　左梁门穴区低代谢热结构图

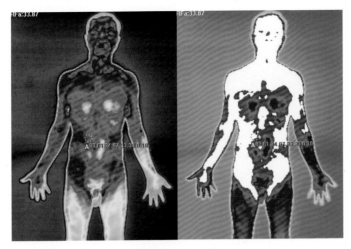

图 11-32　左梁门穴区高代谢热结构图

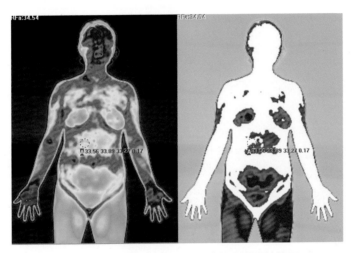

图 11-33　左梁门穴区高代谢伴低代谢热结构图

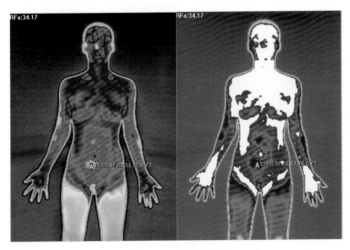

图 11-34　脐温正常

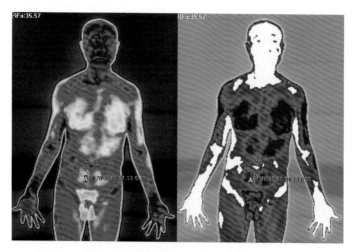

图 11-35　脐温 1.61，提示元气不足

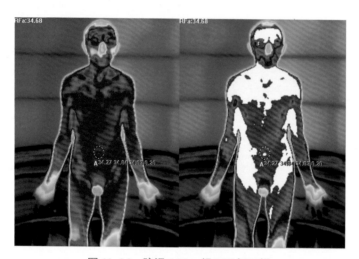

图 11-36　脐温 0.80，提示元气亏损

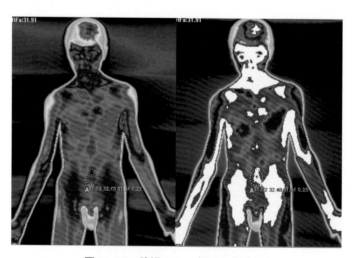

图 11-37　脐温 0.70，提示元气衰弱

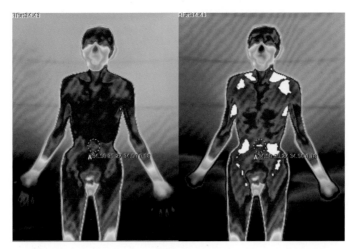

图 11-38　脐温 0.40，提示元气将败绝，疾病处于危重阶段

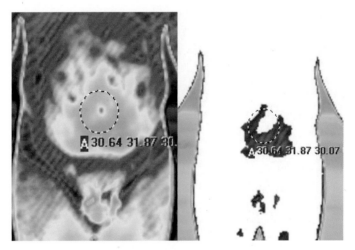

图 11-39　脐代谢热偏左走向

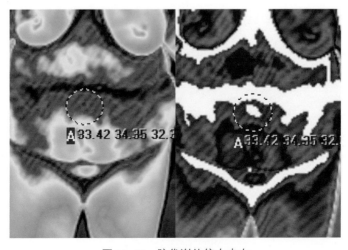

图 11-40　脐代谢热偏右走向

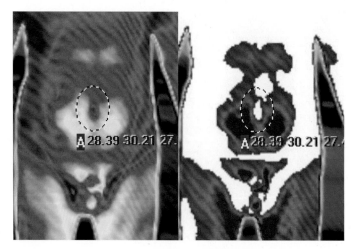

图 11-41　脐代谢热偏上走向

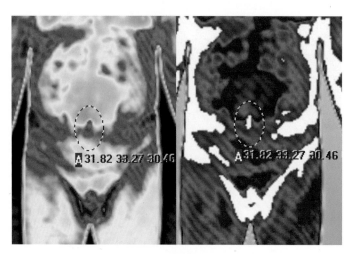

图 11-42　脐代谢热偏下走向

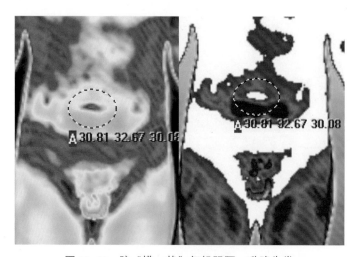

图 11-43　脐"横一状"气机阻隔、升降失常

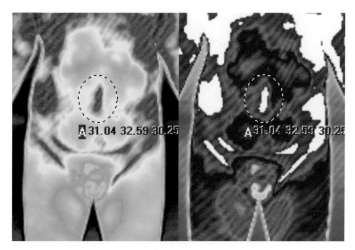

图 11-44 脐"竖一状"元气亏虚

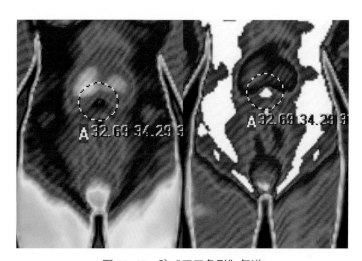

图 11-45 脐"正三角形"气逆

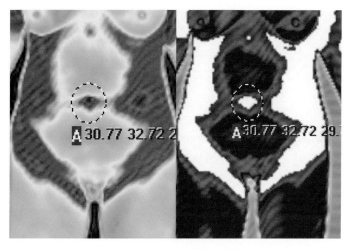

图 11-46 脐"倒三角形"中气下陷

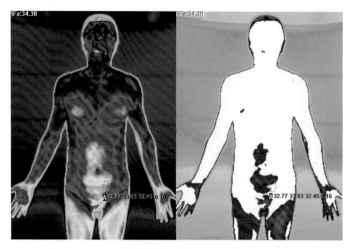

图 11-47　右水道穴区高代谢为主中温差热结构图

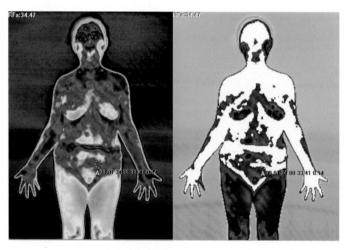

图 11-48　右水道穴区高代谢为主高温差热结构图

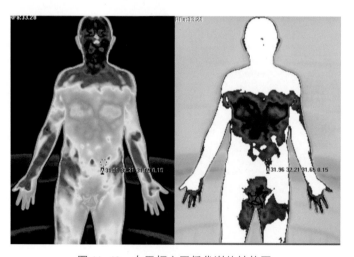

图 11-49　右天枢穴区低代谢热结构图

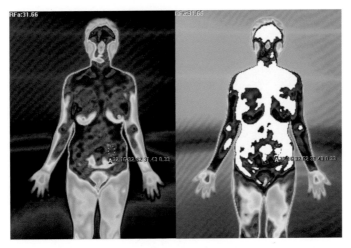

图 11-50 右天枢穴区高代谢热结构图

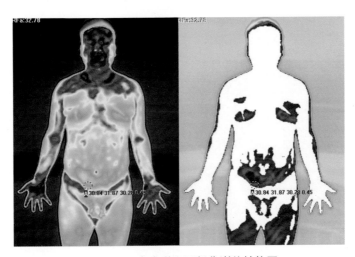

图 11-51 左水道穴区低代谢热结构图

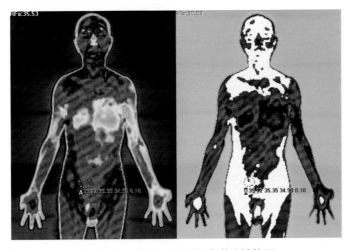

图 11-52 左水道穴区高代谢热结构图

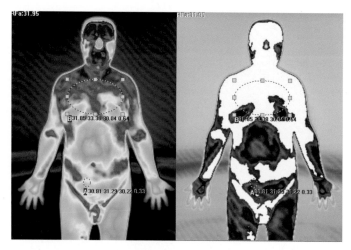

图 11-53　左水道穴区低代谢伴高代谢热结构图

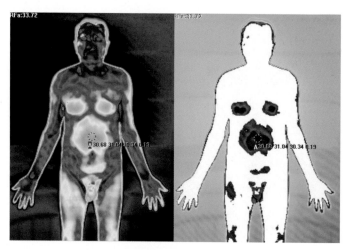

图 11-54　中脘穴区低代谢热结构图

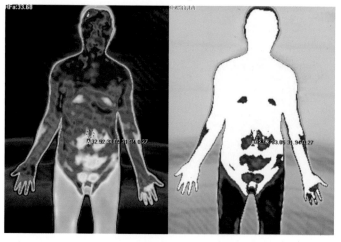

图 11-55　中脘穴区高代谢热结构图

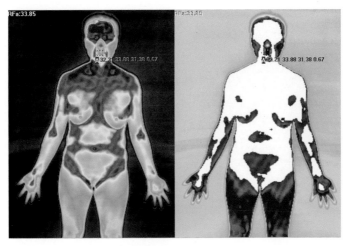

图 11-56　唇区代谢热呈"负平衡"气化热结构图

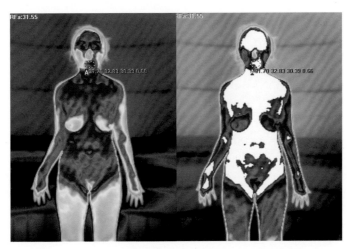

图 11-57　唇区代谢热呈"正平衡"气化热结构图

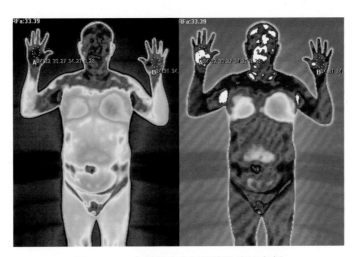

图 11-58　右侧劳宫穴区代谢热高于左侧

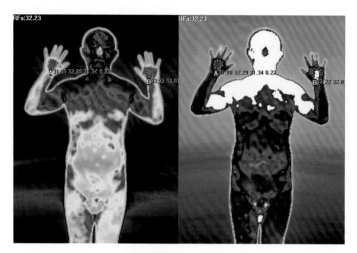

图 11-59　左侧劳宫穴区代谢热高于右侧

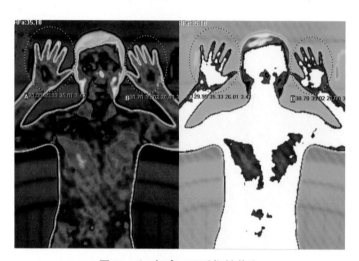

图 11-60　尪痹　双手指关节炎

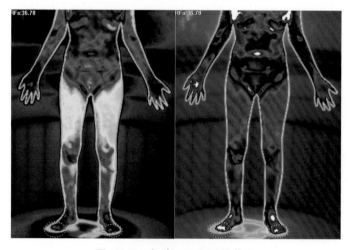

图 11-61　尪痹　双足趾关节炎

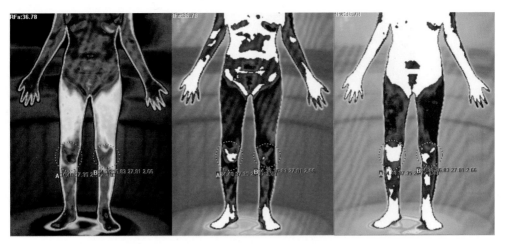

图 11-62　尪痹　双膝关节炎

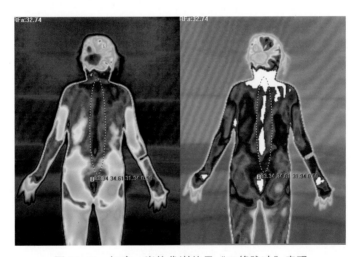

图 11-63　尪痹　脊柱代谢热呈"刀锋脉冲"表现

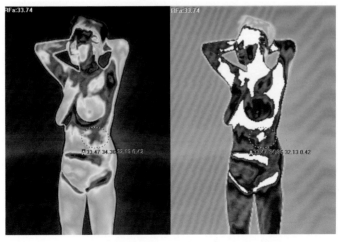

图 11-64　尪痹　脾（解剖区）斜下走行的孤立高代谢热结构图

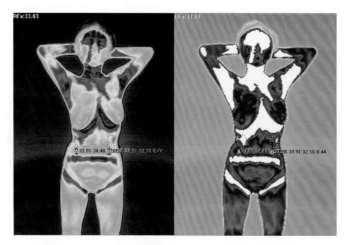

图 11-65　尪痹　肝脾（解剖区）代谢热差值异常

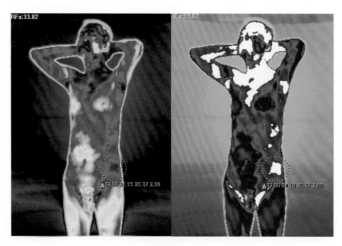

图 11-66　尪痹　髂骨翼区团块状高代谢热结构图

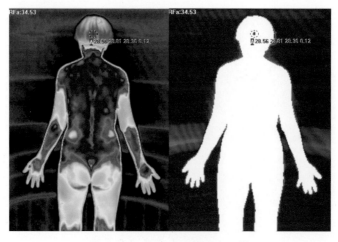

图 11-67　尪痹　垂体平台异常

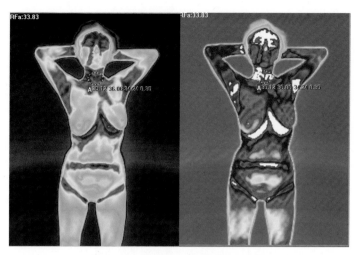

图 11-68　尪痹　甲状腺平台异常

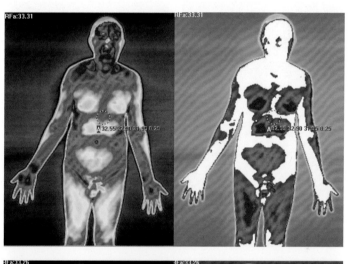

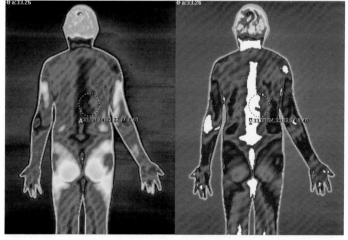

图 11-69　尪痹　胰腺平台异常

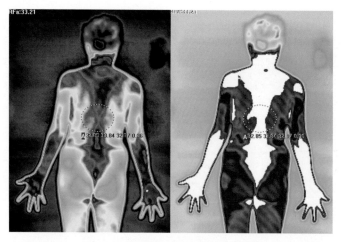

图 11-70　尪痹　肾上腺平台异常

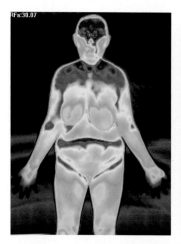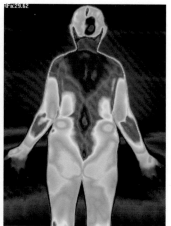

图 11-71　尪痹　寒湿痹阻型

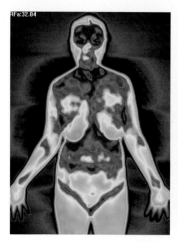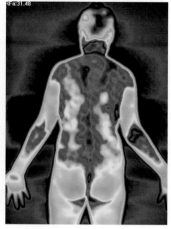

图 11-72　尪痹　湿热痹阻型

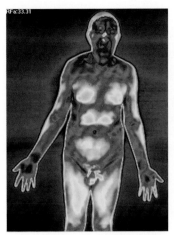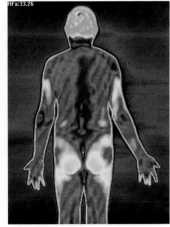

图 11-73　尪痹　痰瘀痹阻型

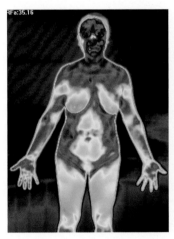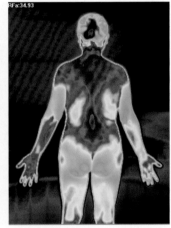

图 11-74　尪痹　气血两虚型

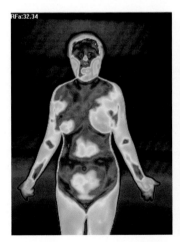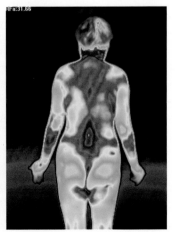

图 11-75　尪痹　肝肾亏虚型（肾阳虚）

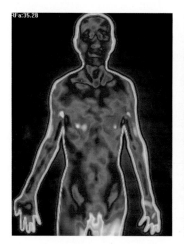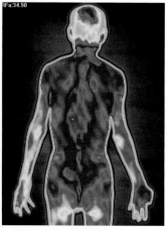

图 11-76　尪痹　肝肾亏虚型（肝肾阴虚）

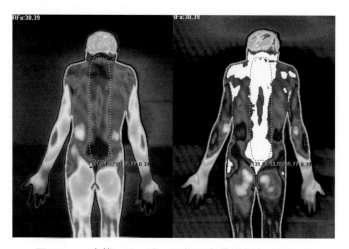

图 11-77　大偻　颈、胸、腰椎呈宽带样代谢热结构图

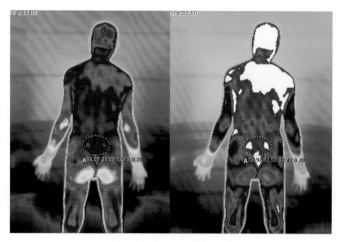

图 11-78　大偻　双侧骶髂关节炎

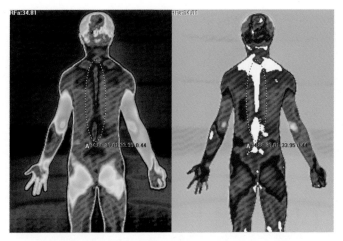

图 11-79 大偻 脊柱代谢热呈"刀锋脉冲"表现

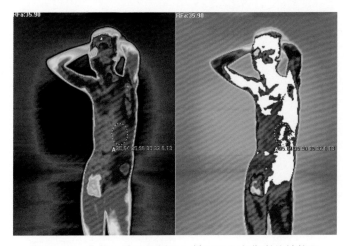

图 11-80 大偻 脾（解剖区）斜下孤立高代谢热结构图

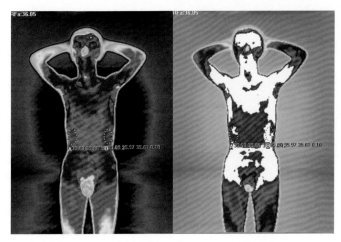

图 11-81 大偻 肝脾（解剖区）代谢热差值异常

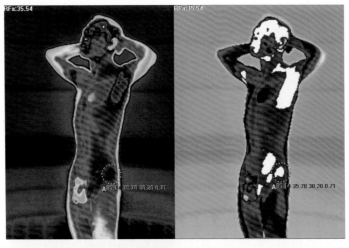

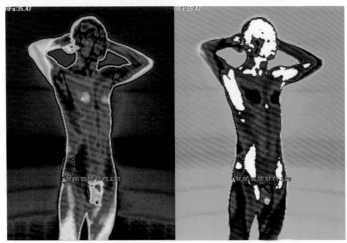

图 11-82　大偻　双侧髂骨翼区团块状高代谢热结构图

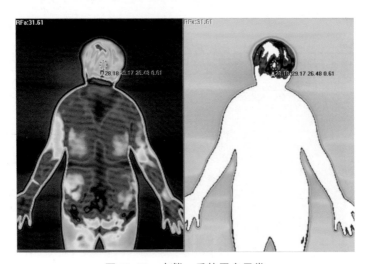

图 11-83　大偻　垂体平台异常

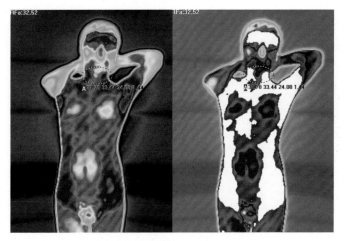

图 11-84　大偻　甲状腺平台异常

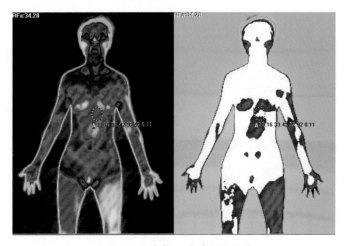

图 11-85　大偻　胰腺平台异常

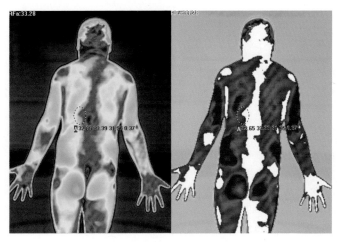

图 11-86　大偻　肾上腺平台异常

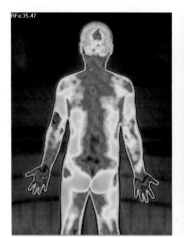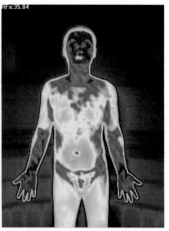

图 11-87　大偻　肾虚督寒型（包括虚寒、湿寒）

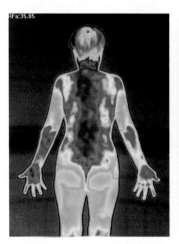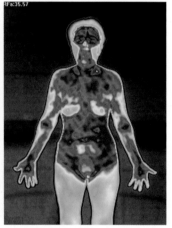

图 11-88　大偻　肾虚督热型

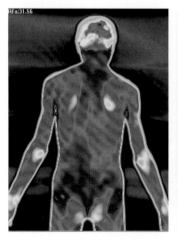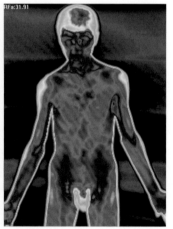

图 11-89　大偻　肾虚督瘀型

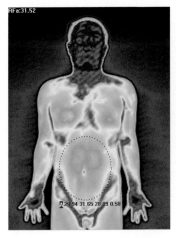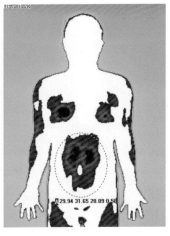

图 11-90 代谢综合征 腹部肥满

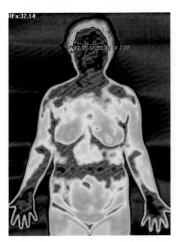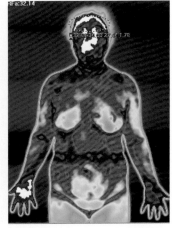

图 11-91 代谢综合征 高血压

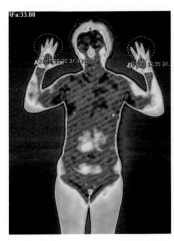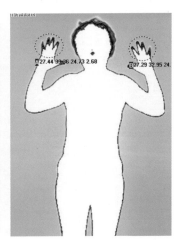

图 11-92 代谢综合征 高血黏度

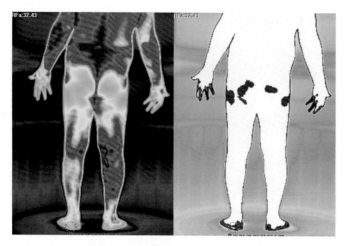

图 11-93　代谢综合征　高尿酸血症

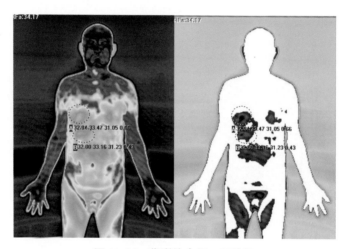

图 11-94　代谢综合征　脂肪肝

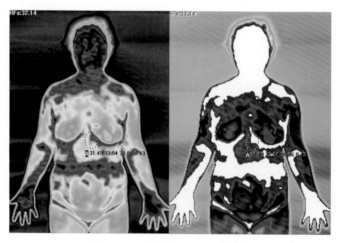

图 11-95　代谢综合征　高血糖

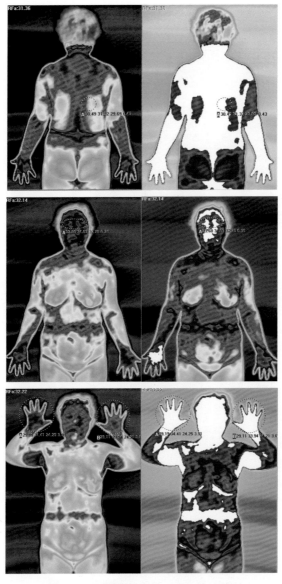

图 11-95 代谢综合征 高血糖（续）

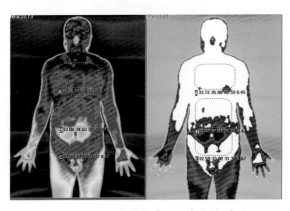

图 11-96 代谢综合征 中焦热型

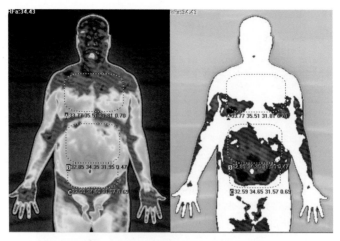

图 11-97　代谢综合征　中焦寒型

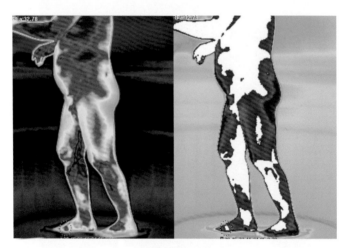

图 11-98　痛痹（痛风）　跖趾关节炎

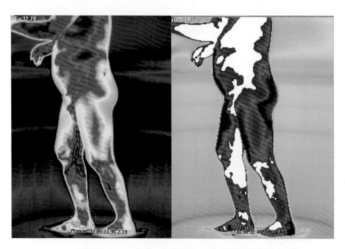

图 11-99　痛痹（痛风）　内踝关节炎

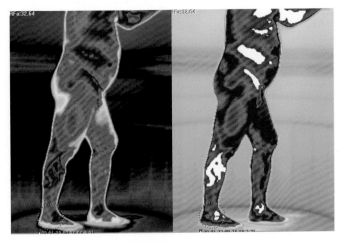

图 11-100 痛痹（痛风）外踝关节炎

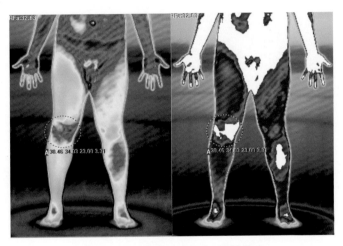

图 11-101 痛痹（痛风）膝关节炎

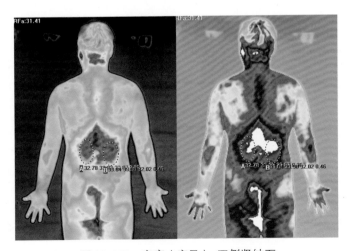

图 11-102 痛痹（痛风）双侧肾结石

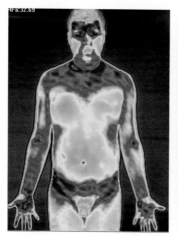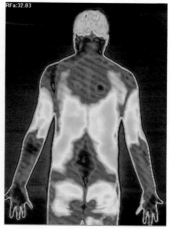

图 11-103　痛痹（痛风）寒湿痹阻型

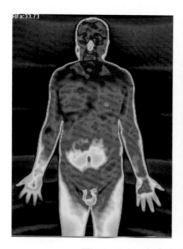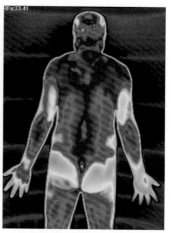

图 11-104　痛痹（痛风）湿热蕴结型

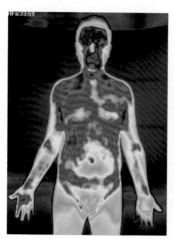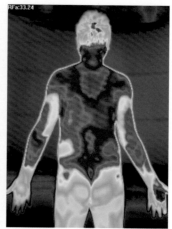

图 11-105　痛痹（痛风）痰瘀痹阻型

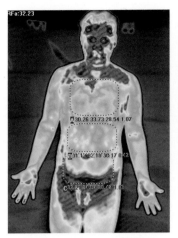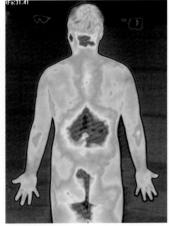

图 11-106　痛痹（痛风）　肝肾亏虚型［脾气（阳）虚衰］

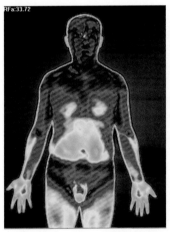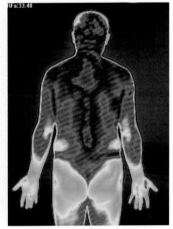

图 11-107　痛痹（痛风）　肝肾亏虚型（心肾不交）

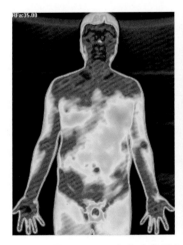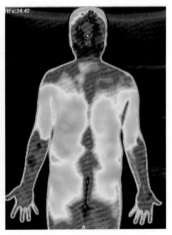

图 11-108　痛痹（痛风）　肝肾亏虚型（寒热错杂）

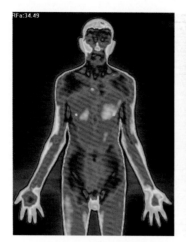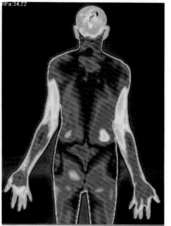

图 11-109　痛痹（痛风）　肝肾亏虚型（下焦倒置）

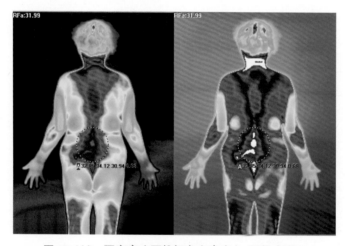

图 11-110　腰痛痹（腰椎间盘突出症）　腰椎表现 1

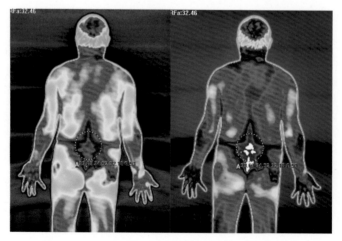

图 11-111　腰痛痹（腰椎间盘突出症）　腰椎表现 2

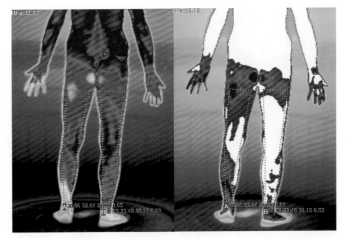

图 11-112　腰痛痹（腰椎间盘突出症）　双下肢后侧代谢热不对称

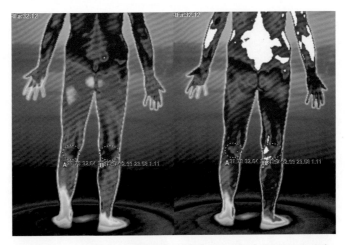

图 11-113　腰痛痹（腰椎间盘突出症）　双腘窝代谢热不对称

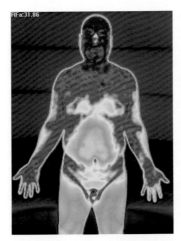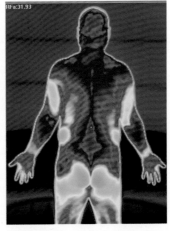

图 11-114　腰痛痹（腰椎间盘突出症）　寒湿痹阻型

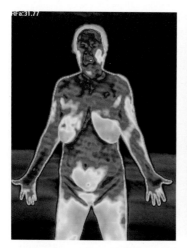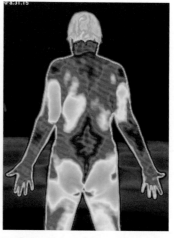

图 11-115　腰痛痹（腰椎间盘突出症）　湿热蕴结型

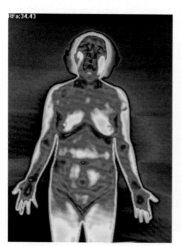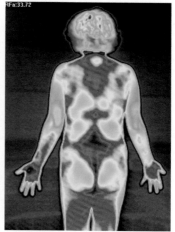

图 11-116　腰痛痹（腰椎间盘突出症）　气滞血瘀型

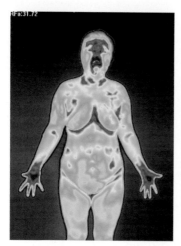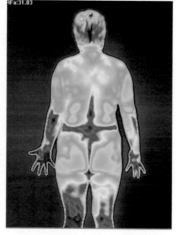

图 11-117　腰痛痹（腰椎间盘突出症）　肝肾亏虚型（肾阳虚）

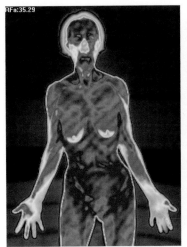
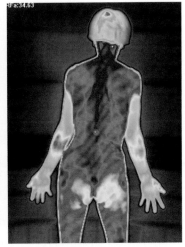

图 11-118　腰痛痹（腰椎间盘突出症）　肝肾亏虚型（肝肾阴虚）

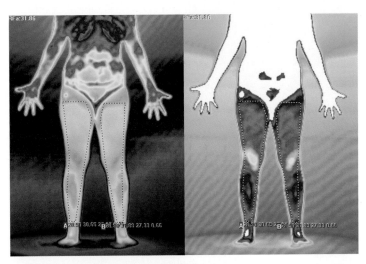

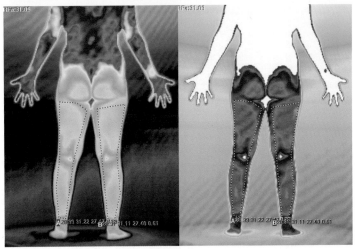

图 11-119　产后痹　四肢代谢热异常

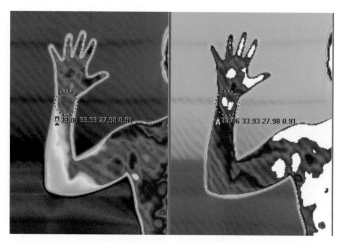

图 11-120　产后痹　右腕关节炎

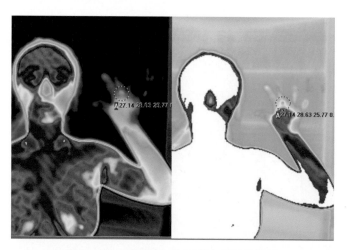

图 11-121　产后痹　左手第 3 掌指关节炎

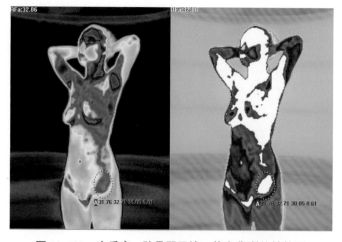

图 11-122　产后痹　髂骨翼区镰刀状高代谢热结构图

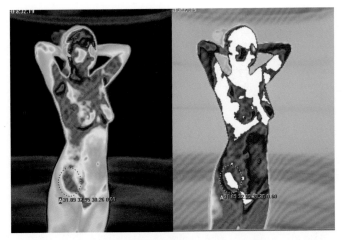

图 11-122 产后痹 髂骨翼区镰刀状高代谢热结构图（续）

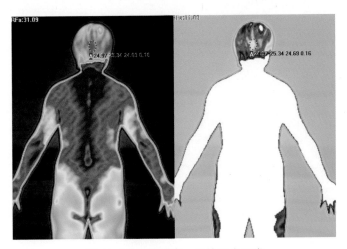

图 11-123 产后痹 垂体平台异常

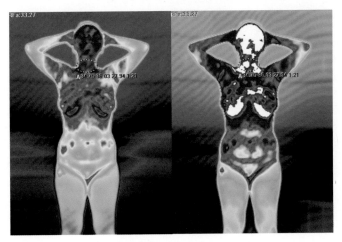

图 11-124 产后痹 甲状腺平台异常

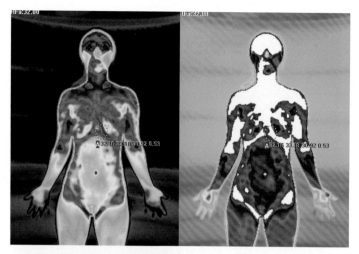

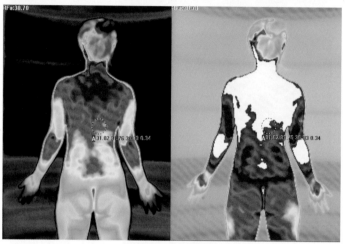

图 11-125　产后痹　胰腺平台异常

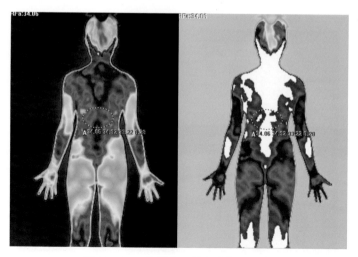

图 11-126　产后痹　肾上腺平台异常

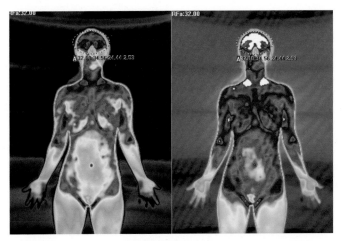

图 11-127 产后痹 额头部"M形"高代谢热结构图

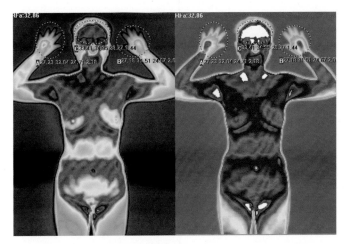

图 11-128 产后痹 "白帽子""绿手套"气化热结构图

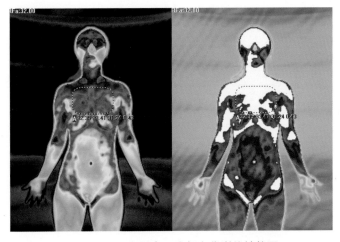

图 11-129 产后痹 胸部高代谢热结构图

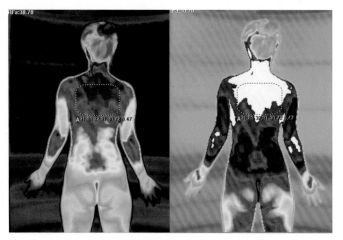

图 11-130　产后痹　背部高代谢热结构图

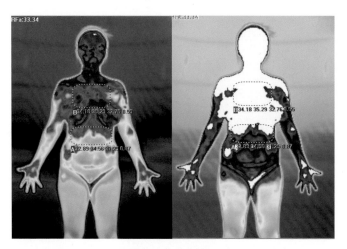

图 11-131　产后痹　中焦寒伴上焦热、下焦寒

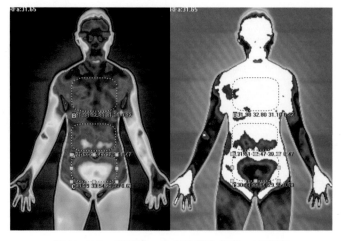

图 11-132　产后痹　中焦热兼上焦热、下焦寒

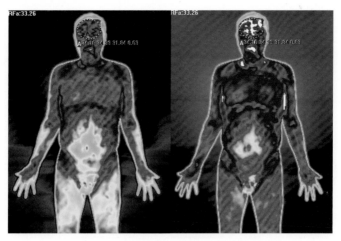

图 11-133　不寐　一条非密实"睡眠线"

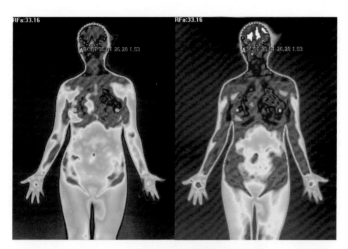

图 11-134　不寐　一条密实"睡眠线"

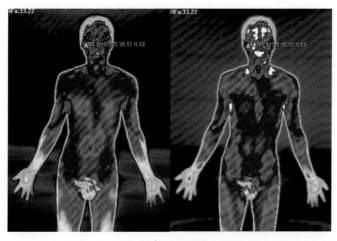

图 11-135　不寐　两条非密实"睡眠线"

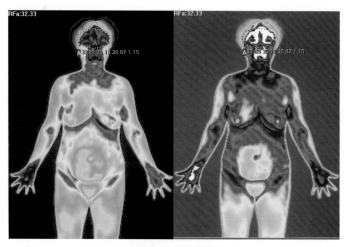

图 11-136　不寐　两条密实"睡眠线"

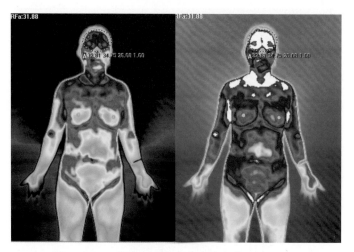

图 11-137　不寐　两条交叉白色条状"睡眠线"

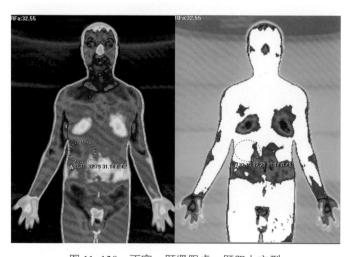

图 11-138　不寐　肝肾阴虚，肝阳上亢型

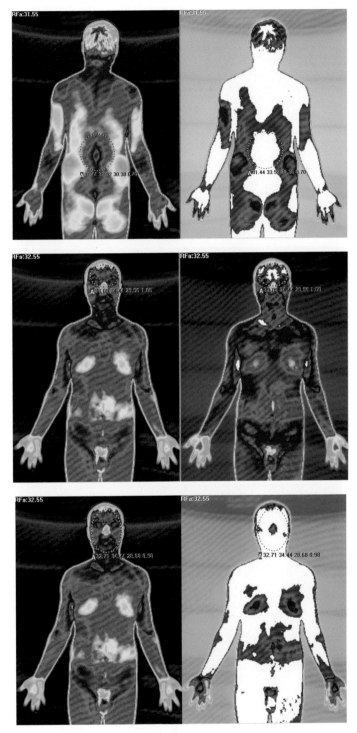

图 11-138　不寐　肝肾阴虚，肝阳上亢型（续）

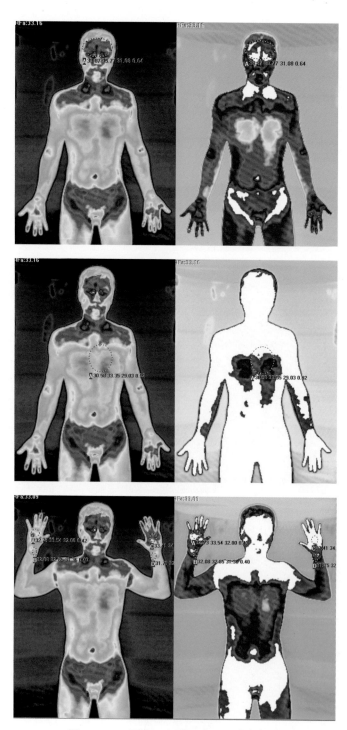

图 11-139 不寐 心脾两虚，心神失养型

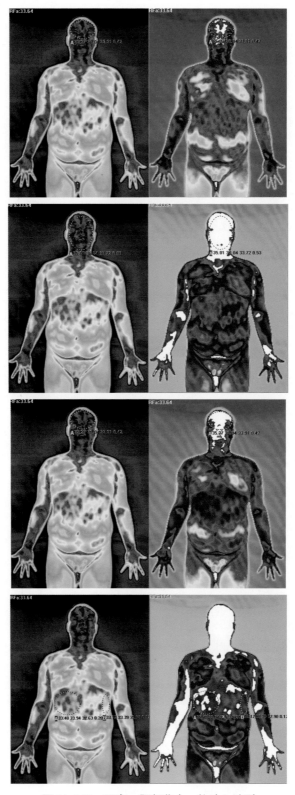

图 11-140　不寐　肝郁化火，扰动心神型

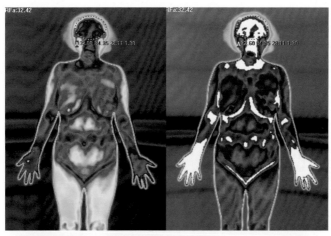

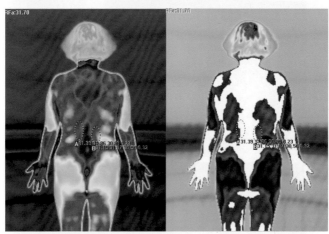

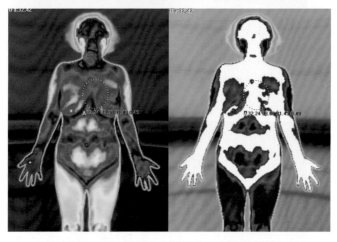

图 11-141　不寐　心肾不交，心神失养型

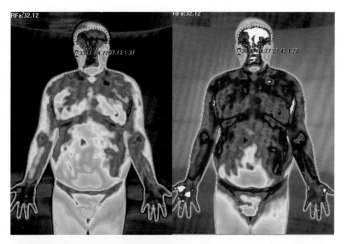

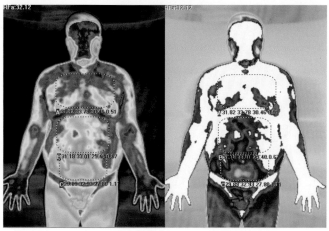

图 11-142　不寐　痰火上扰，心神不宁型

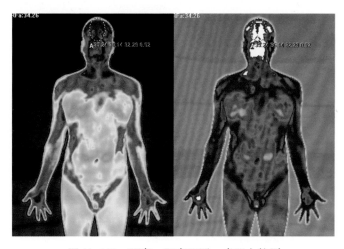

图 11-143　不寐　阳虚阳浮，虚阳上扰型

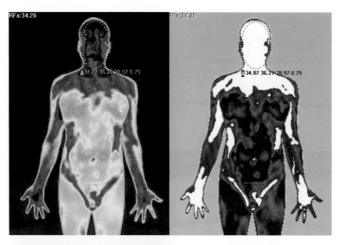

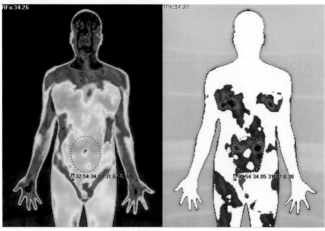

图 11-143 不寐 阳虚阳浮，虚阳上扰型（续）

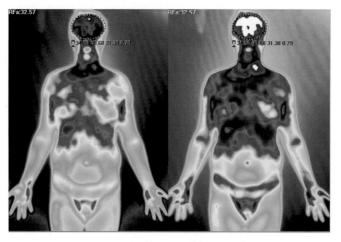

图 11-144 郁证 双侧"睡眠线"

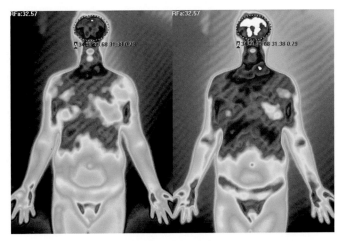

图 11-145 郁证 额头部 "M 形" 代谢热结构图

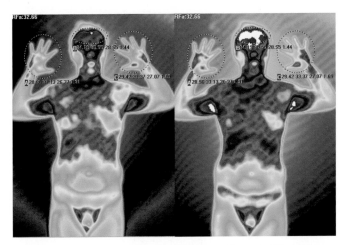

图 11-146 郁证 额头部 "白帽子" 伴双手 "绿手套"

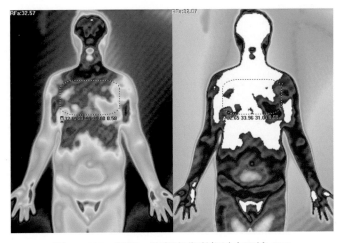

图 11-147 郁证 胸部高代谢超过本区域 40%

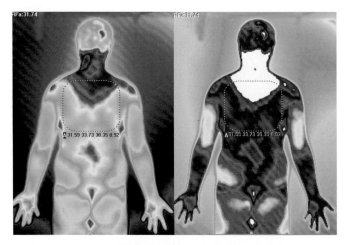

图 11-148　郁证　背部低代谢超过本区域 40%

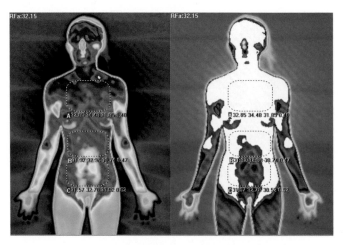

图 11-149　郁证　三焦代谢热差值减小

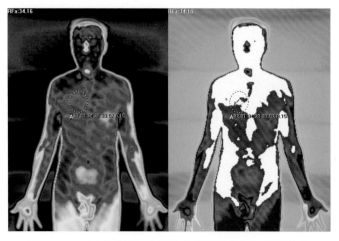

图 11-150　肺高风险　右肺高代谢伴低代谢不规则热源

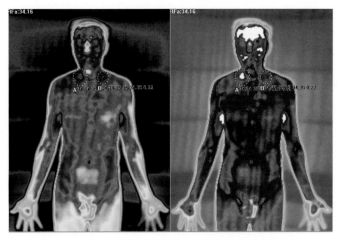

图 11-151 肺高风险 锁骨上窝淋巴结代谢热异常

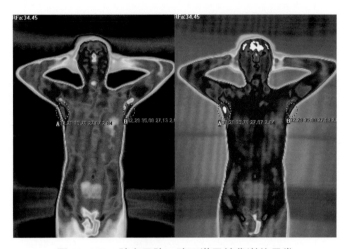

图 11-152 肺高风险 腋下淋巴结代谢热异常

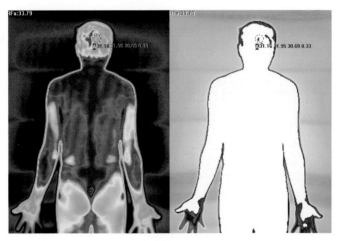

图 11-153 肺高风险 垂体平台异常

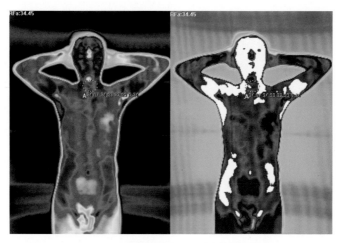

图 11-154　肺高风险　甲状腺平台异常

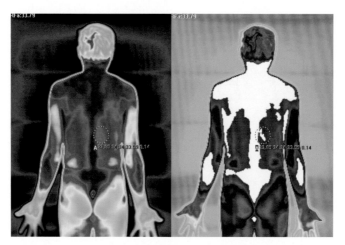

图 11-155　肺高风险　肾上腺平台异常

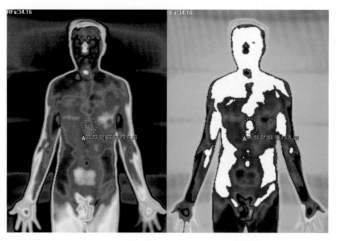

图 11-156　肺高风险　胰腺平台异常

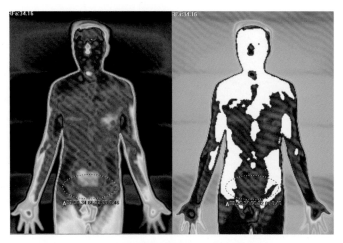

图 11-157 肺高风险 性腺平台异常

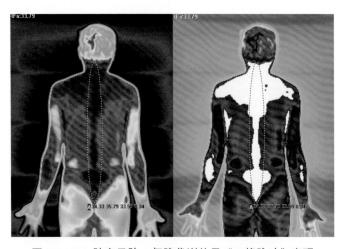

图 11-158 肺高风险 督脉代谢热呈"刀锋脉冲"表现

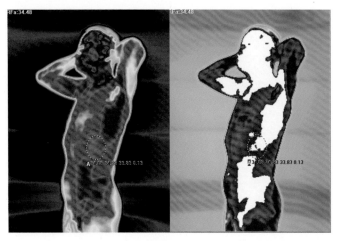

图 11-159 肺高风险 脾（解剖）区斜下走行高代谢热结构图

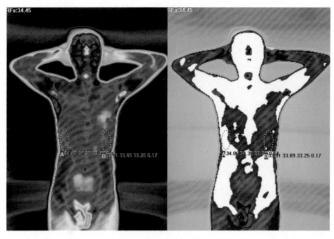

图 11-160　肺高风险　肝脾（解剖区）差值异常

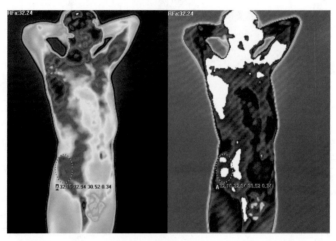

图 11-161　肺高风险　髂骨翼区团块状高代谢热结构图

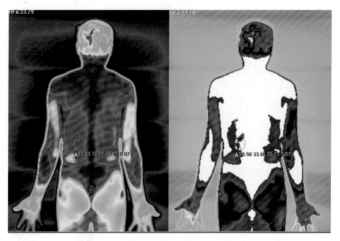

图 11-162　肺高风险　三焦俞穴区代谢热异常

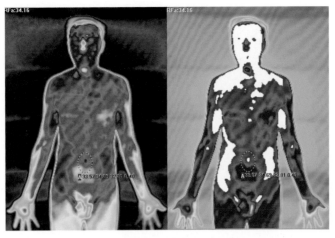

图 11-163　肺高风险　脐区低代谢热结构图

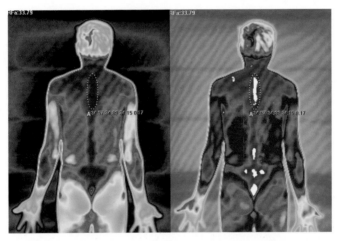

图 11-164　肺高风险　肺交感神经节反应区高代谢热结构图

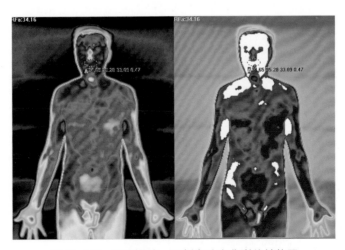

图 11-165　肺高风险　双侧鼻孔高代谢热结构图

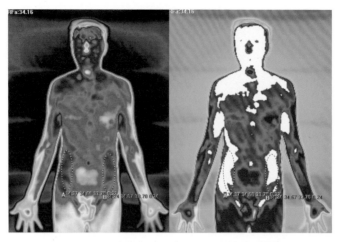

图 11-166　肺高风险　大肠区高代谢热结构图

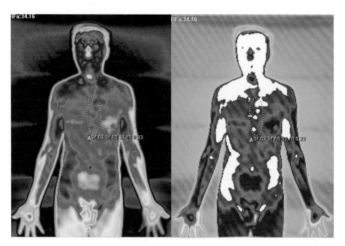

图 11-167　肺高风险　纵隔区代谢热异常

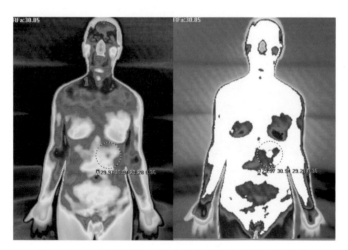

图 11-168　胃高风险　前位低代谢伴高代谢异常热源

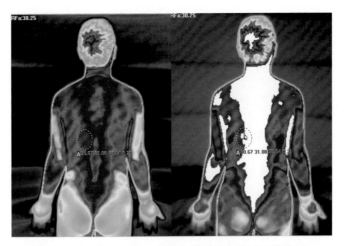

图 11-169　胃高风险　后位低代谢伴高代谢异常热源

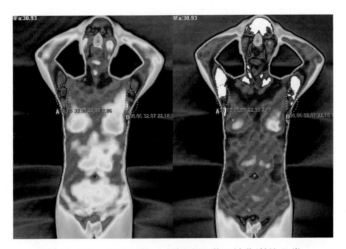

图 11-170　胃高风险　左侧腋下淋巴结代谢热异常

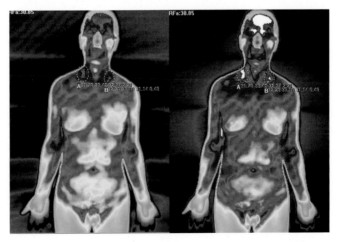

图 11-171　胃高风险　左锁骨上窝淋巴结代谢热异常

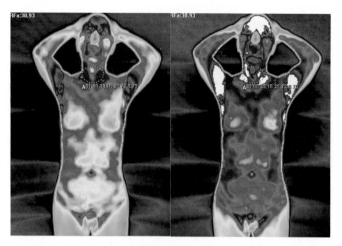

图 11-172　胃高风险　甲状腺平台异常

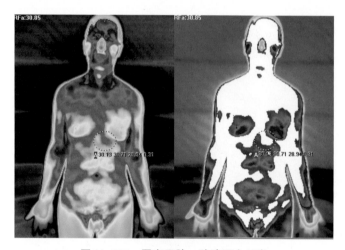

图 11-173　胃高风险　胰腺平台异常

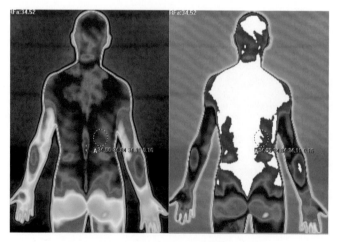

图 11-174　胃高风险　肾上腺平台异常

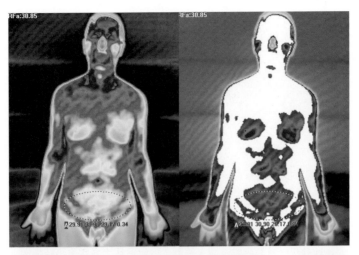

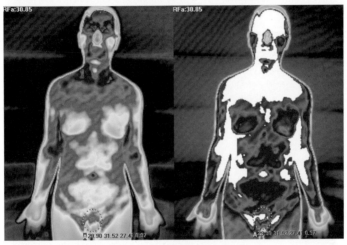

图 11-175　胃高风险　性腺平台异常

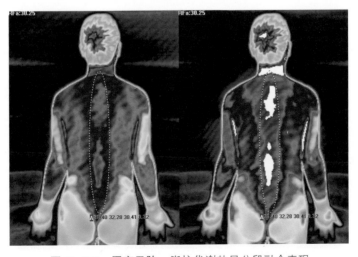

图 11-176　胃高风险　脊柱代谢热呈分段融合表现

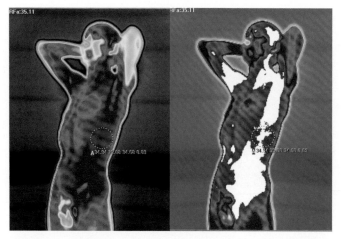

图 11-177　胃高风险　脾（解剖）区斜下孤立高代谢热结构图

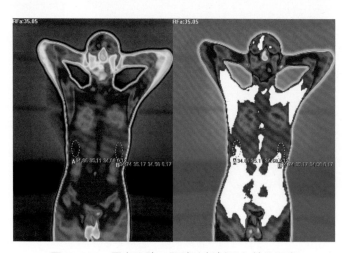

图 11-178　胃高风险　肝脾（解剖区）差值异常

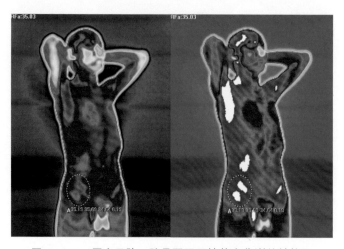

图 11-179　胃高风险　髂骨翼区团块状高代谢热结构图

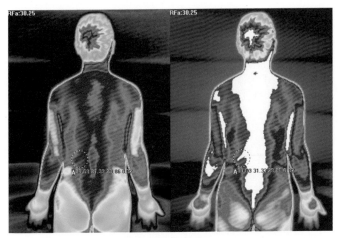

图 11-180　胃高风险　三焦俞穴区代谢热异常

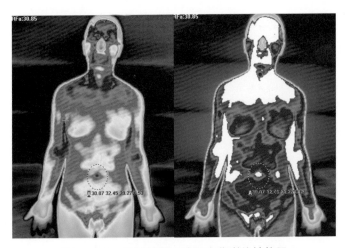

图 11-181　胃高风险　脐区高代谢热结构图

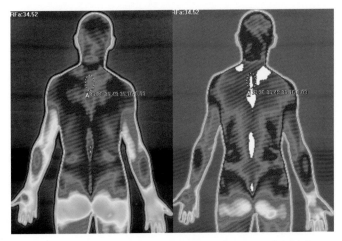

图 11-182　胃高风险　胃交感神经节反应区高代谢热结构图

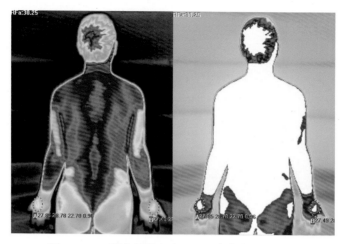

图 11-183　胃高风险　合谷穴区高代谢热结构图

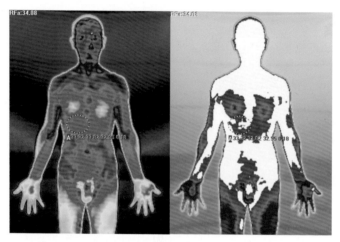

图 11-184　肝高风险　前位低代谢伴高代谢不规则热源

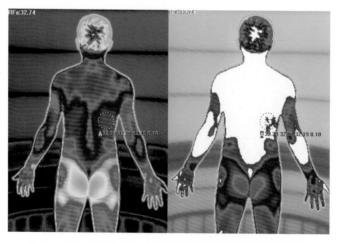

图 11-185　肝高风险　后位低代谢伴高代谢不规则热源

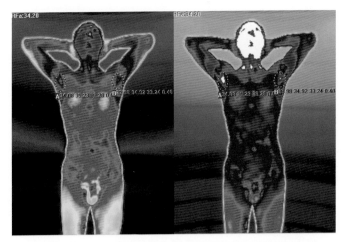

图 11-186　肝高风险　右侧腋下淋巴结代谢热异常

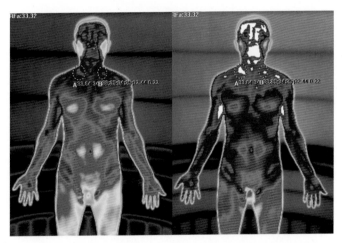

图 11-187　肝高风险　右侧锁骨上窝淋巴结代谢热异常

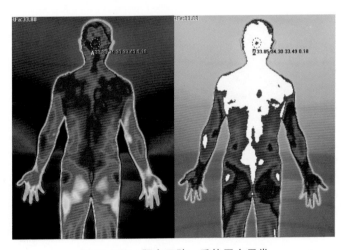

图 11-188　肝高风险　垂体平台异常

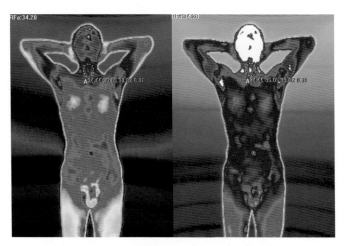

图 11-189　肝高风险　甲状腺平台异常

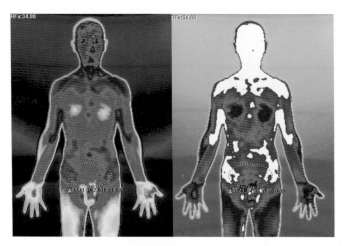

图 11-190　肝高风险　性腺平台异常

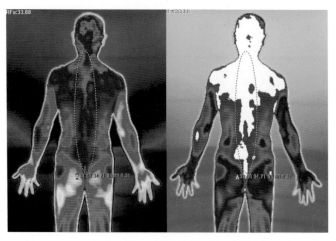

图 11-191　肝高风险　脊柱代谢热失去有序性（下行）

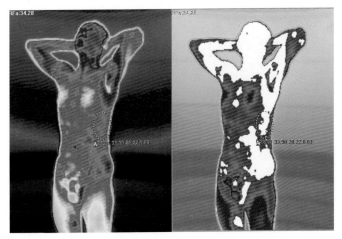

图 11-192　肝高风险　脾（解剖）区斜下高代谢热结构图

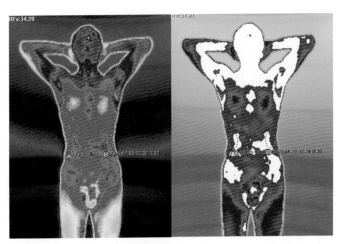

图 11-193　肝高风险　肝脾（解剖区）代谢热差值异常

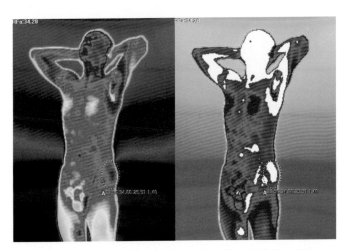

图 11-194　肝高风险　髂骨翼区镰刀状高代谢热结构图

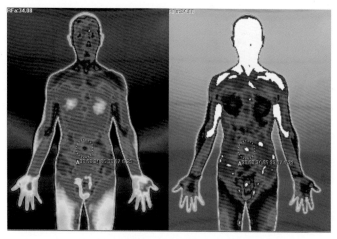

图 11-195 肝高风险 脐区低代谢热结构图

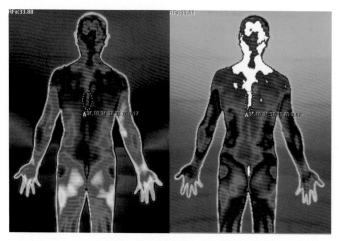

图 11-196 肝高风险 肝交感神经节反应区高代谢热结构图

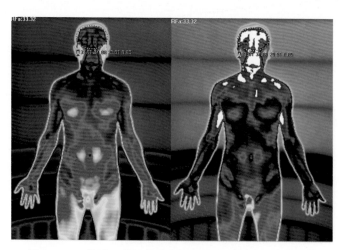

图 11-197 肝高风险 额头部"M形"伴两条"睡眠线"

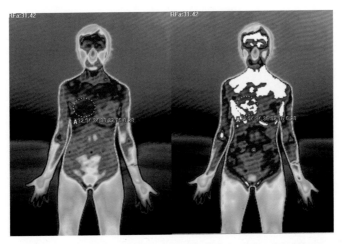

图 11-198　乳腺高风险　正位高代谢伴低代谢不规则热源

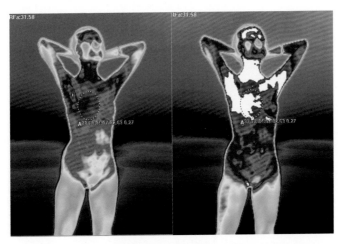

图 11-199　乳腺高风险　斜位结构密实高代谢热源

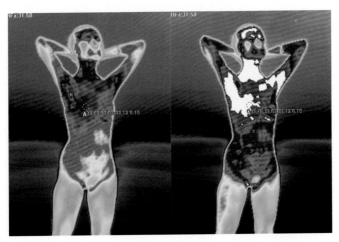

图 11-200　乳腺高风险　乳头高代谢热结构图

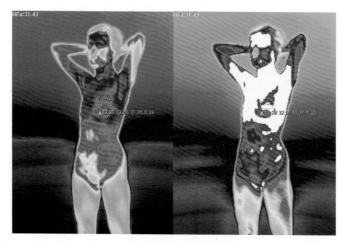

图 11-201　乳腺高风险　乳晕高代谢热结构图

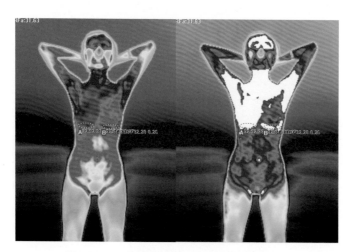

图 11-202　乳腺高风险　乳下积存热不对称

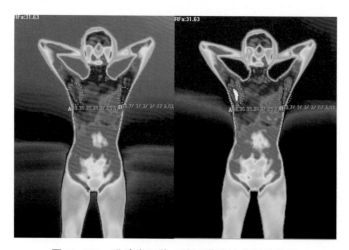

图 11-203　乳腺高风险　腋下淋巴结代谢热异常

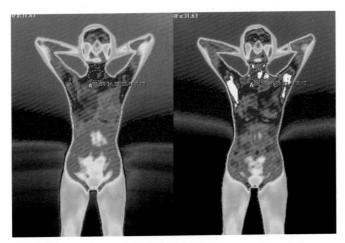

图 11-204　乳腺高风险　甲状腺平台异常

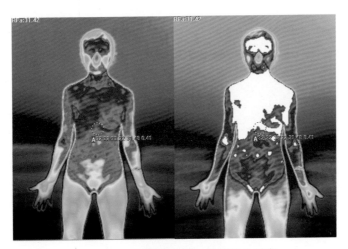

图 11-205　乳腺高风险　胰腺平台异常

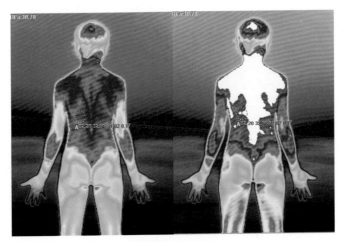

图 11-206　乳腺高风险　肾上腺平台异常

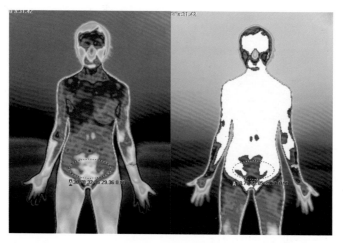

图 11-207　乳腺高风险　性腺平台异常（"倒八字形"）

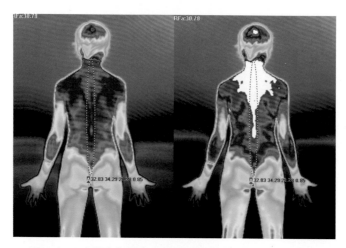

图 11-208　乳腺高风险　脊柱代谢热失去有序性（下行）

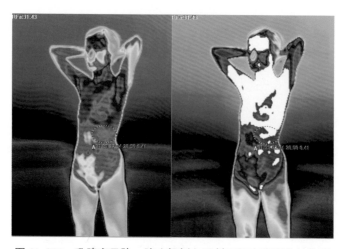

图 11-209　乳腺高风险　脾（解剖）区斜下行高代谢热结构图

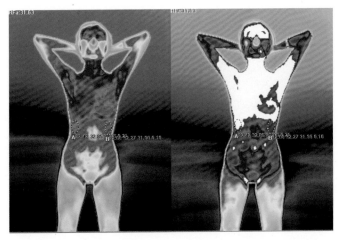

图 11-210　乳腺高风险　肝脾（解剖区）代谢热差值异常

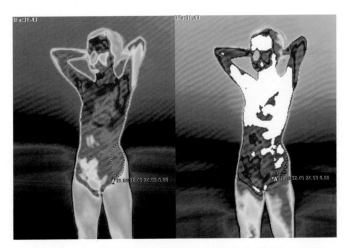

图 11-211　乳腺高风险　髂骨翼区团块状高代谢热结构图

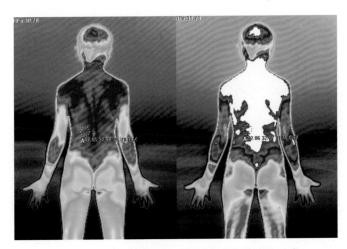

图 11-212　乳腺高风险　三焦俞穴区代谢热异常

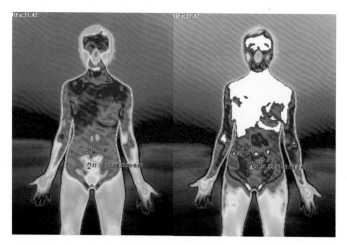

图 11-213　乳腺高风险　脐区高代谢热结构图

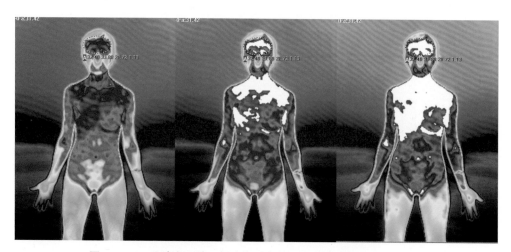

图 11-214　乳腺高风险　额头部"白帽子"伴两条相交"睡眠线"

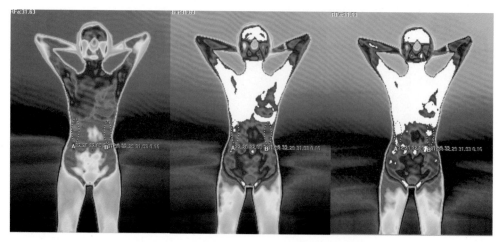

图 11-215　乳腺高风险　两胁部异常郁结点

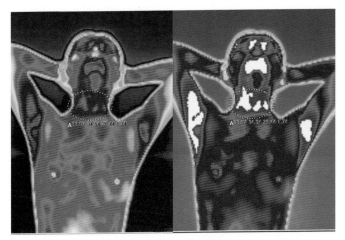

图 11-216　甲状腺高风险　甲状腺边界不规则、结构密实热源

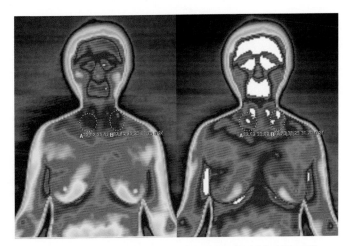

图 11-217　甲状腺高风险　锁骨上窝淋巴结代谢热异常

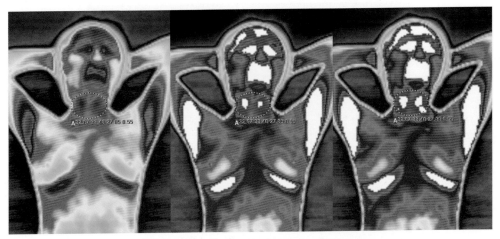

图 11-218　甲状腺高风险　甲状腺代谢热高于锁骨上窝淋巴结代谢热

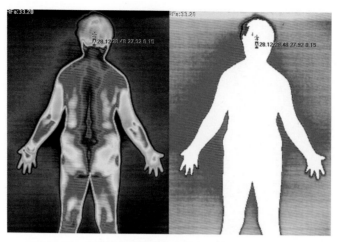

图 11-219　甲状腺高风险　垂体平台异常

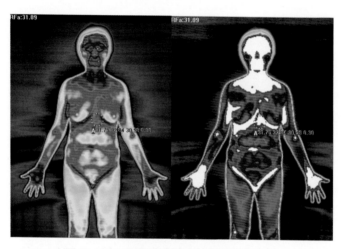

图 11-220　甲状腺高风险　胰腺平台异常

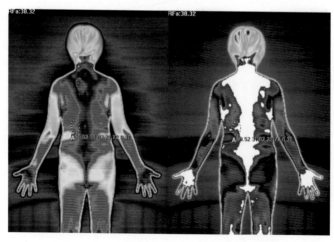

图 11-221　甲状腺高风险　肾上腺平台异常

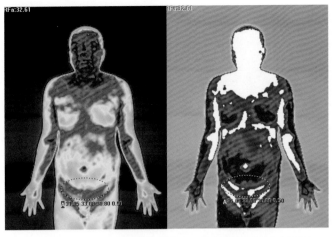

图 11-222 甲状腺高风险 性腺平台异常（"倒八字形"）

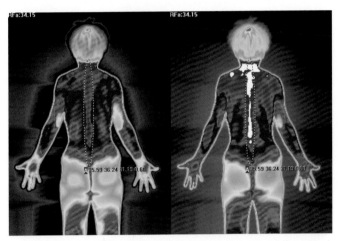

图 11-223 甲状腺高风险 脊柱代谢热呈"刀锋脉冲"表现

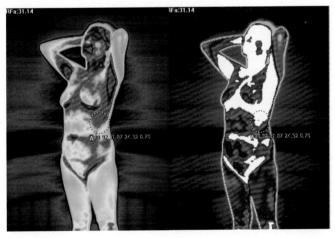

图 11-224 甲状腺高风险 脾（解剖）区斜下行高代谢热结构图

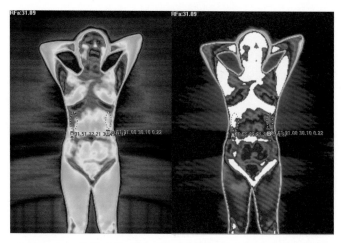

图 11-225　甲状腺高风险　肝脾（解剖区）代谢热差值异常

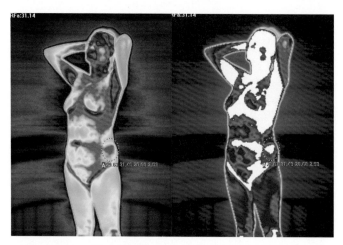

图 11-226　甲状腺高风险　髂骨翼区团块状高代谢热结构图

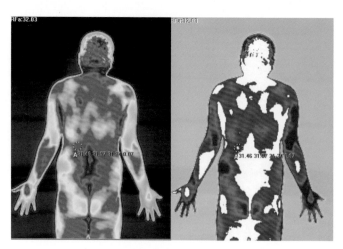

图 11-227　甲状腺高风险　三焦俞穴区代谢热异常

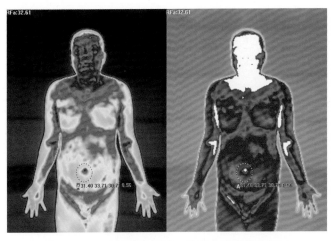

图 11-228 甲状腺高风险 脐区高代谢热结构图

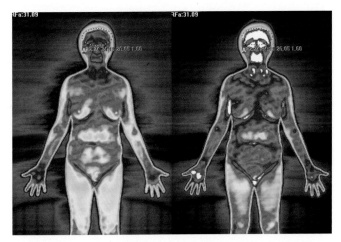

图 11-229 甲状腺高风险 额头部呈"白帽子"热结构图

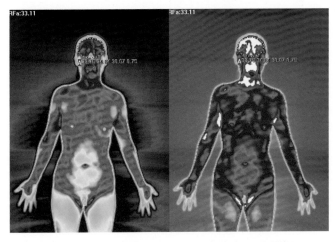

图 11-230 甲状腺高风险 额头部两条"睡眠线"

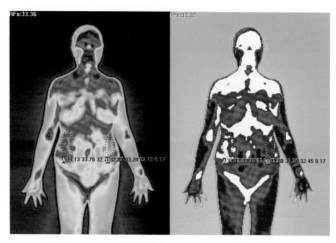

图 11-231　甲状腺高风险　两胁部异常郁结点

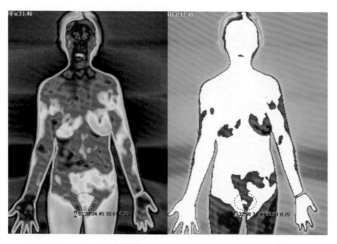

图 11-232　宫颈高风险　异常孤立高代谢热结构图

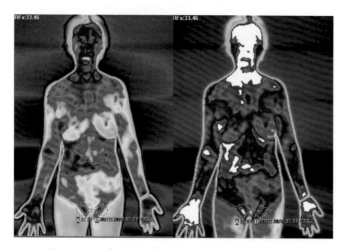

图 11-233　宫颈高风险　腹股沟淋巴结代谢热异常

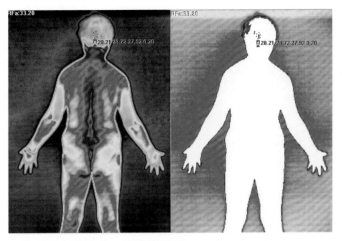

图 11-234 宫颈高风险 垂体平台异常

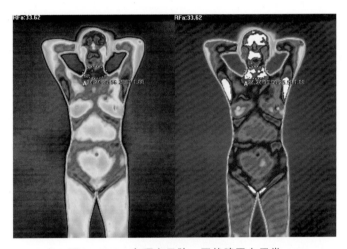

图 11-235 宫颈高风险 甲状腺平台异常

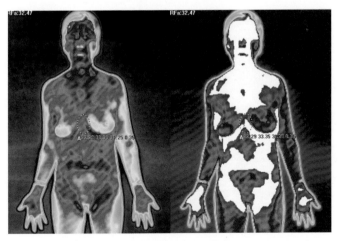

图 11-236 宫颈高风险 胰腺平台异常

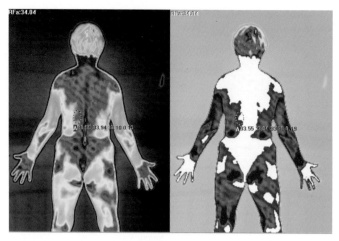

图 11-237　宫颈高风险　肾上腺平台异常

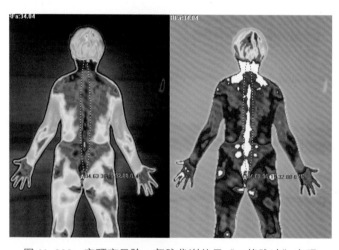

图 11-238　宫颈高风险　督脉代谢热呈"刀锋脉冲"表现

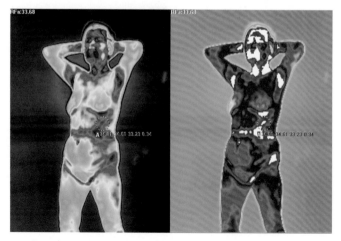

图 11-239　宫颈高风险　脾（解剖）区斜下行孤立高代谢热结构图

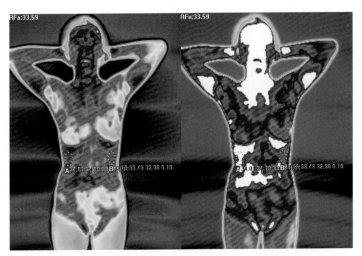

图 11-240　宫颈高风险　肝脾（解剖区）代谢热差值异常

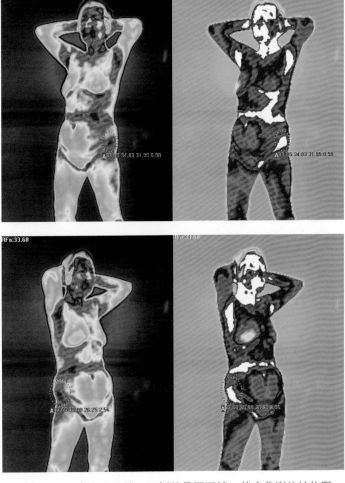

图 11-241　宫颈高风险　双侧髂骨翼区镰刀状高代谢热结构图

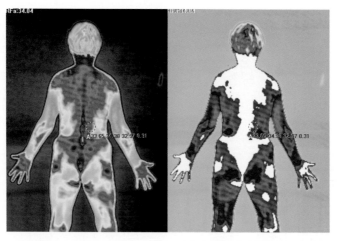

图 11-242　宫颈高风险　三焦俞穴区代谢热异常

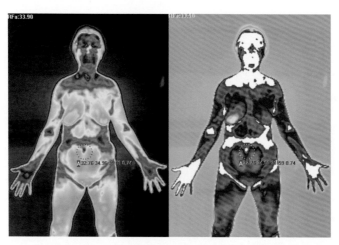

图 11-243　宫颈高风险　脐区高代谢热结构图

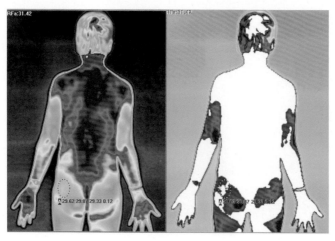

图 11-244　宫颈高风险　臀部外下方异常高代谢热源

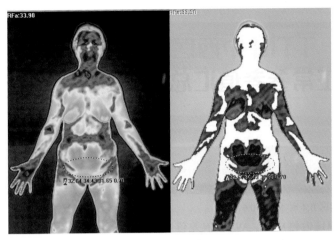

图 11-245　宫颈高风险　异常"倒八字形"热结构图